통증유발점 치료
(Trigger Point Therapy)

RICK ROBINETTE, LMT, MTI

영 문 출 판 사

JN415013

■ **감역자**

이민규 현) 이천 현대치과원장
서울대학교 치과대학원 석사/박사

■ **옮긴이** (가나다 순)

김 효철 원광디지털대학교 한방미용예술학과 교수
김 항진 모던필라테스 협회장
박 윤기 대구보건대학교 물리치료과 교수
문 상은 마산대학교 물리치료과 교수
성 기석 경희대학교 체육대학원 겸임교수
이 찬우 한국선수트레이너협회 교육이사
조 현준 경희대학교 체육대학원 겸임교수
최 건식 서울사회복지대학원 대학교 교수

Authorized translation from the English language edition, entitled TRIGGER POINT THERAPY, 1st Edition, ISBN: 0135041392 by ROBINETTE, RICK, published by Pearson Education, Inc, Copyright © 2013.

All rights reserved. No part of this book may be reproduced or transmitted in any form or br any means, electronic or mechanical, including photocopying, recording or by any information storage retrieval system, without permission from Pearson Education, Inc.

KOREAN language edition published by YEONG MUN PUBLISHING COMPANY, Copyright © 2015.

경고: 이 책의 저자와 발행인은 이 안에 포함된 정보와 기술적인 권고사항들이 연구와 전문적인 자문에 기반을 두고 있고, 그리고 정확하며 그리고 발행 시기에 있어서 일반적으로 인정된 표준치들과 부합 하다는 것에 신경을 써왔다. 그럼에도 불구하고, 새로운 정보가 유용하게 됨에 따라, 임상적 그리고 기술적인 치료법의 변화가 필요하게 된다. 독자는 모든 장비와 장치들을 사용하기 전에 제조사의 설명서와 정보를 조심스럽게 참조해야 할 것이며, 필요 시 의료 전문가와 상담을 해야 한다. 이 조언은 임상 목적을 위해서 새로운 장비와 장치를 사용할 때 특히 중요하다. 저자와 발행인은 이 책 내용의 어떠한 것의 직접적 또는 간접적 사용 및 적용의 결과로 생긴 어떠한 법적 책임, 손실, 부상, 또는 피해에 대한 책임을 부인한다.

본 책은 영문출판사와 저작권자와의 계약에 따라 발행한 것이므로 이 책의 복제는 저작권법에 의해 금지되어 있으며, 본 책을 구매하지 않은 자 또는 기관은 어떤자료도 저작권자의 허락없이 복제할 수 없습니다.

통증유발점 치료

2015년 5월 22일 초판인쇄
2015년 5월 28일 초판발행

지은이 : Rick Robinette, LMT, MTI
옮긴이 : 이민규 외
발행인 : 박 병 조
발행처 : 도서출판 영문출판사
등 록 : 1987년 12월 21일 제2-419호
주 소 : 서울시 강남구 삼성동 69-1
전 화 : (02) 514-5590, 776-5590
팩 스 : (02) 756-8943
홈페이지 : www.ymsbook.net
E-mail : yeongmunsa@empal.com
정 가 : 32,000원
ISBN 978-89-7224-367-0 93510

※ 파본은 교환해 드립니다.

헌정

사랑하는 나의 어머니인 Doris Mitchell Robinette에게: "어머니 보세요, 제가 드디어 책을 썼어요"

간략 목차

통증유발점 치료

Trigger Point Therapy

역자 서문

통증유발점에 대한 관심히 엄청나게 증가함에 따라 서점에서 통증유발점에 관한 여러 책들을 볼 수 있다. Rick Robinette는 통증유발점에 관한 여러 접근법들을 한데 묶어서 간결하고 명확하게 이해하기 쉽게 이 책을 쓴 것을 볼 수 있다. 근육 해부, 증상, 통증유발점 도해, 비활성화 방법, 스트레칭 방법들을 그림과 더불어서 자세하고 눈에 띄게 보여 준다. 특히 통증유발점들을 시각적으로 선과 점을 이용해서 방향과 갯수를 표시함으로써 더욱 더 통증유발점 관리를 잘 할 수 있게 해 준다.

통증유발점에 관한 종합적인 텍스트로서 임상 및 학과 교육에서 필요한 책으로 강력히 추천을 합니다.

이 책의 번역을 위해서 애를 써 주신 여러 분들께 깊은 감사를 드리며 영문출판사 박 병조사장님과 직원분들에게도 감사드립니다.

2015년 이 민 규

서문

*〈통증유발점 치료〉*는 연조직 통증 경감을 위한 도수 테크닉에 간결하고 효과적인 학습 접근법을 제공하기 위해서 쓰여졌다. 이 책에서, 근막 통증유발점 활동으로 생긴 통증과 불쾌감을 위한 치료 수단으로서 직접 압박의 사용이 70개가 넘는 골격 근육들에게서 검사되고 있다. 비록 내용이 건강 관리의 마사지 치료 분야에 맞춰져 있지만, 다른 많은 전문가들이 (예, 물리치료, 카이로프랙틱, 작업치료, 운동 트레이닝) 통증 관리 목적을 위해서 그 정보를 쉽게 사용할 수 있다.

이 책을 위한 근거

나의 마사지 치료 임상 및 교습의 상당수는 통증 관리, 부상 교정, 및 컨디션 증진에 맞춰있다. 통증유발점 치료는 이러한 관심사들의 해결을 위한 주요한 테크닉이 되어 왔다.

나는 마사지 치료를 학생들에게 가르치는 동안 –매우 평판이 좋은 통증유발점 교과서들의 사용에도 불구하고 – 그 실습 과목을 지원하기 위한 수업자료가 여전히 필요하다고 느꼈다. 통증유발점 비활성화의 시연 및 실습을 위해서, 그와 함께 내가 사용했던 교습 접근법으로 내가 만든 준비물들이 이 책의 기초가 되었다. 나의 바램은 <*통증유발점 치료*>가 당신에게 –학생이거나 아니면 현재 치료하고 있는 것과 상관이 없이– 통증유발점 활동을 치료하는 방법을 배우는 –최소한의 배경 및 최대한의 간편함으로– 효과적인 수단을 주는 것이다.

다양한 코스 주제들을 위한 유연한 내용

최근 마사지 스쿨은 –그리고 다른 건강관리 프로그램들– 일반적으로 여러 다른 테크닉 코스들을 갖고 있다, 초보 및 심화된 둘 다. 이들은 통증유발점 치료에만 초점을 두던지 아니면 전체론적 의학 또는 통합적인 개념 안에서 그 주제를 포함하고 있다, 그들은 다음과 같다:

- 신경근육 치료
- 깊은 조직 마사지
- 스포츠 마사지
- 정형외과 마사지
- 임상 마사지
- 의료 마사지
- 통증 관리

만약 당신이 강사라면, 이 교과서는 통증유발점 치료 토대 재료라는 유연한 기본을 제공하는데 그것은 다양한 학습 수준들 및 다양한 교육 분야들에 채택될 수 있다.

주된 초점은 근육에 있다

파트 2에서, 각각의 근육이 –또는 근육 그룹– 인체에서의 위치, 뼈 부착들, 구조적 형태, 및 주된 기능에 대한 항목들에 초점을 두고 제시된다. 그 근육 또는 그룹을 위한 통증유발점 활동은 세세하게, 다음을 포함한다:

- 특정한 과부하 인자들 (통증유발점 활동을 만들 수 있는 일반적 "실 생활"의 흔한 환경들)
- 비활성화 전략들 (평탄 압박, 집게 압박, 및 심화된 직접 압박)
- 치료와 관련된 근육들 (치료 자세 잡기 및 다른 판단 기준에 의해서 조직화된 추가적으로 탐색할 근육 부위들)
- 추천 스트레칭들 (그 근육의 계속된 통증유발점 활동을 최소화 하기 위한 치료사–보조 및 자가–스트레칭 둘 다)

선 그림(line drawing)과 사진들은 교과서 서술을 이해하기 좋게 해 주며 그리고 독자를 위해서 그것을 하는 방법을 쉽게 파악하게 만들어 준다.

기본적인 통증유발점 배경을 다룬다

파트 1에 있는 장들은 통증유발점과 관련된 주제들을 짧지만 충분히 다루고 있다. 이것은 (본질적으로) 연습문제집이기 때문에, 기초적인 과학 양상들의 상당 수를 다루지는 않았다 (예, 해부, 운동학, 병리학). 발간된 다른 책들이 이러한 주제들에 대해서 이미 잘 다루고 있다. (일반적으로 필요가 없는) 기본적인 개념들의 막대한 양을 제공하고 그리고 이 책 하나로 다 해결되는 것은 <*통증유발점 치료*>를 위한 의도는 아니다. 이런 이유로 이 책 안의 내용의 대부분은 테크닉에 대해 쓰여 졌다.

이러한 파트 1 개요 장들은 다음에 대한 중요한 배경 정보를 갖고 있다:

- 관련 있는 연조직 해부 (골격근, 결합 조직 및 신경 조직)
- 통증유발점 기본 원칙들 (용어, 형성 이론, 및 결과)
- 통증유발점 비활성화 (책 안에 있는 각각의 근육에 대한 통증유발점 활동을 찾아서 제거하는 하나의 주된 방법을 위한 구체적인 제안들)

이 책이 통증유발점 비활성화에 대해서 하나의 간략화된 접근법을 (정적 압력을 사용한 직접 압박) 자세히 설명하고 있지만, 다른 것들도 인정하며 학급 내에서 쉽게 대치될 수 있다. 빈틈없는 교육 강사는 −또는 독자− 이 성분을 변경시켜서 보다 적절하다고 여겨지는 도수 압력 테크닉의 몇몇 형태로 사용할 수 있다. 그러나, 파트 1 안에서 집중을 위해서 선택된 양식은 많은 세팅 안에서 −그리고 수 년에 걸쳐서− 일관되게 안전하고, 사용하기 간단하고, 그리고 매우 효과적이라고 입증되어 왔다.

명백한 특징들

가능한 범위 내에서, 파트 2에 있는 내용은 간략한 섹션들로 구성되었다. 글로 쓴 테크닉 표현을 파악하려 할 때 독자를 관심을 끌지 않을 뿐 아니라, 도움이 안 되는 복잡한 설명들을 피하게 돕는다.

파트 2안에 있는 "선들"이라는 개념은 초보자가 단단한 띠를 (통증유발점 위치들 역시) 잠정적으로 찾아내는 것 그리고 같은 것을 전문가가 촉진 하는 것과의 사이에 있는 학습 간격을 연결하는데 도움이 된다. 비록 실제 통증유발점 비활성화 테크닉이 가르쳐지거나 활용된다 하더라도, "선들"의 시각화는 주요 통증유발점 위치들을 찾는데 도움이 될 것이다. 이에 더해서, 이러한 전략은 대부분의 차트들, 선 그림, 또는 사진들에서 묘사된 골격 근육들 안의 몇 가지 흔한 통증유발점 위치들만을 보는 경향을 피하게 해 준다.

파트 2에서 포함된 것, 그리고 파트 1에서 약간 다룬 것은 통증유발점 비활성화 동안 능동적 움직임들의 추가 여부이다. 여러 이유들로 인해서, 이것은 교재 내에서 "심화" 치료 전략이라고 명명된다. 교육적인 세팅에서 −코스의 길이 및 강도에 따라− 이 직접 압박에서 더 나간 요소는 강사가 포함시키거나 생략하거나 한다. 하나의 테크닉 변형으로서 능동적 움직임이 활용된다면, 직접 및 간접 능동적 움직임들 모두를 위한 제안들을 주목하라.

파트 2 안의 각 목표 근육 부분 내에 간단한 항목이 있는데 그것은 통증유발점 활동을 보일 가능성이 있는 다른 근육들을 열거한다. 이 부가적인 근육들은 목표 근육들과 같은 자세으로 (예, 엎드려 누워서) 접근이 가능한데, 길항근들 (맞서는 근육들 내에서 통증유발점 활동에 의해서 쉽게 영향 받을 수 있는 것) 및 다른 관련 근육들을 다룬다. 조사해 볼 가치가 있는 근육들을 정하는 것과 자세 변화의 효율성을 허락한다.

마지막 주의점

당신이 학생이건, 강사이건, 또는 건강관리자에 상관없이, 내가 바라는 것은 <*통증유발점 치료*>가 여러 근육들에 있는 통증유발점 위치들의 비활성화를 위한 사용하기 쉬운 가이드가 되는 것이다.

여기에 개요된 전략들은 수 년 간 운 좋게 만나온 셀 수 없는 학생들, 고객들, 및 동료들에게 도움이 되었다. 오랜 세월에 걸쳐 통증유발점 활동에 대한 유효성이 증명된 접근법들은 당신의 작업 세팅 안팎 모두에서 당신이 만난 사람들이 가진 연조직 통증을 해소하는 능력을 보여 줄 것이라고 나는 믿는다.

감사의 글

이 책을 만드는데 아주 많은 방법들로 기여를 한 사람들에게 나의 깊은 감사는 어떤 말이라도 부족하다.

의심할 여지 없이, 사진을 찍을 동안 그들의 소중한 시간을 내준 모델들에게 진심으로 감사하는 마음을 갖고 있다:

자미 리베라, 알렉시스 스틸, 및 켈리 페라로.

최고의 사진사인 로저 로빈스에게 큰 감사를 하는데 그는 열정적인 구성 기술을 치료적 인지와 합쳐서 사진 이미지들을 나타나게 해 주었다.

마르코스 메자4세와 린지 브라이언트는 책 표지를 위해서 멋진 사진을 찍어주었다: 당신 둘 다 나의 깊은 감사를 드린다.

드류 리페 박사 그리고 파커 대학, 심화된 척추 및 스포츠 메디신과 함께 비잔 루스테이 그리고 사진을 찍을 좋은 위치를 사심 없이 우리에게 제공해 준 알렉시스 스틸에게 머리를 깊이 숙인다.

끊임없이 내 작업을 격려해준 피어슨 건강 과학의 사람들에게 은혜를 입었다:

- 마크 코헨– 이 교재의 실현 뒤의 선동자 (나의 많은 감사를)
- 존 고처– 이 교재의 영속자 (당신의 도움에 진심으로 감사를)
- 니콜 라고네즈– 이 교재가 탄생하게 인쇄 마법을 보여준 주된 영혼 (막후에서의 고된 일을 위해서 영원한 감사를)

고된 카피 편집 및 삽화 발행 동안 그들의 인내와 친절함에 대해서 레베카 라주레 및 그녀의 팀에게 (특히, 에리카 조단) 많은 감사를 드린다.

이 책의 초기 구성 단계 동안 이 책에 지식 및 상당한 피드백을 제공한 많은 감수자들에게 진심으로 감사를 드린다.

과정 동안 다른 시기에 내 영혼을 고양시켜 준 분들에게도 감사를 드린다: 타이리 비튼, 데비 브록, 짐 크래트리, 제이 박사, 바네사 페르난데즈, 켈리와 게리 로트, 및 나의 친구 다렐 토마스.

마지막으로, 여전히 나와 함께 하고 있는 그리고 어딘가에 있는 친구들에게 특별한 감사를 드린다 –벤지, 빅 보이, 비스큐트, 제이크, 조조, 겐지, 및 샤마.

저자에 대해서

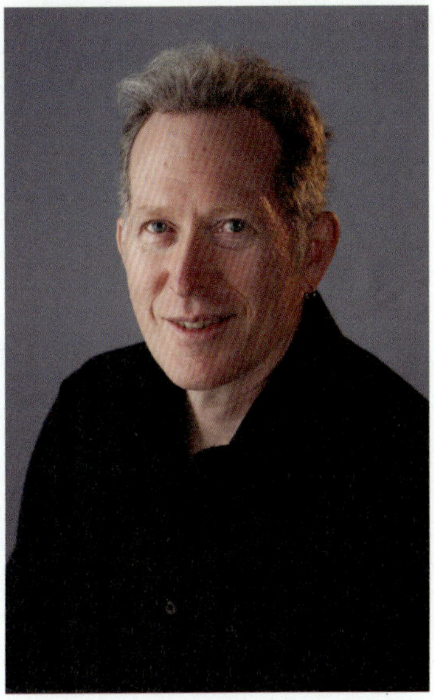

Rick Robinette는 1985년 이래 텍사스에서 마사지 치료사를, 그리고 1986년 이래 전임강사를 하고 있다. 그 당시에, 그는 달라스-포트 부위에 있는 여러 학교에서 기초 및 심화 마사지 프로그램에 대한 모든 면을 가르쳐 달라고 요청 받고 있다. 1992년에, 그는 부위 및 전국적으로 마사지 치료 계속 교육을 하기 시작했다. Rick의 학생들은 -워크숍 및 스쿨 프로그램에서- 여러 분야의 직업을 갖고 있다: 마사지 치료사, 조산사, 물리치료사, 간호사, 개인 트레이너, 카이로프랙터, 요가 강사, 기타 등등. 상담 또는 개인 교습으로 여러 건강 관리 전문가들과 자주 만나고 있다.

그는 1,000시간 이상 계속 교육을 받아 왔는데, 주된 것들을 다음과 같다: 근골격 해부, 연조직 손상 및 상태, 그리고 압력-조절 도수 치료 테크닉들이다. 지난 10년간, 500시간이 넘는 사립 인체 해부를 이수한 것은 Rick의 특권이었는데, 그것은 여러 전반적 해부 워크숍을 가르칠 기회를 그에게 주었다.

현재, Rick은 파커 대학 마사지 치료과의 주임 강사다. 그는 최근 준학사 학위를 받았고, 학사 학위의 완료를 위해서 매진하고 있다. 교습과 관련된 일을 하지 않을 때, 그는 독서와 (주로 건강 및 의료 과학, 역사, 언어, 및 자연) 저술로 (웹사이트 및 관련 온라인 내용, 그 외에 진행 중인 여러 책들) 시간을 보내고 있다.

감수

Jeff Bockoven, LMT
아이오와 마사지 연구소, 아이오와

Phil Cutrell, NCTMB
아이린 근육마사지학 연구소, 미시간

Jennifer M. DiBlasio, AST
경력 트레이닝 아카데미, 펜실베니아

JoAnn DiFidele
그린빌 기술 대학, SC

T.J. Ford, BS, LMT
동서 대학, 오레곤

Mirra Greenway, BS, LMT, NCTMB
미조리 마사지 치료 연구소

Rebececca Giuliante, MS, RN, LCEP, LMT
레이크 대학, 루이지애나

Debra Hockemeyer, Med
아이비 테크 사회 대학, 인디아나

Paula Keefe, MA, CNMT, NCTM, LMT
로안 주 사회 대학, 테네시

Patricia McNulty, BS, LMP
인랜드 마사지 연구소, 워싱턴

Lisa Mertz, PhD, LMT
퀸즈보로 사회 대학, 뉴욕

Lou Peters, LMT, CNMT
미국 대체 의학 연구소, 오하이오

Carl H. Pinnell II, LMT
클락버그 미용 학회 및 마사지 치료 학교, 버지니아

Diane Redman, CMT, BA, CEAS
세리단 대학, 와이오밍

Sharon Thompson, RN, Med, LMBT
존스턴 사회 대학, 노스캐롤라이나

Robert W. Tosh, DC
펜실베니아 마사지 치료 연구소, PA

Candy Washington, BA, LMT, NCTMB
건강 주립 대학, 일리노이.

도입부

파트 1

장 요소들(Chapter Components)

파트 1은 통증유발점 치료와 관련된 배경 정보의 개요를 제공한다. 관련 있는 연조직 해부, 용어, 통증유발점 형성, 및 통증유발점 활동의 치료에 초점을 두고 있다. 우선적으로 하나의 워크북이 되기 위한 이 책의 전제에 맞추기 위해서, 파트 1 안에 다룬 지식-기반 자료는 포괄적인 것과 거리가 멀다. 그 대신, 여기서 다룬 주제들은 충분한 깊이를 갖고 쓰여져서 독자가 파트 2에 있는 통증유발점 치료의 세부 사항을 지원하기 위한 이해를 쉽게 해 준다.

파트 1과 2 모두에 걸쳐서, 치료사 (practitioner)라는 용어는 통증유발점 치료를 적용하는 사람을 지정하기 위해서 사용되며, 고객 (individual)이라는 용어는 통증유발점 치료 및 관련 양식을 (예, 스트레칭) 받는 사람을 말한다. 부가적으로, 파트 1에서 직접 압박 접촉으로서 "팔꿈치"가 언급될 때, 그것은 특정 관절이 아니라 팔꿈치머리를 의미한다.

연부조직 해부(Soft Tissue Anatomy)

파트 1의 1장은 골격 근육, 움직임에 포함된 결합 조직, 및 근막 조직들의 신경학적 양상들에 관한 기본적인 기초에 대한 개요를 다룬다. 그림들은 텍스트 내용을 자세히 설명하는 것을 돕는데, 그것은 이 세 가지 요소들에 대한 구조적 기능적 중요성 모두를 기술한다. 이 요약은 파트 1과 2 안에서 따라올 치료 논의에 기반을 두고 디자인되었다.

통증유발점 용어 및 형성(Trigger Point Terminology and Formation)

파트 1의 2장은 통증유발점 치료의 주된 정의 및 분류를 상세히 설명할 뿐만 아니라, 통증유발점 발달과 그것의 결과 뒤에 있는 사장되지 않은 이론을 개요 한다. 이러한 개념들의 약간을 더 자세히 말하기 위해서, 어떤 특정 고려사항들을 그리기 위해서 선이 그어진 그림들이 사용된다. 이 장에 있는 자료는 국소 및 몸 전체 통증유발점 영향들에 대한 중요한 양상들을 분명히 표현하는데, 예를 들어, 연관통, 자율신경 반응, 신경혈관 조임, 및 보상 반응들이다.

통증유발점 비활성화(Trigger Point Deactivation)

파트 1의 3장은 통증유발섬 치료의 핵심이다. 세 가지 주요 단계들이 -찾아내기, 촉진, 비활성화 - 자세히 설명되어 있다. 직접 압박에 의한 비활성화에 (편평 및 집게 압박 모두) 제일 신경을 많이 써야 하는데, 그 이유는 파트 2에 있는 개개 근육들이 보다 특별하게 다뤄질 수 있는 수단이기 때문이다. 보조적인 치료 수단으로서 능동적 움직임의 도입은 하나의 심화된 직접 압박 양식으로 포함된다. 압력, 타이밍, 접촉, 및 스트레칭에 대한 중요한 변수들에 주의를 기울일 가치가 있다. 3장은 파트 2에 있는 목표 근육 장들 모두를 위해서 그 단계를 준비한다.

찾아내기 • 촉진하기 • 비활성화

진단지, 인터뷰, 발표, 및 분석에 (예, 자세 분석, 기형 테스트, 연조직 평가) 기반을 두고서 다룰 근육들을 — 순서 내에서 — 결정하라.

각각의 근육을 위해

찾아내기
- 고객 및 선택 근육의 자세 잡기 (천을 적절히 씌운다)
- 인접 근육을 따듯하게 하고 이완시켜라 (특히 깊숙한 근육들을 치료하기 전에)
- 그 부위에서 근육의 전반적인 민감도를 알아내라

촉진하기
- 근복부를 따라 갈 선을 시각화 하라 (한쪽 끝에서 시작한다)
- 편평 또는 집게 압박을 결정하라 (압력을 판단하라)
- 조직 질을 평가하라
- 고객의 반응을 주시하라

비활성화
- 편평 또는 집게 압박을 결정하라
- 능동적 움직임 여부를 결정하라 (직접 대 간접)
- 압력을 판단하라
- 타이밍을 주시하라

초기 비활성화 이후

다음으로 계속한다
- 통증유발점 위치들을 더 탐색 (편평 촉진으로 "네 방향 찾기" 또는 집게 촉진으로 인접 부위를 확인하라)
- 통증유발점 활동을 위해 선의 나머지를 검사하라

다음으로 끝낸다
- 적절한 스트레칭 (정적, 간편, 또는 능동적-분리)
- 자가-스트레칭을 시연하라
- 적절한 자가-스트레칭 접근법을 추천하라.

파트 2

장 구성(Chapter Organization)

파트 2는 골격근들의 선택 그리고 이 근육들과 관련 통증유발점 활동 모두 와 연관된 정보들을 보여 준다. 어떤 근육을 포함시키고 제외하는 것을 결정하는 것은 쉬운 문제가 아니다. 길이와 초점에 관한 고려사항들을 -관련 근육의 중요성과 함께- 심사숙고 해서 적절히 선택되었다.

여러 근육들을 선택해서 지정된 장들로 묶는 것은 논란의 소지가 있는 일인데, 특히 어떤 인체 영역으로 나누는 것이다. 일부 경우에서, 특정 근육의 제목이 그 장에서 그 위치들을 완전히 반영하지 않게 임의로 포함 시켰다. 예를 들어, 8장에-견갑대 근육들- 포함된 근육들 모두는 기술적으로 어깨뼈 또는 빗장뼈에 붙지 않는다. 이렇게 한 이유는 치료사가 일반적인 영역 내에서 치료하고 있을 때 전환을 더 쉽게 만들어 주기 때문인데 이러한 근육들 사이에 기능적인 관계가 종종 있기 때문이다. 엄밀히 통증 연관 패턴에 기초를 두고 장들을 나눠야만 하는가? 그러나 통증유발점 활동으로 나빠진 근육을 치료할 때 겹치는 통증 영역들의 존재만이 관심사가 아니다.

이 책 안에서 장 배치의 순서는 (인체 영역이 제일 먼저 오고, 그 다음 두번째, 셋째 내용, 등등) 또 다른 결정이다. 일반적으로, 다리 근육들은 (장딴지근으로 시작하는) 대부분의 사람들에게 더 쉬운 학습 기회를 제공하므로, 시작에서 그것들의 역할이 있다. 역으로, 두개하악 근육들은 -특히 구강 내 치료- 통증유발점 비활성화의 견지에서 더 까다롭다. 여전히, 특정 근육들을 포함하는 모든 장은 –깊이, 위치, 또는 유사한 요소 때문에– 다른 것에 비해서 더 까다로울 수 있다.

앞에서 말한 고려사항들 외에, 장 순서는 밑에서부터 위로 되어 있는데, 목밑 두개 영역들에서 끝나기 전에 상지들로 약간 우회하고 있다.

간결한 요약(At-a-Glance Summary)

이것은 초점을 맞춘 근육에 대한 통증유발점 활동 치료에 관련된 상당히 간단한 –일반적으로 세 부분– 개요이다.

- 근육에 있는 통증유발점에 의한 특정 부위들로의 통증 연관
- 어떤 비활성화 방법을 사용할 것인가?
- 스트레칭 접근법의 제시 (치료사–보조 및 자가–스트레칭)

개요(Overview)

한 장의 각 근육에 대한 이 논의 부분은 중요한 성분들을 기록하는데, 예를 들어, 얕은 대 깊은, 치료할 추가적인 근육들, 공존하는 가능한 문제들, 및 주의사항들이다.

위치와 부착(Location and Attachments)

그 근육의 깊이, 간격(비교적인 크기), 중요한 모양 (예, 다수의 복부들), 및 부착들에 관한 보다 특수한 정보가 나열된다. 하나 이상의 그림들이 그 텍스트 기술을 돕는다. 부착은 시점 및 종점보다 직접적인 용어를 (예, 몸쪽 및 먼쪽) 사용한다.

형태와 기능(Form and Function)

그 근육의 일반적인 모양이 기술되며, 또한 구조적 중요성에 대한 관련 정보를 기술한다. 주된 기능들이 보여 지는데, 하나 이상의 주된 동작들 및 안정된 관절을 포함한다. 혼란을 피하기 위해서, 오직 주된 중심이 같은 동작들이 제공된다.

통증유발점 연관 패턴(Trigger Point Referral Patterns)

근육과 연관된 통증유발점 활동에 대한 통증의 연관 패턴이 기술되고 그림으로 나타나 있다. 이에 더해서, 가능한 근육 관여를 나타내는 어떤 다른 중요한 보고 또한 나열되어 있다. 만약 –목표 근육의 치료 동안– 다른 근육이 의도하지 않게 접근된다면, 그것의 연관 패턴에 대한 언급 또한 포함된다. "고객"이라는 용어는 통증유발점 치료 및 스트레칭을 받는 사람을 나타낸다.

과부하 요인들(Overloading Factors)

근육의 가장 흔히 알려진 통증유발점 활동에 대한 활동인자 그리고/또는 지속인자들이 열거된다. 이들은 주로 목표 근육 및 그것의 위치에 대해서 언급된다.

비활성화 전략(Deactivation Tactics)

근육 자세 잡기, 비활성화 전략, 대략적인 압력 방향, 및 대표적인 핵심 통증유발점의 갯수에 대해서 자세히 다룬다. 그림들은 촉진 선들에 대한 시각화를 도와준다. 편평 그리고/또는 집게 압박 스타일 사이의 차이도 적혀있고, 심화된 직접 압박과 함께 사용되는 직접 및 간접 능동적 움직임들의 제시된 가능성들이 뒤따른다.

대부분의 경우에서, 고객에게 추천되는 자세 잡기는 목표 근육을 짧게 하거나 늘어난 위치로 두지 않는다. 그러나, 그 근육으로의 접근 용이를 위하거나, 다른 이유를 위해서 이 일반적인 것이 바뀔 수도 있다.

깊게 놓인 근육들에서, 접근을 더 좋게 하기 위해서 얕게 있는 근육들을 약간 비켜나게 만들고 이것들을 찾는 제안이 주어 진다. 이에 더해서, 약간의 따듯함 및 느슨함을 얕은 근육에 가하는, 이전의 몇몇 연부조직 기법이 (직접 압박을 포함하는) 이것을 이루게 도울 것이다.

근복부 찾기 및 통증유발점 촉진을 위한 설명은 흔히 손 차원에 기초를 둔 측정들을 사용한다 (예, "엄지 폭" 또는 "손가락 2개 폭). 이것은 고객의 손, 엄지, 또는 손가락 크기에 기초를 두며 –치료사가 아니다– 그리고 종종 적당한 조정이 필요할 수 있다.

유사하게, 주요 부위들의 (가능한 통증유발점 위치) 숫자는 고객의 신체 크기에 따를 것이다. 이 주요 부위들의 표시가 통증유발점 활동을 암시하지 않는다는 것을 기억하는 것이 중요하다. 주요 부위들은 시각적 참조만을 위한 근사치들이다.

관련 있는 근육 부위들(Relevant Muscle Areas)

목표 근육(들) 안에 있는 통증유발점 활동 찾아내기, 촉진, 비활성화를 위해 처음에 기술된 그 자세에 기초를 두고서, 이 자세 동안 치료에 고려될 추가적인 근육들이 포함된다. 길항근들– 그리고 조사할 가치가 있는 어떤 다른 것들– 또한 열거된다.

스트레칭(Stretches)

제시된 치료사–보조 스트레칭 및 자가–스트레칭 자세들이 (간단히 기술되고 도해된) 각 장 안에 있는 목표 근육을 끝맺는다. 보조된 특수한 스트레칭 접근법들이 (예, 정적, 능동적–분리) 치료사에 의해서 결정될 수 있는데, 치료사의 개인적 선호에 따라 한 가지 포맷 또는 다른 포맷으로 할 수 있다.

목차

제5장 넙다리 근육들 78

제6장 골반 근육들 114

제7장 몸통 근육들 138

제8장 팔이음뼈 근육들 166

제9장 팔, 아래팔, 및 손 근육들 194

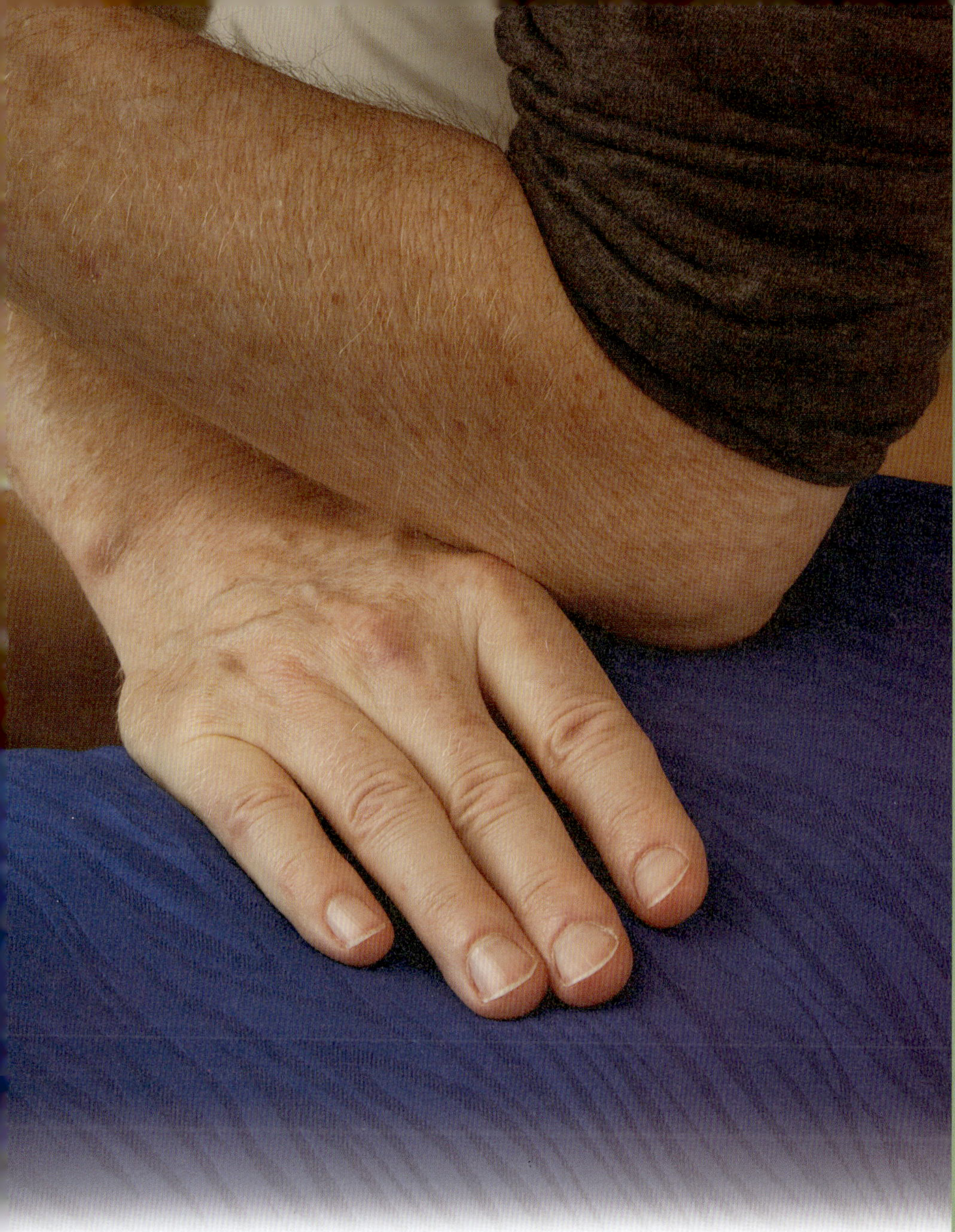

제 1 부

통증유발점 치료의 개요

제 1 장

연부조직 해부

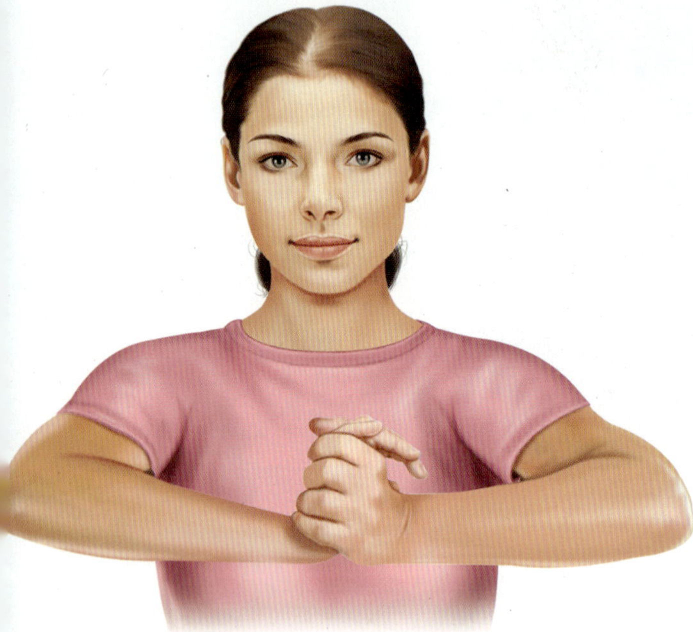

이 장의 개요

골격근 조직
결합 조직
신경조직

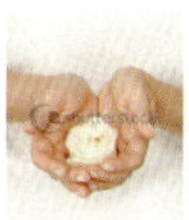

학습 목적

이 장에 있는 정보를 배운 후, 치료사는 다음을 할 수 있어야만 한다:

- 골격근 조직을 정의하시오
  - 골격근 조직의 주요한 해부학적 구성요소들을 제시하시오
  - 골격근 조직의 주요한 생리학적 기능들을 대시오
  - 몸에서 골격근 조직이 차지하는 비율을 대시오
- 결합 조직을 정의하시오
  - 결합 조직의 주요한 해부학적 구성요소들을 대시오
  - 결합 조직의 주요한 생리학적 기능들과 특성들을 제시하시오
- 신경 조직을 정의하시오
  - 신경 조직의 주요한 해부학적 구성요소들을 대시오
  - 신경 조직의 주요한 생리학적 기능들을 대시오
  - 신경 조직의 위치를 대시오

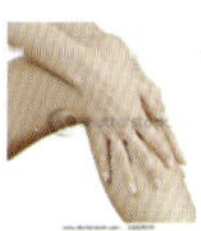

주요 용어

미토콘드리아 4
근원섬유 4
근육원섬유마디 4
근육미세섬유 5
안정 8
가동 8
근육근막 10
점성탄성 11
점성가소성 11
요변성 11
압전기 능력 11
감각 뉴론 12
근방추 12
건 기관 12
운동 뉴론 13
고유감각 13

골격근 조직(Skeletal Muscle Tissue)

간결한 요약

- 몇몇 단백질 구조들이 서로를 향해서 당겨질 때 골격근 조직은 수축한다.
- 골격근 조직은 열, 안정, 및 가동을 제공한다.
- 골격근 조직은 인체 전체에 걸쳐 위치한 개개 근육들로 조직화된다.

정의(Definition)

골격근 조직은 요구에 의해서 수축하는 능력에 의해서 (수축성) 그리고 줄무늬가 있는 모양에 (횡문) 의해서 정의될 수 있다. 골격근 조직이라고 이름 지워진 이유는 예외는 있지만 (예, 눈 근육들, 벌레근, 발바닥네모근), 일반적으로 뼈의 부분들에 붙어 있기 때문이다.

형태(Form)

골격근육들은 다른 밀도 및 모양들로 구성된다. 일부는 아주 가늘고, 다른 것은 현저히 두껍게 보인다. 일부는 좁고, 반면에 다른 것들은 넓거나 부채꼴 배열을 가진다. 골격근 모양의 이러한 다양성은 안정 및 가동 둘 다를 갖고서 여러 기능들을 지원한다.

개개 근육의 모양에 상관이 없이, 골격근 조직은 아주 작은 원통 모양의 가닥들에서 작게는 몇몇 단백질 분자들까지 구성된다.

그 규모의 더 큰 쪽에서, 골격근 조직은 어두운 적색 물질처럼 보이는데, 선형 줄무늬들로 특징지어지며 상당히 명백한 개개 구조들로 구성된다. 전통적인 해부학적 접근은 그것들을 개개 이름들로 (예, 위팔근) 하나의 근육들을 확인하는 것이다. 몇몇 경우에서는, 개개 근육들의 한 그룹이 한 포괄적인 이름을 갖고 (예, 척추기립근), 그리고 종종 명백한 부분들에 추가적인 이름들을 가진다 (예, 등가장긴근). 어떤 특정한 한 근육의 덩어리는 "복부" 또는 때때로 "머리"라고 이름 붙여 지는데, 그렇더라도 일부는 다수의 복부들을 갖고 있을 수도 있다 (예, 목빗근).

한 근육 복부는 긴, 원통형 세포들의 집합체이다 (수백에서 수천까지). 근육 섬유들이라고 불리는 이 세포들은 결합

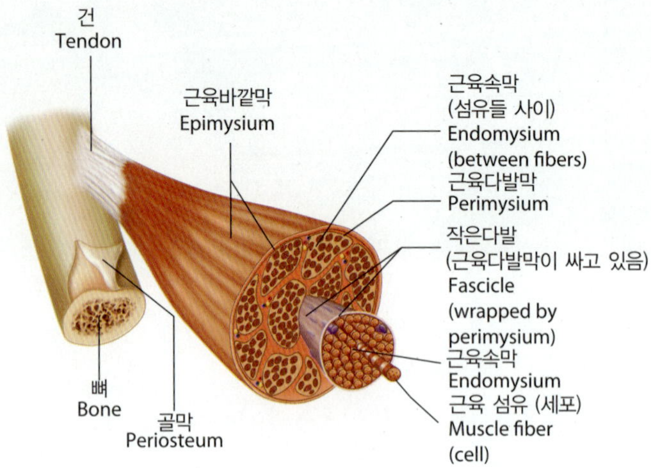

그림 1-1
골격근 해부.

조직에 의해서 커다란 수준에서부터 밑으로 세포 수준까지 다양한 배열로 구성된다. 개개 근육 섬유들은 그것들이 한 근육 또는 한 그룹의 일부를 구성하며 그 구조의 전반적인 크기에 따라서 다른 길이들을 만든다. (그림 1-1 ■)

근육 섬유들 (Muscle Fibers)

대부분의 세포들처럼, 근육 섬유들은 몇몇 세포기관 (예, **미토콘드리아** 및 핵) 및 세포질 막을 갖고 있다. 이 세포기관의 양은 일반 세포와 다르다. 그것들은 다른 많은 세포들보다 비교적 더 길기 때문에, 골격근 섬유들은 한 개의 핵 이상을 갖고 있다 (다핵).

이에 더해서, 많은 미토콘드리아는 근육 세포 수축을 위한 에너지 요구를 위해서 ATP를 공급한다. 개개 근육 섬유들을 싸고 있는 세포질 막은 근섬유막이라고 불린다. 유사하게, 근섬유막에 의해서 싸여있는 세포질은 근형질로 알려져 있다. (그림 1-2 ■)

근원섬유들 및 근육원섬유마디 (Myofibrils and Sarcomeres)

한 근육 섬유 안에 있는 세포사이 내용물 덩어리는 **근원섬유**라고 불리는 작은 끈들로 구성되어 있다. 하나의 섬유는 일반적으로 대략 백 개의 근원섬유를 갖고 있다. 근원섬유들은 **근육원섬유마디**들 이라고 명명된 부위들 안에 있는 한 근육 섬유의 길이를 따라 끝과 끝이 맞대고 있다.

줄자의 눈금 표시처럼, 근육원섬유마디들의 끝들은 근육 섬유들의 선 모양을 가로질러 달리고 있는 선들처럼 보이

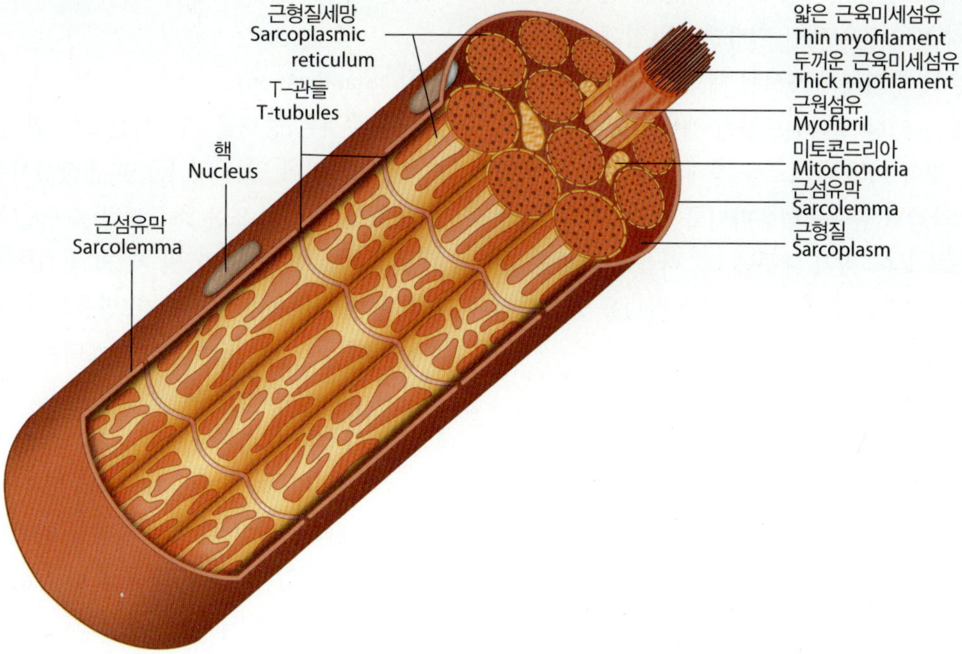

그림 1-2
골격 근육 섬유 해부.

며, "줄무늬"이라는 골격 근육 조직의 형태를 만든다. 수축이 생길 때, 각각의 근육원섬유마디는 (눈금 표시) 줄어들며 완전 수축 동안 그것의 휴식 길이의 반까지 줄어든다. 이것은 실질적으로 더 짧아진 근원섬유가 (줄자) 효과적으로 된다; 이와 같이 그 근육 섬유의 전반적인 길이는 끝과 끝이 가까워 진다. (그림 1-3 ■)

근육미세섬유들 (Myofilaments)

근육원섬유마디를 더 확대시키면 더 작은 요소들을 보여주는데, 주로 필라멘트 또는 **근육미세섬유**라고 불리는 단백질 분자들이다. 이 근육미세섬유들 중의 둘은 -액틴과 미오신- 근육원섬유마디를 짧게 만드는 방식으로 상호작용을 한다. 이 활동은 슬라이딩 필라멘트 이론(기전)이라고 불린다.

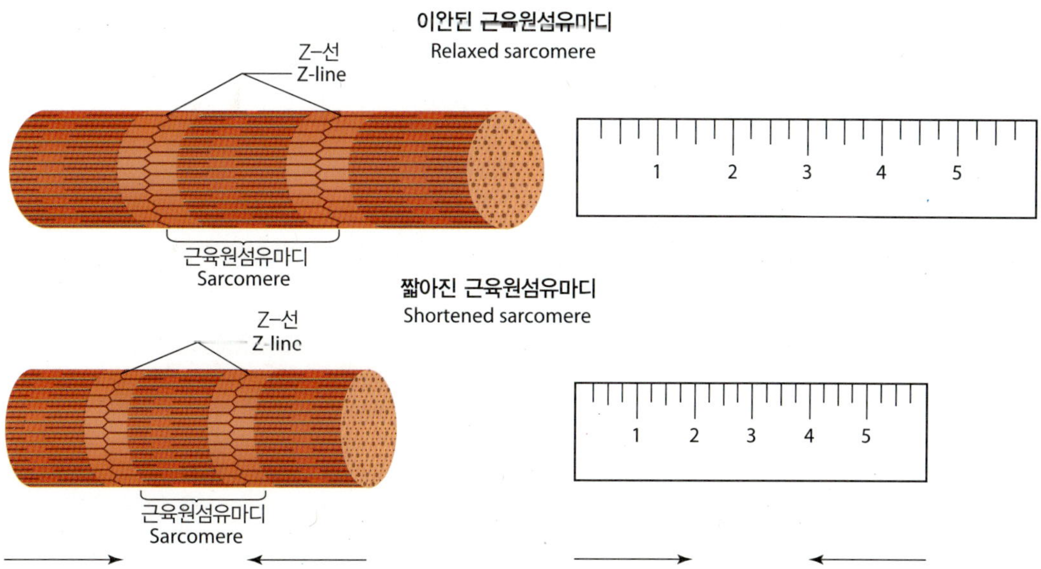

그림 1-3
근원섬유 및 근육원섬유마디.

각 근육원섬유마디 안에 대략 200개의 미오신 필라멘트들이 있으며, 각 미오신은 액틴 필라멘트와 함께 연결되어 있다. 칼슘 이온들에 의해서 개시될 때, 근육원섬유마디 맞은쪽 극들에 있는 액틴 필라멘트들은 액틴으로 싸인 미오신 필라멘트가 튀어 나와서 서로를 향해서 당겨진다. 액틴 필라멘트들이 각각의 근육원섬유마디를 분리시키는 판들에 (Z-디스크들) 붙어 있기 때문에, 그 다음 그것들은 이 판들을 당겨서 효과적으로 각 근육원섬유마디를 짧아지게 만든다. (그림 1-4 ■)

칼슘과 ATP (Calcium and ATP)

근육원섬유마디 수축을 (그래서 그 근육을) 개시시키는데 필요한 칼슘 이온들은 근형질 세망이라고 명명된 수용기들 안에 있는 각각의 근육미세섬유들 주위에서 저장된다.

ATP (아데노신삼인산) 분자들은 풍부한 미토콘드리아 및 다른 원인들에 의해서 생산된다. 이 ATP는 수축 동안 슬라이딩 필라멘트 활동 및 이완 동안 칼슘 이온들의 재흡수 둘 다를 원활히 하기 위한 필요한 에너지를 제공한다.

기능 (Function)

골격근 조직, 그리고 다른 많은 수축의 양들을 유지하는 그것의 능력은 항상성에 주된 기여를 한다.

열 발생 (Thermogeneration)

대부분의 인체 열의 원천은 골격근 수축에서 생겨 난다. 근육들이 활동적일 때 따듯함이 생기며 (원하든 원치 않든), 그리고 어떤 최소한 수준의 열은 많은 인체 구조들의 최적 기능을 위해서 필수적이다.

안정 (Stabilization)

골격근 수축은 중력을 거부하는 고정된 인체 자세들인 자세 (서있고 앉아 있는 것 등) 및 손상에서부터 다친 구조들을 보호하는 (방어 또는 스프린팅) 수단을 제공한다. 골격근이 물리적인 힘들 (중력 및 체중) 및 정서적 제한들에 (예, 공포에 대해서 몸을 웅크리기) 반응하기 때문에, 자세는 특수한 배열들을 (예, 척추만곡증) 채택한 인체 부위들로 구성된다.

몇몇 특수한 자세를 취하는 것은 종종 의식하지 않지만, 거울, 사진, 또는 객관적인 관찰자가 있을 때 의식하게 된다. 그러나, 때때로 어떤 자세는 특성상 완전히 의도적인 인지로 시작할 수 있는데 (예, 군대 훈련으로 인한 뒤로 당겨진 어깨) 그것은 그 후 의식을 덜 하고도 실질적으로 유지된다.

가동 (Mobilization)

근육들에 의한 뼈, 피부 및 다른 구조들의 움직임은 인체가 많은 일들을 하게 해 준다. 모든 종류의 신체적 활동은 -일상적인 필요부터 특수한 능력까지) 골격근에 의해서 가능하게 된다.

대부분의 사람들에게, 골격근들은 숨쉬고, 걷고, 말하고, 얼굴 표정을 짓고, 물건을 옮기는 (들어 올리고, 잡고, 밀고, 당기는 것) 수단을 제공한다. 훈련 및 의도에 따라서, 동일한 근육들은 사람들에게 다음을 실행하는 능력을 준다:

- 직업적인 움직임들 (운전, 도구 사용, 기계 조작, 전자 장비의 키 조작).

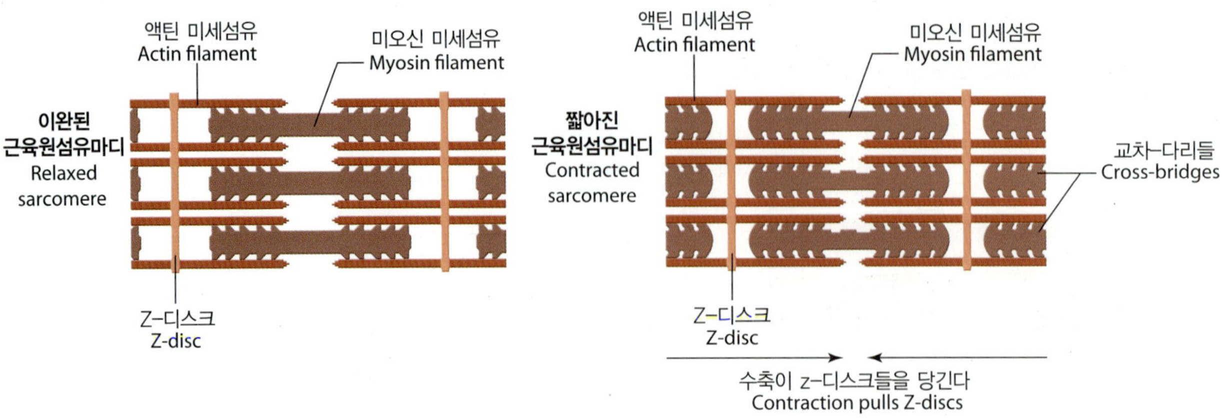

그림 1-4
근육원섬유마디 안의 근육미세섬유들.

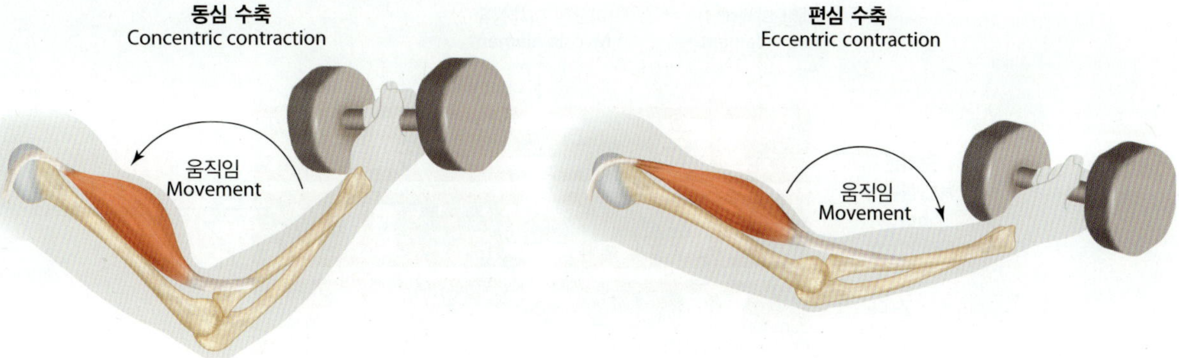

그림 1-5
등장성 수축: 동심대 편심.

- 스포츠와 연관된 동작들 (달리기, 점프, 등반, 스케이팅, 던지기, 잡기)
- 레저 활동들 (악기 연주, 조각, 페인팅)

근육 탄력(Muscle Tone)

쉬고 있을 때 조차도, 골격근은 작은 정도의 수축을 보일 것이다. 이 활동은 근육 탄력(tone)이라고 불리며, 그것은 근육 및 인체에게 필요한 가동을 만들지 않고서 약간의 양의 형태를 제공한다.

어떤 근육이 안정시키고 가동시키기에 충분히 수축할 때, 이 수축들을 묘사하기 위해서 세 가지 다른 용어들이 사용된다. 특정한 때 이 세 종류의 수축이 –동심, 편심, 및 등척성– 주어진 근육에서 일반적으로 나타난다.

등장성 및 등척성 수축 (Isotonic and Isometric Contraction)

등장성 수축들은 움직임을 포함하며, 동심 및 편심 수축이라고 불리는 2개의 차이를 포함한다. 동심 수축은 (중력으로부터 멀리 움직이는) 하중 하의 몇몇 근육의 수축이라고 정의된다. 편심 수축은 (어떤 조절된 방식 안에서 중력 쪽으로 움직이는) 하중 하의 몇몇 근육의 늘어남이라고 정의 된다. (그림 1–5 ■)

등척성 수축은 움직임 없이 자세을 유지하기 위한 근육 장력의 증가라고 정의 된다. (그림 1–6 ■)

이 세 가지 종류의 수축을 이해하려면, 근육원섬유마디 안의 액틴 필라멘트들을 미오신 필라멘트 옆에서 미끄러지는 것보다, "톱니바퀴" 걸림이라고 보는 것이 도움이 된다. 이러한 관점에서, 이 필라멘트들이 등척성 수축을 위해서 한 자세으로 "걸려있는 것"을 상상하라. 액틴 필라멘트들이 동심 수축으로서 더 가깝게 걸려 있거나 또는 더 나가서 편심 수축으로서 더 가깝게 서로 서로가 걸려 있는 것을 보기 위해서 그 동일한 상상을 하라. (그림 1–7 ■)

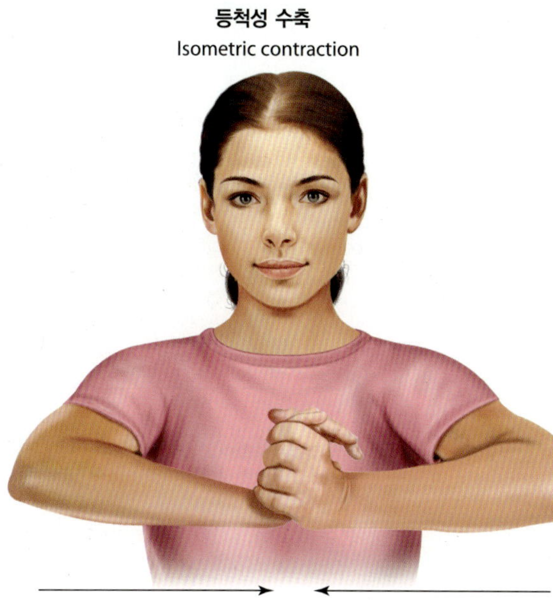

그림 1–6
등척성 수축.

위치(Location)

골격근은 체중의 대략 40–50%를 차지하며, 개개 근육들은 인체 전체에 위치한다. 개개 근육들로서 골격근 조직의 이름과 설명들은 상당히 일관된 위치, 모양, 동작, 섬유 배열, 부착 위치, 및 다른 기준에 의한다.

위치에 따라서, 근육들은 일반적으로 다양한 패턴 및 층들로 겹쳐 있다. 일부 남는 것은 피부하 층의 바로 깊숙이 있으며 "얕은"이라고 이름 붙는다. 다른 것들은 얕은 근육

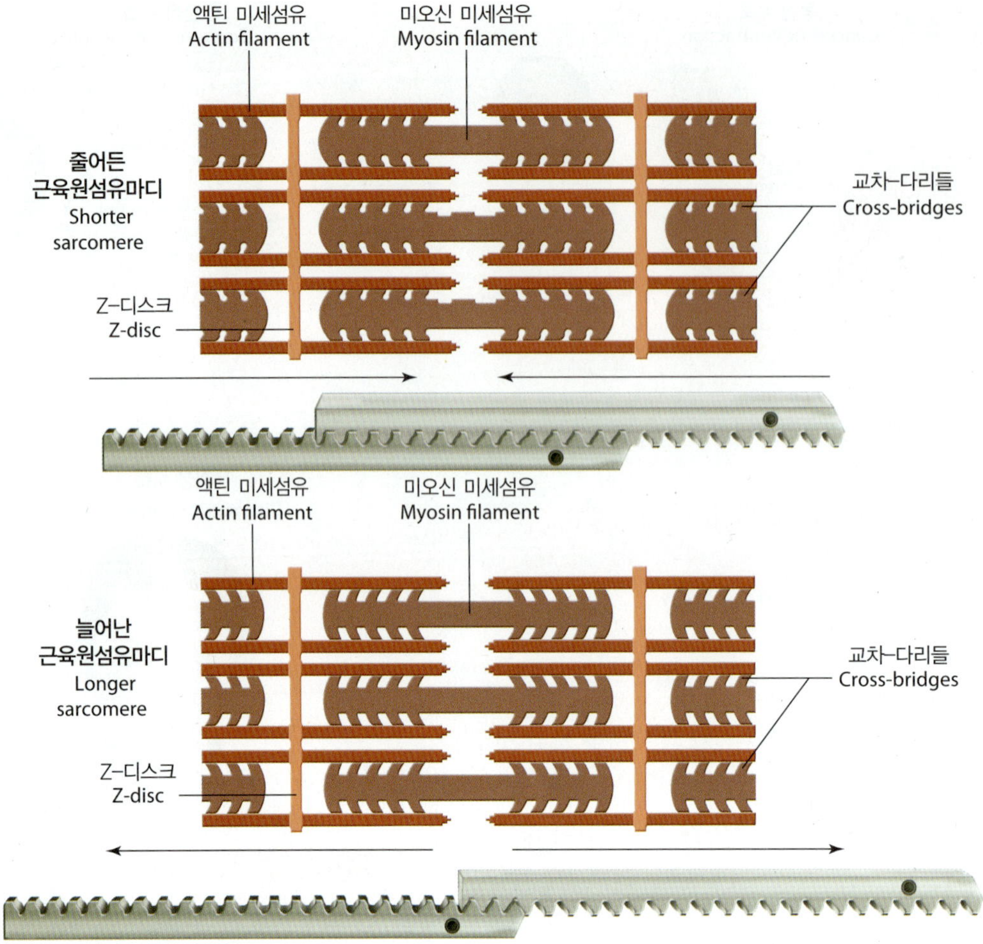

그림 1-7
근육미세섬유들은 근육원섬유마디를 줄이거나 늘린다.

들로 완전히 덮여 있으며 "깊은"이라고 말해진다. 많은 근육들은 얕고 깊은 부분들 둘 다를 나타낼 것이다.

지레효과(Leverage)

종종, 골격근에서 맞서는 부착 위치들은 그 근육이 (또는 그것의 건 연장들이) 어떤 방식으로 수축을 다시 방향 잡게 하도록 놓인다. 일부 근육들은 뼈 (넙다리네갈래근 및 슬개골), 어떤 뼈 면 (긴종아리근 및 입방뼈), 또는 심지어 어떤 조직 구조를 (넙다리근막긴장근 및 엉덩정강띠) 활용한다. 이 자세이 그 특정한 근육 수축력을 위해서 더 좋은 지레효과를 제공할 수 있다.

촉진 및 도수 치료를 위한 어떤 근육들에 대한 접근성은 그것들의 장소 (위치, 깊이, 및 얕은 근육의 비교적인 두께) 및 다른 인자들에 의해서 정해진다. 특정 근육들을 찾는데 확신을 얻기 위한 필수 요소들은 계속된 연구와 실습이다.

결합 조직 (Connective Tissue)

간결한 요약

- 골격근 조직과 연관된 결합 조직은 근육 복부들 뼈대 및 그것들의 부착들, 둘 다를 형성한다.
- 골격근 조직과 연관된 결합 조직은 근육들을 보호하고 **안정** 및 **가동**을 갖고서 그것들의 역할을 용이하게 만든다.
- 골격근 조직과 연관된 결합 조직은 복부, 부착 구조들, 및 붙는 위치들 전체에 걸친 층들로 조직된다.

정의(Definition)

결합 조직은 인체 전체에 걸쳐 보이는 지지하고 있는 기전으로서 정의될 수 있다. 많은 용어들이 결합 조직이 발견되

결합 조직: 종류 및 예들

성긴 결합 조직	치밀 결합 조직	연골	뼈
종류	*종류*	*종류*	*종류*
• 소실 • 지방 • 망상	• 치밀 규칙 • 치밀 불규칙 • 탄성	• 유리질 • 섬유연골 • 탄성	• 조밀 (치밀) • 스폰지 (해면)
예	*예*	*예*	*예*
• 소실+지방: 얇은 근막 (피부하층) • 지방: 지방 • 망상: 평활근 세포들을 묶음	• 치밀 규칙: 건, 인대, 건막 • 치밀 불규칙: 진피, 깊은 근막, 세망, 근육사이 격막, 근막, 골막, 뼈사이막 • 탄성: 폐세포 내의 매몰재, 기관, 기관지, 많은 동맥	• 유리질: 긴 뼈 끝들 (관절연골), 코, 앞쪽 갈비뼈 끝들 (갈비연골) • 섬유연골: 두덩결합, 뼈사이 디스크들, 무릎 관절 메니스쿠스 • 탄성: 후두덮개, 귀바퀴, 청각관	• 조밀 + 스폰지: 중쇠 및 꼬리뼈, 종자골, 작은 뼈들

는 많은 위치들 안의 다른 구조들을 위해서 사용된다. 골격근 조직에서, 그것의 역할은 다양하고 중요하다. 결합 조직은 근육들과 긴밀한 관계를 갖고 있기 때문에, 하나의 근육 전체에서 그것의 연속성을 보기위해 촉진하여야 한다.

형태(Form)

골격근과 관련된 결합조직 요소들의 모양은 기계적인 힘과 기능적인 요구에 달려있다. 일반적으로, 이 구조들은 2개의 주된 구획들로 나뉠 수 있다. 한 그룹은 (건 및 인대들) 로프 또는 케이블을 닮았고 보다 선형 방향으로 힘을 전달한다. 두 번째 그룹은 (근막 구소들) 천 같은 모양을 갖고서 여러 방향으로 힘들을 수용한다. (그림 1-8 ■)

현미경적 구성 성분(Microscopic Components)

이 결합 조직 그룹들 모두는 유사한 현미경적 성분들을 갖고 있다. 결합 조직은 일반적으로 섬유들과 기저 물질을 구성하는 기질 안에 다른 타입의 세포들을 특징으로 보인다. 병원체 방어를 위한 세포들과 함께, 섬유아세포라고 불리는 단백질 섬유 및 기저 물질들의 생성에 책임이 있다.

단백질 섬유들 중에서 가장 우세한 종류는 콜라겐이라고 불리는데, 그것은 결합 조직에게 장력에 대한 큰 힘과 저항을 제공한다. 엘라스틴이라고 불리는 또 다른 단백질 섬유는 콜라겐의 비율보다 아주 작게 발견된다. 엘라스틴은 결합 조직 구조들이 다른 힘들에 의해서 변형된 후, 그것의 모양을 되찾는 능력을 준다.

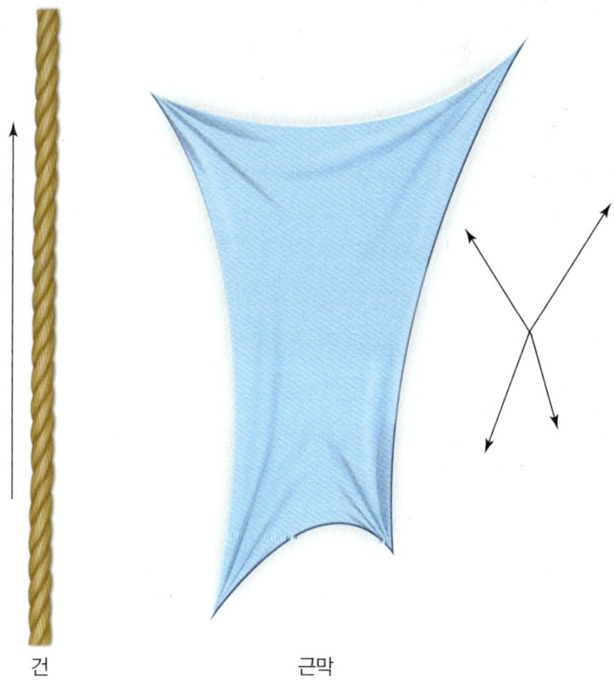

그림 1-8
건 그리고 근막.

기저 물질은 결합 조직 세포들과 섬유들을 싸고 있는 매체로서 작용하고 혈액과 세포들 사이에서 윤활 및 물질들의 수송을 제공한다. 그것의 밀도는 반고체에서 고체까지 다양하다. 기저 물질은 주로 사이 유체 그리고 복잡한 다른 배열을 가진 단백질들 및 다당류들로 이루어져 있다. (그림 1-9 ■)

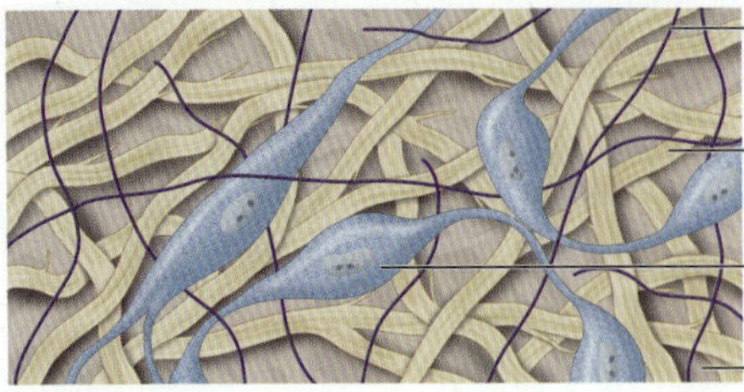

그림 1-9
결합 조직 해부.

치밀 규칙 결합 조직(Dense Regular Connective Tissue)

치밀 규칙 결합 조직은 첫 번째 그룹의 이름이다. 이 구조들은 고밀도의 콜라겐 섬유들이 평행한 다발들로 배열되어 있다. 골격근육들에서, 이 배열은 건이라고 불린다. 많은 근육들이 하나의 뼈에 붙기 위해서 건들을 사용한다. 건들은 길이, 모양, 및 크기가 다양하다. 관절들을 보강하는 인대들 또한 본질적으로 건들과 동일한 치밀 규칙 결합 조직으로 구성된다.

치밀 불규칙 결합 조직 (Dense Irregular Connective Tissue)

치밀 불규칙 결합 조직은 두 번째 그룹의 이름이다. 비록 이 조직 또한 고밀도 콜라겐 섬유들을 갖고 있기는 하지만, 그 섬유들은 다양한 방향으로 배열되어 있고 모양에서 보다 판 같다. 일반적으로 근막이라고 불리는 이런 타입의 결합 조직은 근육의 안과 밖에서 모두 발견된다. 근막은 근육 부착 위치들을 제공하고 근육들을 싸고 근육 그룹들을 구분한다.

골격근 조직에서 발견되는 치밀 불규칙 결합 조직은 일반적으로 근막 (myofascia)이라고 불린다. 골격근 조직은 그것에게 형태와 조직을 주기 위해서 이 근막에 의존한다. 각각의 층은 특별한 이름이 붙여 진다. 개개 근육 섬유를 싸고 있는 것은 근육속막이다. 근육주위막은 10부터 100을 넘는 근육 섬유들을 작은다발이라고 불리는 다발들로 어디서든 모은다. 작은다발들을 싸서 하나의 골격 근육을 구성하는 것은 근육바깥막이다. (그림 1-10 ■)

근육 부착(Muscle Attachments)

이 모든 근막 성분들은 근복부 전체에 걸쳐서 발견되며 그것의 끝들까지 뻗어간다. 여기서, 많은 것들이 평행한 방식으로 그것들의 배열을 다시 해서 건의 형태를 취한다.

다른 것들은 근육의 연장들과 함께 건막으로 (넓고 납작한 결합 조직 구조) 섞인다. 약간은 보다 직접적으로 깊은 근막과 얽힌다.

하나의 건 또는 건막의 콜라겐 섬유들은 뼈를 싸고 있는 근막인 골막의 콜라겐 섬유들과 섞이거나 얽혀 진다. 골막은 중요한 기능을 가진 결합 조직이다. 그것은 신경들과 혈관들을 (혈액 및 림프) 제자리에 붙이고 그것은 건, 인대, 관절낭 및 다른 결합 조직 구조들을 위한 부착 매개체다. 골막은 근육들이 뼈에 붙기 위해서 사용되는 (주로 건들에 의해서) 바로 그것이기 때문에, 균형 잡히거나 균형 잡히지 않은 근육적인 힘들은 뼈의 리모델링에 영향을 주기 위해서 골막을 사용할 것이다. 또한 아래팔 및 다리의 어떤 깊은

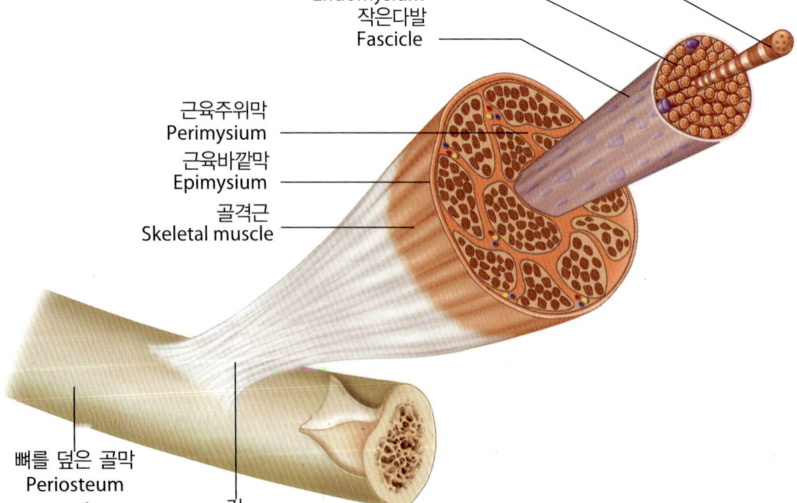

그림 1-10
근막.

근육들은 (뼈사이막이라고 불리는) 근막에 부착하는데, 그것은 노뼈 및 자뼈 또는 정강뼈 및 종아리뼈처럼, 일부 뼈들을 묶는다.

깊은 근막(Deep Fascia)

깊은 근막은 다른 영역들에 있는 근육 그룹들을 덮고 나누는 치밀 불규칙 결합 조직 층들을 위한 이름이다. 이 영역들에서 발견되는 깊은 근막에 주어지는 특정 이름들이 있다 (예, 근막긴장근 또는 아래팔 근막). 밑에 놓인 뼈를 뚫고 들어가는 구획에 의해서 근육 그룹들을 나누는 근막은 일반적으로 근육사이 격막이라고 불린다. 깊은 근막의 콜라겐 섬유들이 어떤 관절 영역들 주위에서 보다 가로지르는 선들로 재배열될 때 (예, 손목 및 발목), 이 띠들은 지지띠라고 불린다.

기능(Function)

인체 전반에 걸친 결합 조직의 존재는 항상성에 많은 이점을 제공한다.

근막은 (근육을 구성하는 매몰 근막) 골격근 조직 수축을 재방향으로 잡게 해서 인체 부분들의 안정과 가동 둘 다를 돕는다. 역설적으로, 근막 층들은 골격근 조직을 합치고 나눠서, 각각의 근육들에게 명확한 형태와 모양을 준다. 근막은 한 근육 전반에 걸쳐서 신경들과 혈관들을 유지하는 도관을 제공한다. 또한 그것은 근육 조직을 보호하고 근육들이 손상을 입었을 때 주된 수리 모드로서 작용한다.

근막은 전통적 해부학의 불변인 물질은 아니다. 그것은 항상성에 영향을 주는 적어도 네 가지 다른 특징들을 갖고 있다. 이 미묘하지만 파워풀한 영향은 모든 구조들에 (골격근, 신경, 혈관, 등등) 국소적 그리고 전반적인 인체에 영향을 줄 수 있다.

점성탄성 및 점성가소성 특질 (Viscoelastic and Viscoplastic Qualities)

근막은 **점성탄성** 성질을 갖고 있는데 그것은 처음에 변형되고, 그 다음 (이 힘들이 변형되는 능력을 넘지 않는다고 가정할 때) 그것의 이전 모양으로 되돌아가서 힘들을 수용한다. 그러나, 내재하는 점성탄성의 한도를 넘어간다면 (갑자기 또는 시간을 두고서), 근막은 **점성가소성**으로 인하여 모양이 바뀔 수 있다.

이 다른 모양의 결과는 환경에 따라서 이득이 되기도 하고 해가 되기도 한다. 근육 균형 및 최적 조직 리모델링을 (부드럽거나 강한 둘 다) 향한 움직임을 만드는 변화들은 필연적으로 긍정적이다. 그것들은 보다 이상적인 자세 및 움직임 잠재력을 만든다. 균형 잡히지 않은 근육 및 구조적 상태를 만드는 변화들은 인체 자세 및 기능에 부정적인 영향을 준다.

요변성(Thixotropy)

근막은 움직일 수 없거나 다치게 되면 탄성을 잃고 뻣뻣하게 된다. 역으로, 어떤 힘들이 (열, 압력, 또는 스트레칭) 적절히 가해졌을 때, 그것은 유연성 및 부드러운 밀도를 약간 되찾을 수 있다.

근막이 물질 상태를 바꾸는 능력은 **요변성**이라고 불린다. 부정적인 점성가소성 반응이 병행될 때, 유연성의 상실 및 근막의 두꺼워짐이 국소적 구조들 및 주위 조직들과 함께 더 악화된다.

압전기 능력(Piezoelectric Capability)

근막 속의 콜라겐 섬유들은 다른 힘들에 노출될 때 전류를 발생한다. 이 **압전기 능력**은 내재적 (예, 골격근 움직임들) 그리고 외재적인 (치료 적용) 힘들에 의해서 개시될 수 있다. 이 개념의 중요성은 여전히 탐구되고 있다. 그러나, 근막의 막대한 연장이 인체 내에서 교류 네트워크로서 강한 역할을 한다는 이론을 제시할 가능성이 크다.

이에 더해서, 근막 콜라겐 섬유들은 반도체로서 활약을 하고 전기적 신호들을 다른 형태의 에너지로 바꿀 수 있는 것처럼 보인다. 만약 그렇다면, 근막은 인체 전반에 걸친 다른 구조들 내에 항상성 반응들을 제공할 수도 있다.

평활근 세포 수축(Smooth Muscle Cell Contraction)

근막 내에서 평활근 세포의 발견은 다양한 의미를 내포한다. 평활근이 자율신경적 신경분포를 특징으로 보이기 때문에, 이 수축할 수 있는 세포들은 교감신경 및 부교감신경 신호들에 반응할 것이다. 이 뜻은 근막 안의 평활근 세포들은 스트레스 및 이완 영향을 받을 수 있다.

더 나가서, 오직 적은 양의 평활근 조직이 몇몇 근막 시트의 연장성 수축을 만드는데 필요하기 때문에, 많은 양의 결합 조직 장력이 재빨리 만들어 질 수 있다. 몇몇 평활근-개재 근막 장력은 국소 근육 조직 과다긴장성에 더해져 있을 수 있다.

위치(Location)

결합 조직은 인체 구조들을 구성하는 가장 우세한 조직이다. 골격근육들에 비해서, 결합 조직은 몇 가지 중요한 형태 내에서 가장 두드러진 역할을 한다. 이 형태들은 상당히 일관성 있는 위치들에 기초를 두고 특정한 이름들이 주어진다.

매몰 근막은 그 근육 전체에 걸쳐서 인접해 있고 근육주위막, 근육바깥막, 및 근육속막 층들로 구성된다. 건들 또는 건막들은 이러한 매몰 근막의 연장들이며 근육들을 뼈의 골막에 주로 붙인다. 증가된 안정을 위해서, 많은 근육들의 근육바깥막은 인접한 근육의 결합 조직 면들, 근육사이 격막, 뼈사이막들, 깊은 근막, 또는 인대들에 붙을 것이다.

골격근육들처럼, 결합 조직 구조들은 다른 밀도와 모양으로 구성된다. 깊은 근막의 일부 부위들은 비교적 가는 반면에, 다른 것들은 뚜렷하게 두꺼워진 보강을 보인다. (예, 일부 지지띠 및 엉덩정강 띠). 일반적으로, 깊은 근막은 얕은 근막 (피부하 층) 바로 밑 평면에서 발견된다. 특정한 위치에 따라서, 깊은 근막 밑은 골격근육들의 층들, 다양한 건들, 건막들, 또는 몇몇 뼈 면들의 골막들이 있다.

신경 조직(Nervous Tissue)

간결한 요약

- 신경조직은 변화를 보고하고 그것에 대한 반응을 실행하는 메시지들을 전달한다.
- 신경조직은 고유감각을 조절하고 연부조직 손상에 대해서 보호를 한다.
- 신경조직은 골격근 조직과 함께 감각 및 운동 기능들 속으로 조직화된다.

정의(Definition)

신경조직은 일반적으로 뉴론들과 신경교 모두를 포함한다. 뉴론들은 자극-전도 세포들로서 정의되는데 그것은 (자극을 받게 되면) 인체 안팎에서 일어나는 인지를 교류하고, 그것에 반응을 한다. 신경교는 지원, 보호, 및 영양 공급을 뉴론들에게 제공하는 세포들로 구성된다. 신경교 세포들은 자극들을 전도하지 못한다.

형태(Form)

신경조직은 세포들의 광대한 네트워크로 -그리고 그것들의 연장들은- 모든 인체 구조들과 상호작용을 한다. 다른 책임을 가진 뉴론들은 골격 근육 및 결합 조직 구조들 전체에 걸쳐 존재한다. 감각 뉴론들은 더 큰 부분을 차지하고, 그것들은 무슨 변화가 생겼는 지를 보고한다 (예, 근육 늘어남 또는 장력). 운동 뉴론들은 근육 수축을 개시할 수 있는 자극들을 전도한다.

근육들에 기여를 하는 뉴론들은 척추 기둥 내에서 척수와 인접해서 위치하며 신경들을 만들기 위해서 긴 연장들을 가진다. 감각 뉴론들의 연장들은 근육들 및 연관 구조들에서 척수로 (그것은 그 다음 그것들을 뇌로 연계한다) 메시지들을 전달한다. 운동 운동 뉴론 연장들은 뇌에서부터 (척수를 거쳐서) 골격근 섬유들로 메시지들을 전달한다. (그림 1-11 ■)

감각 뉴론(Sensory Neurons)

감각 뉴론들은 근육 및 결합 조직 구조들과 함께 신경 조직의 훨씬 큰 비율을 차지한다. 그것들은 여러 가지 보고하는 정류장들을 특징으로 삼는다. 한 근육 안에서 특수한 근육 섬유들 주위를 싸고 있는 것은 몇몇 뉴론 연장들의 말단들 (수용체들)이다. 이 수용체들은 그 근육이 당겨질 때 뇌로 메시지를 전달한다. 수용체들과 근육 섬유들의 이러한 조합은 **근방추** (muscle spindle)라고 불린다. (그림 1-12 ■)

건들 및 건막들 뿐만 아니라, 많은 인대들 및 관절 낭들 내에서 비슷한 배열을 볼 수 있다. 이 수용체들은 수축의 양 또는 가해진 장력에 관계한 몇몇 메시지를 전달한다. 그것들은 **건 기관들** (tendon organs)이라고 불린다. 또한 근막 안에 수 많은 수용체들이 있는데 그것들은 여러 가지 자극들을, 주로 통증과 장력, 모니터 한다. (그림 1-13 ■)

운동 뉴론(Motor Neurons)

운동 뉴론들은 각각 근육 섬유들로 가로지르는 분지된 말단들을 갖고 있다. 한 자극이 말단에 도달할 때, 신경전달물질이라 불리는 화학물이 배출된다. 이 신경전달물질은 (아세칠콜린) 신경 자극을 근육 섬유에 전달하고 각 근육 섬유의 수축을 동작으로 만든다. 운동 뉴론 말단과 근육 섬유 사이의 교차는 일반적으로 그 섬유 중간 정도에서 있다. (그림 1-14 ■)

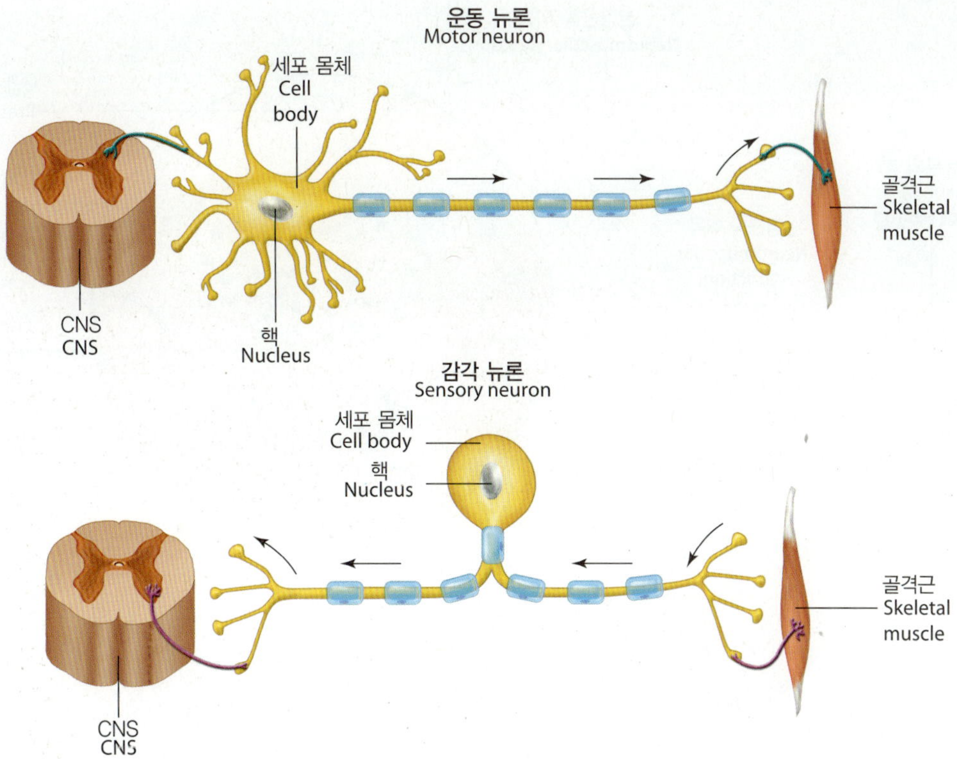

그림 1-11
운동 그리고 감각 뉴론들.

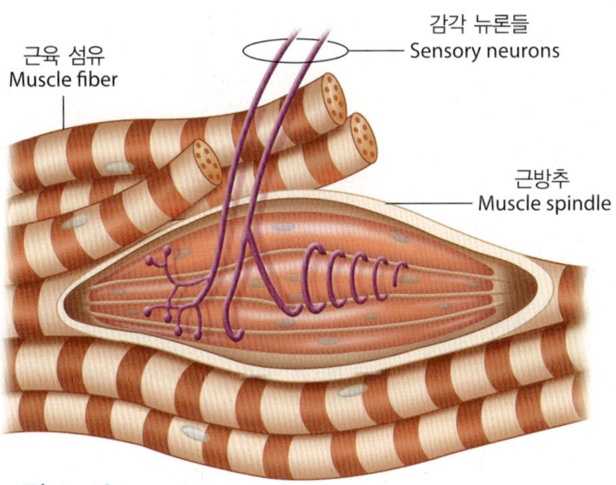

그림 1-12
근방추.

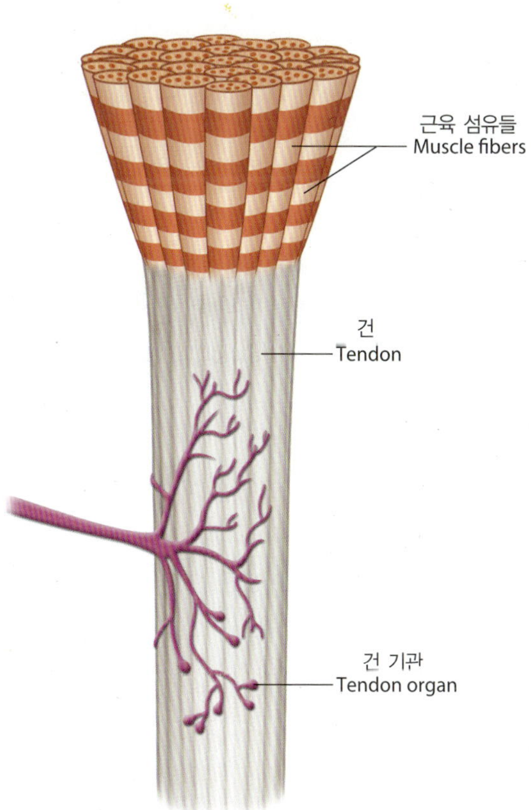

그림 1-13
건 기관.

기능(Function)

베시시의 중재자들로서, 뉴론들은 항상성에 중대한 역할을 한다. 감각 뉴론들을 통해서, 근골격 조직들은 그것들의 상대적인 탄력, 길이 및 위치를 뇌의 적절한 부위들에 보고를 한다.

운동 뉴론들을 통해서, 뇌와 척수는 메시지들을 전달해서 다른 정도의 골격 근육 수축을 만든다. 이러한 오고 가는 데이터의 교환은 매우 중요하며 계속되어야만 한다. 근골격

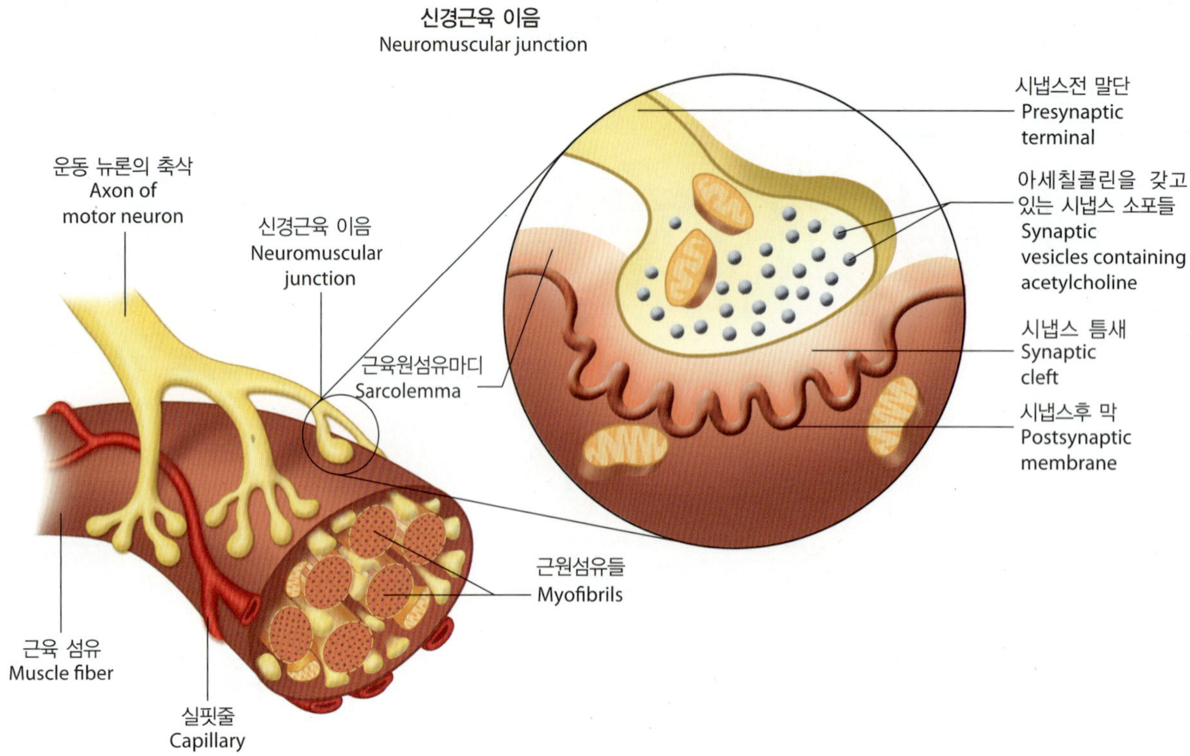

그림 1-14
근방추신경근육 이음.

상태 및 자세에 관한 뇌의 계속되는 인지는 **고유감각** (proprioception)이라고 불린다.

머리, 사지, 및 몸통 위치에 관한 전반적으로 인체 자세을 잡는 것은 고유감각의 주요한 양상이다. 정적인 자세 및 동적인 움직임 둘 다를 갖고서, 모든 인체 부분들의 활동들은 통합되어서 조화로운 안정과 가동이 일어날 수 있다. 이에 더해서, 뇌는 가능한 손상을 피하기 위해서 수정이 필요한 과도한 스트레칭 또는 장력을 받는 국소 부위들에 관해서 정보를 받는다.

운동 뉴론들은 수축성 자극들을 자발적인 (의식적) 동기화 또는 더 반사적인 동작들에 대응하는 것으로써 골격근에 전달한다. 근육 수축을 만드는 (또는 때때로 방해하는) 이러한 메시지들은 모든 인체 스탠스 및 동작들을 만든다.

위치(Location)

신경 조직은 인체의 모든 부분에서 발견된다.

그 세포 몸체들 그리고 감각 및 운동 뉴론들을 뇌와 척수에 연결하는 연결선들은 말초신경계(peripheral nervous system; PNS)라고 불린다. 이 뉴론들은 근골격 부위들에 기여를 할 뿐만 아니라, 피부 및 내장기관에서 폄을 갖고 있다.

뇌와 척수 뉴론들은 상응하게 중추신경계 (central nervous system; CNS)라고 불린다. 척수는 PNS 메시지를 뇌로 그리고 뇌에서부터 연계하는데, 반사 동작들을 갖고서 중심 역할도 한다. PNS 메시지의 해석은 뇌의 책임이며, 이와 함께 골격근 활동들 및 아주 많은 다른 중요하고 필수적인 능력들을 시작하게 한다.

복습 문제

연관 잇기

_____ 1. 한 근육의 덩어리
_____ 2. 근육 세포들을 위한 용어
_____ 3. ATP를 제공하는 세포소기관
_____ 4. 근육원섬유마디들은 이것들의 부분들이다
_____ 5. 가장 주된 단백질 섬유
_____ 6. 기저 물질 및 섬유들을 만드는 세포들
_____ 7. 평행한 다발들로 배열된 콜라겐 섬유들
_____ 8. 지원, 보호, 및 영양 공급을 제공하는 신경 조직 세포
_____ 9. 근육 긴장을 보고하는 감각 뉴론의 타입
_____ 10. 운동 뉴론 말단에서 분비되는 화학물질

A. 섬유들
B. "복부" 또는 "머리"
C. 섬유아세포
D. 미토콘드리아
E. 근원섬유들
F. 신경통
G. 콜라겐
H. 신경전달물질
I. 건들 및 인대들
J. 건 기관

사지선다형

1. 골격 근육 조직은 다음의 항상성 기여인자들 중의 하나를 제외한 모두를 만들 수 있다.
   a. 열 발생
   b. 안정
   c. 호르몬 분비
   d. 가동

2. 하중 하에서 근육을 수축시키는 것을 특징으로 하는 등장성 수축들은.
   a. 탈중심
   b. 편심
   c. 동심
   d. 전중심

3. 골격 근육은 대략 인체의 (　　)를 구성한다.
   a. 50–60%
   b. 30–40%
   c. 60–70%
   d. 40–50%

4. 결합 조직은 다음 특징들 중의 하나를 제외한 모두를 포함한다.
   a. 점성탄성 성질
   b. 요변성
   c. 열 발생
   d. 압전기 능력

5. 이 근육 세포들은 근막 내에서 발견된다.
   a. 줄무늬근
   b. 골격근
   c. 심장근
   d. 평활근

6. 유연성의 손실 또는 증기는 이것이라고 불린다.
   a. 요변성
   b. 점성탄성 특질
   c. 점성가소성 특질
   d. 압전기 능력

7. PNS는 다음 중의 하나를 제외한 모두를 포함한다.
   a. 감각 뉴론들의 세포 몸체들
   b. 운동 뉴론들의 세포 몸체들
   c. 개재뉴론들의 세포 몸체들
   d. 운동 뉴론들의 연장들

8. CNS 기능들은 다음 중의 하나를 제외한 모두를 포함한다.
   a. 척수가 뇌로 가는 PNS 메시지를 연계한다
   b. 척수가 뇌에서부터 오는 PNS 메시지를 연계한다
   c. 뇌 안의 뉴론들이 PNS 메시지를 해석한다
   d. 뇌 안의 신경교가 PNS 메시지를 해석한다

9. 운동 뉴론들의 기능은 (　　) 이다.
   a. 골격근 조직 길이의 변화들에 대한 정보를 뇌에 전달한다.
   b. 수축 자극을 골격근 조직에게 전달한다.
   c. 골격근 탄성의 변화들에 대한 정보를 뇌에 전달한다.
   d. 수축 자극을 건들에게 전달한다.

10. 고유감각의 기능은 (　　) 이다.
   a. 모든 인체 부분들의 안정과 동작을 조화시킨다.
   b. 모든 인체 선들의 분비를 조화시킨다.
   c. 모든 인체 혈관들의 직경을 조화시킨다.
   d. 뇌의 정서적 반작용을 조화시킨다.

제 2 장

통증유발점 용어와 형성

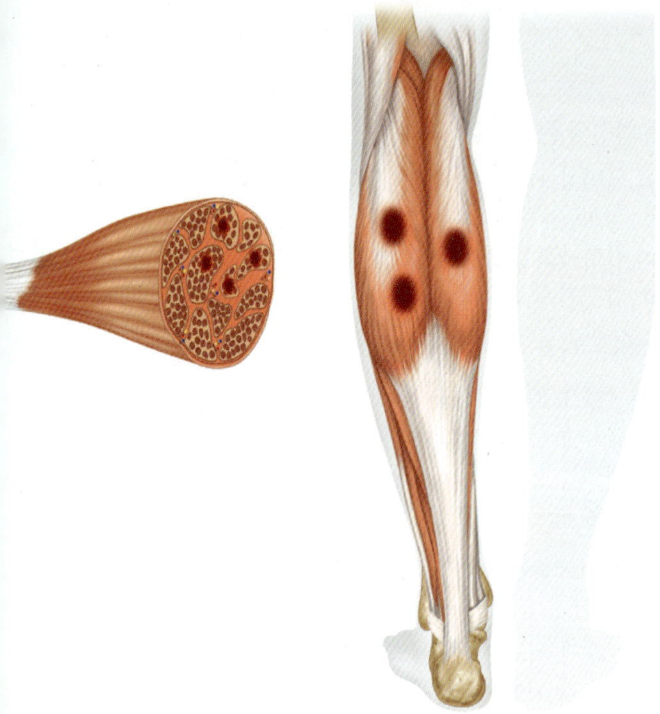

이 장의 개요

통증유발점 정의와 분류
통증유발점 발달
통증유발점 결과

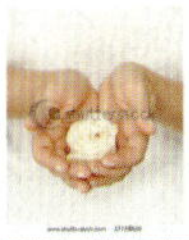

학습 목적

이 장에 있는 정보를 배운 후, 치료사는 다음을 할 수 있어야만 한다:

- 통증유발점이라는 용어가 뜻하는 것은 무엇인가를 정의하시오
- 통증유발점이 나타낼 수 있는 세 가지 주된 영향을 설명하시오
- 통증유발점 발현의 네 가지 주된 원인들을 대시오
- 통증유발점들의 두 가지 분류를 설명하시오
- 현재 통증유발점 형성 이론의 주된 단계들을 대시오
- 통증유발점들이 여러 근육 부위들로 발전해 나가는 두 가지 이유를 설명하시오
- 연관 패턴의 두 가지 주요한 타입을 설명하시오
- 부착부병증을 정의하시오
- 통증유발점이 영향을 주는 신경 조임 시나리오 세 가지를 설명하시오
- 보상으로 생길 수 있는 세 가지 가능한 근골격계 결과를 설명하시오

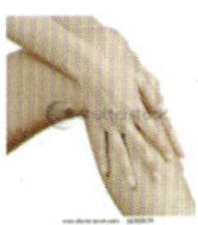

주요 용어

통증유발점 18
핵심 통증유발점 18
부착 통증유발점 18
일차 통증유발점 18
연관 통증유발점 19
위성 통증유발점 19
활동성 통증유발점 19
잠재 통증유발점 19
통증 연관 패턴 22
체성내장 (Somatovisceral) 23
내장체성 (Viscerosomatic) 23
부착부병증 (Enthesopathy) 24
신경 조임 24
보상 24

통증유발점 정의와 분류 (Trigger Point Definition and Classification)

간결한 요약

- 통증유발점은 골격근 안에서 다양한 길이 및 폭을 가진 단단한 띠로서 확연한 민감성을 가진 상당히 국한된 위치를 나타낸다.
- 통증유발점 발현은 일반적으로 외적 손상, 내적 과부하, 오래 계속된 짧아짐 또는 길어짐, 그리고/또는 국지적인 국소빈혈로 인해서 생긴다.
- 통증유발점들은 위치에 따라서 분류될 수 있는데, 다른 통증유발점들과의 관계, 또는 민감 정도에 따른다.

정의(Definition)

통증유발점은 물체가 존재한다기 보다는 근막 조직 내에서 발생하는 이벤트에 더 가깝다. 어떤 상황이 다른 상황으로의 변화한다는 관점에서 통증유발점에 관한 기본적인 정의는 다음과 같을 것이다: 다양한 길이 및 폭을 가진 단단한 띠로서 골격근 안에서 확연한 민감성을 가진 상당히 국한된 위치이다.

통증유발점의 영향은 다양한 방식으로 변화하여 나타날 수 있다:

- 통증유발점 위치에서 압통 또는 통증
- 골격근 섬유들의 불필요하게 지속된 수축 (단단한 띠)
- 통증유발점 위치에서 멀리 연관된 통증
- 골격근 섬유들이 완전히 펴지는 것의 제한
- 손상되거나 제한된 골격근 기능 (예, 허약)
- 그 근육이 가로지르는 관절(들)의 변질된 기능
- 자율 신경계 영향 (예, 발한 및 메스꺼움)
- 고유감각적 장애 (예, 평형 및 운동 문제)

이 중에서, 국소 압통 및 단단한 띠의 존재가 연구와 촉진에 의해 기록된 가장 일관된 특징들이다.

기여 인자들(Contributing Factors)

많은 영향들이 통증유발점 발현을 이끌고, 그것들은 일반적으로 각각의 개인 및 위치에 매우 특정하다. 대부분은 몇 가지 넓은 원인 그룹들로 분류될 수 있다:

- 골격근에 급성 손상을 만드는 외적 힘들.
- 골격근에 급성 또는 만성 자극을 만드는 (골격근 과부하로 생긴) 내적 힘들 (예, 경련 또는 스프린팅)
- 골격근을 과도하게 만성적으로 짧게 하거나 늘리는 구조적 또는 기능적 환경들 (예, 자세성 변위 또는 수면 자세들)
- 골격근 장력 및 이에 따른 국지적인 국소빈혈을 만드는 신체 또는 정서적 상황들.

이 책 파트 2의 각각의 집중 장은 그 장에 있는 근육들의 통증유발점 발달에 대한 임상적으로 관련 있고 특정한 원인들을 자세히 다룬다.

분류(Classifications)

통증유발점들의 분류는 다른 기준에 의해서 정해진다. 이 용어들은 종종 겹쳐지나 각각은 더 명확하다.

위치(Location)

가장 중요한 통증유발점 분류는 위치에 의한다.

- **핵심 통증유발점**들은 일반적으로 근육 섬유들의 중심과 가깝게 발견된다. (그림 2-1 ■)
- **부착 통증유발점**들은 핵심 통증유발점을 가진 몇몇 근육의 근육건성 및 건골막 이음에서 발견된다. (그림 2-2 ■)

핵심 통증유발점들은 촉진 가능한 위치의 대부분으로 구성되며 부착 통증유발점들 보다 쉽게 비활성화될 수 있다.

연관성(Relationship)

통증유발점들의 또 다른 분류 수단은 관계에 의한다.

- **일차 통증유발점**들은 핵심 통증유발점들인데 그것은

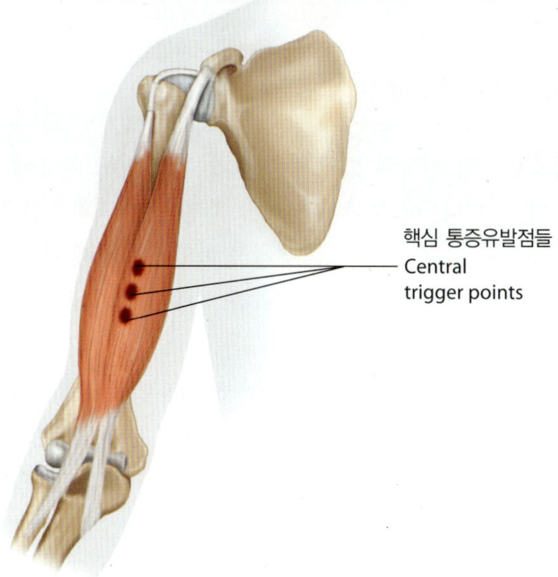

그림 2-1
핵심 통증유발점들.

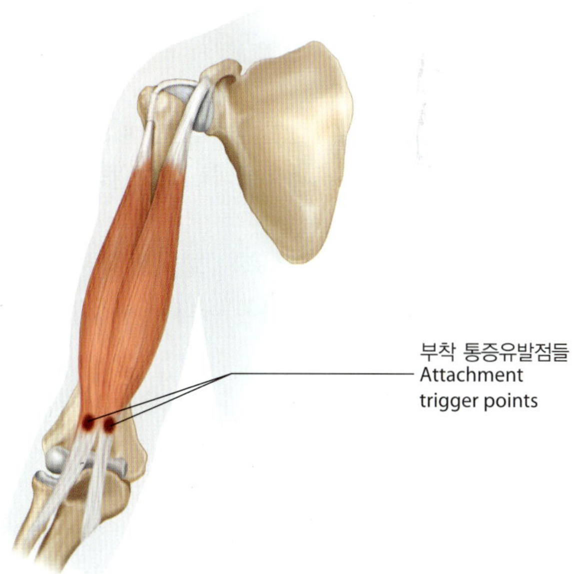

그림 2-2
부착 통증유발점들.

다른 통증유발점들의 영향으로부터가 아닌 기여 인자들로부터 직접 나타난다.

- **연관 통증유발점**들은 일부 다른 근육 안에서 나타나는 통증유발점들과 함께 동시에 몇몇 근육 안에서 발달한다.
- **위성 통증유발점**들은 핵심 통증유발점들인데 그것은 일차 통증유발점들 연관 또는 영향의 결과로서 발달하지만 – 종종 상승 그리고/또는 길항 – 일차 통증유발점들의 연관 영역 안에서만 있을 수 있다.

몇몇 특정한 통증유발점 위치가 이 범주들 중의 어디에 속하는지를 결정하는 것이 까다로울 수 있다. 일반적으로, 일차 통증유발점들을 성공적으로 찾아내고 치료 동안 전보다 비활성화되었다면, 그 때 연관 그리고/또는 위성 통증유발점들은 전보다 덜 문제가 될 것이다.

통증(Pain)

통증유발점들의 추가의 분류는 보고된 통증 그리고/또는 자기조절성 현상의 심각 정도에 따른다.

- **활동성 통증유발점들은** 기록할 때 통증이 있는 것에 의해서 표시 된다; 그것들은 줄어든 동작 범위, 근 수축력의 제한, 압박 시 통증 연관, 및 종종 자기조절성 현상이 동반된다.
- **잠재 통증유발점**들은 오직 촉진할 때만 기록되는 통증 및 동작 범위를 제한하는 단단한 띠에 의해서 표시 된다; 활동성 통증유발점들에 의해서 나타나는 다른 몇몇 특징들이 있을 수도 있다.

잠재 통증유발점들은 촉진 가능한 통증유발점 위치들의 대부분을 구성한다.

다른 조직들 내의 통증유발점 (Trigger Points in Other Tissues)

근막 통증유발점 활동에 더해서, 다른 조직들도 통증유발점들을 만든다고 말해진다. 이 경우에서, 발생된 (특히 압력에 의해서) 그 통증은 국소적 그리고 다른 위치들에서 모두 보고될 것이다. 그러나, 근막 통증유발점들과는 달리, 이 조직들에 의해서 만들어진 그 통증 연관 패턴은 불규칙적이다. 자기조절성 현상 (예, 발한 또는 메스꺼움) 또한 나타난다.

피부 통증유발점들은 말초 신경 자극의 결과로서 가설이 세워졌다. 이 자극 영향의 원인은 종종 증가된 골격근 탄력인데, 그것은 다음으로 말초 신경들이 피부 내에서 피부 가지들이 되기 전에 이 근육을 통해서 지나가는 말초 신경들에 영향을 준다.

또한 통증유발점들은 골막, 건들, 및 인대들 안에서 만들어진다고 말해진다. 그것들의 형성에 관한 정확한 기전은 확실하지 않다. 이것은 잠재력과 탐사해 볼 가치가 있는 통증유발점 치료의 한 분야이다.

통증유발점 발달 (Trigger Point Development)

간결한 요약

- 끈질긴 아세칠콜린의 끈질긴 분비와 이에 따른 종판들 가까이 있는 근육원섬유마디들에서 칼슘을 제거하지 못하는 것은 명백히 통증유발점을 만들게 된다.
- 통증유발점 위치들은 각각 근육 내에서 다수 위치들을 나타낼 수 있다.
- 통증유발점 위치들은 근육들 안에서 서로 서로 기능적으로 연관되어 나타날 수 있으며 또 그 통증 연관 부위는 특정 근육 안의 하나의 통증유발점과 연관된다.

통증유발점 형성 이론 순서

- 일부 원인이 (예, 급성 손상, 누적성 외상, 과부하) 오래 계속된 아세칠콜린 분비를 착수시킨다.
- 아세칠콜린 분비는 근형질세망에서 칼슘 방출을 착수하게 해서 수축을 만든다.
- 연속적인 아세칠콜린 분비 및 칼슘 방출은 에너지 생산을 요구한다.
- 또한, 칼슘의 복귀는 증가된 에너지 생산을 필요하게 만든다.
- 아세칠콜린 분비, 지속된 수축, 및 칼슘 흡수에 의한 에너지 수요는 공급을 초과한다.
- 지속된 수축은 국소적 국소빈혈, 제한된 산소 및 영양분 효용을 만든다.
- 고도의 에너지 요구에 더해서 낮은 에너지 원천 효용은 악순환이 된다: 지속된 수축은 칼슘 섭취가 일어날 때까지 끝날 수 없다.
- 해로운 폐기물의 쌓임은 신경 민감성(통증) 및 계속된 아세칠콜린 분비를 만든다.
- 이제 통증유발점 형성이 생기게 되고 (위치와 강도에 따라) 다양한 증상들, 사인, 결과들을 나타낼 것이다.
- 통증유발점 활동은 국소적 에너지 생산 항상성이 몇몇 수단에 의해서 회복될 때까지 지속된다.

형성 이론(Formation Theory)

통증유발점 현상의 발달은 여전히 어느 정도 추측에 근거한다. 그러나, 이 분야에서 가장 존경 받는 저자들인 Travell과 Simons은 다양하고 세세한 이론을 제시해 왔다. 통증유발점 발달 가설을 아주 간략한 형태로 여기에 보여 주겠다.

다음 개념은 명확성을 위해서 하나의 통증유발점으로 윤곽을 보여 준다. 실제로, 그 과정은 아마도 여러 (또는 아마도 많은) 근육 섬유들 내에서 동시에 일어날 수 있다. (그림 2-3 ■)

여기에 통증유발점 형성 이론 순서가 있다:

- 몇몇 원인이 (외상으로 인한 갑작스런 힘 또는 나쁜 자세로 인한 지속된 힘) 운동 뉴론 말단에서 과도한 아세칠콜린의 오래 계속된 방출을 개시되게 한다.
- 아세칠콜린 방출은 근형질세망에서 칼슘의 배출을 착수해서, 관련 근육원섬유마디들의 지속된 수축을 만든다.
- 이 연속된 아세칠콜린 방출 및 칼슘 배출은 국소 미토콘드리아의 에너지 생성에 의해서 지원받는 것이 틀림없다.
- 칼슘을 근형질세망으로 다시 되돌리려는 시도는 국소 미토콘드리아에서 증가된 에너지 생성을 필요하게 한다.
- 아세칠콜린 방출 및 칼슘 흡수 모두 에너지를 요구하며 −내재하는 근육원섬유마디 수축이 그런 것처럼− 넘치는 미토콘드리아 공급을 요구한다.
- 이에 더해서, 그 결과로의 수축은 국소 혈액 공급을 억압하고 (국소빈혈), 더 나가서 산소 및 영양분 효용을 제한한다.
- 증가된 에너지 요구는 (국소빈혈성의 산소와 영양분의 제한과 함께) 해로운 사이클을 만들어서 거기서 근형질세망으로 칼슘이 되돌아갈 수 있을 때까지 근육원섬유마디 이완이 생길 수 없다.
- 마침내, 해로운 부산물의 축적이 신경민감성을 만들어 압통, 통증, 및 계속된 아세칠콜린 방출로 귀결된다.

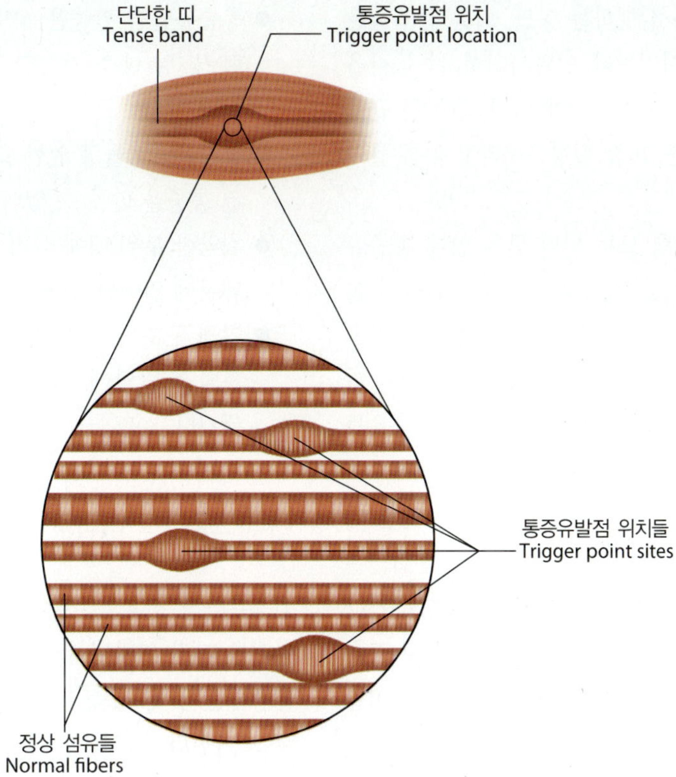

그림 2-3
한 근육 복부 내 통증유발점 집단.

운동 뉴론 말단들이 주로 (항상은 아니지만) 그것들의 끝판들을 한 근육의 중간-복부 가까이 위치시키기 때문에, 이것은 통증유발점 발달의 흔한 부위가 된다.

한 근육 내의 다수의 위치들 (Multiple Sites Within One Muscle)

보통, 통증유발점들은 하나가 아닌 다수가 나타난다. 통증유발점 활동을 일으키는 힘들은 하나 또는 그 이상 근육들 내에 여러 위치들을 보이는 경향이 있다. 그 통증유발점 위치들은 한 특정한 근육 내의 다수의 근육내 (내재하는) 위치들을 포함할 뿐만 아니라, 인접한 근육 위치들의 수도 여러 가지이다.

이와 같이, 각각 근육은 (크기에 따라서) 하나에서 여럿까지 단단한 띠들의 길이를 따라 하나 이상의 통증유발점을 보일 것이다. 예를 들어, 몇몇 근육은 현저히 넓어서 하나 이상의 단단한 띠를 나타낼 가능성을 가진다. 유사하게, 일부 근육들의 두께로 인해서, 단단한 띠들은 (및 동반하는 통증유발점 위치들) 한 두꺼운 근육의 다른 층들에서 발견될 수 있다. (그림 2-4 ■)

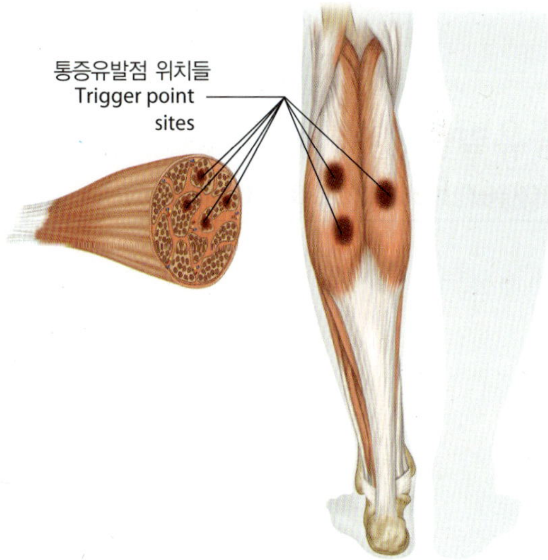

그림 2-4
다수의 통증유발점 위치들.

인접한 위치들 (Adjacent Sites)

일상 기능을 수행하는 동안, 골격 근육들은 거의 혼자 일을 하지 않는다. 그 대신, 그것들은 다른 근육들과 함께 수행한다.

하나 이상이 특정 움직임을 실행하는 동안, 다른 근육들은 이 동작을 보조하고, 안정시키거나 이완시켜서 이 동작을 지원한다. 주어진 움직임을 가진 역할에 따라, 관여된 근육들은 주동근, 고정근, 중립근, 또는 길항근이라고 이름 붙여진다.

근육 손상, 과부하, 및 장력 모두 어떤 근육 안에 통증유발점 활동을 만들 충분한 힘을 가진다. 통증유발점들이 한 특정한 근육 내에 발견될 때, 이 특정 근육과 연합해서 일을 하는 다른 근육들 또한 통증유발점을 형성할 가능성이 있다. 목표가 된 근육과 함께 기능적인 관계를 나누는 근육들은 연관 통증유발점 발달을 갖기가 쉬울 것이다.

인접 통증유발점 위치들의 또 다른 양상은 **통증 연관 패턴**들을 포함한다. 대부분의 통증유발점 통증 연관 부위들은 주동근 및 다른 기능적으로 관련한 근육들을 포함하거나 겹치고 있다. 그러나, 여러 근육들은 (예, 목갈비근 및 작은 볼기근) 더 먼 (그리고 관련이 없는 것처럼 보이는) 위치들에서 통증을 겪게 하는 능력을 보인다. 이 연장된 통증 연관 부위 내에 위치한 근육 또한 흔히 통증유발점 활동을 만든다.

기능적 관계 또는 먼 통증 연관에 상관이 없이, 이 책의 파트 2의 각 집중 장은 통증유발점 조사를 더할 가치가 있는 제시된 근육들을 자세히 다룬다.

통증유발점 결과들 (Trigger Point Consequences)

간결한 요약

- 통증유발점 활동은 상당히 예측 가능한 통증 연관 패턴 및 덜 예측 가능한 자율신경 현상 패턴을 만들 수 있다.
- 통증유발점들로 인한 짧아진 근육 섬유들은 해당 건 통증을 만들 수 있다.
- 취약한 부위 내에 신경 조임은 통증유발점 관여 때문에 일어날 수 있다.
- 인체 구조 및 기능에 대한 인접되고 먼 변화들은 통증유발점 발달에 의해서 특정 위치가 손상 받았을 때 생긴다.

연관 패턴들 (Referral Patterns)

통증유발점 징후의 주된 결과들 중의 하나는 어떤 패턴의 형태를 가진 연관된 활동이다. 근육들 안의 대부분 통증유발점들은 몇몇 예측 가능한 부위로 연관 통증을 나타낸다고 보여진다. 일부는 자율신경적 현상이라고 집합적으로 이름 붙여진 다양한 반응들을 만들 수 있다.

연관통(Referred Pain)

통증유발점 활동은 통증유발점 위치 주위에 촉진 가능한 압통을 만들 뿐만 아니라, 종종 연관통이라 불리는 것을 만든다. 이 불쾌한 감각은 인접한 근육들 또는 심지어 일차 통증유발점 부위에서 아주 먼 위치들 안에 보고될 수 있다. (그림 2-5 ■).

이 통증을 만드는 병리생리학적 기전은 완전히 밝혀지지 않았지만, 연관통 자체는 한 고객에서부터 다른 고객까지

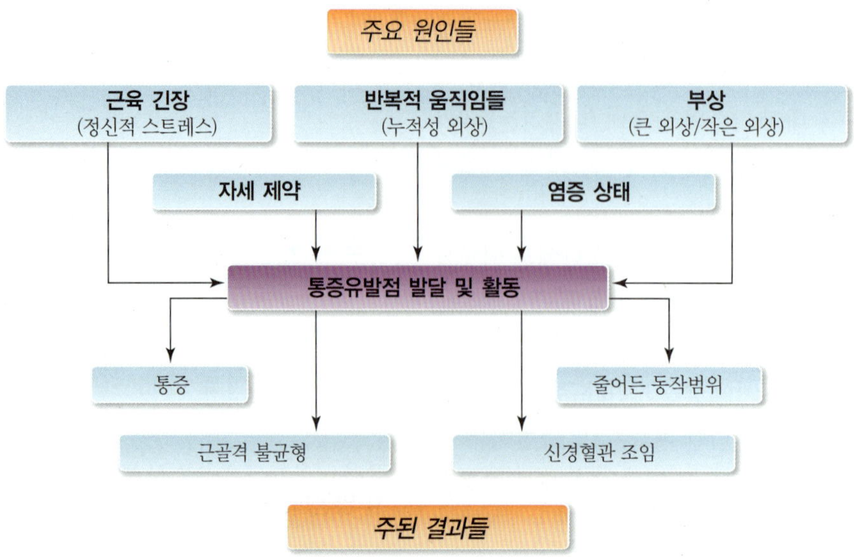

높은 수준의 일관성을 나타내어 왔다. 이러한 연관 패턴들은 두 가지 주요한 원천에서 비롯한다. 하나는 고객들에 의해서 설명된 통증유발점들로 기인한 연관 부위들을 기록한 임상적인 표시이다. 다른 하나는 고장성 생리식염수를 자원자들의 특정 근육에 실험 주사한 연구에서 나왔다. 이 두 원천은 많은 근육에서 유사한 통증 연관 부위들을 보고했다.

치료사를 위해서, 대부분의 통증 연관 패턴들은 많은 수의 사람들에 의해서 동일한 부위들에 보고된다는 것을 아는 것이 중요하다. 이 연관 위치들은 상당히 예측 가능하고 "본질적(essential) 통증 영역"으로 이름 붙여져 왔다. 드물게 보다 확장된 연관 부위들이 기술된다. 이것들은 "과잉(spillover) 통증 영역"으로 불린다. 그것들은 본질적 통증 영역 패턴이 만드는 것보다 훨씬 강한 통증유발점 활동을 나타내는 것처럼 보인다.

즉, 통증유발점 위치들은 이러한 흔한 패턴들을 나타내는 방식으로 항상 연관하지 않는다. 어쩌다, 알려져 왔던 것과 맞지 않는 위치들의 연관 패턴을 보이는 연구가 있다. 왜 이렇게 다루기 힘든 연관들이 생기는 지는 모르지만, 그것들의 발현은 매우 개인적 특성인 것처럼 보인다.

이러한 독자적으로 가끔 행동하는 통증 연관들이 있지만, 특징적인 통증유발점 연관 패턴들에 대한 의견 일치가 있다. 많은 흔한 통증 연관 패턴들을 숙지함으로써, 치료사는 통증유발점 활동을 위해서 어떤 근육 위치들을 찾아야 하는 지에 관한 답을 알 수가 있다. 통증유발점 위치들은 일반적으로 이러한 의심스러운 원천 부위 내에서 발견되어진다.

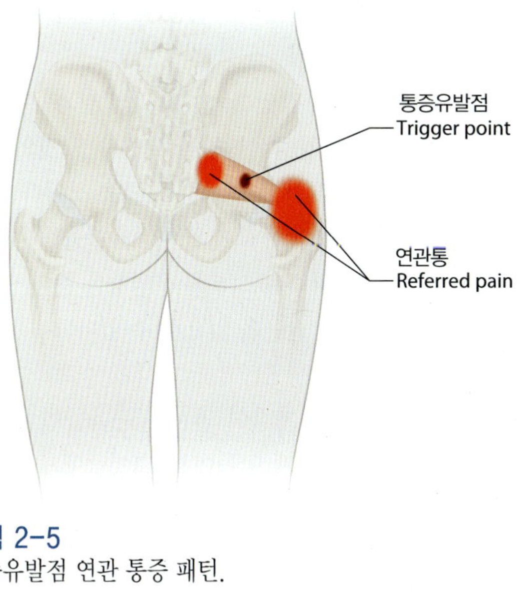

그림 2-5
통증유발점 연관 통증 패턴.

이 책 안에 있는 내용들은 증명되어 온 보다 일관된 "본질적 통증 영역"에 기초를 두고 있다. 그런 이유로, 파트 2의 각 장은 그 장에서 다룬 근육들을 넘어서 더 이상의 통증유발점 조사를 할 가치가 있는 근육들을 자세히 다룬다.

자율신경계의 반응들(Autonomic Responses)

자율신경계 현상을 포함한 연관 패턴들은 통증 연관 패턴들만큼 전반적으로 특징적이지는 않다. 자율신경계 연관은 일반적으로 오직 특정 근육들 안에서 오직 통증유발점 활동과 함께 보다 예측 가능하게 생긴다. 그러나, 대부분의 통증유발점 위치는 몇몇 유형의 자율신경계 반응을 만들 수 있다. 관찰되거나 보고된 가장 흔한 반응들은 혈관 수축, 발한, 몸이 더워지는 느낌, 그리고/또는 메스꺼움 들이다. 덜 흔한 자율신경계 징후들은 "닭살" 및 "눈꺼풀 처짐"을 포함한다.

이에 더해서, 근육들 내에 통증유발점 존재는 고유감각적 그리고 심지어 위신경 반응들을 만들 수 있다. 현기증 및 어지럼증은 목빗근 통증유발점으로 생길 수 있다. 운동성 그리고/또는 자세성 인지는 주된 근육들 반응 안에서 통증유발점 발달에 의해서 바뀔 수 있다. 그 위치에서 감각이상을 만드는 능력을 가진 신경에서 자율신경적으로 멀리 떨어진 몇몇 근육 내의 통증유발점에서 온 "마비 같은" 감각이 종종 보고된다.

체성내장 및 내장체성 연관 (Somatovisceral and Viscerosomatic Referral)

체성내장 연관은 골격근들 내에 통증유발점들이 있을 때, 그것들이 그 영역 안에 있는 내장 기관들에 통증 및 장애를 만들 수 있는 것을 뜻한다. 임상적인 보고에 기초를 두고, 몸통에 위치하거나 가까운 많은 근육들은 인접 부위 내의 내장 구조들에 불쾌감을 연관하는 능력을 보여 준다. 어떤 기전이 이 반응을 만드는 지는 여전히 미궁이다. 만성 통증유발점 활동으로 인한 내장 조직으로의 실제 장애의 가능성 또한 확실히 밝혀지지 않았다.

비슷한 맥락으로, **내장체성** 연관은 장애를 가진 내장 기관들로 기인한 해로운 영향들이 인접 근육들 안에 통증유발점들을 명백히 만든다는 것을 말한다. 그러나, 내장 기능이상 그리고 근막 통증유발점 활성화 또는 지속 사이의 가능한 연관성은 충분하게 탐구되지 않아왔다.

부착부병증(Enthesopathy)

만성 통증유발점 존재는 결합 조직 부착들에 중대한 영향을 미친다. 근육 섬유들의 단단한 띠들이 건들을 계속 당기고 있을 때, 국소적 압통 및 민감성이 만들어 질 수 있다. 이것은 부착부병증이라고 불리며, 그리고 그것은 근육건 또는 건골막 이음 어디서도 일어날 수 있다. (그림 2-6 ■)

부착부병증 위치가 특정 근육 내에 통증유발점 위치들에서 통증 연관을 동반해서 겹칠 수도 있지만, 그것들은 분명히 발생한다. 그 부착부병증이 해소되지 않는다면, 부착부염이라고 불리는 염증성 상태가 나타날 수 있다. 부착부염은 더 진행되어 섬유증 및 석회화를 그 건을 따라 어딘가에 만들 수 있다.

신경 조임(Nerve Entrapment)

통증유발점 발달의 또 다른 가능한 결과는 하나 이상의 신경들의 압박, 또는 **신경 조임**이다. 많은 신경들은 근골격 구조들을 통과하는데, 그것이 그것들을 조일 가능성이 크다. 통증유발점 활동은 다른 상황들을 만들 수 있는데 그것은 그 부위의 영향 받기 쉬운 신경에 악영향을 가질 수 있다. 신경은 다른 시나리오들 속의 짧아진 근육들에 의해서 압박 받을 수 있다:

- 신경이 사이로 지나가는 한 근육의 두 머리에 의해서
- 신경이 사이로 지나가는 2개의 인접한 근육들에 의해서
- 한 신경이 들어가거나 나오는 곳에 있는 한 근육에 의해서 단단하게 당겨진 결합 조직 띠에 의해서
- 한 근육의 주행을 따라서 그 신경이 계속 침투하는 근육에 의해서
- 2개의 뼈들 사이를 지나가는 신경이 그것들에 의해 가깝게 당겨져서

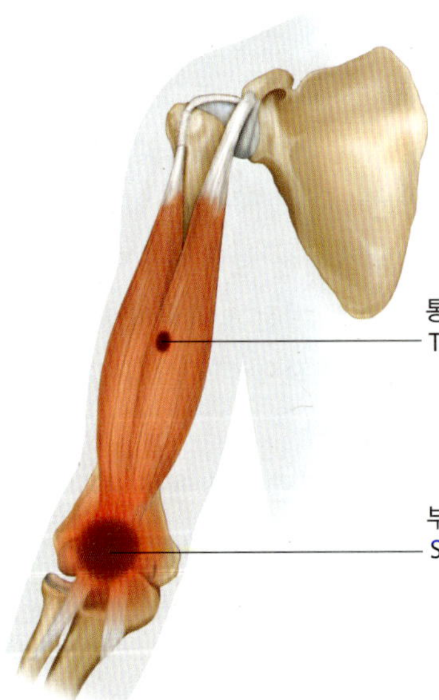

그림 2-6
부착부병증.

하나 이상의 이런 상황들에 의해서 신경 압박이 생길 때, 고객은 이상감각 (마비, 저림, 쑤심) 같은 바뀐 감각을 호소할 수 있다. 흔하지는 않지만, 그 신경에 의해서 지배 받는 근육들의 허약함을 겪을 수도 있다. (그림 2-7 ■)

혈관 조임(Vascular Entrapment)

많은 신경 통로는 동맥들 및 정맥들을 동반한다. 이러한 위치들은 혈관 압박을 만들 가능성이 있을 뿐만 아니라, 신경 조임을 더할 수 있다. 일반적으로, 조여진 혈관들은 몸통 또는 머리보다 사지에 영향을 더 크게 줄 수 있다. 어떤 동맥이 조이게 되면, 혈류를 상당히 줄어들게 만들 수 있어서 먼 쪽 구조들에 창백함 또는 온기의 손실을 초래한다. 정맥이 눌리게 되면, 손 또는 발에 어느 정도 부종이 명백해 질 수 있다.

보상(Compensation)

인체가 어떤 구조적 또는 기능적 변형의 결과에 적응한 결과는 보상이라고 불린다. 통증유발점 활동이 생길 때, 근골격 손상이 따르게 될 것이다.

인접 부위들 내에 부가적인 통증유발점발달과 관계 없이, 어떤 근육의 변화는 (통증유발점들로 인한) 그것의 위치를 넘어서 다른 인체 부분들로 연쇄반응을 줄 것이다. 통증유발점 존재로 한 근육이 짧아지게 될 때, 이 불균형은 운동체인을 따라 여러 다른 관련된 성분들에 영향을 준다.

많은 상황들이 이 보상 반응을 일으킬 수 있다:

- 당김에 대한 증가된 저항이 맞서는 근육들이 수축할 때 더 힘들게 일을 하게 만들어서, 그것들에게 과부하를 줄 가능성이 있다.
- 공동작용 근육들이 (종종 약하고 덜 효율적인) 몇몇

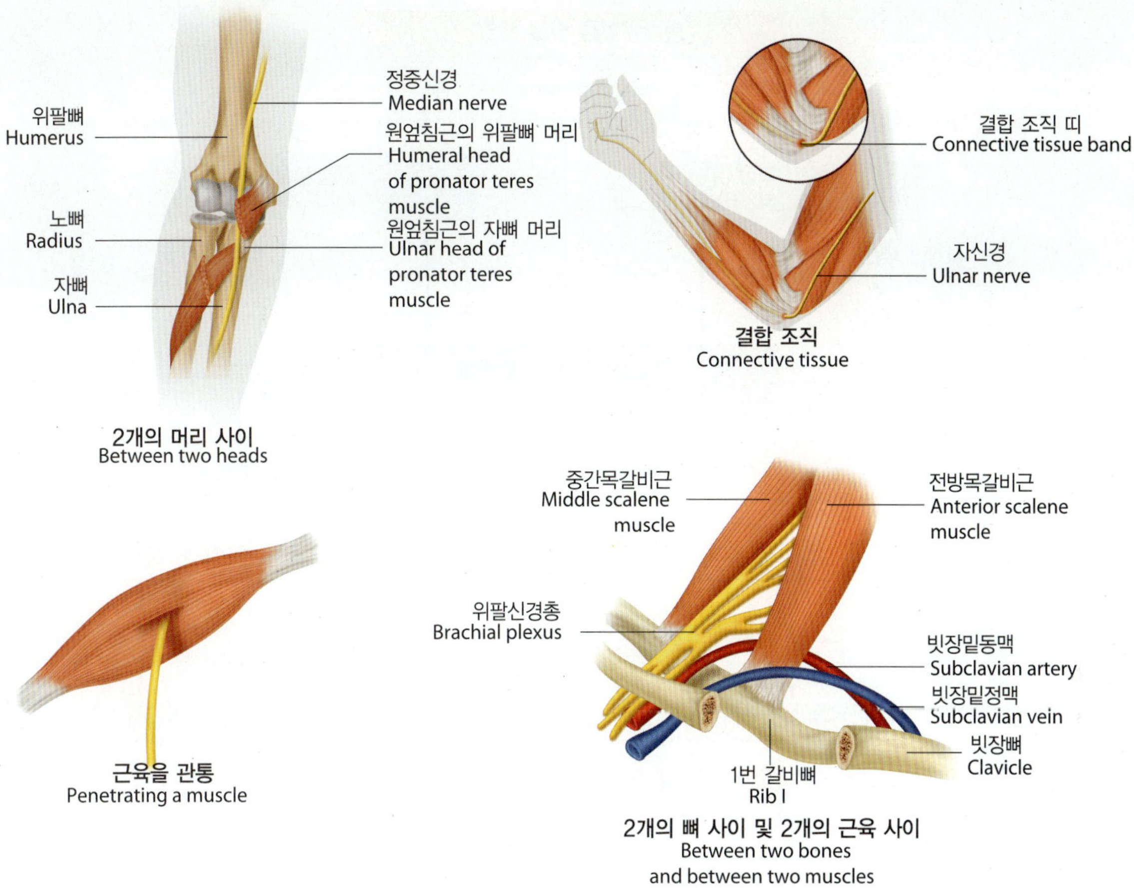

그림 2-7
신경 조임 시나리오.

기능적인 손실을 보충하기 위해서 동원되며, 결과적으로 그것들이 위태롭게 된다.

- 일부 근육들이 통증의 영향을 각인하는 것을 방해받게 되어서, 갑작스런 체력 또는 지원의 손실을 만든다 (예, 무릎 꺾임, 쥐는 힘의 손실).
- 바뀐 스탠스 또는 걸음걸이가 같은 쪽 및 맞은 쪽 모두의 근육들 및 관절들에 악영향을 줄 수 있다 (예, 진통 포지션, 다리 절기, 사지 깁스).
- 자세 비대칭이 생길 수 있다 (예, 다리 길이 불일치, 골반 기울기, 기능성 척추측만).

만성 통증유발점 출현은 다른 문제들을 부추기거나 기여할 수 있다. 오랜 시간에 걸쳐 지속된다면, 짧아진 근육 조직은 다음을 만들 수 있다:

- 관절들 내에서 뼈들을 가깝게 만들어서, 관절 연골 손실의 가능성 및 관절염의 가능성이 있다.
- 근골격 구조들을 통하거나 그 위로 오래 계속된 당기는 힘을 가해서, 바람직하지 않은 뼈 및 결합 조직 리모델링 (섬유증 및 유착을 포함)을 만든다.
- 중력 영향에 의해 배가되는 방식으로 몸을 뒤틀어서, 기능이상적 자세를 만든다 (예, 앞으로 내민-머리, 둥근 어깨, 척추측만).

통증유발점 비활성화가 세세한 것과 특수한 것에 초점을 두지 않더라도, 치료사는 더 커다란 그림과 개념을 보아야만 한다. 한 발자국 뒤로 물러나서 부위 별 그리고 전체 인체 시각 속에서 그 상황을 보아라. 단지 통증 호소 이외에 더 많은 것을 고객에게서 볼 수 있을 것이다.

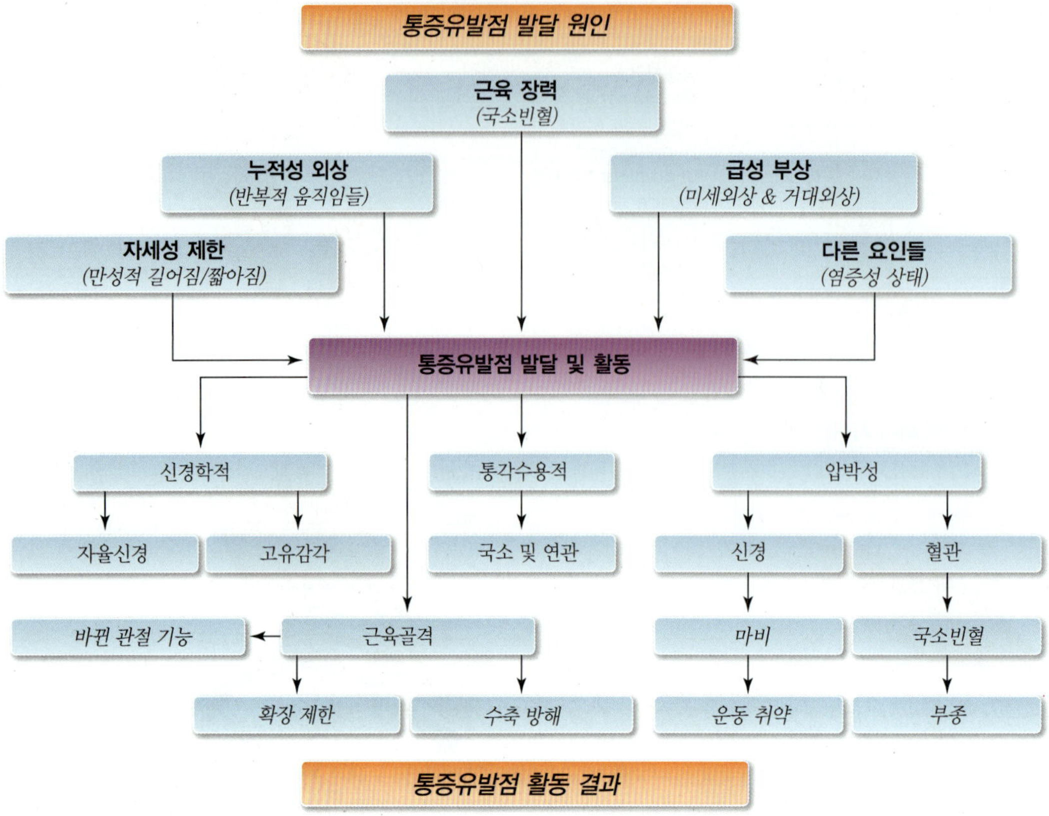

통증유발점 활동 결과

연관 통증	자율신경 현상	이차적 개입	보상 변화
● 본질적 ● 과잉 ● 체성내장	● 혈관수축 ● 발한 ● 열감 ● 메스꺼움 ● 닭살 반응 ● 눈꺼풀 처짐	● 신경혈관 조임 ● 부착부병증 ● 관절 밀접 ● 섬유증 ● 비틀린 자세	● 길항적 과부하 ● 공동작용 발휘 ● 주동근 억제 ● 바뀐 자세 및 걸음걸이 ● 자세 비대칭

복습 문제

연관 잇기

_____ 1. 손상 받거나 방해 받은 골격 근육 기능은
_____ 2. 자율 신경계는 (   )에 영향을 준다
_____ 3. 고유감각적 방해는
_____ 4. 골격근을 만성적으로 짧게 하거나 길게 만드는 환경들은
_____ 5. 근형질 세망에서 배출되는 것은
_____ 6. 국소 혈액 공급의 압박은
_____ 7. 수축에 관여하는 세포소기관은
_____ 8. 통증유발점 위치들에서 먼 부위 내에 느껴지는 불쾌감
_____ 9. 혈관수축, 발한, 메스꺼움
_____ 10. 장애를 받은 내장 기관들은 인접한 근육들내에 통증유발점들을 만든다

A. 평형이상
B. 자세 틀어짐 또는 수면 포지션
C. 국소빈혈
D. 근육원섬유마디
E. 발한 및 메스꺼움
F. 연관통
G. 허약
H. 내장체성 연관
I. 칼슘
J. 자율신경적 반응들

사지선다형

1. 핵심 통증유발점들은 여기서 발견된다.
   a. 근육 섬유들의 중심과 가깝게
   b. 건들의 중심과 가깝게
   c. 인대들의 중심과 가깝게
   d. 운동 뉴론들의 중심과 가깝게

2. 다른 근육 안의 다른 통증유발점들과 동시에 몇몇 근육 안에서 발생하는 통증유발점들.
   a. 위성
   b. 셋째
   c. 일차
   d. 연관

3. 촉진 가능한 통증유발점들의 대부분은 이것이라고 불린다.
   a. 활동성
   b. 잠재
   c. 동면
   d. 악성

4. 근육들은 다음들 중의 하나를 제외하고 불릴 수 있다.
   a. 주동근
   b. 공동작용근
   c. 제2 주동근
   d. 길항근

5. 통증유발점 활성화를 일으키는 영향력은 이것을 포함하지 않는다.
   a. 근육 외상
   b. 남아 있는 근육의 수축
   c. 과부하
   d. 근육의 팽팽함

6. 통증유발점 발달이 흔한 부위는.
   a. 건골막 이음
   b. 근육건 이음
   c. 골막
   d. 근육의 복부

7. 통증유발점 활동으로 쌓이는 해로운 부산물은 이것을 만들지 않는다.
   a. 근육 이완
   b. 압통
   c. 통증
   d. 신경 민감성

8. 자세 비대칭의 예가 아닌 것은.
   a. 다리 길이 불일치
   b. 골반 기울기
   c. 기능성 척추측만
   d. 골관절염

9. 바뀐 스탠스 또는 걸음걸이의 예가 아닌 것은.
   a. 진통 포지션
   b. 절름발이
   c. 사지 깁스
   d. 내민 어깨

10. 인체가 어떤 구조적 또는 기능적 변형에 적응할 때 사용되는 용어는 이것이다.
   a. 보상
   b. 조화
   c. 조절
   d. 항상성

제 3 장

통증유발점 비활성화

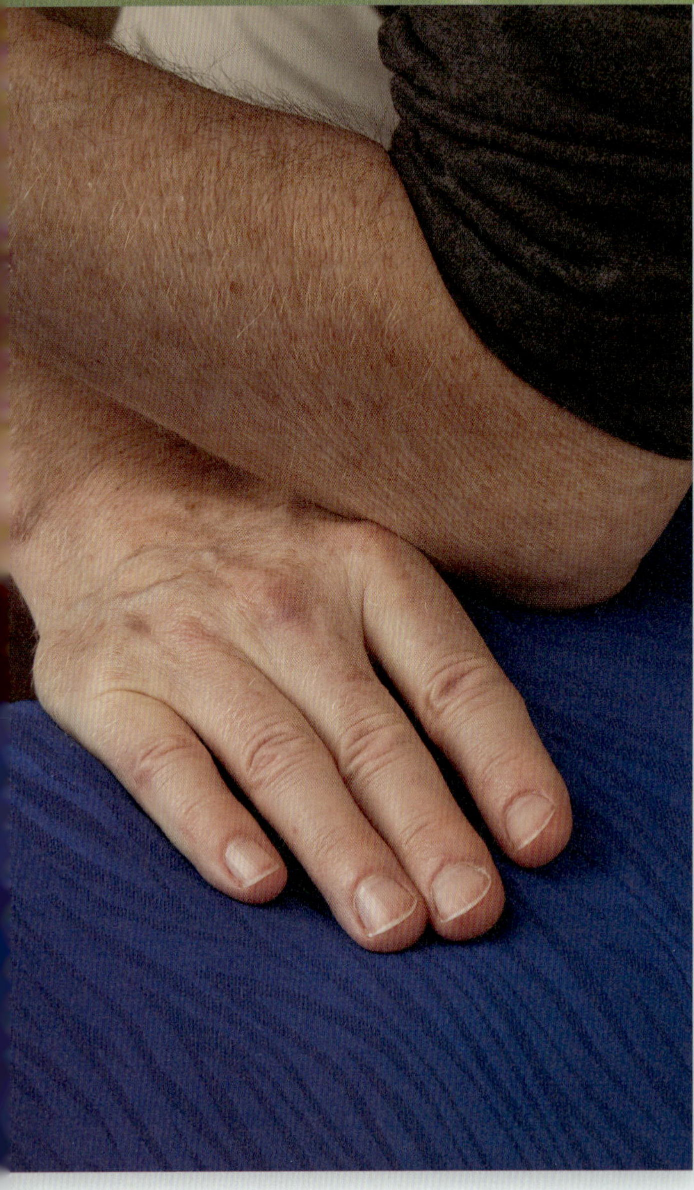

이 장의 개요

통증유발점 치료 –찾아내기, 촉진, 및 비활성
통증유발점 직접 압박 세부
통증유발점 비활성화 전략

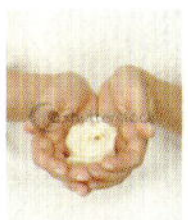

학습 목적

이 장에 있는 정보를 배운 후, 치료사는 다음을 할 수 있어야만 한다:

- 골격근 조직에서 통증유발점을 제거하기 위한 주요 세 단계를 제시하시오
- 통증유발점 부위를 위한 주요 촉진 방식 두 가지를 제시하시오
- 직접 압박법의 주된 방식 두 가지를 제시하시오
- 직접 압박 동안 접촉을 안정시키는 것을 돕는 세 가지 방법을 기술하시오
- 직접 압박 동안 압력 적용을 위해서 추천된 제한을 기술하시오
- 직접 압박 동안 추천된 가압 시간을 기술하시오
- 편평 압박을 사용할 때 세 가지 중요한 고려사항을 기술하시오
- 집게 압박을 사용할 때 두 가지 중요한 고려사항을 기술하시오
- 능동적 움직임으로 직접 압박을 사용할 때 세 가지 중요한 고려 사항들을 기술하시오

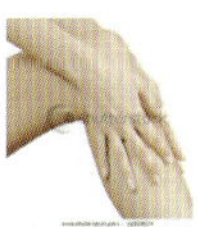

주요 용어

편평 촉진 31
집게 촉진 32
스프린팅 32
편평 압박 33
집게 압박 34

통증유발점 치료 – 찾아내기, 촉진, 및 비활성화 (Trigger Point Therapy - Locate, Palpate and Deactivate)

간결한 요약

- 근복부 경계를 약도를 그리면서 통증유발점이 있을 것 같은 부위를 결정하라.
- 촉진으로 통증유발점을 찾아내는데, 단단한 띠 내에서 민감한 부위들을 탐색하라.
- 압박을 사용해서 통증유발점들을 비활성화 시켜라.

개요(Overview)

통증유발점들은 통증 및 다른 결과들을 만든다. 다행스럽게도, 여러 효과적인 방법들이 통증유발점들을 찾아내 없앨 수 있다. 이러한 방법들은 다음을 요구한다:

- 근육 해부 지식.
- 근육 조직 내에 통증유발점 존재를 결정하는 능력
- 통증유발점 비활성화를 위한 도수기법들을 자유 자재로 다룸.

통증유발점 치료를 위한 세 가지 주요 단계들은 쉽게 요약될 수 있다: 찾아내고, 촉진하고, 비활성화 시키는 것. 그러나, 다른 골격 근육들에 이러한 단계들을 적용하는 것은 일반적으로 개개 특성을 요구한다. 파트 2에 있는 각각의 집중 장은 그 장 안에서 발견되는 근육들에 대한 통증유발점 치료를 다루기 위한 제시된 단계들을 다룬다.

찾아내기(Location)

첫 번째 주된 고려사항은 어디서 통증유발점들을 찾아내야 하는 지 정하는 것이다. 일반적으로, 이것은 인체 내에 있는 한 근육 또는 근육들을 우선 선정하는 것을 의미한다. 치료사가 이 근육들을 선택하는 방법은 여러 고려사항들을 포함한다:

- 그 근육의 동작범위가 제한되어있다 (아마도 통증유발점 활동 때문).
- 그 근육은 고객이 호소한 부위로 통증을 연관하고 있다는 의심이 든다.
- 신경혈관 조임의 증거가 근육 개입의 가능성을 나타낸다.
- 그 근육은 최근 외상을 입은 곳이다, 급성 또는 누적성.
- 만성적 짧아짐을 보이는 특정한 근육을 자세적으로 분석.

다음, 각각의 선택된 근육에서 그 근복부가 위치한 곳을 정하는데, 해부학적 지식과 촉진을 사용한다. 종종, 이 근복부 위치는 더 깊은 근육들을 덮고 있는 얕은 근육들로 인해서 겹칠 것이다. (그림 3–1 ■)

촉진(Palpation)

두 번째 주된 고려사항은 특정 통증유발점들을 찾아내기 위한 전략을 사용하는 것이다. 다음 요인들이 이 과정을 도울 것이다.

- 일반적으로 (항상은 아니다) 한 근육 부착에서 맞은편 부착까지 달리는 하나 또는 그 이상의 선들을 상상하라.
- 그 선의 한 끝에서 시작하는 각각의 선을 따라 촉진하라, 그리고 단단한 띠들을 촉진하라.

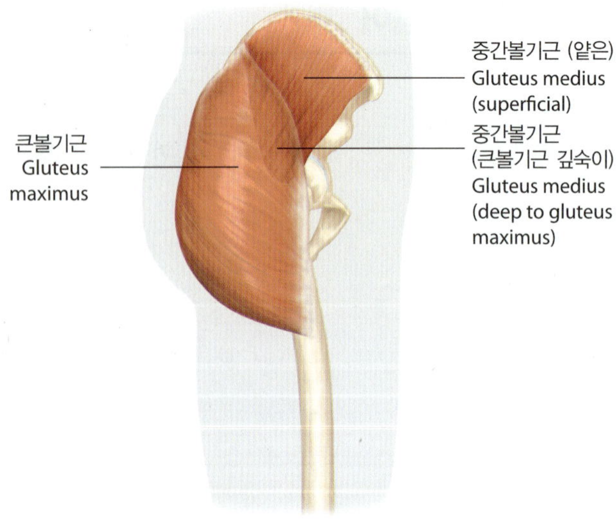

그림 3–1
겹치는 근복부들.

- 인체 반응에 의해서 (예, 방호작용) 이러한 단단한 띠들 내의 통증유발점 민감성을 보이는 중요한 부위들을 주목하며 고객에게 구두로 확인을 한다.

치료사는 선택된 근육 층에 도달하기 위해서 충분한 압력을 사용해야만 하는데, 그것이 깊은지 얕은지를 고려해야 한다. 압력이 너무 약하다면, 치료사는 골격근의 가장 얕은 단단한 띠들을 제외한 모두를 정확하게 찾아내기가 힘들 것이다. 그러나 너무 큰 압력이 사용된다면, 국소 조직과 고객의 정서적 상태 모두에 상해를 줄 수 있다. 이런 극단적인 것은 피해야만 한다. 제일 좋은 방법은 치료를 받고 있는 고객의 피드백과 함께 촉진을 연습하는 것이다. (그림 3-2 ■)

촉진의 주요한 두 가지 양식은 편평 및 집게 촉진이다.

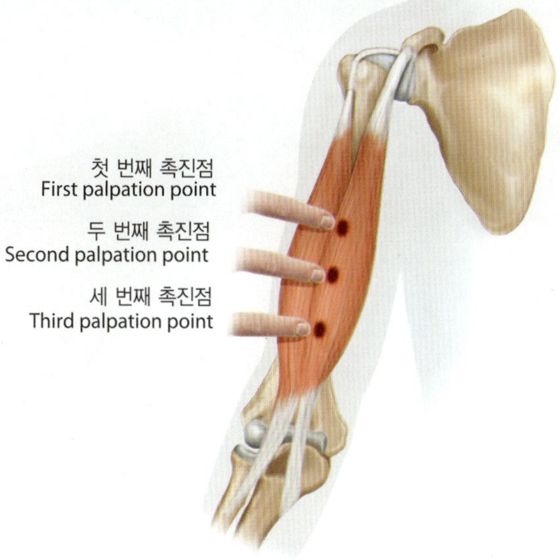

그림 3-2
통증유발점 장소들의 편평 촉진.

편평 촉진(Flat Palpation)

편평 촉진에서, 치료사는 목표한 근육의 상상한 선을 따라, 그 근육 섬유 방향을 가로질러 약간 앞-뒤로 "퉁기는" 촉진을 적용하라. 목적은 단단한 띠들을 느끼는 것이다. 이 띠들은 주위 근육 섬유들보다 더 두껍거나 조밀한 질감을 보일 것이다. 편평 촉진에서, 단단한 띠들은 때때로 고무 튜브와 유사한 밀도를 보이는 반면, 인접 조직은 느슨하다. (그림 3-3 ■)

단단한 띠들을 찾아내기 위해서 필요한 압력의 양과 위치에 따라서, 편평 압박은 엄지 또는 손가락 패드에서부터 팔꿈치까지 다양한 접촉들을 사용할 수 있다. 어떤 것이 가장 적당한가의 선택은 종종 근육 크기, 위치, 깊이, 및 민감성에 따라 정해진다. 일반적으로, 크거나 깊은 근육들은 팔꿈치 또는 (신중하게) 너클을 사용하는 것이 좋다. 작거나 얕은 근육들은 (적절하게 더해진) 엄지 또는 손가락 패드가 더 좋다.

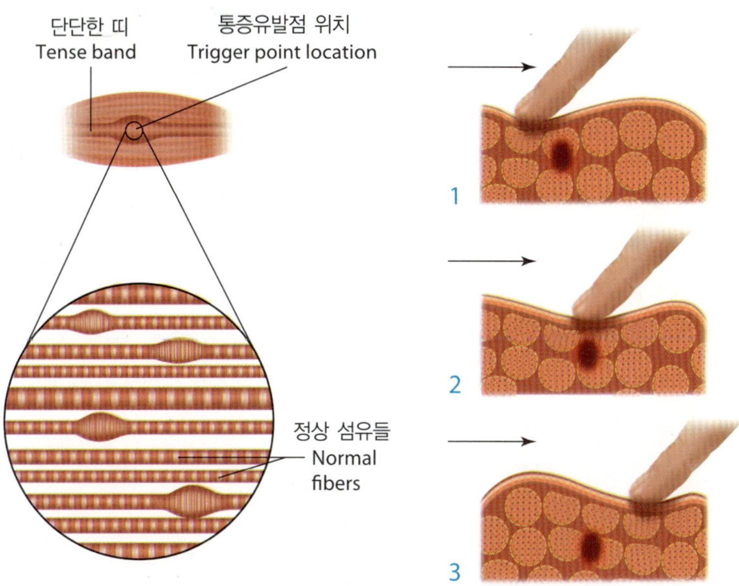

그림 3-3
근육 섬유 방향을 가로지르는 편평 촉진.

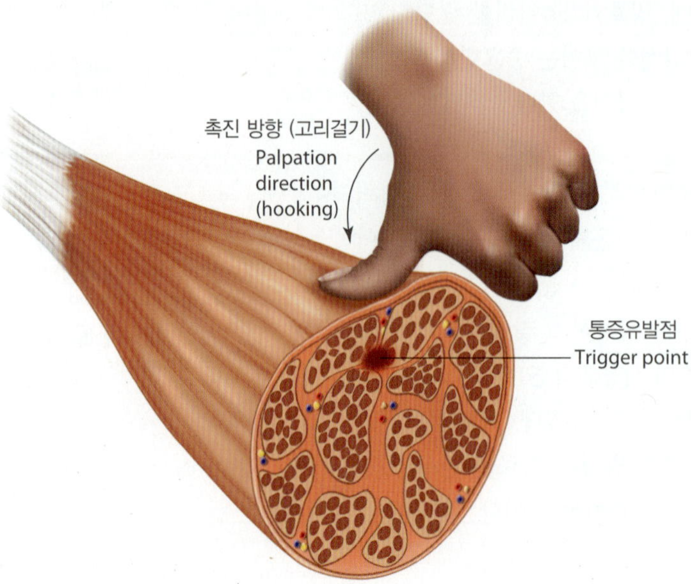

그림 3-4
고리를 걸어 깊숙이 놓인 통증유발점을 편평 촉진.

편평 촉진으로 통증유발점들을 탐색할 때, 치료사가 기억해야 할 것은 골격근육 조직은 삼차원적이며 종종 층들로 구성된다는 것이다. 대부분, 밑에 있는 뼈를 향해서 촉진 압력이 직접 가해지지는 않는다. 그 대신, 단단한 띠들과 민감한 부위들은 다른 각도를 사용하거나 아니면, 목표한 근육의 깊은 층들로 "고리를 걸어" 촉진해서 찾아낸다. (그림 3-4 ■)

집게 촉진(Pincer Palpation)

집게 촉진에서, 목표한 근육의 상상한 선을 따라잡고 집는 힘으로 엄지 패드 그리고 하나 또는 그 이상의 손가락 패드가 사용된다. 목적은 단단한 띠들을 느끼는 것인데, 그것은 주위 근육 섬유들보다 더 두껍거나 조밀한 질감을 보일 것이다. 집게 촉진에서, 단단한 띠들은 때때로 요리 동안 충분히 젓지 않은 스파게티 국수와 유사한 밀도를 보이는 반면, 인접 조직은 느슨하다. (그림 3-5 ■)

오로지 몇몇 근육들, 또는 근육들의 부분은 이런 양식의 촉진에 적합하다. 두 양식으로 촉진될 수 있는 근육들 안의 통증유발점들을 찾아낼 때, 집게 촉진을 포함시키는 것이 추천된다. 중요한 통증유발점들은 편평 촉진만을 사용할 때 종종 간과되기 쉽다.

촉진 압력(Palpation Pressure)

어떤 촉진 양식이 사용되는 것과 상관이 없이, 사용되는 압

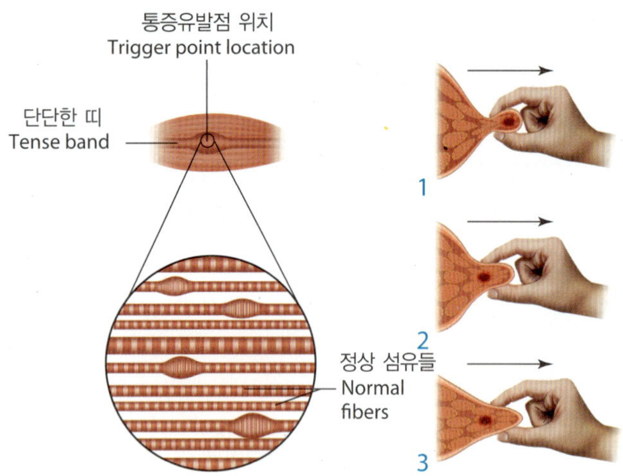

그림 3-5
근육 섬유 방향을 가로지르는 집게 촉진.

력은 고객이 참을 수 있는 불쾌감을 넘어서는 절대로 안 된다. 다른 말로, 치료사가 **스프린팅** 반응을 (예, 고객이 숨을 계속적으로 멈추고, 주먹 또는 턱에 힘을 주거나, 다른 인체 부분을 자기도 모르게 긴장시키는 것) 보았다면, 그 때는 촉진 압력이 너무 센 것이다. 또한, 사용되는 압력의 양은 다른 환경에 따라 크게 달라질 수 있다:

- 그 고객에게서 위치마다.
- 고객마다.
- 동일한 고객 또는 촉진 부위에서도 시간마다.

단단한 띠 질감(Tense Band Texture)

*단단한 띠*는 근육 조직 질감을 의미한다. 한 선을 따라 촉진되고 있는 그 조직의 감각이 더 두껍거나 변형에 보다 저항감을 느끼기 시작하는 것을 포함한다. 일부는 단단한 띠를 주위의 건강한 근육 조직보다 더 "과밀한" 느낌이라고 기술한다. 몇몇 기술적 차이에도 불구하고, 일단 어떤 통증유발점 장소가 한 단단한 띠 안에서 발견되었다면, 비활성화가 뒤따라야만 한다.

비활성화(Deactivation)

세 번째 주된 고려사항은 통증유발점 장소를 비활성화 시키기 위한 절차다. 많은 치료 접근법들은 통증유발점 활동을 없앰으로써 연조직 통증과 기능이상을 경감시키는데 목적을 둔다. 이것들은 공격적이거나 (예, 마취 주사 또는 드라이 니들) 또는 전류 기반인 (이온도입법) 몇몇을 포함한다.

대부분의 도수치료사들의 법적인 한도 내에서 더욱 특징적인 것은 연부조직 기법들이다. 이 것들 중의 일부는 냉 또는 열 적용을 (예, 스프레이와 스트레칭) 포함한다. 연부조직 조작의 다른 기법들은 통증유발점에 적용되는 압력을 사용한다. 통증유발점 비활성화를 위한 의도적인 압력 적용 기법들은 많은 고려사항들을 포함한다.

압박을 사용한 통증유발점 비활성화 (Trigger Point Deactivation Using Pressure)

통증유발점들의 존재를 없애기 위해서 압력을 사용하는 다른 방법들 뒤에는 여러 학설이 있다. 각각은 그 이유가 있으며, 보고된 소견들, 상응하는 성공에 기반을 둔다. 통증유발점 비활성화에 대한 현재의 많은 변형들을 나열하고 기술하는 것은 이 책의 범주 안에 포함되지 않는다.

복잡하지 않는 특징인 –그러나 효과적인– 직접 압박 테크닉인데, 두 가지 다른 적용 압력 방식들을 갖고 있다 (편평 및 집게 압박). 또한 편평 또는 집게 압박의 장점들로 확장될 수 있는 (사용된다면) 심화된 옵션도 있다. 많은 근육들을 위한 이 변형들의 세부는 파트 2 집중 장들에서 다룬다. 통증유발점 제거를 위한 간략화된 접근법에 대한 요약이 뒤따른다.

단단한 띠를 따라 민감성을 가진 부위를 찾은 후, 치료사는 통증유발점 비활성화를 즉시 시작해야만 한다. 부위에 따라서, 직접 압박으로 편평 또는 집게 방법을 사용한다.

편평 압박(Flat Compression)

통증유발점에 적용되는 압력은 동일한 편평 촉진 접촉을 (예, 엄지 패드 또는 팔꿈치) 사용하거나, 다른 접촉으로 바꿔서 한다. 편평 촉진처럼, **편평 압박**은 그 밑에 있는 뼈를 향해서 적용되는 압력이 항상 직접 가해지지는 않는다. 종종 더 깊은 층 속으로 다른 각도를 사용하거나 아니면 "고리를 거는 것"을 필요하게 만든다. 파트 2에 있는 각각의 집중 장은 그 장에 있는 근육들의 통증유발점들을 비활성화 시키기 위한 압력의 적용을 위한 제시된 방향을 자세히 보여 준다. (그림 3–6 ■)

집게 압박(Pincer Compression)

통증유발점에 적용되는 압력은 엄지 패드 및 손가락 패드로 잡는 동일한 집게 촉진을 사용한다. **집게 압박**은 치료사의 집는 강도와 지구력이 필요하기 때문에, 신참 치료사들이 많은 부위에 또는 빈번하게 이 테크닉을 적용하는 것은 힘들 수가 있다. 처음 배우는 동안, 치료 세팅에서 사용되는 집게 압박을 하는 시간의 양을 서서히 늘리는 것이 좋은데, 그렇게 해야 치료사의 근육골격 구조들에 (손의 관절 및 근육) 과부하를 주지 않는다. (그림 3–7 ■)

첫 번째 통증유발점 너머에 (Beyond the First Trigger Point)

직접 압박을 적용한 다음, 일단 그 통증유발점이 비활성화되고 있다는 것을 감지했다면 (또는 그것을 위한 제시된 시간이 다되었다면), 압력을 서서히 줄인다. 또 다른 통증유발점들은 그 다음 촉진에 의해서 찾아낼 수 있다:

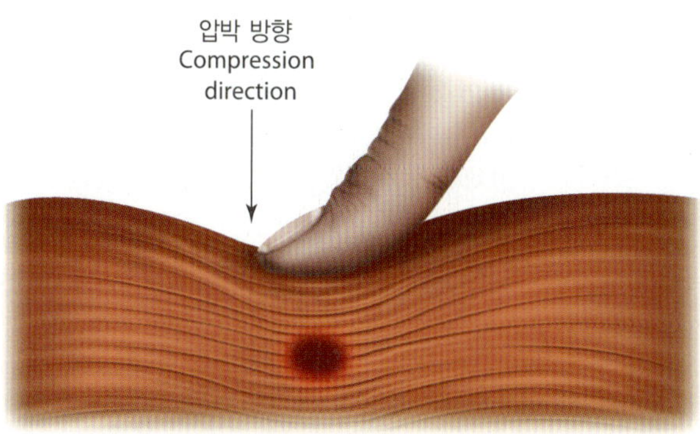

그림 3–6
통증유발점 부위에 편평 압박.

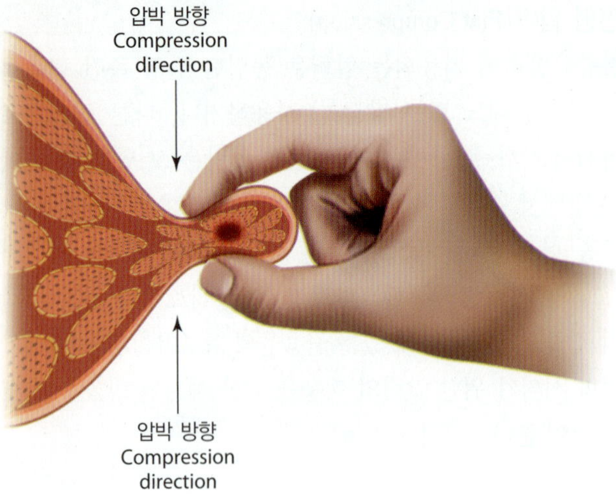

그림 3-7
통증유발점에 집게 압박.

- 지금 막 비활성화된 것의 가까이에서.
- 단단한 띠를 따라 다음 부위에서.
- 동일한 근육의 또 다른 선을 따르거나 새로운 근육 위치의 한 선을 따라.

스트레칭(Stretching)

특정 부위에서 일단 통증유발점 비활성화가 실행되었다면(또는 그 세션 동안 모든 부위들이 치료되었다면), 많은 치료사들은 그 근육을 위해서 목표를 둔 스트레칭들을 적용하거나 치료 세팅 바깥에서 그 고객을 위한 자가-스트레칭을 추천하라. 몇 가지 주목할 만한 타입들은 다음이다:

- 정적 스트레칭
- 간소화 스트레칭
- 능동적-분리 스트레칭

모든 스트레칭 방법은 장 · 단점을 갖고 있다. 그것들의 가치를 비교하고 평가하는 것은 이 책의 범위를 벗어 난다. 가장 중요한 고려사항은 통증유발점 치료의 보다 완벽한 형태를 위한 직접 압박의 보조 수단으로서 스트레칭을 도입해야 한다는 것이다. 스트레칭으로 고객을 보조하거나(통증유발점 활동에 의해서 영향 받은 근육들을 늘이는 것을 돕기 위해서) 아니면 적절한 자가-스트레칭을 실행함으로써 행해질 수 있다.

대부분의 근육들을 위해서 제시된 치료사-보조 및 자가-스트레칭 자세들은 파트 2의 각각의 집중 장에 있다.

통증유발점 직접 압박의 세부 사항 (Trigger Point Direct Compression Details)

간결한 요약

- 직접 압박 접촉은 연약한 연부조직 부위들에 대한 자가-손상을 피하기 위한 치료사의 자각을 포함한다.
- 직접 압박은 통증유발점 장소들을 비활성화 시키기 위해서 고객이 참을 수 있는 불쾌감을 넘지 않으면서 일관되고 충분한 압력을 사용한다.
- 직접 압박은 치료사가 통증유발점 비활성화를 찾아내거나 아니면, 처음 압력이 가해졌을 때부터 30초까지 유지한다.

개요(Overview)

통증유발점 장소들을 비활성화 시키기 위해서 편평 또는 집게 압박을 사용하는 것에 상관이 없이, 그 과정을 보다 쉽게 만들기 위한 약간의 고려사항들이 있을 것이다. 이것은 다음과 같다:

- 무슨 접촉을 사용하는가?
- 얼마나 큰 압력을 가하는가?
- 압력을 유지하는 시간은?

일단 통증유발점이 촉진되었다면, 다음에 제시된 방법들을 사용한 직접 압박으로 그것을 비활성화 시켜라.

접촉 고려사항(Contact Considerations)

기본적으로, 촉진에서 직접 압박으로 옮아가는 두 가지 방법이 있다. 하나는 통증유발점 존재를 촉진하기 위해서 사용되는 무엇이든 그 부위에 압력만을 가하는 것이다. 그 접촉은 엄지, 손가락, 또는 팔꿈치일 수 있다. 이것은 가장 간단하고 빠른 접근법이다. 또 다른 방법은 촉진하기 위해서 사용된 것과 동일한 접촉으로서 그 장소를 표시하는 것이며, 그런 다음 직접 압박을 위해서 또 다른 접촉으로 바꾼다. 예를 들어, 엄지 패드로 햄스트링 근육을 촉진한다고 하자, 그 다음 (어떤 통증유발점 장소에 접근하기 위해서) 더 쉬운 편평 직접 압박을 위해서 팔꿈치로 엄지 패드를 대신한다.

간단한 접근법은 (촉진 및 비활성화를 위한 동일한 접촉을 사용하는 것) 확실히 가장 빠른데, 그러나 단지 치료사들의 우세한-손 엄지만이 아닌, 모든 가능한 접촉들을 (좌우 팔꿈치 모두를 포함한) 사용하는 기술을 치료사가 개발하는 것을 요구한다. 통증유발점 위치촉진과 비활성화를 위해서 양쪽의 접촉을 사용하는 능력은 시간을 더 절약하는 것 이상적 이다. 한 치료 세션 동안 확신을 갖고서 사용될 수 있는 다수의 접촉들을 갖는 것은 치료사 과사용 문제들을 피하기 위한 최상의 보험이다.

과사용 부상을 최소화하고 압력 적용을 증진하는 것 둘 다를 할 수 있는 하나의 중요한 직접 압박 전략은 몇몇 방식으로 그 접촉을 안정시키는 것이다.

- 엄지 패드는 인접 엄지, 엄지를 포개서, 또는 (손바닥 또는 손가락들로) 엄지를 덮어서 안정될 수 있다. (그림 3-8 ■, 3-9 ■, 및 3-10 ■)
- 손가락 패드는 또 다른 손가락 또는 압력을 더해서 (손가락들 또는 손바닥으로) 안정될 수 있다. (그림 3-11 ■과 그림 3-12 ■)
- 너클은 (같거나 다른 손의) 엄지로 안정될 수 있다. (그림 3-13 ■)
- 팔꿈치는 엄지 또는 촉진하거나 다른 손의 웹으로 안정될 수 있다 (그것은 통증유발점 위치들을 촉진하거나 비활성화시킬 때 민감성을 더 제공해 줄 수 있다). (그림 3-14 ■)

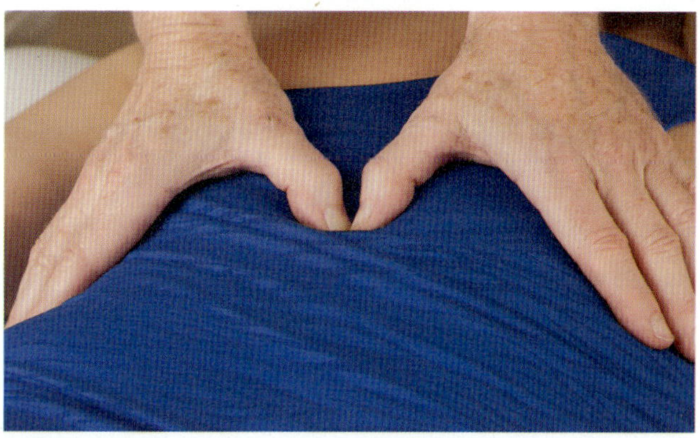

그림 3-8
편평 압박의 변형- 엄지를 붙여서.

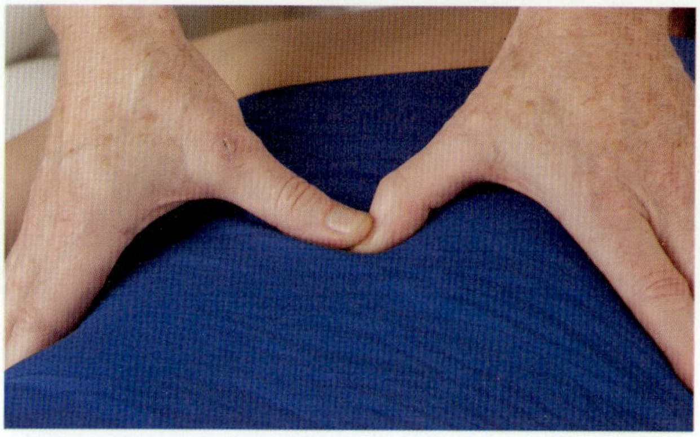

그림 3-9
편평 압박의 변형- 엄지를 겹쳐서.

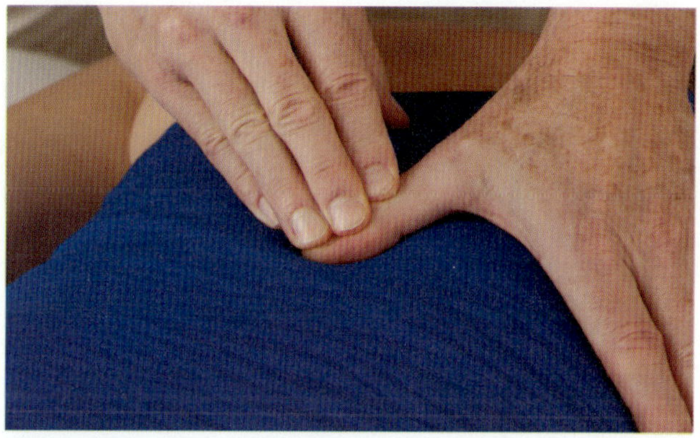

그림 3-10
편평 압박의 변형- 엄지에 압력을 더해서.

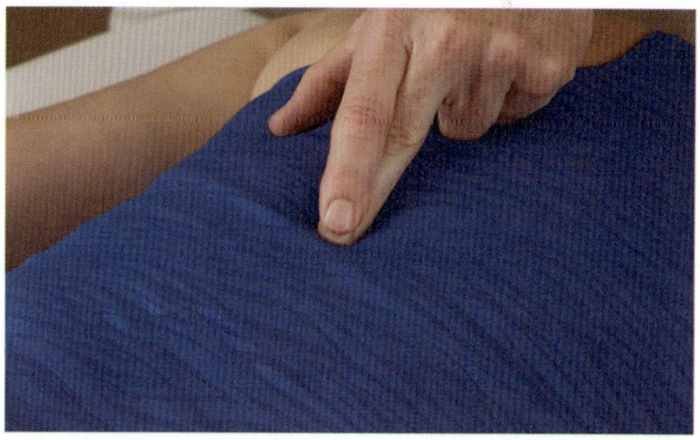

그림 3-11
편평 압박의 변형- 보강된 손가락.

이 예들은 접촉 지지 및 더 큰 인체 역학을 위한 유일한 제시들이다. 각각의 특정한 치료사에게 제일 잘 맞는 것은

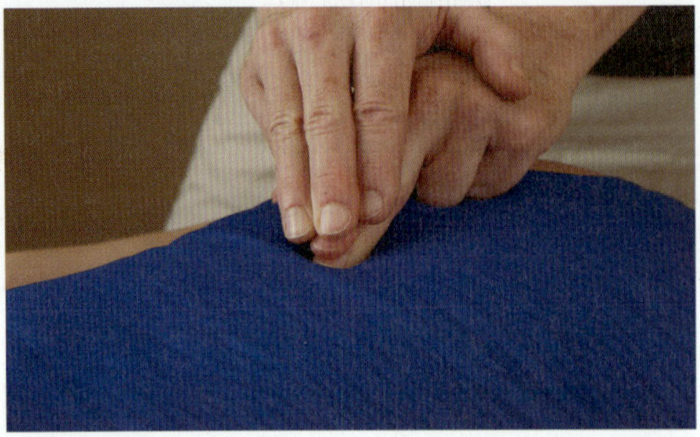

그림 3-12
편평 압박의 변형- 압력을 더해서 보강된 손가락.

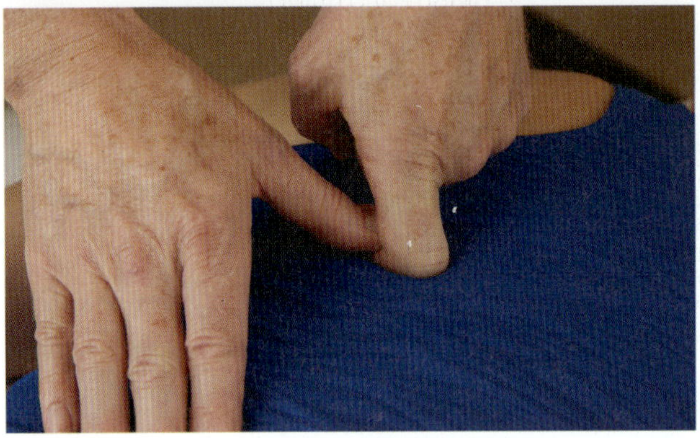

그림 3-13
편평 압박의 변형- 보강된 너클.

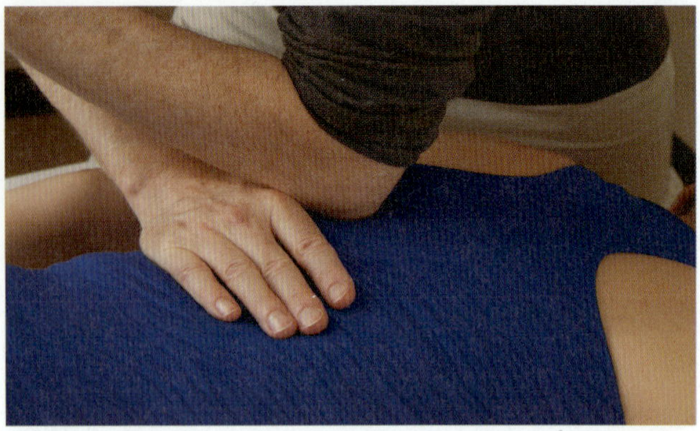

그림 3-14
편평 압박의 변형- 안정된 팔꿈치.

자기-발견 또는 적응에 달려 있다.

압박 고려사항(Pressure Considerations)

직접 압박으로 사용되는 압력은 정적인 방식으로 적용된다. 일단 선호하는 양의 압력이 얻어지면, 그것은 꾸준하게 유지되어야만 하며, 연속적인 움직임 또는 변화가 없어야 한다. 일부 통증유발점 비활성화 접근법들은 오르내리는 압력을 (예, 맥동) 사용하는 반면, 다른 것들은 동일한 평면 내에서 움직임들을 포함한다 (예, 원형 마찰 또는 퉁기기).

비록 이 변형들의 각각은 다른 장점이 (또는 손상) 있지만, 가장 간단한 (그러나 아주 효과적인) 방법은 추천된 시간 동안 통증유발점 장소들로 꾸준하고 일관된 압력을 적용하는 것이다. 그 장소를 치료하는 것을 끝냈을 때, 만약 다른 위치로 옮아간다면 접촉을 놓기 위해서 압력을 점차적으로 풀어라.

직접 압박을 사용할 때, 그 압력은 그 장소에 점차적으로 -그러나 느리지 않게- 가해지는데, 어떤 한계 내에서 있으려고 해야 한다. 그 범위의 끝에서, 충분한 압력이 통증유발점 비활성화를 만들기 위해서 사용되어야만 한다. 고객들은 일반적으로 치료사의 접촉에서 압력을 느끼지만, 불쾌하지 않다고 말을 한다. 또 다른 끝에서, 그 압력은 가급적 고객이 참을 만한 불쾌감 수준이라고 말하는 것을 넘어가서는 안될 것이다. 촉진 압력에서는, 몇몇 "스프린팅" 반응들이 -근육을 긴장시키는 것, 숨을 멈추는 것, 또는 다른 어떤 유사한 징후들이- 있어서는 안 된다.

이 비활성화 압력 범위는 그 안에서 치료할 영역을 제공한다. 일부 고객들은 참기 힘든 불쾌한 수준을 경험하지 않기 위해서 치료사가 바짝 붙어서 좀 더 가벼운 압력을 가하기를 선호한다. 다른 이들은 참을만한 불쾌감 수준에서 계속 맴도는 비활성화 압력을 좋아하는데 (또는 심지어 즐긴다), 종종 그것을 "기분 좋은 아픔"이라고 표시를 한다. 많은 고객들은 이러한 양의 압력이 사용될 때, 그 치료가 유일하게 좋았다고 말을 할 것이다. 이러한 선호에 상관이 없이, 얼마나 큰 양의 압력이 사용되는가에 상관이 없이, 직접 압박은 성공적일 것이다.

집고 넘어가야만 할 것은 비록 이러한 견딜만한 불쾌감 한계를 넘는 압력이 통증유발점 존재를 비활성화 시켰다고 하더라도, 그것은 어느 정도의 정신 감정상 드라마 및 (예, 외침, 눈물 흘림, 바뀐 호흡 패턴) 그리고 심지어 연부조직 손상의 위험을 수반할 수 있다 (예, 치료 후 염증 또는 멍).

(이 책에서 적절한 압력이라고 간주된 것일지라도, 일부 고객들은 직접 압박을 받고 난 후 멍이 들 수 있다. 많은 경우에서, 이것은 고객의 건강 상태에서 하나 또는 그 이상의 환경의 결과일 가능성이 있다:

- 비스테로이드성 소염제를 복용하고 있다.
- 식사에서 바이오플라보노이드의 부족한 섭취.
- 나이와 관련된 혈관 허약함.
- 유전적 소인으로 인한 줄어든 혈관 상태.

압박 시간 고려사항 (Duration of Pressure Considerations)

치료사가 통증유발점을 비활성화 시키기 위한 압력을 얼마나 오래 가하는 지에 대한 다른 관점들이 있다. 통증유발점을 찾아내는 촉진의 차이는 일반적으로 꾸준하고 적절한 압력으로 8-12초간 가해진 후 시작한다. 저자의 권고사항은 그 부위에 최소한 15초에서 30초까지 적절한 정적 압력을 유지하는 것이다. 일단 치료사가 15초 후 그 부위에 긍정적인 변화를 감지했다면, 치료사는 30초가 지나기 전에 압력을 풀을 수 있다. 그 통증유발점이 비활성화 되었는지가 불확실하다면, 압력은 꽉 찬 30초동안 유지된다.

요약 (Summary)

치료할 근복부를 정한 다음, 치료사는 그 근육 안의 단단한 띠들을 따라 민감한 부위들을 촉진한다. 일단 적절한 통증유발점을 촉진했다면, 치료사는 이 접근법을 따른다:

- 직접 압박을 가하기 위한 적절한 접촉을 선택하라 (예, 엄지, 손가락, 또는 팔꿈치).
- 꾸준하고 충분한 압력을 가하는데, 고객이 견딜 수 있는 불쾌감 역치 내에 머물러라.
- 비활성화가 감지되거나 또는 압력 적용의 도달을 위해서 30초 제한 시간까지 한결 같은 압력을 유지하라.
- 그 부위에 가까운 추가적인 통증유발점 활동을 탐색하거나 아니면 부위를 점차적으로 압력을 풀고, 접촉을 떼고, 또 다른 부위를 촉진하라.

예방 조치와 고려사항들

연부조직을 도수 치료를 할 때, 치료사들은 고객들이 종종 추가적인 인체 문제들을 갖고 있다는 것을 이해한다. 몇몇 피부 상태, 장기 질병, 또는 다른 현상들의 존재는 통증유발점 치료를 위한 직접 압박을 복잡하게 만들 수 있다. 적절한 건강 병력, 빈틈없는 시각적 인지, 및 치료 동안 촉각의 경계의 가치는 과장될 수 없다.
몇몇 잠재적인 금지 요인을 알게 되었을 때, 치료사는 그 위험성 그리고 특정 시간 또는 특정 위치에 직접 압박을 하는 결과를 고려 해야만 한다.
고객이 나타낸 추가적인 건강 문제에 따라서, 치료와 함께 해야 할 몇 가지 방향이 있다:

- 통증유발점 활동에 대한 몇몇 치료에 관한 정확한 진단 및 결정을 위해서 고객을 또 다른 의료인에게 의뢰하라.
- 진단되었거나 의심스러운 문제가 (시간 요소) 해결될 때까지 직접 압박을 사용한 치료를 연기하라.
- 진단되었거나 의심스러운 문제 부위에 (위치 요소) 직접 압박 적용을 피하라.
- 하나 또는 그 이상의 통증유발점 활동 위치들에 제한되고 조심스러운 치료를 하는데, 이 동작 코스와 연관된 (크고 작은) 모든 알려진 위험 및 문제들을 고객에게 알린 후에만 하라.

몸의 상해 및 상태들에 대한 다양한 훈련을 받은 좋은 경험은 치료사가 적절한 선택을 하게 도울 것이다. 여기에 몇 가지 특정한 예들로서 일반적인 문제들에 대한 간단하고 일반적인 목록이 있다:

- 최근의 외상 (예, 골절, 염좌, 및 수술)
- 피부 문제들 (예, 일광 화상, 감염, 만성 염증)
- 심혈관 문제들 (예, 정맥류, 혈전증, 치료받지 않은 고혈압)
- 내장 병리들 (예, 당뇨병, 게실염, 크론병)
- 신경학적 문제 (예, 신경병증, 파킨슨질환, 다발성 경화증)
- 림프 또는 면역 연관 장애 (예, 종양, 림프부종, 장기이식 거부)
- 삶의 단계 변화 (예, 임신 또는 노인병학 문제)

통증유발점 비활성화 전략 (Trigger Point Deactivation Strategies)

간결한 요약

- 편평 압박으로 치료사의 접촉과 들어나지 않은 뼈 사이에서 통증유발점을 비활성화시킨다.
- 집게 압박으로 치료사의 엄지와 손가락패드 사이에서 통증유발점을 비활성화 시킨다.
- 심화된 직접 압박은 치료사가 통증유발점을 비활성화 시키기 위해서 편평 또는 집게 압박을 사용하는 동안 고객이 능동적 움직임을 시행하게 하는 특징이 있다.

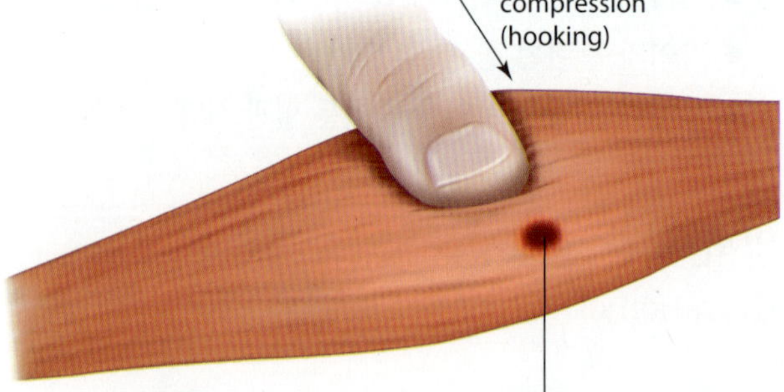

그림 3-15
다른 각도 및 /또는 "고리를 거는" 형태의 방향을 사용하는 편평 압박.

개요(Overview)

통증유발점을 비활성화 시키기 위한 직접 압박은 두 가지 방법을 하는데 – 편평과 집게– 세부 사항은 각각에 독특하다. 편평 압박은 접근할 수 있는 근육에 사용될 수 있는데, 더 깊숙이–놓인 근육들은 일반적으로 접촉하기 위해서 증가된 압력을 요구한다. 집게 압박은 집을 수 있는 모양을 가진 보다 얇은 근육들로 제한되어 있다. 치료 세션에서 (가능하다면) 두 방법을 쓰는 것이 통증유발점 비활성화의 성공을 늘릴 것이다.

직접 압박은 어떤 양식이라도 고객이 능동적인 움직임을 더할 때 증강될 수 있다. 이러한 양식은 (능동적 움직임과 함께한 직접 압박) **심화된**이라고 불린다. 심화된이라는 용어를 사용하는 주된 이유는 심화된 접근법을 채택한 치료사는 이상적으로 우선 직접 압박을 사용한 통증유발점 비활성화를 능숙하게 해왔기 때문이다.

편평 압박(Flat Compression)

편평 압박은 치료사의 접촉에 저항하는 통증유발점에 적용한다. 일반적으로, 들어나지 않는 뼈(들)이 맞서는 힘을 제공한다. 그러나, 이 각도로 통증유발점들을 비활성화 할 때, 어려움이 종종 발생하는데 그 이유는 근육 두께나 모양 때문이다.

이런 경우 다른 각도로 압력을 가하거나 아니면 "고리를 거는" 양식을 사용할 수 있다. 이러한 변형은 통증유발점 비활성화 동안 단단한 띠가 불쾌하게 제거되는 느낌을 피하게 도울 뿐만 아니라, 치료 효율성에 도움이 된다. (그림 3-15 ■)

압박 종류의 선택(Which Contact to Use)

치료할 부위를 위한 적절한 접촉을 선택하는 것을 고려해 보자. 엄지 또는 손가락 패드는 좀 작은 근육 부위에 (예,

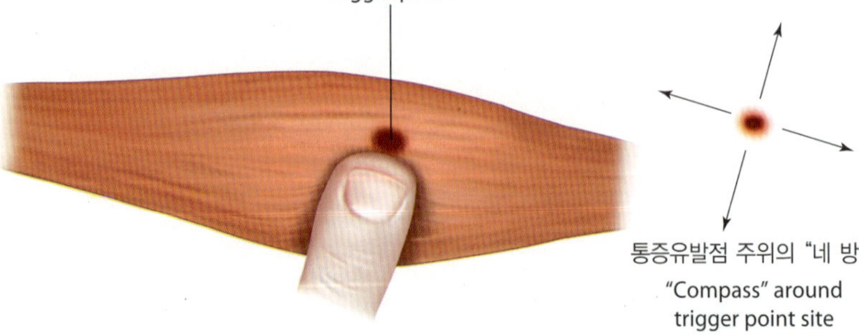

그림 3-16
편평 압박을 사용한 여러 통증유발점들의 비활성화.

아래팔) 효과가 있는 반면에, 큰 근육 부위는 (예, 넙다리) 팔꿈치를 사용하는 것이 더 좋은 경우가 많다. 이러한 고려사항들은 고객의 전반적인 크기 및 민감성에 따라 변형될 필요가 있다.

또한, 일부 부위들은 다양한 접촉들을 허락하지 않는다. 예를 들어, 고객이 등을 대고 누워서 뒷목을 치료하는 경우, 통증유발점 비활성화는 엄지 그리고/또는 손가락 패드로 한정된다.

궁극적으로, 가능하다면 많은 접촉을 신중하게 사용하는 것이 치료 세팅 안에서 융통성 있게 치료사에게 과사용을 최소화 시킬 것이다.

여러 통증유발점의 비활성화 (Deactivating Multiple Trigger Point Sites)

편평 압박을 사용할 때 어떤 통증유발점에서 다른 통증유발점으로 옮겨 가는 것은 여러 방식으로 할 수 있다. 방식을 선택하는 것은 두 가지 주된 고려사항에 따른다. 이것은 통증유발점 비활성화에 소요되는 시간 그리고 그 세션에서 목표한 근육 부위들의 갯수에 달려 있다.

시간이 충분하거나, 매우 작은 반경 내에 발견되는 모든 통증유발점들이 빽빽한 것을 (또는 군집) 비활성화 시킬 필요가 있을 때, 하나의 좋은 방법은 비활성화된 통증유발점과 가까운 주위를 "네 방향 찾기(compass)"를 하는 것이다. 이것은 다음의 세부사항을 포함한다. (그림 3-16 ■)

- 편평 압박으로 특정 통증유발점 장소를 비활성화 시킨 후, 점차적으로 압력을 줄이는데 그러나 그 피부와의 접촉을 떼지 말아라.
- 피부 가동범위 내에서, 이전 부위에서부터 네 방향 중에서 (위쪽, 아래쪽, 안쪽, 또는 가쪽) 하나 또는 그 이상 안에서 편평 촉진을 하라.
- 인접 부위에서 또 다른 통증유발점이 촉진되면, 그 때는 편평 압박으로 비활성화 될 수 있다.
- (이전에 추가해서) 촉진해야 할 또 다른 방향은 원래 부위보다 깊숙한 곳인데, 일반적으로 원래의 비활성화로 (특히, 두꺼운 근육들에서) 이안되지 않는 깊이에 있다.

네 방향 전략을 사용하던지 아니면 그냥 하나의 부위를 비활성화 시키던 간에, 치료사는 단단한 띠를 따라 발견되는 최소한 다른 몇몇 위치들을 촉진하여 추가적인 통증유발점 장소들을 찾는 것이다. 치료사는 파트 2의 집중 장들에서 발견되는 근육들을 위해 지정된 각각의 "선"을 따라 통증유발점들을 조사하는 것이 추천된다.

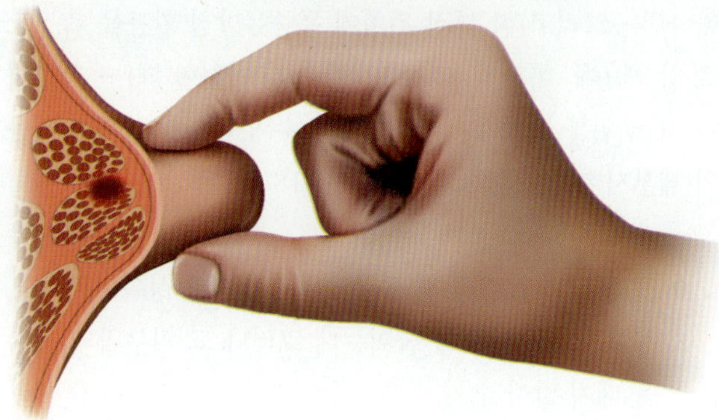

그림 3-17
집게 압박 - 근육 대 피부.

집게 압박(Pincer Compression)

집게 압박은 통증유발점에 대한 치료사의 접촉들에 (예, 엄지 및 손가락 패드들) 의해서 가해지는 압력을 포함하는데, 이 두 저항 부위들 사이에 그 부위를 끼우는 것이다. 집게 양식을 사용할 때 하나의 장점은 비활성화 동안과 그 이후에 치료사가 그 통증유발점에 대해 느낄 수 있는 촉진 변화에 대한 증가된 감각이다. 그러나, 하나의 주된 단점은 치료사가 손가락 힘을 필요로 한다는 것이다. 한 세션 동안 집게 압박의 과도한 사용은 피로를 빨리 일으키는데, 특히 잘 쓰지 않는 손 근육들에게서 그렇다.

충분한 손가락 힘을 갖는 것은 통증유발점 비활성화 동안 단단한 띠가 불쾌하게 제거되는 느낌을 피하는데 도울 뿐만 아니라, 그것은 치료의 효율성을 돕는다. 이에 더해서, 집게 압박이 단지 위를 덮고 있는 피부가 아니라 그 근육을 확실히 치료해야 하는 것에 신경을 써야만 한다. (그림 3-17 ■)

여러 통증유발점의 비활성화 (Deactivating Multiple Trigger Point Sites)

집게 압박을 사용할 때 한 통증유발점에서 다른 통증유발점으로 옮겨 가는 것은 일반적으로 집게 촉진을 하는 그 선을 따라 촉진하는 것으로 한정된다. 그러나, 시간이 허락

한다면 –그리고 한 특정 위치에 통증유발점 활동을 촉진으로 알 때 (예, 현저히 지속적인 두께가 여전할 때) – 치료사는 그 부위를 집게 촉진을 계속할 수 있다. 이 절차는 다음의 세부사항을 포함한다. (그림 3–18 ■)

- 집게 압박으로 특정 통증유발점을 비활성화 시킨 후, 점차적으로 압력을 줄이는데 그러나 그 피부와의 접촉을 떼지 말아라.
- 피부 가동범위 내에서, 이전 통증유발점의 각 끝과 가까운 주위로 집게 촉진을 약하게 하라.
- 이 인접 부위에서 또 다른 통증유발점이 촉진되면, 그 때는 집게 압박으로 비활성화 될 수 있다.

편평 압박에서처럼, 치료사는 단단한 띠를 따라 발견되는 약간의 다른 부위들을 촉진하는데, 추가적인 통증유발점들을 찾는 것이다. 집게 압박이 하나의 옵션일 때, 치료사는 파트 2의 집중 장들에서 발견되는 근육들을 위해 지정된 각각의 "선"을 따라 통증유발점들을 조사하는 것이 추천된다.

심화된 직접 압박 (Advanced Direct Compression)

통증유발점들을 비활성화 시키기 위해 치료사가 직접 압박을 가하는 동안 고객에 의한 능동적 움직임을 추가하는 것은 가치 있는 일이다. 발생가능한 (직접 압박을 받고 있는 그 근육과 먼 어떤 부위에서 실행될 때조차도) 운동 반응들은 다음과 같다:

- 통증 민감성을 낮춘다.
- 부교감 우세를 만들어서, 전반적인 근육 긴장을 낮추고 이완을 증가 시킨다.
- 보다 최적인 패턴들로 신경근육 기능을 재교육시킨다.

직접 압박 동안 능동적 움직임을 포함시키는 것은 많은 상황에서 유용하다. 치료사가 많은 치료 세션들 이후에 치료상 정체기를 만난다면 (줄어들거나 만족스럽지 않은 결과), 이 접근법은 그 치료 세션을 종종 또 다른 수준으로 갖고 갈 수 있다. 능동적 움직임을 동반한 통증유발점 비활성화는 강화한 신경근육 기법들을 고객에게 실행할 때, 종종 유용

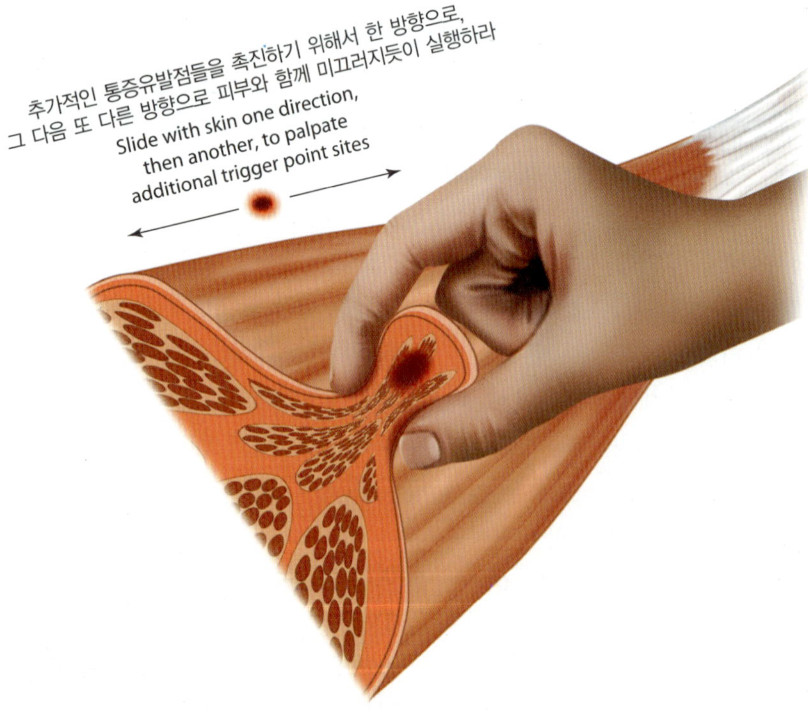

그림 3–18
집게 압박을 사용한 여러 통증유발점들의 비활성화.

하다 (예, 운동 선수, 음악가, 및 몇몇 공연가).

부상 회복 및 통증 경감의 많은 경우에서, 능동적 움직임들과 함께한 직접 압박은 치료사가 이용할 수 있는 가장 빠른 효과를 보는 방법 중 하나이다.

직접 압박 동안 능동적 움직임 (Active Movements during Direct Compression)

직접 압박과 함께한 능동적 움직임들을 도입하기 위한 제안들은 다음과 같다:

- 몇몇 직접 압박을 하기 전에 우선 고객에게 능동적 움직임들을 시연하라.
- 대부분의 경우에서 짧은-길이의 움직임들이 (단지 등장성 수축보다 약간 더) 제일 효과적이다.
- 어떤 움직임을 시작하기 전에 고객에게 소리 신호를 기다리라고 하라.
- 직접 압박치료를 한 후 움직임을 시작하라고 요청하라.
- 움직임들을 6회 반복으로 제한하라.
- 어떤 움직임이 고객이 견딜만한 불쾌감 한도를 넘어서 통증을 만든다면, 그 능동적 움직임을 중단하라.

추천되는 능동적 움직임들은 파트 2의 집중 장들에서 발견되는 근육들을 위해서 나열되어 있다. 직접 능동적 움직임들은 목표된 근육들과 보다 더 연관되어 있다. 간접 능동적 움직임들은 두 -관절 근육들에서 덜 이환된 관절이 포함되거나 아니면, 그 근육이 매개한 약간의 다른 방법들 내에 있다.

치료 세팅 내에서의 통증유발점 비활성화 (Trigger Point Deactivation Within a Therapeutic Setting)

하나의 치료 세팅 속으로 통증유발점 비활성화 테크닉을 도입하는 것은 여러 고려 사항들을 포함한다. 치료사는 그 세션 내에서 다양한 인자들을 조화시켜야만 한다.

하나의 지배적인 변수는 그 세션 길이 (예, 30분 또는 60분) 그리고 그 세션 안에서 통증유발점 비활성화에 할당된 시간이다. 통증유발점들을 치료하기기 위한 시간이 충분하지 않다면, 그 때 치료사는 가장 중요한 통증유발점 활동 부위들을 재빨리 정해야만 한다.

다른 고려사항은 그 세션 동안 얼마나 많은 인체 부위들을 치료하는 가이다. 시간 제약에서와 같이, 더 많은 부위들을 돌볼 필요가 있을 때, 그 부위들 내에 통증유발점이 적어질수록 비활성화될 수 있다.

또 다른 문제는 그 세션 동안 다른 어떤 테크닉들이 시용될 가이다. 다른 호환이 되는 치료 방식들의 통합은 매우 바람직하고 일반적으로 가장 최적인 진전을 만든다. 그러나, 이 방식들 역시 그 세션 타임의 약간을 차지할 것이다.

한 가지 더는 예상했던 것보다 더 많은 통증유발점들을 발견한 것이다. 그 때 치료사는 이 추가적인 통증유발점들을 비활성화 시켜야 할 지를 정하고, 치료 계획을 조정하거나 가장 중요한 위치들을 찾는데 능통해야만 하는데 그래야 세션 타임을 아낄 수 있다.

이 중요한 성분들 각각은 치료 세션의 개념 및 실행 속으로 저울질 할 수 있다. 한 세션 동안 예견된 계획이 새로운 환경을 만났을 때 계획의 변경은 자주 있는 일이다.

요약 (Summary)

편평 및 집게 압박 둘 다 비활성화를 위해서 몇몇 통증유발점들에 가해지는 압력을 포함한다. 편평 압박은 종종 치료사의 접촉에서 미묘한 각도들을 요구한다. 집게 압박은 치료사가 좋은 손가락 힘을 갖고 있어야 한다. 심화된 직접 압박은 통증유발점 비활성화 동안 돌보아지는 그 근육에 대한 선택된 능동적 움직임들을 포함해서 편평 또는 집게 양식의 장점을 확장시킨다.

통증유발점 치료 개요		
평가	● 고객은 건강 병력 및 면담을 통해서 통증 및 관련된 문제를 나타낸다 ○ 위치, 강도, 질, 타이밍을 주목하라 ● 동작 범위 (수동 및 능동) 및 자세 분석을 통해서 손상되거나 및 아픈 연부조직 상태를 평가하라 ○ 제한, 과다, 비대칭을 주목하라 ● 치료 전에 어떤 근육들을 목표할 지를 -그리고 어떤 순서로- 정하라 ○ 세션 길이 제한을 주목하라	
치료	자세잡기	● 고객 및 선택한 근육들의 자세 잡기(적절히 천을 덮어라)
	촉진	● 근복부를 따라 선을 상상하라 (한쪽 끝에서 시작한다) ● 편평 또는 집게 촉진 어느 것을 할 것인지를 정하라 (압력을 측정하라) ● 조직 질을 평가하라 ● 고객 반응을 주목하라
	비활성화	● 편평 또는 집게 압박 어느 것을 할 것인지를 정하라 ● 능동적 움직임의 (직접 대 간접) 사용 여부를 정하라 ● 압력을 측정하라 ● 타이밍을 주목하라
추가	계속하기	● 통증유발점의 추가적인 탐색 (편평 촉진으로 “네 방향 찾기” 또는 집게 촉진으로 인접 부위) ● 통증유발점 활동에 관한 나머지 선을 검사하라
	끝내기	● 적절한 스트레칭(정적, 간소화, 또는 능동적-분리) ● 자가-스트레칭을 시연 ● 적절한 자가-돌보기 접근법을 추천하라

복습 문제

연관 잇기

_____ 1. 찾아내기
_____ 2. 촉진하기
_____ 3. 비활성화
_____ 4. 단단한 띠 질감
_____ 5. 견딜 수 있는 불편함
_____ 6. 압력 길이
_____ 7. 직접 압박 양식
_____ 8. 편평 압박
_____ 9. 집게 압박
_____ 10. "네 방향 찾기"

A. 각기 다른 것을 향한 치료사의 접촉에 의해서 가해지는 압력
B. 근육 조직이 두껍게 뭉친 부위
C. "스프린팅"을 일으키지 않는 압력
D. 15–30초
E. 근복부 위치의 결정
F. 편평 또는 집게
G. 밑에 놓인 뼈를 향해 가해지는 압력
H. 단단한 띠들의 느낌
I. 비활성화된 통증유발점 장소와 가까운 곳의 촉진
J. 통증유발점 위치에 압력 적용

사지선다형

1. 통증유발점들은 다음 중의 하나를 제외한 모두에서 촉진될 수 있다.
   a. 방금 비활성화된 하나의 인접한 곳
   b. 단단한 띠를 따라 다음 장소
   c. 같은 근육의 또 다른 선을 따라
   d. 관절낭

2. 통증유발점의 비활성화는 다음 중의 하나를 제외한 모두를 포함한다.
   a. 찾아내기
   b. 촉진하기
   c. 복제하기
   d. 비활성화 시키기

3. "스프린팅" 반응의 예들은 다음 중의 하나를 제외한 모두를 포함한다.
   a. 자연적인 이완
   b. 호흡을 반복적으로 멈추기
   c. 주먹 또는 턱에 힘주기
   d. 다른 인체 부분을 무의식적으로 긴장시키기

4. 통증유발점 촉진을 위해서 사용되는 접촉의 예들은 다음 중의 하나를 제외한 모두를 포함한다.
   a. 엄지
   b. 손가락
   c. 이마
   d. 팔꿈치

5. 멍의 일반적인 원인들은 다음 중의 하나를 제외한 모두를 포함한다.
   a. 비스테로이드 약제 사용
   b. 힘있게 실행
   c. 리보플라노보이드 부족
   d. 노인성 혈관 허약

6. 직접 압박의 추천 방식은?
   a. 진동법
   b. 퉁기기
   c. 견고하게 실행
   d. 순회하기

7. 직접 압박 압력의 최대 추천 수준은?
   a. 참을 수 있는 불편함
   b. 참을 수 없는 불편함
   c. 견딜 수 없는 불편함
   d. 견딜 수 없는 통증

8. 직접 압박 동안 능동적 움직임들의 제안은 다음 중의 하나를 제외한 모두를 포함한다.
   a. 짧은-길이 움직임들
   b. 약 6회 반복으로 움직임을 제한한다
   c. 직접 압박을 개시한 이후 움직임들을 시작한다
   d. 직접 압박을 개시하기 전 움직임들을 시작한다

9. 직접 압박 동안 능동적 움직임 운동 반응들은 다음 중의 하나를 제외한 모두를 포함한다.
   a. 통증 민감도를 낮춘다
   b. 부교감 우세를 만든다
   c. 교감 우세를 만든다
   d. 신경근육 기능을 재교육시킨다

10. 치료 세팅에서 통증유발점 고려사항들의 예들은 다음 중의 하나를 제외한 모두를 포함한다.
   a. 세션 길이
   b. 치료할 인체 영역의 숫자
   c. 사용된 테크닉들
   d. 세션 비용

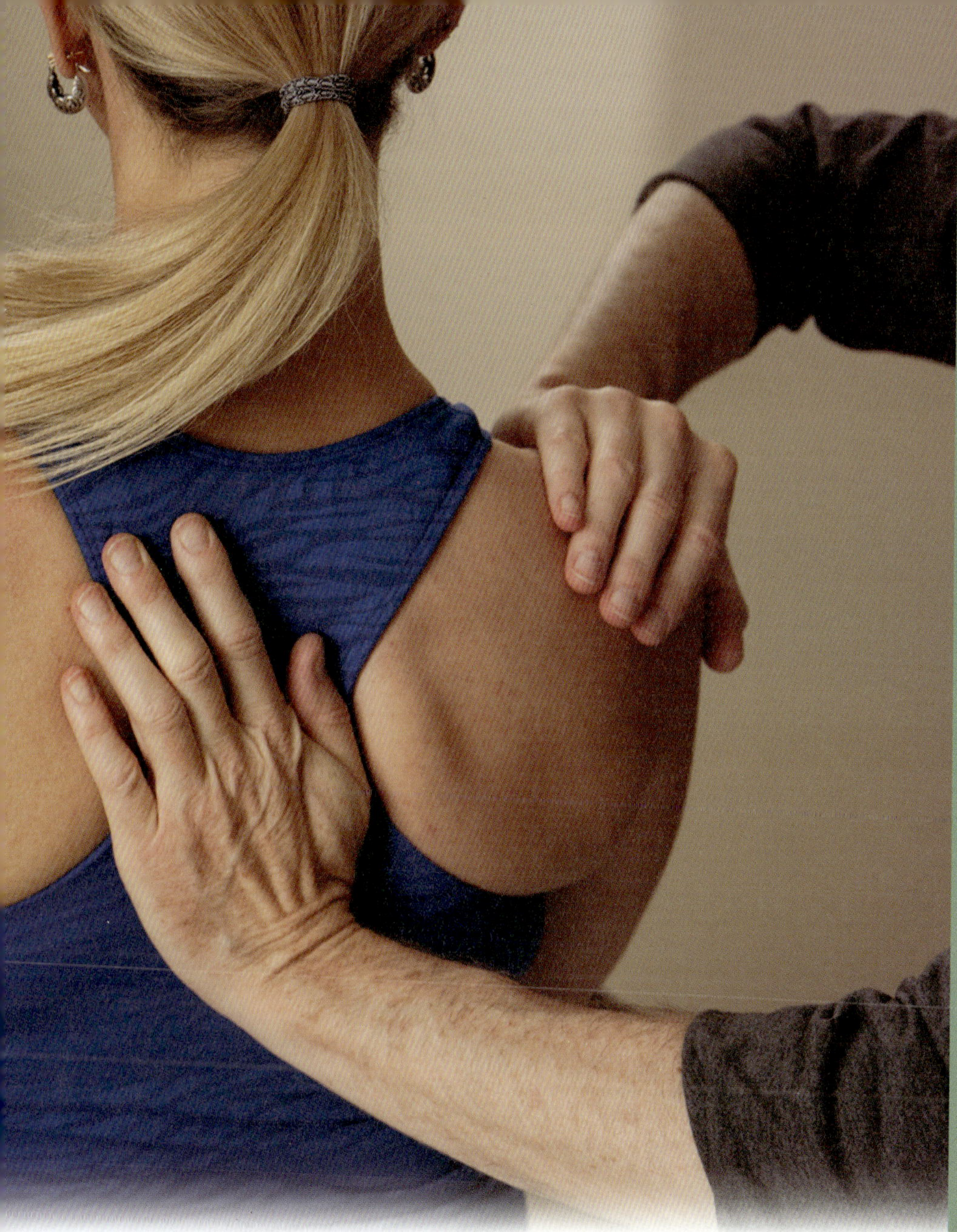

제 2 부

인체 부위들

제 4 장 다리와 발 근육들

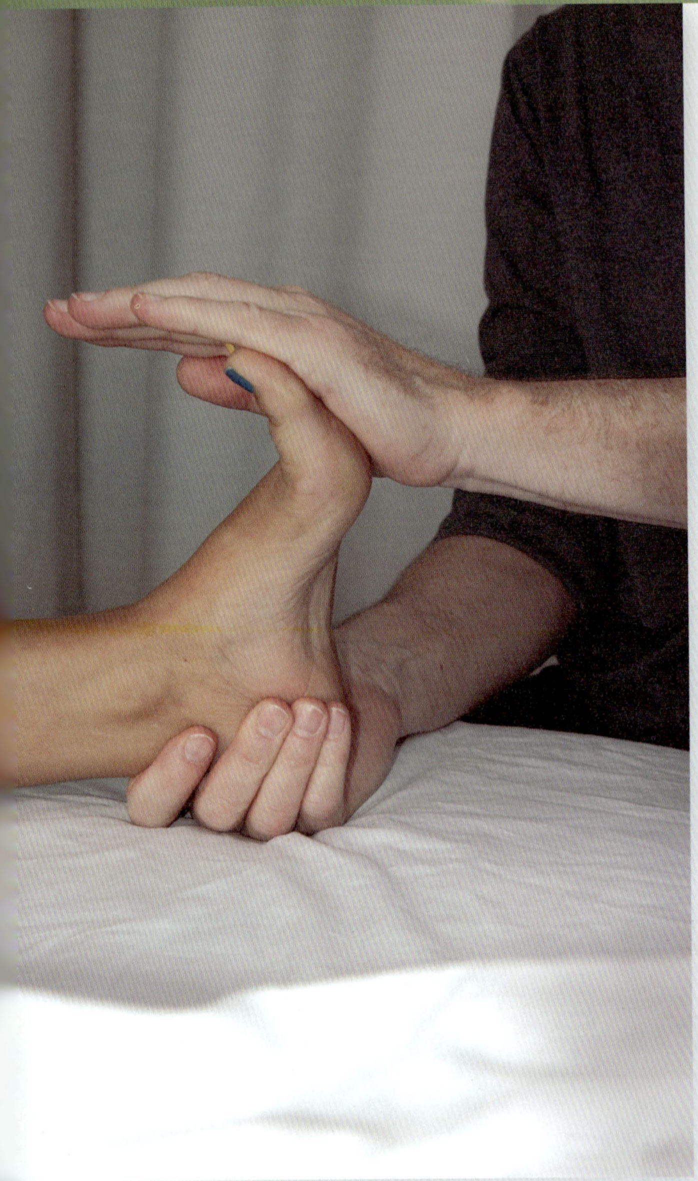

이 장의 개요

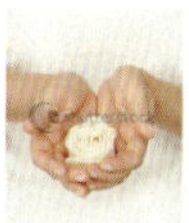

학습 목적

이 장에 있는 정보를 배운 후, 치료사는 다음을 할 수 있어야만 한다:

- 다리와 발 근육들의 주요한 신체운동학적 기능들을 설명하시오
- 다리와 발 근육들 내 통증유발점 활동을 일으키는 두드러진 과부하 요인들을 설명하시오
- 다리와 발 근육들을 만져서 구분하시오
- 다리와 발 근육들 내 통증유발점 위치들을 촉진하시오
- 다리와 발 근육들에서 통증유발점 비활성화를 만들기 위한 능동적 움직임들을 설명하시오
- 다리와 발 근육들에 맞는 스트레칭을 실행하시오
- 다리와 발 근육들 안에 있는 통증유발점으로 인한 통증 연관 위치들을 찾아내시오

다음 근육들에 대해서 다룬다: 장딴지근, 가자미근, 앞정강근, 긴발가락폄근, 긴엄지폄근, 긴종아리근, 짧은종아리근, 긴발가락굽힘근, 긴엄지굽힘근, 엄지벌림근, 짧은발가락굽힘근, 짧은엄지굽힘근, 짧은발가락폄근 및 짧은엄지폄근

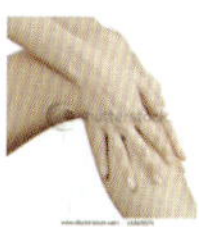

주요 용어

발바닥 근막염 49
발바닥 근막 49
신경혈관 다발 49
건막(Aponeurosis) 49
보행(Ambulation) 53
뼈사이 막 53
근육건 이음 56
운동 취약(motor weakness) 58
시시떼 59
감각이상 65
내번 염좌 62
모턴 발 구조 62
과다엎침(hyperpronation) 62

서문 - 다리와 발 근육들 (Introduction - Leg and Foot Muscles)

근육 구성(Muscle Organization)

이 장은 다리와 발 부위들에 있는 선택된 근육들을 다룬다. 거의 모든 다리 근육들이 포함된다 (뒤정강근, 셋째종아리근, 및 장딴지빗근은 제외); 그러나, 여러 내재 발 근육들이 제외되었다.

뒤정강근은 일반적으로 너무 깊숙이 있어서 정확히 찾고 촉진하기가 어려운데, 그렇다고 하더라도 위를 덮고 있는 근육들을 치료하는 동안 통증유발점들은 비활성화될 가능성이 있다.

장딴지빗근 (존재할 경우) 장딴지근 밑에 있기 때문에, 그 안에 있는 몇몇 통증유발점들을 찾아내서 치료하기가 쉽다.

발의 다른 근육들과 상당수가 겹치기 때문에, 이 책에서 언급되지 않은 내재 발 근육들 내에 있는 몇몇 통증유발점들은 비활성화될 것이다.

국소적 영향(Regional Influences)

근육들의 기능에 영향을 주는 중력의 역할이 모든 부위에 적용된다 하더라도, 다리와 발 근육들에서 가장 클 것이다.

어떠한 자세 또는 포지션 변화들이 위쪽에서 일어나는 것에 반응해서, 과부하를 진 근육들은 여기에 위치한 구조들에 현저한 변화를 전달할 것이며, 그래서 다음에 부정적인 영향을 끼친다:

- 여러 발 및 발가락 관절들
- 발목 관절들
- 발목 및 발 인대들
- 발바닥 근막
- 다리 근막

이러한 결합 조직 구조들과 다른 성분들을 찾아서 적절한 도수기법으로 실행되어야만 한다.

비활성화에 관해서(Deactivation Concerns)

상대적으로 말해서, 대부분의 다리 근육들은 -그리고 발의 모든 근육들- 작고, 짧고, 그리고/또는 좁다. 이것이 일반적으로 뜻하는 것은 더 작은 접촉이 (예, 보강된 엄지 또는 손가락) 통증유발점 위치들을 비활성화 시키는데 사용된다는 것이다. 치료사가 상당한 양의 통증유발점 활동과 맞닥뜨리게 된다면, 그 접촉에 과부하를 주지 않는 단계를 밟아야 한다. 한 치료 세션 동안 직접 압박과 다른 기법들을 번갈아 사용하는 것이 좋다.

일반적인 상태(Common Conditions)

다리 및 발 부위들은 많은 중력을 받기 때문에 - 달리기, 점핑 및 다른 충격 움직임들 - 여러 문제들이 생길 수 있다. 이러한 상해들과 과사용 문제들은 다음을 포함한다:

- 정강이 스프린트
- 아킬레스 건염
- 발바닥 근막염
- 골관절염
- 쑤시는 발

다른 덜 흔한 문제들은 발목 터널 증후군, 가쪽 발목 염좌, 및 발꿈치뒤 낭염을 포함하는 통증유발점 활동 요소들을 나타낸다.

이러한 상황들과 함께 연부조직 병리의 이해는 -그리고 적절한 치료 반응에 대한 훈련- 치료사가 효율적으로 해당 통증과 불편함을 손 볼 수 있게 해 줄 것이다.

장딴지근 (Gastrocnemius)

간결한 요약

- 통증유발점들은 안쪽 발바닥, 오금, 및 몸쪽 뒤쪽 다리 부위들로 전이될 수 있다.
- 편평 및 집게 압박으로 비활성화 시킨다.
- 발목 관절을 뒤굽힘(dorsiflexion) 해서 스트레칭을 한다.

개요(Overview)

장딴지근은 쉽게 접근이 가능한 근육으로 가자미근과 함께 실행한다. 대부분 그것들을 함께 치료하는 것이 추천된다. 가자미근은 장딴지근 밑에 있기 때문에, 가자미근 통증유발점들은 동일한 치료 동안 종종 비활성화된다. 또한 장딴지근은 다른 발목 관절 근육들을 보조하므로 (주로 긴종아리근 및 짧은종아리근), 이들 역시 조사하는 것이 추천된다.

장딴지근 통증유발점들은 발바닥 부위로 통증을 전이될 수 있다. **발바닥 근막염**이 (또는 다른 발 병리) 동일한 주변에 종종 통증을 보인다. 두 문제가 동시에 있을 수 있다. 장딴지근 통증유발점들로 인한 단단한 띠들은 발바닥 근막염에 원인이 될 수 있는데 발꿈치뼈 건성 부착을 통해서 **발바닥 근막**에 비정상적 장력을 주기 때문이다. 장딴지근 몸쪽 끝 주위의 통증유발점들을 비활성화 시킬 때, 중간오금 부위에서 발견되는 **신경혈관 다발**에 (정강신경 및 오금 동맥 및 정맥) 신경을 써야 함을 잊지 말아라. 이 부근에서 깊은 압력을 피하라.

위치와 부착(Location and Attachments)

장딴지근은 얕게 있으며, 다리 뒷면 대부분을 차지한다. 그 근복부는 몸쪽 부착들에서 안쪽 및 가쪽 머리로 나뉜다. (그림 4–1 ■)

- 몸쪽 부착들 – 뒤쪽 넙다리 관절융기들.
- 먼쪽 부착 – 가자미근과 함께 하는 하나의 부착인 발꿈치 (아킬레스) 건에 의해서 뒤쪽 발꿈치뼈.

형태와 기능(Form and Function)

장딴지근의 복부는 길고, 넓고, 두껍다. 먼쪽으로, 장딴지근은 넓고 얇은 **건막**을 만드는데 그것은 조밀한 발꿈치 건을 만들기 위해서 두꺼워진다.

장딴지근은 다음을 만든다

- 발목 관절의 발바닥 굴곡.
- 무릎 관절과 발목 관절의 안정.

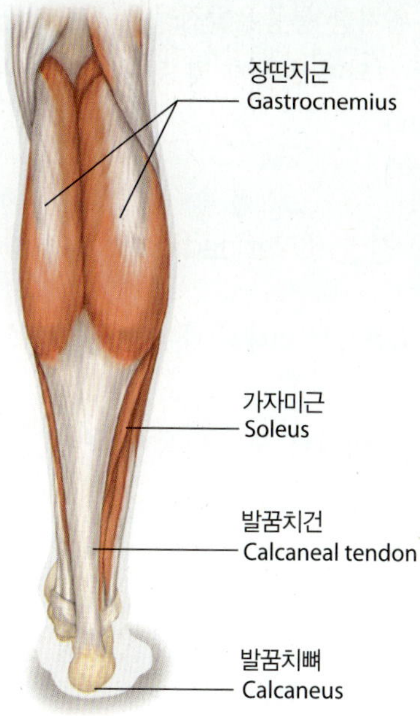

그림 4–1
장딴지근 해부.

통증유발점 연관 패턴 (Trigger Point Referral Patterns)

고객이 다음을 말하거나 보일 때, 장딴지근의 통증유발점 활동을 조사해 보아야만 한다

- 발의 안쪽 발바닥면, 몸쪽 뒷다리, 또는 오금 부위들의 통증 (그림 4–2 ■)
- 만성적 밤 장딴지 경련.

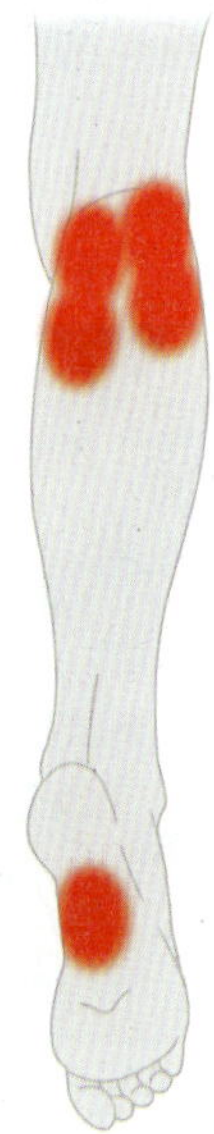

그림 4–2
장딴지근 통증유발점 연관 패턴.

가자미근에 위치한 통증유발점들은 장딴지근을 촉진하는 동안 종종 발견되며 발꿈치 및 뒤쪽 다리부위들로 통증이 전이될 수 있다.

과부하 요인들(Overloading Factors)

장딴지근은 다음으로 인해서 과부하를 받을 수 있다:

- 정강뼈, 종아리뼈, 또는 발목뼈들의 골절로 인한 급성 외상성 사고.
- 최근의 보행 석고붕대.
- 뒷다리 근육들을 빨리 차갑게 만듬.
- 발목 관절 발바닥 굴곡에 의한 오래 계속된 짧아짐을 포함하는 몇몇 인자들.
- 근복부에 국소빈혈을 만드는 가구 또는 고무줄로 인한 오래 계속되는 압박.

비활성화 전략(Deactivation Tactics)

장딴지근 포지션 – 엎드려 누워서, 발목 관절을 발바닥 굴곡이나 뒤굽힘 시키지 않는다.

안쪽 및 가쪽 머리들에 편평 압박을 한다:

- 근육 각각의 머리에 있는 선을 따라 편평 촉진을 하는데, 대략 오금 주름에서 시작한다.
- 어떤 머리를 시술하는가에 따라서, 뒤쪽 정강뼈 또는 뒤쪽 종아리뼈를 향해서 앞쪽으로 눌러라. (그림 4–3 ■)

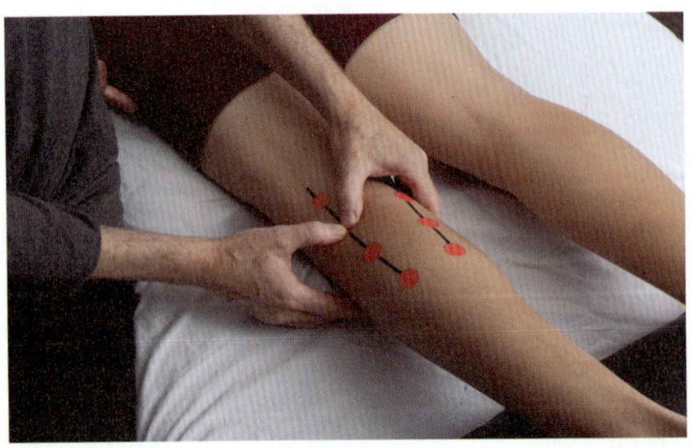

그림 4–3
편평 압박: 장딴지근은 뒤쪽 정강뼈 또는 종아리뼈를 향해서 앞쪽으로 눌러라.

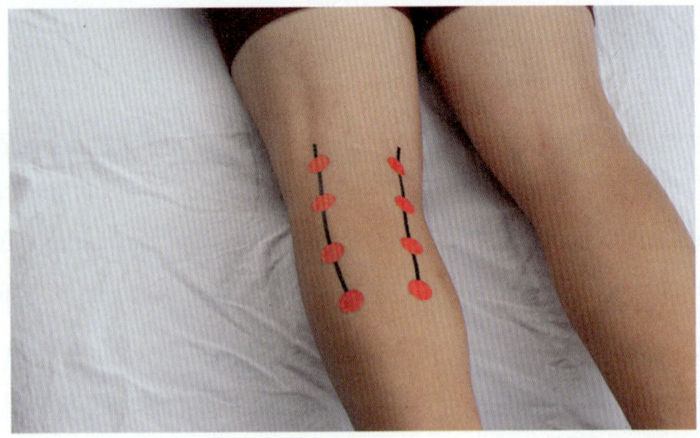

그림 4–4
장딴지근의 시각적인 선을 따라 6~8개의 핵심 부위들이 있다.

- 근복부의 먼쪽 끝까지 각각의 선을 계속 탐색하라.
- 시각적인 선을 따라 6~8개의 핵심 부위들이 있다. (그림 4–4 ■)

안쪽 및 가쪽 머리들에 집게 압박을 한다:

- 그 근육 각각의 머리에 있는 선을 따라 집게 압박을 하는데, 오금 주름에서 대략 엄지 하나 폭 먼쪽에서 시작한다. (그림 4–5 ■)
- 근복부의 먼쪽 끝까지 각각의 선을 계속 탐색하라.
- 밑에 있는 가자미근에 대한 집게 압박을 최소화하기 위해서, 다리의 정중선에 가까운 각각의 선을 탐색하라.
- 시각적인 선을 따라 6개의 핵심 부위들이 있다.

심화된 직접 압박 : 고객에게 장딴지근에 편평 또는 집게 압박을 한다.

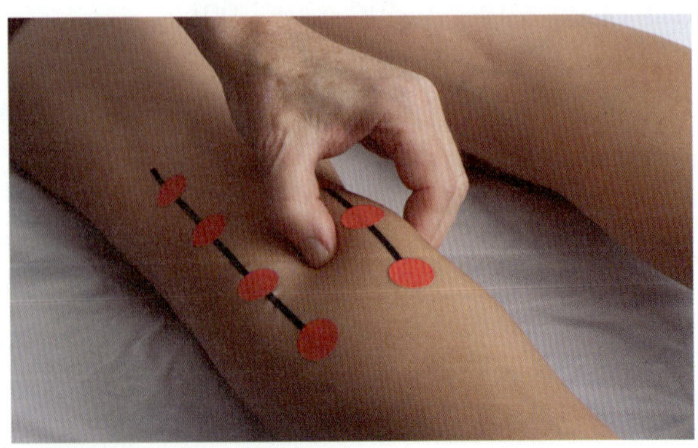

그림 4–5
집게 압박: 각 장딴지근 머리의 시각적인 선을 따라.

- 직접 능동적 움직임: 발목 관절 뒤굽힘/발바닥 굴곡을 포함.
- 간접 능동적 움직임: 발 내번/외번을 포함.

관련 있는 근육 부위들
(Relevant Muscle Areas)

엎드려 누운 자세에서 다른 중요 부위들이 다뤄질 수 있다. 특히, 추가로 초점을 두어야만 할 곳:

- 가자미근
- 넙다리두갈래근
- 반막모양근
- 반건모양근
- 작은볼기근

길항근들에게도 주의를 해야 한다:

- 앞정강근
- 긴발가락폄근
- 긴엄지폄근

찾아볼 가치가 있는 다른 근육들:

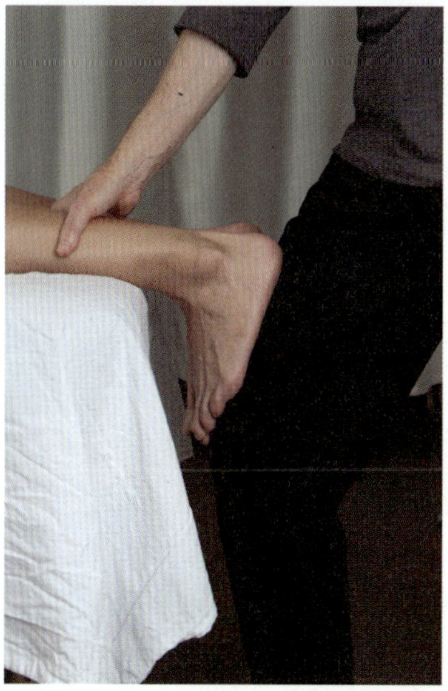

그림 4-6
스트레칭: (엎드려서) 발목 관절 뒤굽힘 (치료사의 넙다리로 발을 누르면서 치료사의 손이 고객의 뒤쪽 다리를 고정하고 있는 것을 주목하라).

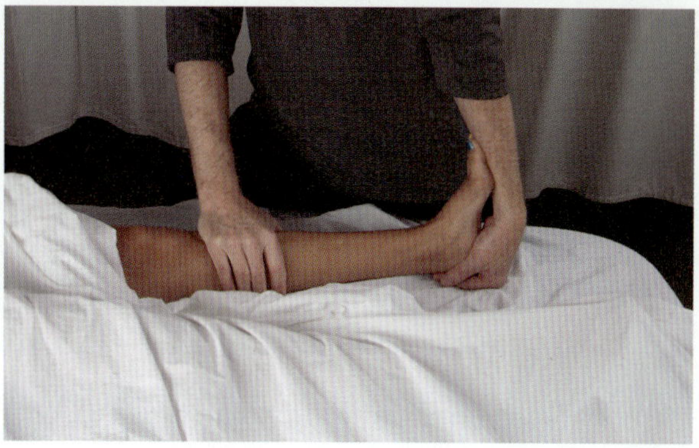

그림 4-7
스트레칭: (엎드려서) 발목 관절 뒤굽힘 (치료사의 손이 고객의 앞쪽 다리를 고정하고 있는 것을 주목하라).

- 긴발가락굽힘근
- 긴엄지굽힘근

스트레칭(Stretches)

고객이 엎드려 눕거나 등을 대고 누워서 발목 관절 뒤굽힘이 행해질 수 있다. (그림 4-6 ■ 과 그림 4-7 ■)

서서 벽에 앞으로 몸을 기대고 한 발을 다른 발의 훨씬 뒤에 놓고 (무릎 관절을 펴고서), 뒷 다리 발목 관절을 효율적으로 뒤굽힘시켜 자가-스트레칭을 한다. (그림 4-8 ■)

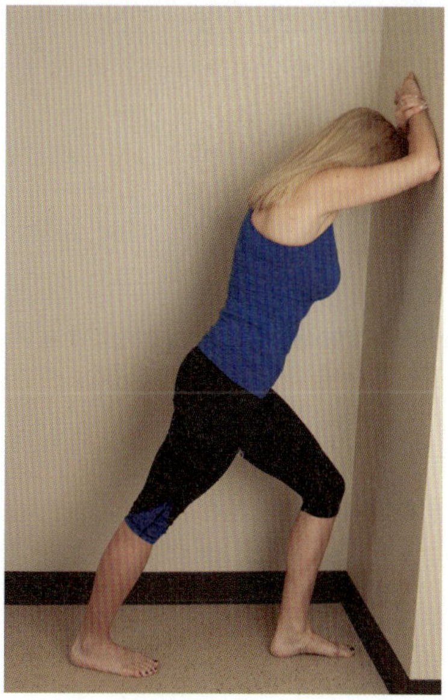

그림 4-8
자가-스트레칭: 발목 관절 뒤굽힘.

가자미근 (Soleus)

간결한 요약

- 통증유발점들은 발꿈치 및 뒷다리 부위들로 전이될 수 있다.
- 편평 및 집게 압박으로 비활성화 시킨다.
- 발목 관절을 뒤굽힘(dorsiflexion) 해서 스트레칭을 한다.

개요(Overview)

대부분이 깊숙한 근육이지만, 가자미근은 장딴지근을 통해서 접근이 가능하고 그것의 안쪽 공간을 따라 보다 직접 접근할 수 있다. 가자미근은 장딴지근과 함께 작용을 한다. 대부분 그것들을 함께 치료하는 것이 추천된다.

장딴지근은 가자미근 위에 있기 때문에, 장딴지근 통증유발점들은 동일한 치료 동안 종종 비활성화된다. 또한 가자미근은 다른 발목 관절 근육들을 보조하므로 (주로 긴종아리근 및 짧은종아리근), 이들 역시 조사하는 것이 추천된다.

가자미근 통증유발점들은 발바닥 발꿈치 부위로 통증을 전이될 수 있다. 발바닥 근막염이 (또는 다른 발 병리) 동일한 주변에 종종 통증을 보인다. 두 문제가 동시에 있을 수 있다. 가자미근 통증유발점들로 인한 단단한 띠들은 발바닥 근막염에 원인이 될 수 있는데 발꿈치뼈 건성 부착을 통해서 발바닥 근막에 비정상적 장력을 주기 때문이다.

위치와 부착(Location and Attachments)

가자미근은 다리 뒷면의 세로 길이 거의 전부를 차지하는데, 주로 장딴지근 깊숙이 있다. (그림 4–9 ■)

- 몸쪽 부착들 – 몸쪽 뒤쪽 정강뼈 및 종아리뼈대, 또한 장딴지근과 함께하는 건막.
- 먼쪽 부착 – 장딴지근과 함께 하는 하나의 부착인 발꿈치 (아킬레스) 건에 의해서 뒤쪽 발꿈치뼈.

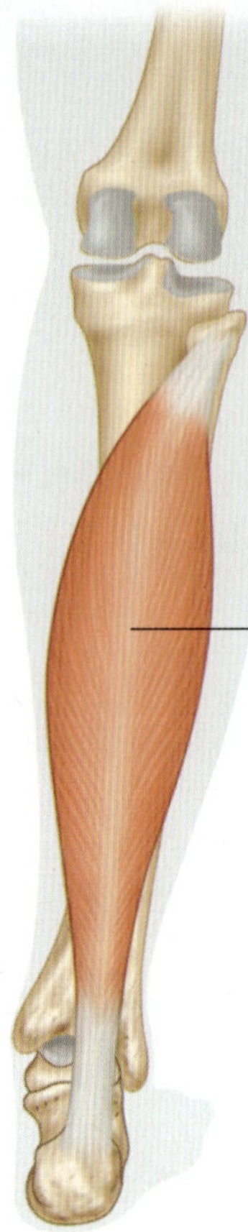

그림 4–9
가자미근 해부.

형태와 기능(Form and Function)

가자미근의 복부는 넓고, 두꺼우며, 먼쪽으로 두꺼운 발꿈치 건을 만들기 위해서 얇은 장딴지근 건과 섞인다.

가자미근은 다음을 만든다

- 발목 관절의 발바닥 굴곡.
- 뒤쪽 다리 부위을 지나가는 정맥 혈액 움직임을 보조.
- 무릎 관절과 발목 관절의 안정.

통증유발점 연관 패턴 (Trigger Point Referral Patterns)

고객이 다음을 말하거나 설명할 때, 가자미근의 통증유발점 활동을 조사해 보아야만 한다

- 발의 발꿈치면 또는 뒤쪽 다리 부위들의 통증 (그림 4–10 ■)
- 현저히 제한된 발목 관절 뒤굽힘.

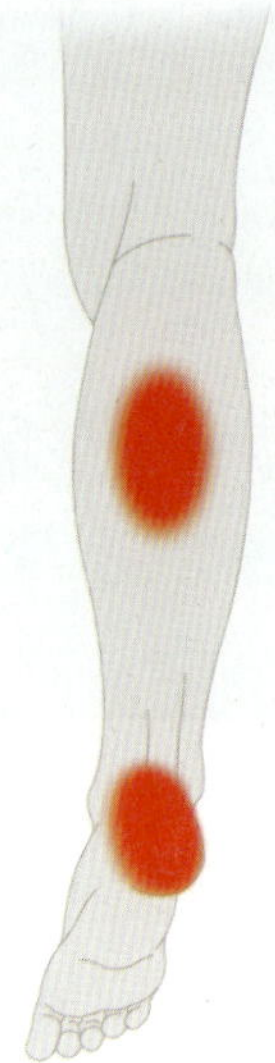

그림 4-10
가자미근 통증유발점 연관 패턴.

장딴지근에 위치한 통증유발점들은 가자미근을 촉진하는 동안 종종 발견되며 그리고 안쪽 발바닥 및 오금 부위들로 통증을 전이될 수 있다.

과부하 요인들(Overloading Factors)

가자미근은 다음으로 인해서 과부하를 받을 수 있다:

- 연부조직 찢김으로 인한 급성 외상성 사고들.
- 최근의 보행 석고붕대.
- 뒤쪽 다리 근육들을 빨리 차갑게 만듬.
- 발목 관절 발바닥 굴곡에 의한 오래 계속된 짧아짐을 포함하는 몇몇 인자들.
- 만성적 발 미끄러짐을 만드는 몇몇 인자들 또는 편평하지 않은 지면에서 오랜 **보행**.
- 근복부에 국소빈혈을 만드는 가구 또는 옷의 탄성 끈으로 인한 오래 계속되는 압박.

비활성화 전략(Deactivation Tactics)

가자미근 포지션 – 엎드려 누워서, 발목 관절을 발바닥 굴곡이나 뒤굽힘 시키지 않는다.

근복부에 편평 압박을 한다:

- 근복부의 각각의 (안쪽 및 가쪽) 선을 따라 편평 촉진을 하는데, 대략 오금 주름에서 엄지 하나 폭 먼쪽에서 시작한다.
- 안쪽 근복부는, 뒤쪽 정강뼈를 향해서 (직접 또는 장딴지근을 통해서) 앞쪽으로 눌러라.
- 가쪽 근복부는, 뒤쪽 종아리뼈를 향해서 (장딴지근을 통해서) 앞쪽으로 눌러라.
- 근복부의 먼쪽 끝까지 각각의 선을 계속 탐색하라.
- 근복부의 정중선을 따라 (장딴지근을 통해서) 편평 촉진을 하는데 오금 주름에서 대략 손가락 2개 폭 먼쪽에서 시작하라.
- **뼈사이막**을 향해서 앞쪽으로 눌러라. (그림 4-11 ■)
- 근복부의 먼쪽 끝까지 이 선을 계속 탐색하라.
- 시각적인 선을 따라 9~12 개의 핵심 부위들이 있다. (그림 4-12 ■)

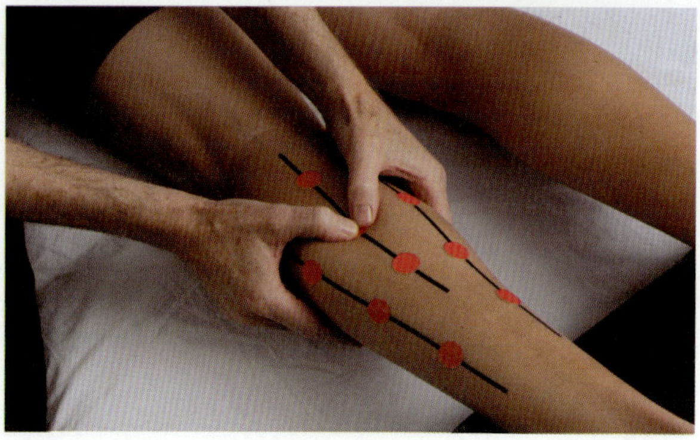

그림 4-11
편평 압박: 가자미근은 뒤쪽 정강뼈, 종아리뼈, 및 뼈사이막을 향해서 (장딴지근을 통해서) 앞쪽으로 눌러라.

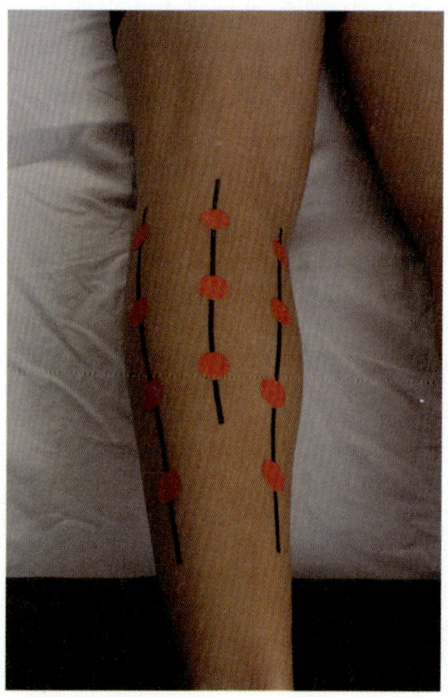

그림 4-12
가자미근의 시각적인 선을 따라 9~12개의 핵심 부위들이 있다.

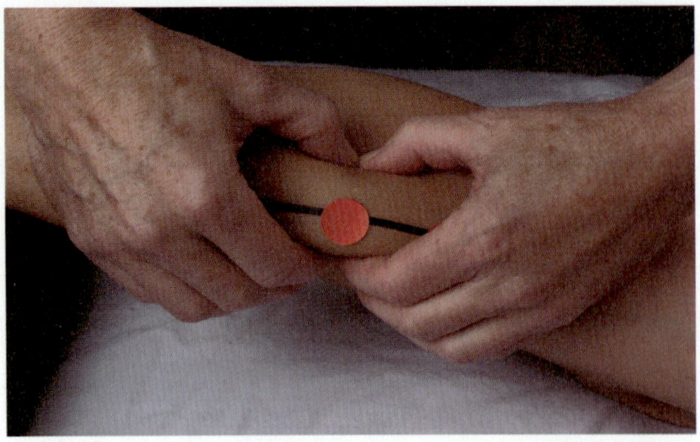

그림 4-13
집게 압박: 몸쪽 안쪽 가자미근복부의 시각적인 선을 따라.

안쪽 및 가쪽면에 집게 압박을 한다:

- 몸쪽 안쪽 근복부 상에 있는 선을 따라 집게 압박을 하는데, 오금 주름에서 대략 엄지 하나 폭 먼쪽에서 시작한다. (그림 4-13 ■)
- 이 선을 따라 먼쪽으로 대략 두 손 폭을 계속 탐색하라.
- 위를 덮고 있는 장딴지근에 대한 집게 압박을 최소화하기 위해서, 다리의 정중선에 더 멀리 떨어져서 이 선을 탐색하라.
- 시각적인 선을 따라 3개의 핵심 부위들이 있다.
- 먼쪽 근복부의 안쪽 및 가쪽면에 잇는 선을 따라 동시에 집게 촉진을 하는데, 복숭아뼈 높이에서 대략 손 하나 폭 몸쪽에서 시작하라. (그림 4-14 ■)
- 근복부의 먼쪽 끝까지 이 선들을 동시에 계속 탐색하라.
- 일반적으로 이 먼쪽 부분에 4개의 핵심 부위들이 있다. (그림 4-15 ■)

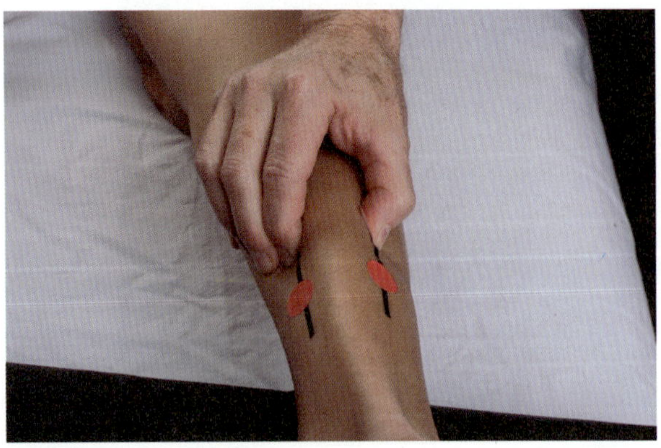

그림 4-14
집게 압박: 먼쪽 가자미근복부의 시각적인 선을 따라.

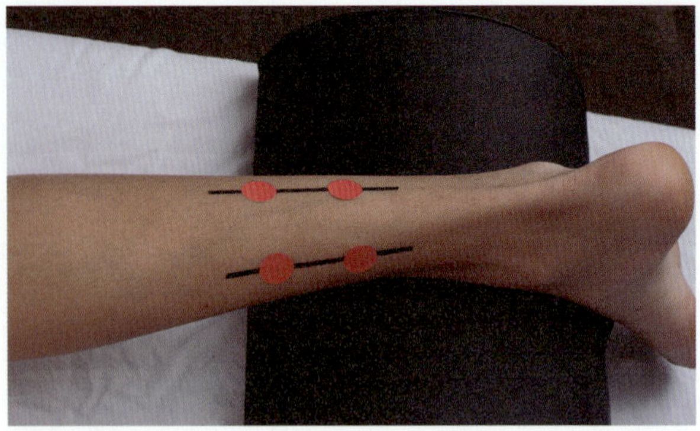

그림 4-15
먼쪽 가자미근복부의 시각적인 선을 따라 4개의 핵심 부위들이 있다.

심화된 직접 압박 : 고객에게 가자미근에 편평 또는 집게 압박을 한다.

- 직접 능동적 움직임: 발목 관절 뒤굽힘/발바닥 굴곡을 포함.
- 간접 능동적 움직임: 발 내번/외번을 포함.

관련 있는 근육 부위들(Relevant Muscle Areas)

엎드려 누운 포지션에서 다른 중요 부위들이 다뤄질 수 있다. 특히, 추가로 초점을 두어야만 할 곳:

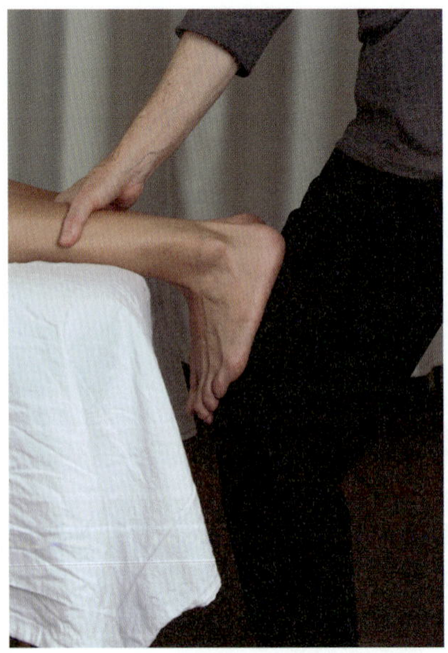

그림 4-16
스트레칭: (엎드려서) 발목 관절 뒤굽힘 (치료사의 넙다리로 발을 누르면서 치료사의 손이 고객의 뒤쪽 다리를 잡고 있는 것을 주목하라).

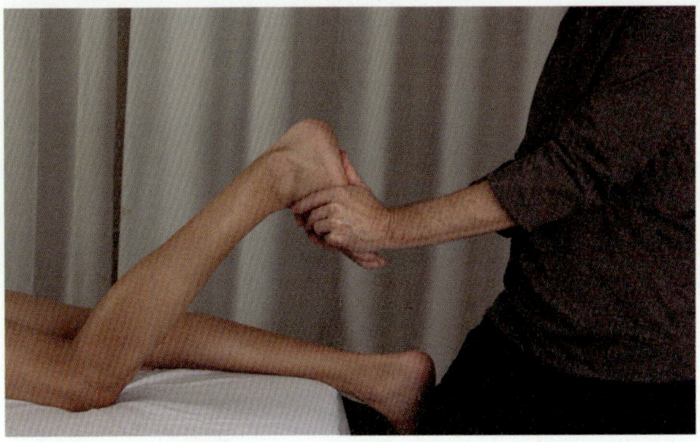

그림 4-17
스트레칭: (엎드려서) 발목 관절 뒤굽힘 (무릎 관절 굴곡을 주목하라).

- 장딴지근
- 긴발가락굽힘근
- 긴엄지굽힘근

*길항근*들에게도 주의를 해야 한다:

- 앞정강근
- 긴발가락폄근
- 긴엄지폄근

찾아볼 가치가 있는 다른 근육들:

- 긴종아리근
- 짧은종아리근

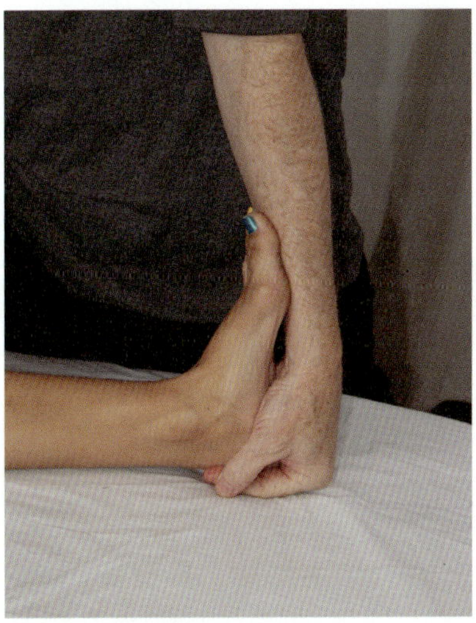

그림 4-18
스트레칭: (등을 대고) 발목 관절 뒤굽힘.

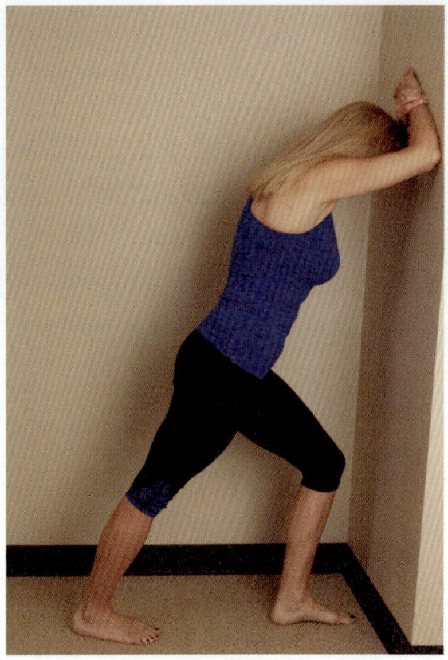

그림 4-19
자가-스트레칭: 발목 관절 뒤굽힘.

스트레칭(Stretches)

고객이 엎드려 눕거나 등을 대고 누워서 발목 관절 뒤굽힘이 행해질 수 있다. (그림 4-16 ■, 4-17 ■ 및 4-18 ■)

서서 벽에 앞으로 몸을 기대고 한 발을 다른 발의 훨씬 뒤에 놓고 (무릎 관절을 펴고서), 뒷 다리 발목 관절을 효율적으로 뒤굽힘시켜 자가-스트레칭을 한다. (그림 4-19 ■)

앞정강근 (Tibialis Anterior)

간결한 요약

- 통증유발점들은 엄지발가락으로 전이될 수 있다.
- 편평 압박으로 비활성화 시킨다.
- 발목 관절을 뒤굽힘(dorsiflexion) 해서 스트레칭을 한다.

개요(Overview)

앞정강근은 쉽게 접근이 가능한 근육으로 긴발가락폄근 및 긴엄지폄근과 함께 작용을 한다. 대부분 그것들을 함께 치료하는 것이 추천된다.

장딴지근 통증유발점들은 엄지발가락 부위로 통증을

전이될 수 있다. 관절염이 (또는 다른 발 병리) 동일한 주변에 종종 통증을 보인다. 두 문제가 동시에 있을 수 있다.

위치와 부착 (Location and Attachments)

앞정강근은 얕게 있으며, 정강뼈 앞쪽 능선의 바로 가쪽에서 다리의 앞면의 세로 길이 대부분을 차지한다. (그림 4-20 ■)

- 몸쪽 부착들 – 정강뼈의 가쪽 관절융기 및 뼈대.
- 먼쪽 부착들 – 비교적 길고 큰 건에 의해서 안쪽 쐐기모양뼈 및 첫째 발허리뼈, 그것은 위쪽 및 아래쪽 폄근지지띠에 의해서 제자리에 유지된다.

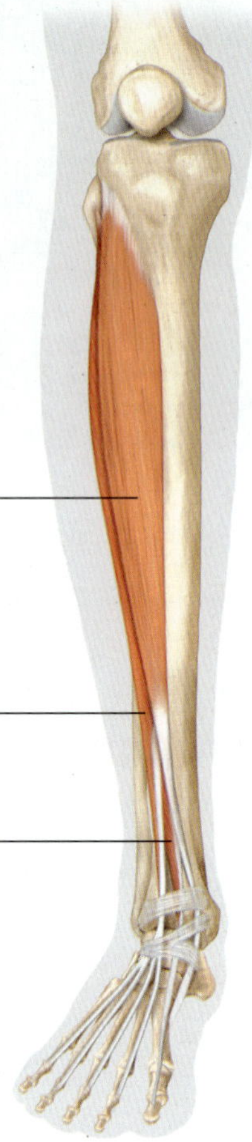

그림 4-20
앞정강근, 긴발가락폄근, 및 긴엄지폄근 해부.

형태와 기능 (Form and Function)

앞정강근의 복부는 비교적 길고, 두껍다. 그것은 다리 정중선에서 가쪽에 위치하는데, 그것은 대략 **근육건 이음**에서 안쪽으로 건너가서, 그것의 먼쪽 부착을 다리의 정중선 안쪽에 붙게 해 준다.

앞정강근은 다음을 만든다

- 발목 관절의 뒤굽힘.
- 발의 내번 (발목 관절이 발바닥 굴곡되어 있을 때는 제외).
- 발과 발목 관절의 안정.

통증유발점 연관 패턴 (Trigger Point Referral Patterns)

고객이 다음을 말하거나 보일 때 앞정강근의 통증유발점 활동을 조사해 보아야만 한다

- 발등 안쪽 엄지 또는 안쪽 앞쪽 발목 부위들의 통증. (그림 4-21 ■)
- 현저히 제한된 발목 관절 발바닥 굴곡.
- 발목 관절 취약 또는 발부리 걸림.

긴발가락폄근에 위치한 통증유발점들은 앞정강근을 촉진하는 동안 종종 발견되며 둘째, 셋째, 및 넷째 발허리 위의 발의 발등면 부위들로 통증이 전이될 수 있다.

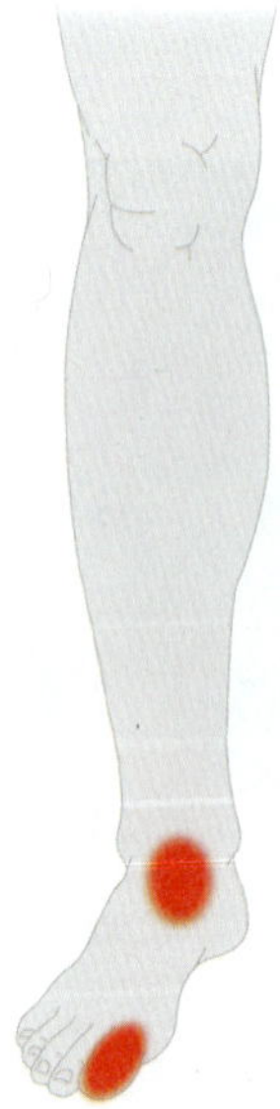

그림 4-21
앞정강근 통증유발점 연관 패턴.

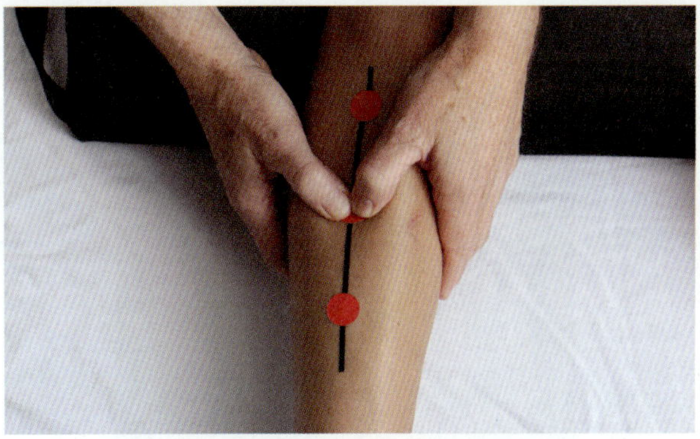

그림 4-22
편평 압박: 앞정강근은 앞쪽 가쪽 정강뼈를 향해서 뒤쪽 안쪽으로 눌러라.

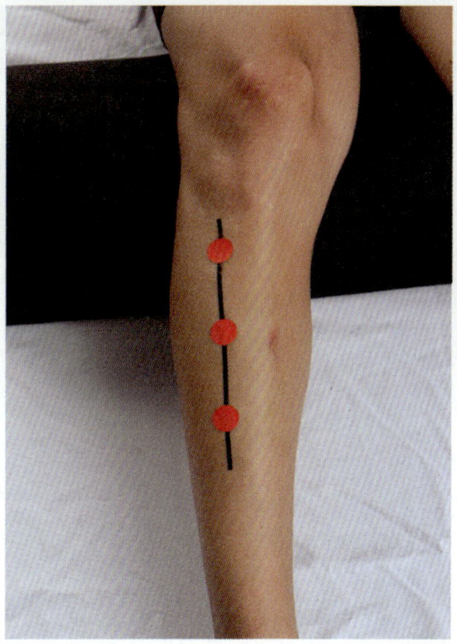

그림 4-23
앞정강근의 시각적인 선을 따라 3~4개의 핵심 부위들이 있다.

과부하 요인들(Overloading Factors)

앞정강근은 다음으로 인해서 과부하를 받을 수 있다:

- 연부조직 찢김으로 인한 급성 외상성 사고들.
- 최근의 보행 석고붕대.
- 편평하지 않은 지면에서 오랜 보행.

비활성화 전략(Deactivation Tactics)

앞정강근 자세 – 등을 대고 누워서, 발목 관절을 발바닥 굴곡이나 뒤굽힘 시키지 않는다.

근복부에 편평 압박을 한다:

- 정강뼈 앞쪽 능선 바로 가쪽에 있는 근복부의 정중선을 따라 편평 촉진을 하는데, 대략 정강뼈 결절 높이에서 시작한다.
- 가쪽 정강뼈를 향해서 뒤쪽으로 눌러라. (그림 4-22 ■)
- 근복부의 먼쪽 끝까지 이 선을 계속 탐색하라.
- 시각적인 선을 따라 3~4개의 핵심 부위들이 있다. (그림 4-23 ■)

심화된 직접 압박 : 고객에게 앞정강근에 편평 압박을 한다.

- 직접 능동적 움직임: 발목 관절 뒤굽힘/발바닥 굴곡을 포함.
- 간접 능동적 움직임: 발 내번/외번을 포함.

관련 있는 근육 부위들(Relevant Muscle Areas)

등을 바닥에 대고 누운 자세에서 다른 중요 부위들이 다뤄질 수 있다. 특히, 추가로 초점을 두어야만 할 곳:

- 긴발가락폄근
- 긴엄지폄근

길항근들에게도 주의를 해야 한다:

- 장딴지
- 가자미근
- 긴종아리근
- 짧은종아리근

찾아볼 가치가 있는 다른 근육들:

- 긴발가락굽힘근
- 긴엄지굽힘근

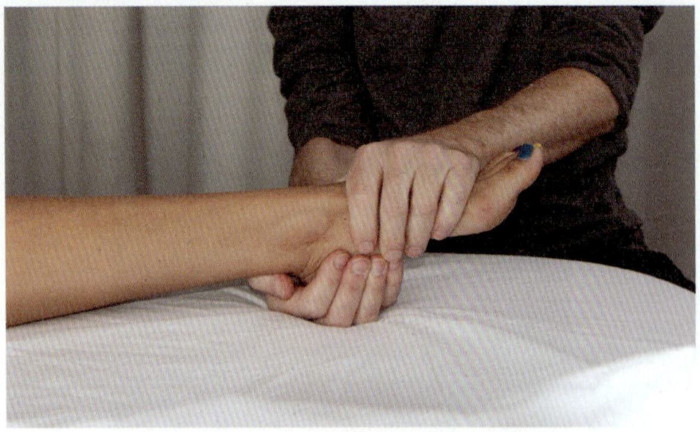

그림 4-24
스트레칭: (등을 대고) 발목 관절 발바닥 굴곡.

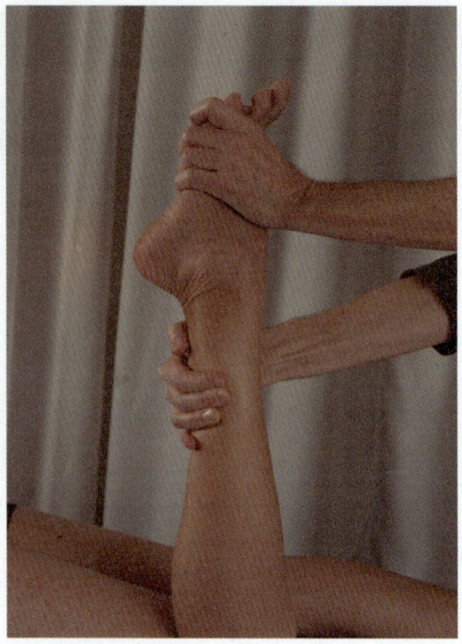

그림 4-25
스트레칭: (무릎 관절을 굴곡시켜 엎드려서) 발목 관절 발바닥 굴곡.

스트레칭(Stretches)

고객이 엎드려 눕거나 등을 대고 누워서 발목 관절 발바닥 굴곡이 행해질 수 있다. (그림 4-24 ■ 및 4-25 ■)

서서 무릎 관절을 굴곡시켜 발을 잡고, 발목 관절을 효과적으로 발바닥 굴곡시켜서 자가-스트레칭을 한다. (그림 4-26 ■)

긴발가락폄근과 긴엄지폄근 (Extensor Digitorum Longus and Extensor Hallucis Longus)

간결한 요약

- 통증유발점들은 발등 부위로 전이될 수 있다.
- 편평 압박으로 비활성화 시킨다.
- 발가락 굴곡 및 발목 관절 발바닥 굴곡으로 스트레칭을 한다.

개요(Overview)

긴발가락폄근 및 긴엄지폄근은 앞정강근, 긴종아리근, 및 짧은종아리근이 그것들의 위를 부분적으로 덮고 있기 때문에 찾기가 힘들 수 있다. 이 때문에 촉진을 더해서 통증유발점들을 더 찾아본다. 이 때문에 거기서 발견되는 몇몇 통증유발점들을 촉진하는 것을 더 힘들게 만든다. 그것들의 위치 때문에 긴발가락폄근 및 긴엄지폄근은 종종 간과 된다.

긴발가락폄근 및 긴엄지폄근은 앞정강근과 협력해서 작용 한다. 대부분 그것들을 함께 치료하는 것이 추천된다.

긴발가락폄근 장력에 의한 깊은 종아리신경의 조임은 앞정강근, 긴발가락폄근 및 긴엄지폄근, 및 셋째종아리근에 **운동 취약**을 만들 수 있다.

위치와 부착(Location and Attachments)

긴발가락폄근은 다리 가쪽 앞면의 세로 길이 대부분을 차지하는데, 부분적으로 앞정강근 깊숙이 있다. (그림 4-20)

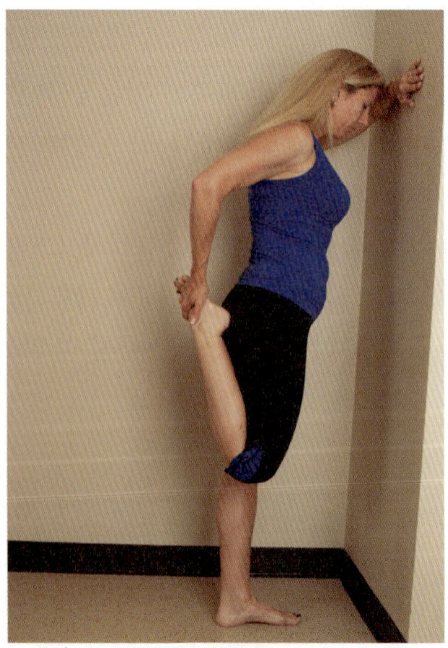

그림 4-26
자가-스트레칭: 발목 관절 발바닥 굴곡.

- 몸쪽 부착들 – 정강뼈 가쪽 관절융기, 종아리뼈 앞쪽대의 몸쪽 반, 및 뼈사이막.
- 먼쪽 부착들 – 4개의 긴 건들에 의해서 가쪽 4개 발가락들의 중간 및 가쪽 발가락뼈들, 긴 건들은 몸쪽 하나의 건에서 기인하며 아래쪽 폄근 **지지띠**에 의해서 제자리에 유지된다.

긴엄지폄근은 다리 가쪽 앞면의 세로 길이의 먼쪽 반을 차지하는데, 부분적으로 긴발가락폄근 깊숙이 있다. (그림 4-20)

- 몸쪽 부착들 – 정강뼈 앞쪽대의 중간 1/3 및 뼈사이막.
- 먼쪽 부착 – 비교적 긴 건들에 의해서 엄지의 가쪽 발가락뼈, 긴 건은 아래쪽 폄근 지지띠에 의해서 제자리에 유지된다.

형태와 기능(Form and Function)

긴발가락폄근복부는 비교적 길고, 가늘다.
긴발가락폄근은 다음을 만든다.

- 가쪽 네 발가락들의 폄.
- 발목 관절의 뒤굽힘.
- 발의 외번.
- 발과 발목 관설의 안징.

긴엄지폄근의 복부는 비교적 짧고, 가늘다.
긴엄지폄근은 다음을 만든다.

- 엄지의 폄.
- 발목 관절의 뒤굽힘 (보조).
- 발의 내번 (보조).
- 발과 발목 관절의 안정.

통증유발점 연관 패턴 (Trigger Point Referral Patterns)

고객이 다음을 말하거나 보일 때, 긴발가락폄근 및 긴엄지폄근 통증유발점 활동을 조사해 보아야만 한다

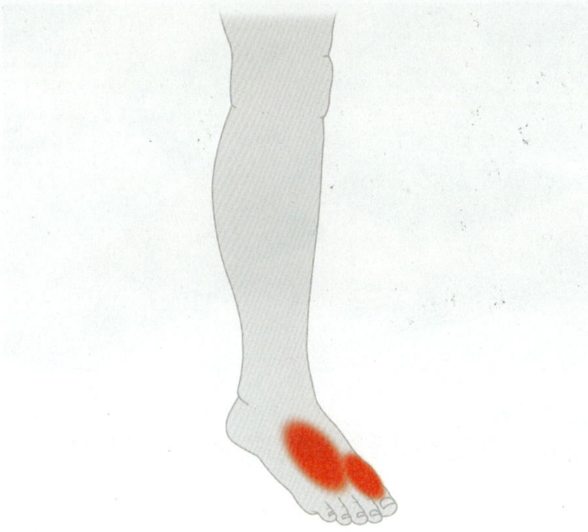

그림 4-27
긴발가락폄근 및 긴엄지폄근 통증유발점 연관 패턴.

- 발등 및 엄지 부위들의 통증 (그림 4-27 ■).
- 아프게 제한된 발가락 굴곡.
- 밤의 발 경련.

앞정강근 및 긴종아리근에 위치한 통증유발점들은 긴발가락폄근을 촉진하는 동안 종종 발견되며 발목 관절의 가쪽 및 안쪽면들 및 엄지의 발등 및 안쪽면들에 통증이 전이될 수 있다.

과부하 요인들(Overloading Factors)

긴발가락폄근 및 긴엄지폄근은 다음으로 인해서 과부하를 받을 수 있다:

- 근육을 만성적으로 과도하게 짧게 하거나 과도하게 늘리는 어떤 환경.
- 미끄러짐 또는 낙상과 같은 급성 부상 사고.
- 편평하지 않은 지면에서 오랜 보행.

비활성화 전략(Deactivation Tactics)

긴발가락폄근 및 ***긴엄지폄근*** 자세 – 등을 대고 누워서, 발목 관절을 발바닥 굴곡이나 뒤굽힘 시키지 않는다.
근복부에 편평 압박을 한다:

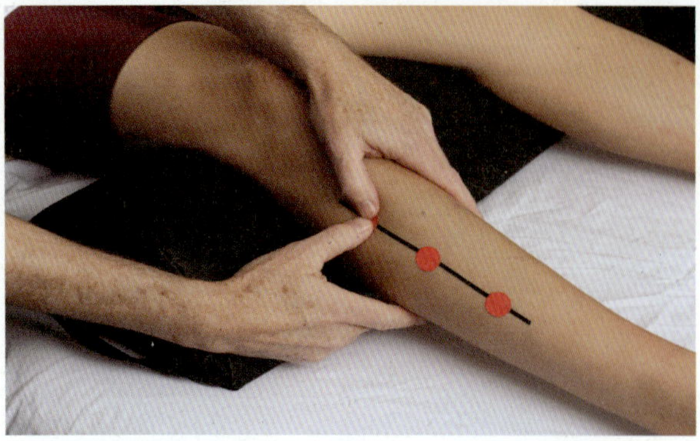

그림 4-28
편평 압박: 긴발가락폄근은 앞쪽 안쪽 종아리뼈를 향해서 뒤쪽으로 눌러라.

- *긴발가락폄근*
  - 정강뼈 앞쪽 능선에서 대략 손가락 2개 폭 가쪽에 있는 근복부 정중선을 따라 편평 촉진을 하는데, 대략 정강뼈 결절 높이에서 엄지 하나 폭 먼쪽에서 시작한다.
  - 앞쪽 안쪽 종아리뼈를 향해서 뒤쪽으로 눌러라. (그림 4-28 ■)
  - 근복부의 먼쪽 끝까지 이 선을 계속 탐색하라.
  - 시각적인 선을 따라 3개의 핵심 부위들이 있다. (그림 4-29 ■)

- *긴엄지폄근*
  - 앞정강근 건의 바로 가쪽에 있는 근복부의 정중선을 따라 편평 촉진을 하는데, 무릎 관절과 발목 관절 사이 반 정도에서 시작한다.
  - 앞쪽 안쪽 종아리뼈를 향해서 뒤쪽으로 눌러라.

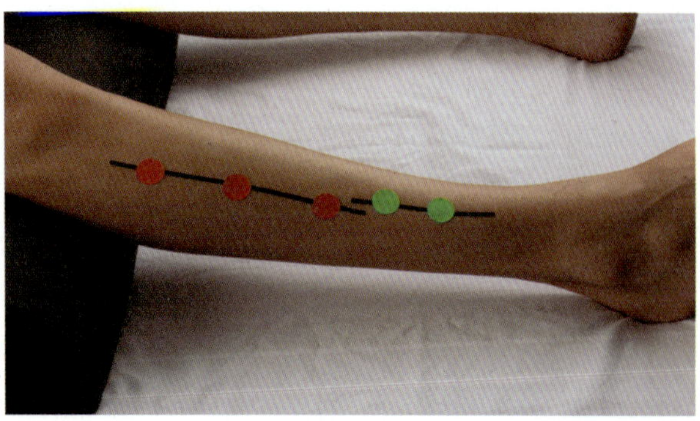

그림 4-29
긴발가락폄근(적색점들) 및 긴엄지폄근(녹색점들)의 시각적인 선을 따라 3개의 핵심 부위들이 있다.

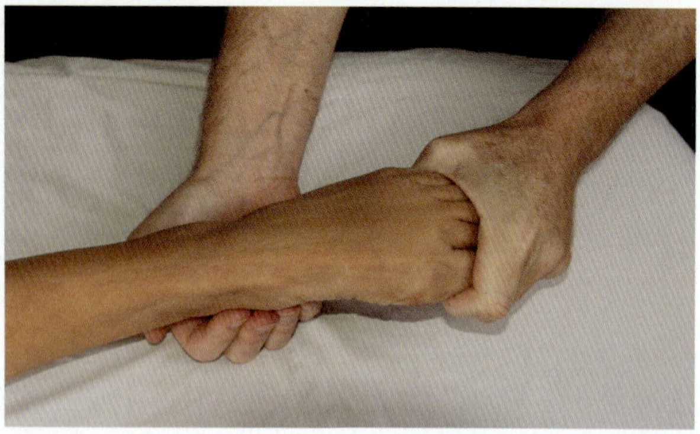

그림 4-30
스트레칭: (등을 대고) 발가락 굴곡 및 발목 관절 발바닥 굴곡.

  - 근복부의 먼쪽 끝까지 이 선을 계속 탐색하라.
  - 시각적인 선을 따라 2개의 핵심 부위들이 있다. (그림 4-29)

심화된 직접 압박 : 고객에게 긴발가락폄근 및 긴엄지폄근에 편평 압박을 한다

- 직접 능동적 움직임: 발가락 굴곡 그리고/또는 발가락 폄을 포함.
- 간접 능동적 움직임: 발목 관절 뒤굽힘/발바닥 굴곡 그리고/또는 발 내번/외번을 포함.

관련 있는 근육 부위들(Relevant Muscle Areas)

등을 바닥에 대고 누운 자세에서 다른 중요 부위들이 다뤄질 수 있다. 특히, 추가로 초점을 두어야만 할 곳:

- 앞정강근
- 짧은발가락폄근
- 짧은엄지폄근
- 뼈사이근들

길항근들에게도 주의를 해야 한다:

- 장딴지근
- 가자미근
- 긴발가락폄근
- 긴엄지폄근

찾아볼 가치가 있는 다른 근육들:

- 짧고 긴 종아리근

스트레칭(Stretches)

고객이 엎드려 눕거나 등을 대고 누워서, 발목 관절 발바닥 굴곡과 함께 발가락 굴곡이 행해질 수 있다. (그림 4-30 ■ 및 4-31 ■)

앉아서, 발을 잡고, 발가락들을 굴곡시키고, 발목 관절을 발바닥 굴곡시켜서 자가-스트레칭을 한다. (그림 4-32 ■)

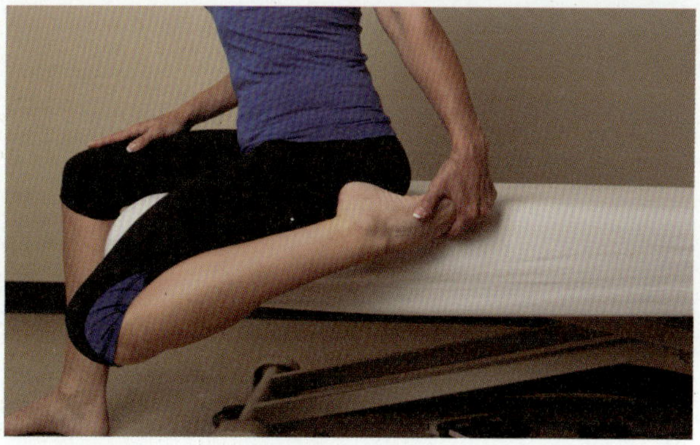

그림 4-32
자가-스트레칭: 발가락 굴곡 및 발목 관절 발바닥 굴곡.

긴종아리근과 짧은종아리근 (Peroneus Longus and Peroneus Brevis)

간결한 요약

- 통증유발점들은 가쪽 발목 및 발 부위로 전이될 수 있다.
- 편평 압박으로 비활성화 시킨다.
- 발 내번으로 스트레칭을 한다.

개요(Overview)

긴종아리근은 쉽게 접근이 가능한 근육이다. 부분적으로

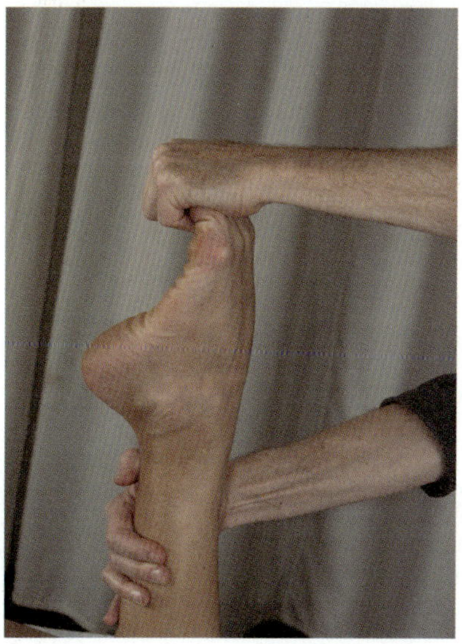

그림 4-31
스트레칭: (엎드려서) 발가락 굴곡 및 발목 관절 발바닥 굴곡.

깊숙한 근육이지만, 짧은종아리근은 긴종아리근을 통하거나 아니면, 그것의 먼쪽 공간을 따라 직접 접근이 가능하다. 그것이 긴종아리근의 밑에 위치하기 때문에, 짧은 종아리근 통증유발점들은 종종 동일한 치료 동안 비활성화된다.

긴종아리근과 짧은종아리근은 함께 작용을 한다. 대부분 그것들을 함께 치료하는 것이 추천된다. 또한 긴종아리근과 짧은종아리근은 다른 발목 관절 근육들을 보조하므로 (주로 장딴지근 및 가자미근), 이들 역시 조사하는 것이 추천된다.

긴종아리근 장력에 의한 종아리신경의 조임은 (앞정강근, 긴발가락폄근, 긴엄지폄근 및 셋째종아리근에) 운동 취약 그리고 발등의 **감각이상**을 만들 수 있다.

위치와 부착(Location and Attachments)

긴종아리근은 얕게 있으며, 다리 가쪽면 세로 길이 상당을 차지한다. (그림 4-33 ■)

- 몸쪽 부착들 – 종아리뼈대의 머리 및 몸쪽 가쪽면들.
- 먼쪽 부착들 – 안쪽 쐐기모양뼈 및 현저히 긴 건에 의해서 및 첫째 발허리 기저에 부착하며, 위쪽 및 아래쪽 종아리 지지띠의 (발바닥 부위 깊숙이 발의 가쪽에서 안쪽까지 지나가는 건) 끈들에 의해서 제자리에 유지된다.

짧은종아리근은 긴종아리근의 부분적으로 깊숙이, 다리 가쪽면 세로 길이 먼쪽 반을 차지한다. (그림 4-33)

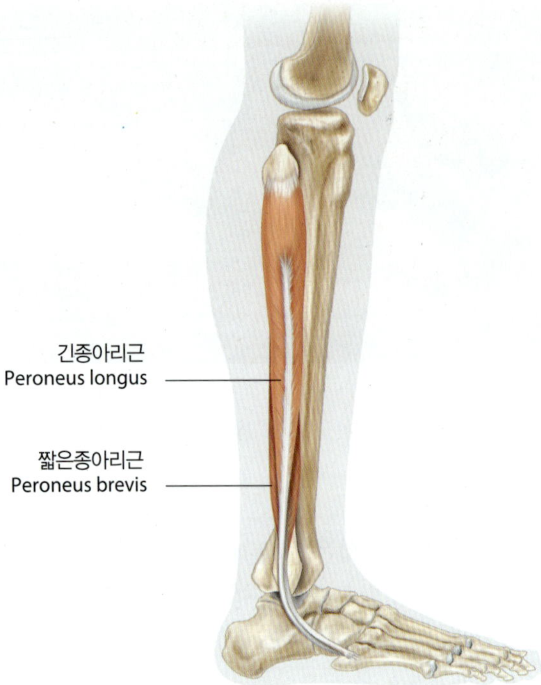

그림 4-33
길고 짧은 종아리근 해부.

- 몸쪽 부착 – 종아리뼈대의 먼쪽 가쪽면.
- 먼쪽 부착 – 짧은 건에 의해서 다섯째 발허리뼈 기저에 부착하고, 위쪽 및 아래쪽 종아리 지지띠의 끈들에 의해서 제자리에 유지된다.

형태와 기능(Form and Function)

긴종아리근의 복부는 길고, 비교적 납작하다. 그것의 건은 가쪽 복숭아뼈의 뒤쪽에 위치하고 입방뼈 주위를 싸는데, 그것은 근육 수축의 당김을 다시 방향 잡게 돕는다. 짧은 종아리근복부는 비교적 짧고 납작하다.

긴종아리근과 짧은종아리근은 다음을 만든다.

- 발의 외번.
- 발목 관절의 발바닥 굴곡.
- 발과 발목 관절의 안정.

통증유발점 연관 패턴 (Trigger Point Referral Patterns)

고객이 다음을 말하거나 보일 때 긴종아리근과 짧은종아리근의 통증유발점 활동을 조사해 보아야만 한다.

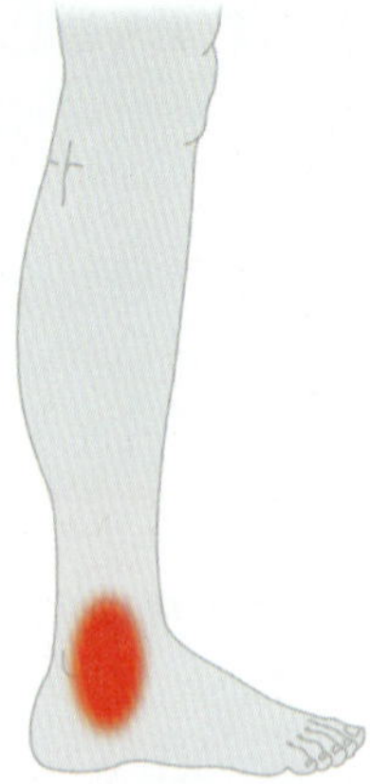

그림 4-34
긴종아리근과 짧은종아리근 통증유발점 연관 패턴.

- 가쪽 발목 부위의 통증. (그림 4-34 ■)
- 발목 관절 취약.
- 이전의 **내번 염좌**(inversion sprain).

과부하 요인들(Overloading Factors)

긴종아리근과 짧은종아리근은 다음으로 인해서 과부하를 받을 수 있다:

- 급성 외상성 사고들, 미끄러짐 또는 낙상.
- **모턴 발 구조** (두 번째 발허리뼈가 첫 번째 발허리뼈보다 길다).
- 이 근육들을 발목 관절 발바닥 굴곡과 함께 만성적으로 과도하게 짧게 하는 몇몇 환경.
- 발의 **과다엎침**.
- 근복부에 국소빈혈을 만드는 가구 또는 옷의 탄성 끈으로 인한 오래 계속되는 압박.

비활성화 전략(Deactivation Tactics)

긴종아리근과 ***짧은종아리근*** 자세 – 옆으로 눕거나 등을 대고 누워서 (힙 관절을 안쪽으로 돌리고), 발목 관절을 발바닥 굴곡이나 뒤굽힘 시키지 않는다.

근복부에 편평 압박을 한다:

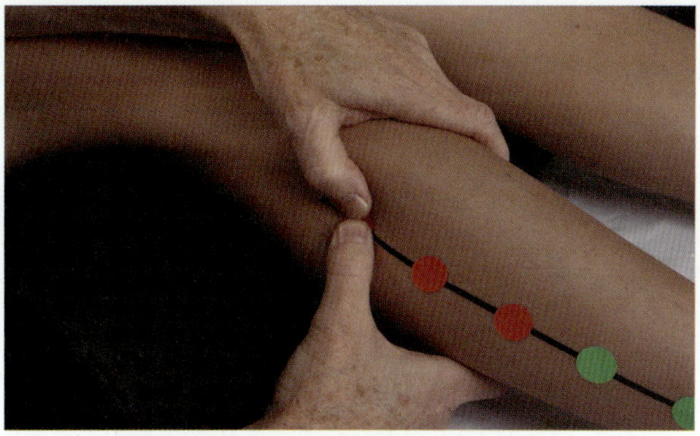

그림 4-35
편평 압박: 긴종아리근은 가쪽 종아리뼈를 향해서 안쪽으로 눌러라.

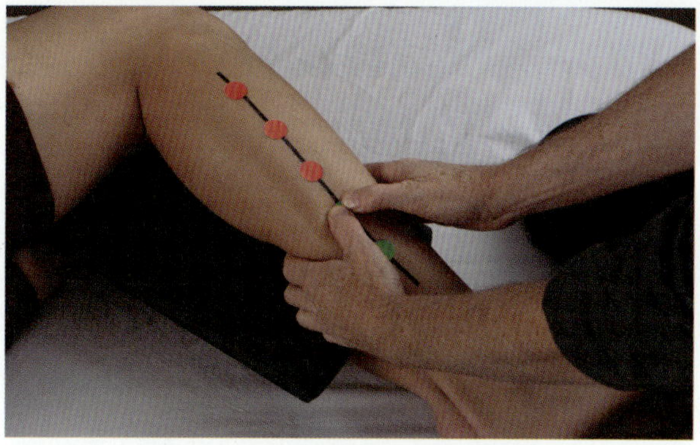

그림 4-37
편평 압박: 짧은종아리근은 가쪽 종아리뼈를 향해서 (직접 또는 긴종아리근을 통해서) 안쪽으로 눌러라.

- *긴종아리근*
  - 근복부의 정중선을 따라 편평 촉진을 하는데, 종아리뼈 머리 높이에서 대략 손가락 하나 폭 먼쪽에서 시작한다.
  - 가쪽 종아리뼈를 향해서 안쪽으로 눌러라. (그림 4-35 ■)
  - 그 근복부의 먼쪽 끝까지 이 선을 계속 탐색하라.
  - 시각적인 선을 따라 3개의 핵심 부위들이 있다. (그림 4-36 ■)
- *짧은종아리근*
  - 근복부의 정중선을 따라 편평 촉진을 하는데, 무릎관절과 발목 관절 사이에서 대략 반 정도에서 시작한다.
  - 가쪽 종아리뼈를 향해서 (직접 또는 긴종아리근을 통해서) 안쪽으로 눌러라. (그림 4-37 ■)
  - 근복부의 먼쪽 끝까지 이 선을 계속 탐색하라.
  - 시각적인 선을 따라 2개의 핵심 부위들이 있다. (그림 4-38 ■)

심화된 직접 압박 : 고객에게 긴종아리근과 짧은종아리근에 편평 압박을 한다

- 직접 능동적 움직임: 발 내번/외번을 포함.
- 간접 능동적 움직임: 발목 관절 뒤굽힘/발바닥 굴곡을 포함.

관련 있는 근육 부위들(Relevant Muscle Areas)

옆으로 눕거나 등을 바닥에 대고 누운 자세에서 다른 중요 부위들이 다뤄질 수 있다. 특히, 추가로 초점을 두어야만 할 곳:

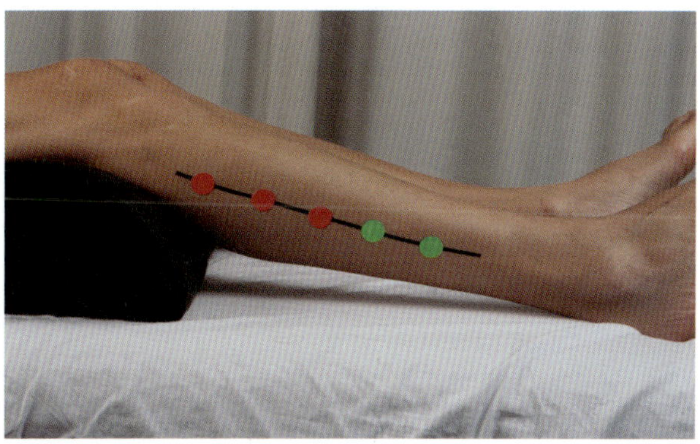

그림 4-36
긴종아리근의 시각적인 선을 따라 3개의 핵심 부위들이 있다 (적색점들).

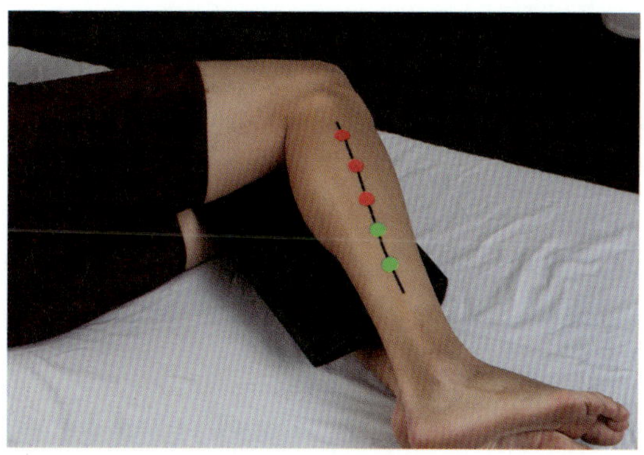

그림 4-38
짧은종아리근의 시각적인 선을 따라 2개의 핵심 부위들이 있다 (녹색점들).

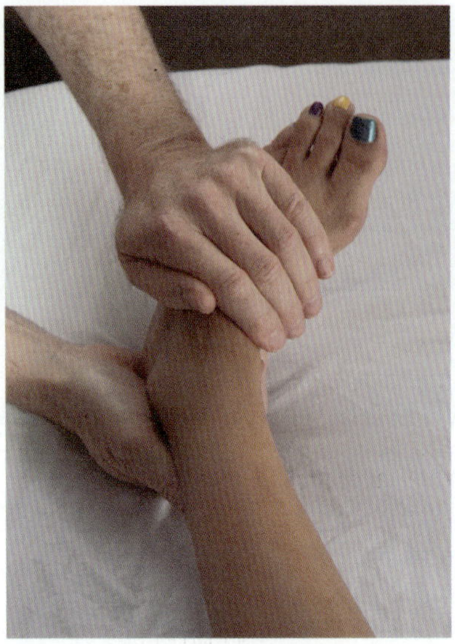

그림 4-39
스트레칭: (등을 대고) 발 내번 및 발목 관절 뒤굽힘.

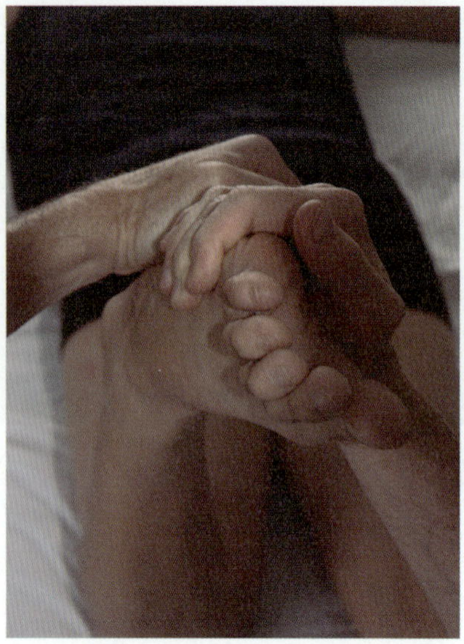

그림 4-40
스트레칭: (무릎 관절을 굴곡시켜 엎드려서) 발 내번 및 발목 관절 뒤굽힘.

- 긴발가락폄근

*길항*근들에게도 주의를 해야 한다:

- 긴엄지폄근
- 앞정강근

찾아볼 가치가 있는 다른 근육들:

- 작은볼기근 (앞쪽 부분)
- 긴발가락굽힘근
- 긴엄지굽힘근
- 장딴지근
- 가자미근

스트레칭(Stretches)

고객이 엎드려 눕거나 등을 대고 누워서, 발목 관절 뒤굽힘과 함께 내번이 행해질 수 있다. (그림 4-39 ■ 및 4-40 ■)

앉아서, 발을 잡아 내번 시키고 발목을 뒤굽힘시켜서 자가-스트레칭을 한다. (그림 4-41 ■)

긴발가락굽힘근과 긴엄지굽힘근 (Flexor Digitorum Longus and Flexor Hallucis Longus)

간결한 요약

- 통증유발점들은 발바닥과 엄지발가락으로 전이될 수 있다.
- 편평 압박으로 비활성화 시킨다.
- 발가락 과다 폄과 발목 관절 뒤굽힘 해서 스트레칭을 한다.

개요(Overview)

긴발가락굽힘근과 긴엄지굽힘근은 가자미근과 장딴지근이 그것들을 덮고 있어서 찾기가 힘들다. 이 때문에 촉진을 더 해서 통증유발점들을 더 찾아본다. 그것의 위치 때문에, 이 근육들은 종종 간과 된다. 이 긴 발가락 굽힘근들에 있는 통증유발점들에 접근하기 전에 위를 덮고 있는 장딴지근과 가자미근을 처음에는 따듯하게 해서 풀어주는 것이 추천된다.

긴발가락굽힘근과 긴엄지굽힘근은 장딴지근 및 가자미근과 함께 작용을 한다. 대부분 그것들을 함께 치료하는 것이 추천된다.

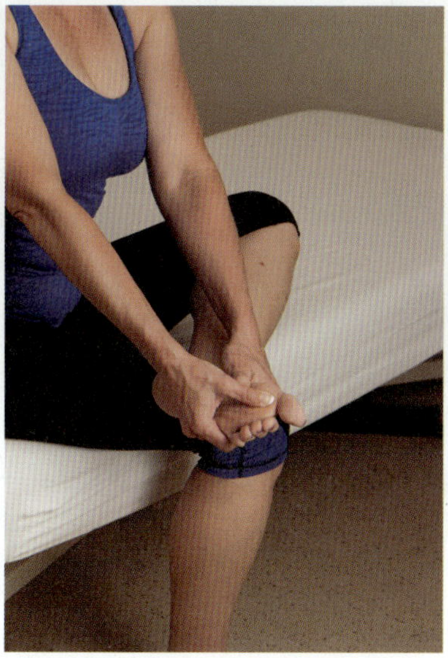

그림 4-41
자가-스트레칭: 발 내번 및 발목 관절 뒤굽힘.

긴발가락굽힘근 통증유발점들은 발바닥 부위로 통증이 전이될 수 있다. 발바닥 근막염이 (또는 다른 발 병리) 동일한 주변에 종종 통증을 보인다. 두 문제가 동시에 있을 수 있다.

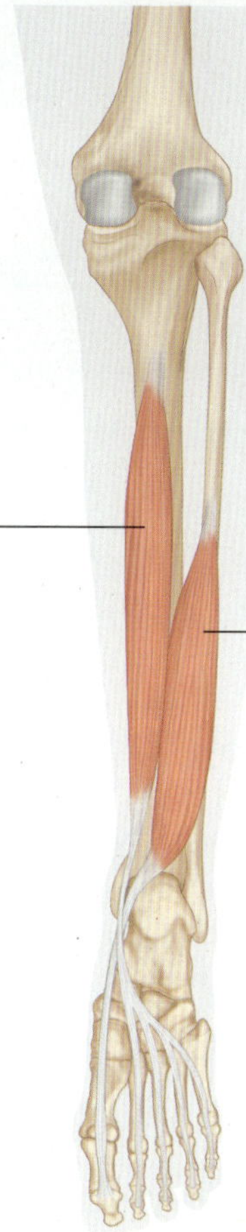

그림 4-42
긴발가락굽힘근과 긴엄지굽힘근의 해부.

위치와 부착 (Location and Attachments)

긴발가락굽힘근은 다리 안쪽 뒷면 세로 길이 대부분을 차지하는데, 가자미근 깊숙이 있다. (그림 4-42 ■)

- 몸쪽 부착 – 정강뼈대 뒷면.
- 먼쪽 부착들 – 4개의 비교적 긴 건들에 의해서 가쪽 네 발가락들의 먼쪽 발가락뼈들, 건들은 몸쪽 하나의 건에서부터 기원한다.

긴엄지굽힘근은 다리 가쪽 뒷면 세로 길이 먼쪽 반을 차지하는데, 가자미근 깊숙이 있다. (그림 4-42)

- 몸쪽 부착 – 종아리뼈대의 먼쪽 뒷면.
- 먼쪽 부착 – 비교적 긴 건에 의해서 엄지발가락의 먼쪽 발가락뼈.

형태와 기능 (Form and Function)

긴발가락굽힘근과 긴엄지굽힘근의 복부들은 비교적 길고 가늘다. 긴발가락굽힘근 하나의 건은 발바닥네모근에 의해서 그것이 갈라지는 곳에 부착하는데, 그것은 4개의 모든 건들의 근육적 수축의 당김을 재 방향 잡게 한다.

긴발가락굽힘근은 다음을 만든다

- 가쪽 발가락 4개의 굴곡.
- 발목 관절의 발바닥 굴곡 (보조).
- 발의 내번 (보조).
- 발과 발목 관절의 안정.

긴엄지굽힘근의 복부는 다리 정중선 가쪽에 위치하는데, 그것은 대략 근육건 이음에서 안쪽으로 건너간다; 이와 같이 그것의 먼쪽 부착은 다리 정중선에서 안쪽에 붙는다.

긴발가락굽힘근은 다음을 만든다

- 엄지발가락의 굴곡.
- 발목 관절의 발바닥 굴곡 (보조).

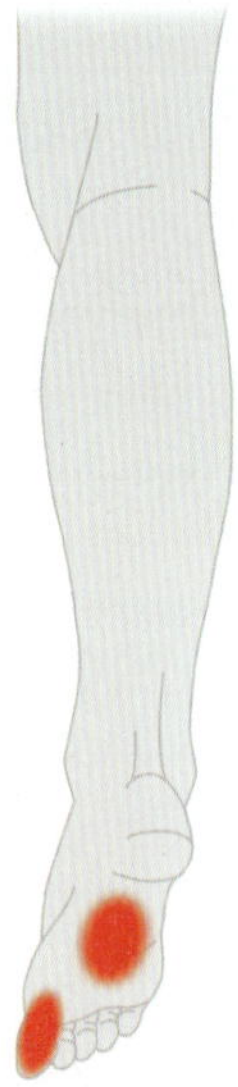

그림 4-43
긴발가락굽힘근과 긴엄지굽힘근 통증유발점 연관 패턴.

- 발의 내번 (보조).
- 발과 발목 관절의 안정.

통증유발점 연관 패턴 (Trigger Point Referral Patterns)

고객이 다음을 말하거나 보일 때, 긴발가락굽힘근과 긴엄지굽힘근의 통증유발점 활동을 조사해 보아야만 한다

- 먼쪽 발의 발바닥면 부위의 통증 (긴발가락굽힘근). (그림 4-43 ■)
- 엄지발가락의 발바닥면 및 첫째 발허리뼈 부위들의 통증 (긴엄지굽힘근). (그림 4-43)
- 보행 동안 앞에 말한 두 부위들의 통증.

가자미근에 위치한 통증유발점들은 긴발가락굽힘근과 긴엄지굽힘근들을 촉진하는 동안 종종 발견되며, 발꿈치 및 뒤쪽 다리 부위들로 통증이 전이될 수 있다.

종아리 근육들에 위치한 통증유발점들은 밑에 있는 긴엄지굽힘근을 촉진하는 동안 종종 발견되며 가쪽 발목과 발 부위들로 통증이 전이될 수 있다.

과부하 요인들 (Overloading Factors)

긴발가락굽힘근과 긴엄지굽힘근은 다음으로 인해서 과부하

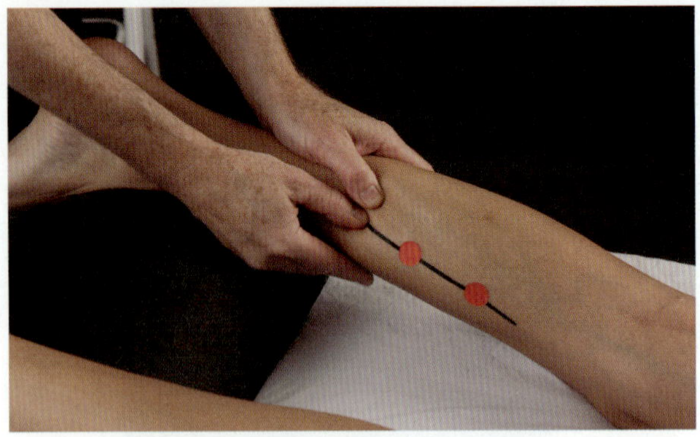

그림 4-44
편평 압박: 긴발가락굽힘근은 우선 가자미근 덩어리를 가쪽으로 밀고 난 다음, 뒤쪽 정강뼈를 향해서 앞쪽으로 눌러라.

를 받을 수 있다:

- 편평하지 않은 지면에서 오랜 보행.
- 모턴 발 구조 (두 번째 발허리뼈가 첫 번째 발허리뼈보다 길음).
- 발의 과다엎침.
- 쿠션이 없어지거나 전반적으로 뻣뻣한 신발.

비활성화 전략(Deactivation Tactics)

긴발가락굽힘근과 긴엄지굽힘근 포지션 – 엎드려 눕거나 옆으로 누워서, 발목 관절을 발바닥 굴곡 시킨다.

근복부에 편평 압박을 한다:

- *긴발가락굽힘근*

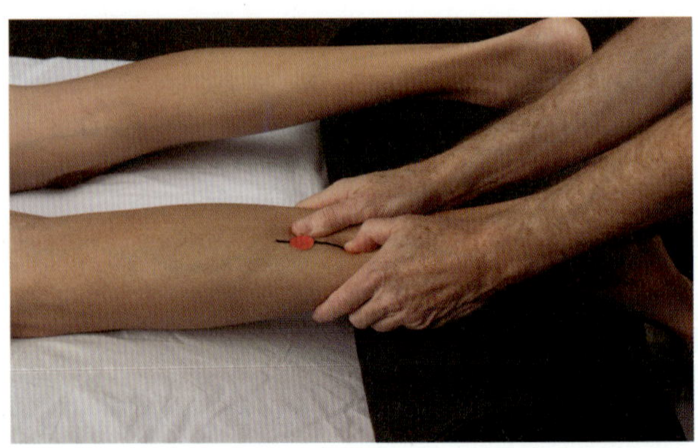

그림 4-45
집게 압박: 긴엄지굽힘근은 우선 가자미근 덩어리를 안쪽으로 밀고 난 다음, 뒤쪽 종아리뼈를 향해서 앞쪽으로 눌러라.

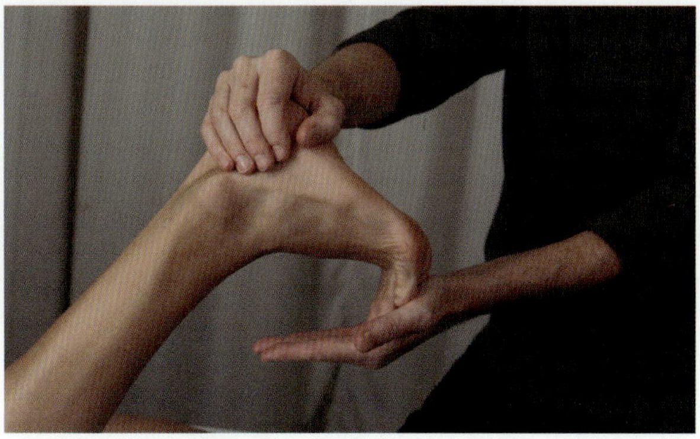

그림 4-46
스트레칭: (무릎 관절을 굴곡시켜 엎드려서) 발가락 과다 폄 및 발목 관절 뒤굽힘.

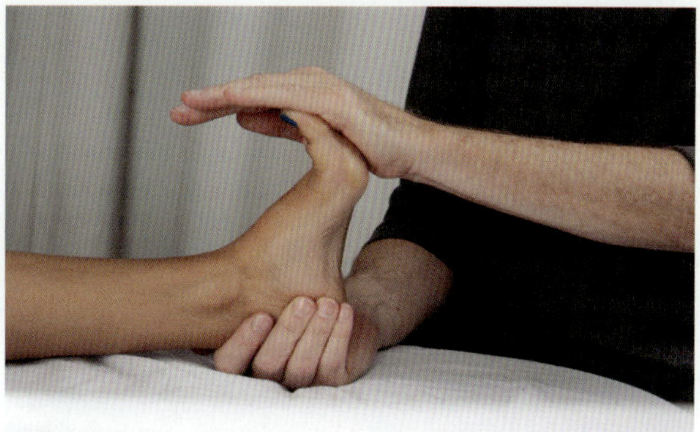

그림 4-47
스트레칭: (엎드려서) 발가락 과다 폄 및 발목 관절 뒤굽힘.

- ○ 근육 복부의 정중선을 따라 편평 촉진을 하는데, 대략 오금 주름 높이에서 손가락 4개 폭 먼쪽에서 시작한다.
- ○ 우선 가자미근 덩어리를 가쪽으로 밀어서 긴발가락굽힘근을 찾은 다음, 뒤쪽 정강뼈를 향해서 앞쪽으로 눌러라. (그림 4-44 ■)
- ○ 근복부의 먼쪽 끝까지 이 선을 계속 탐색하라.
- ○ 시각적인 선을 따라 3개의 핵심 부위들이 있다.

- *긴엄지굽힘근*
  - ○ 근육 복부의 정중선을 따라 편평 촉진을 하는데, 대략 무릎 관절과 발목 관절 사이 반 정도에서 시작한다.
  - ○ 우선 가자미근 덩어리를 안쪽으로 밀어서 긴엄지굽힘근을 찾은 다음, 뒤쪽 종아리뼈를 향해서 앞쪽으로 눌러라. (그림 4-45 ■)
  - ○ 근복부의 먼쪽 끝까지 이 선을 계속 탐색하라.
  - ○ 시각적인 선을 따라 2개의 핵심 부위들이 있다.

심화된 직접 압박 : 고객에게 긴발가락굽힘근과 긴엄지굽힘근에 편평 압박을 하라.

- 직접 능동적 움직임: 발가락 굴곡 그리고/또는 발가락 폄을 포함.
- 간접 능동적 움직임: 발목 관절 뒤굽힘/발바닥 굴곡 그리고/또는 발 내번/외번을 포함.

관련 있는 근육 부위들(Relevant Muscle Areas)

엎드려 누운 포지션에서 다른 중요 부위들이 다뤄질 수 있다. 특히, 추가로 초점을 두어야만 할 곳:

- 장딴지근
- 가자미근
- 짧은발가락굽힘근
- 짧은엄지굽힘근

*길항근*들에게도 주의를 해야 한다:

- 긴발가락폄근
- 긴엄지폄근
- 짧은발가락폄근
- 짧은엄지폄근

찾아볼 가치가 있는 다른 근육들:

- 엄지벌림근
- 긴종아리근
- 짧은종아리근

스트레칭(Stretches)

고객이 엎드려 눕거나 등을 대고 누워서, 발목 관절 뒤굽힘과 함께 발가락 과다 폄이 행해질 수 있다. (그림 4-46 ■ 및 4-47 ■)

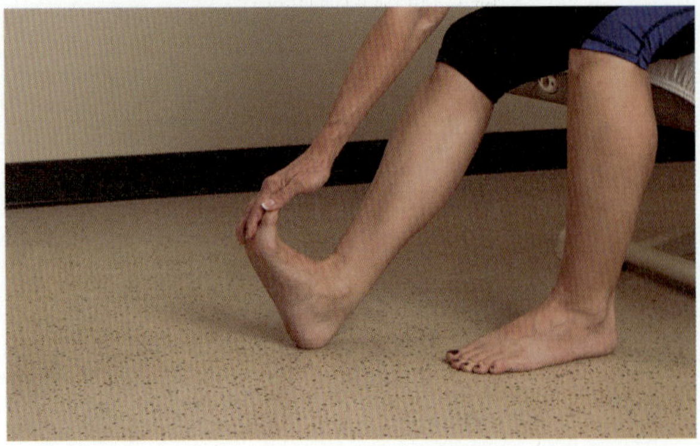

그림 4-48
자가-스트레칭: 발 내번 및 발목 관절 뒤굽힘.

앉아서, 발을 잡고, 발가락들을 과다 펌하고, 발목 관절을 뒤굽힘시켜 자가-스트레칭을 한다. (그림 4-48 ■)

엄지벌림근(Abductor Hallucis)

간결한 요약

- 통증유발점들은 안쪽 발꿈치 부위로 전이될 수 있다.
- 편평 압박으로 비활성화 시킨다.
- 엄지발가락 과다 폄으로 스트레칭을 한다.

개요(Overview)

엄지벌림근은 상당히 접근 가능한 근육으로 짧은발가락굽힘근 및 짧은엄지굽힘근과 함께 작용을 한다. 대부분 그것들을 함께 치료하는 것이 추천된다.

엄지벌림근 통증유발점들은 안쪽 발꿈치 부위로 통증이 전이될 수 있다. 발바닥 근막염이 (또는 다른 발 병리) 동일한 주변에 종종 통증을 보인다. 두 문제가 동시에 있을 수 있다.

엄지벌림근 장력으로 인한 뒤쪽 정강신경의 조임은 발바닥에 마비를 만들 수 있다.

위치와 부착(Location and Attachments)

엄지벌림근은 대부분 얕게 있고, 발의 발바닥 및 안쪽면 세로 길이의 대부분을 차지한다. (그림 4-49 ■)

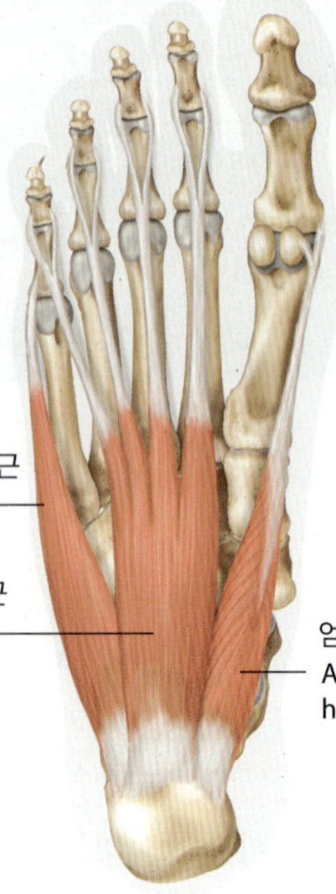

그림 4-49
엄지벌림근 및 짧은발가락굽힘근 해부.

- 몸쪽 부착 – 발꿈치뼈의 안쪽 돌기.
- 먼쪽 부착 – 비교적 짧은 건에 의해서 엄지 몸쪽 발가락뼈의 안쪽 또는 발바닥면.

형태와 기능(Form and Function)

엄지벌림근의 복부는 비교적 넓고, 두껍다.

엄지벌림근은 다음을 만든다.

- 엄지의 굴곡.
- 엄지의 벌림.
- 발의 안정.

통증유발점 연관 패턴 (Trigger Point Referral Patterns)

고객이 다음을 말하거나 보일 때, 엄지벌림근의 통증유발점 활동을 조사해 보아야만 한다.

- 안쪽 발꿈치 부위의 통증. (그림 4-50 ■)
- 다리를 저는 경향.

과부하 요인들(Overloading Factors)

엄지벌림근은 다음으로 인해서 과부하를 받을 수 있다:

- 연부조직 찢김으로 인한 급성 외상성 사고들.
- 최근의 보행 석고붕대.
- 미끄러짐, 낙상, 또는 멍.
- 모턴 발 구조 (두 번째 발허리뼈가 첫 번째 발허리뼈보다 길음).
- 발의 과다엎침.
- 편평하지 않은 지면에서 오랜 보행.

비활성화 전략(Deactivation Tactics)

엄지벌림근 자세 – 옆으로 누워서, 무릎 관절을 굴곡시킨다. 근복부에 편평 압박을 한다:

- 첫째 발허리뼈 바로 아래쪽에 있는 근복부의 정중선을 따라 편평 촉진을 하는데, 대략 뒤쪽 발꿈치뼈에서 손가락 3개 폭에서 시작한다.
- 첫째 발허리뼈를 향해서 안쪽으로 눌러라. (그림 4-51 ■)

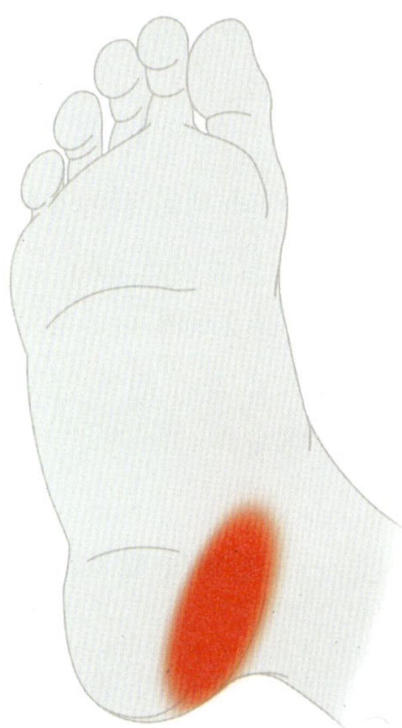

그림 4-50
엄지벌림근 통증유발점 연관 패턴.

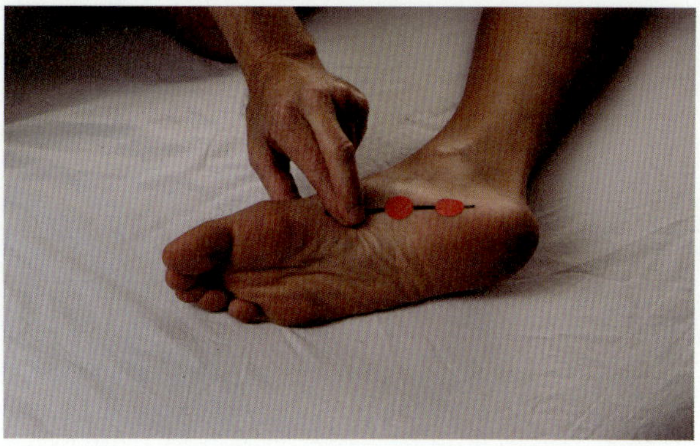

그림 4-51
편평 압박: 엄지벌림근은 첫째 발허리뼈를 향해서 안쪽으로 눌러라.

- 근복부의 먼쪽 끝까지 이 선을 계속 탐색하라.
- 시각적인 선을 따라 3개의 핵심 부위들이 있다. (그림 4-52 ■)

심화된 직접 압박 : 고객에게 엄지벌림근에 편평 압박을 하라.

- 직접 능동적 움직임: 엄지발가락 굴곡/폄 그리고/또는 벌림/모음을 포함.
- 간접 능동적 움직임: 발 내번/외번을 포함.

관련 있는 근육 부위들(Relevant Muscle Areas)

길항근들에게도 주의를 해야 한다:

- 긴발가락폄근
- 긴엄지폄근

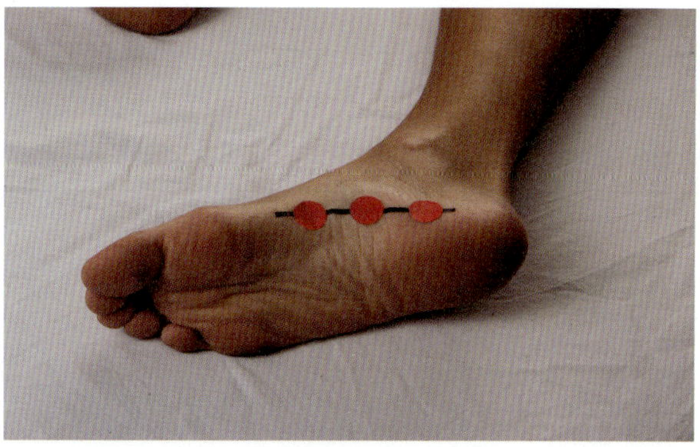

그림 4-52
엄지벌림근의 시각적인 선을 따라 3개의 핵심 부위들이 있다.

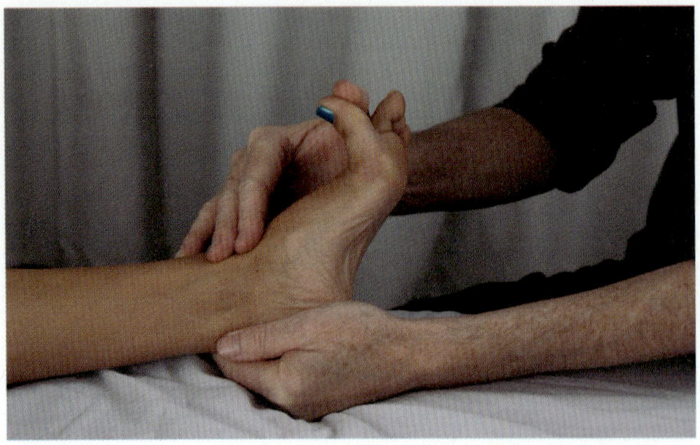

그림 4-53
스트레칭: (등을 대고) 엄지발가락 과다 폄.

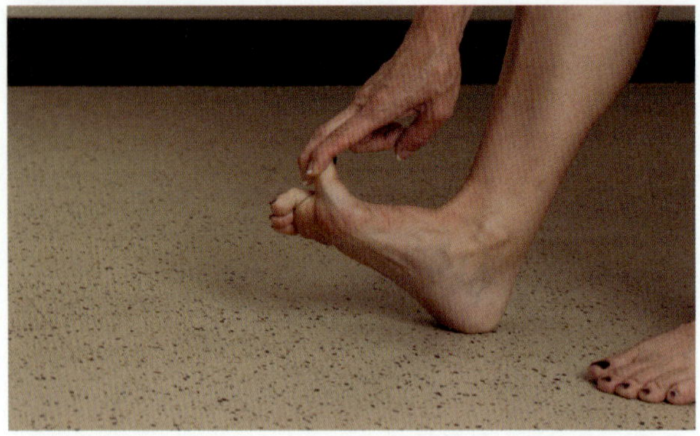

그림 4-54
자가-스트레칭: (앉아서) 엄지발가락 과다 폄.

- 짧은발가락폄근
- 짧은엄지폄근

찾아볼 가치가 있는 다른 근육들:

- 짧은발가락굽힘근
- 짧은엄지굽힘근
- 긴발가락굽힘근
- 긴엄지굽힘근

스트레칭(Stretches)

고객이 등을 대고 누워서, 엄지발가락 과다 폄이 행해질 수 있다. (그림 4-53 ■)

앉아서, 무릎 관절을 굴곡시키고 발목 관절을 뒤굽힘시켜서, 효과적으로 엄지를 과다 폄 시켜서 자가-스트레칭을 한다. (그림 4-54 ■)

짧은발가락굽힘근과 짧은엄지굽힘근 (Flexor Digitorum Brevis and Flexor Hallucis Brevis)

간결한 요약

- 통증유발점들은 앞발의 발바닥 및 안쪽면들로 전이될 수 있다.
- 편평 압박으로 비활성화 시킨다.
- 발가락 폄으로 스트레칭을 한다.

개요(Overview)

짧은발가락굽힘근과 짧은엄지굽힘근은 상당히 접근 가능한 근육들로 함께 작용을 한다. 대부분 그것들을 함께 치료하는 것이 추천된다. 또한 짧은발가락굽힘근과 짧은엄지굽힘근은 다른 내재 발 근육들을 보조하므로 (주로 엄지벌림근), 이들 역시 조사하는 것이 추천된다.

위치와 부착(Location and Attachments)

짧은발가락굽힘근은 발바닥 세로 길이의 상당량을 차지하는데, 발바닥근막 깊숙이 있다. (그림 4-49)

- 몸쪽 부착 - 발꿈치뼈의 발바닥면.
- 먼쪽 부착들 - 4개의 건들에 의해서 가쪽 네 발가락들의 중간 발가락뼈들.

짧은엄지굽힘근은 발바닥 세로 길이의 안쪽 상당량을 차지한다. 그것은 짧은발가락굽힘근 보다 더 깊숙이 있고 하나의 공통 원천에서 생긴 2개의 머리로 구성되는데 그것은 그것들의 먼쪽 부착들로 가기 전에 안쪽 및 가쪽 방향들로 분리된다. (그림 4-55 ■)

- 몸쪽 부착들 - 입방뼈의 발바닥면 및 가쪽 쐐기모양뼈.
- 먼쪽 부착 - 첫 번째 엄지 몸쪽 발가락뼈의 안쪽 및 가쪽면들.

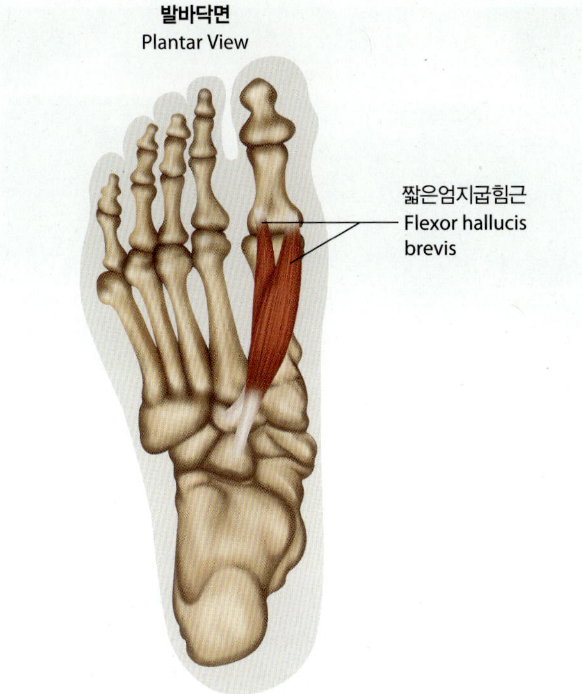

그림 4-55
짧은엄지굽힘근 해부.

형태와 기능(Form and Function)

짧은발가락굽힘근복부는 넓지만 비교적 납작하다. 그것은 몸쪽에서 합해져서 융합되고 먼쪽에서 4개의 명백한 조각들을 보인다.

짧은발가락굽힘근은 다음을 만든다

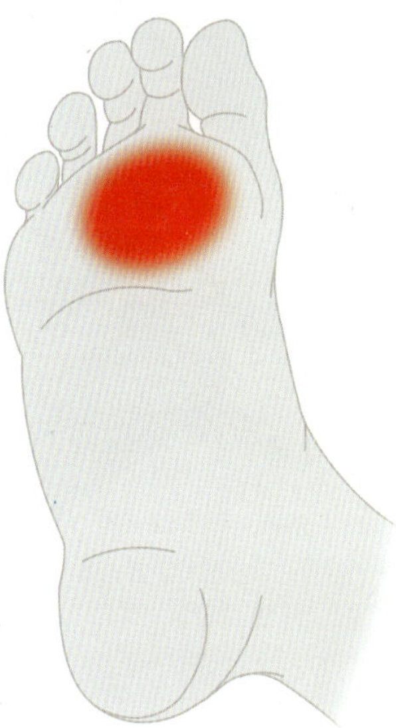

그림 4-56
짧은발가락굽힘근 통증유발점 연관 패턴.

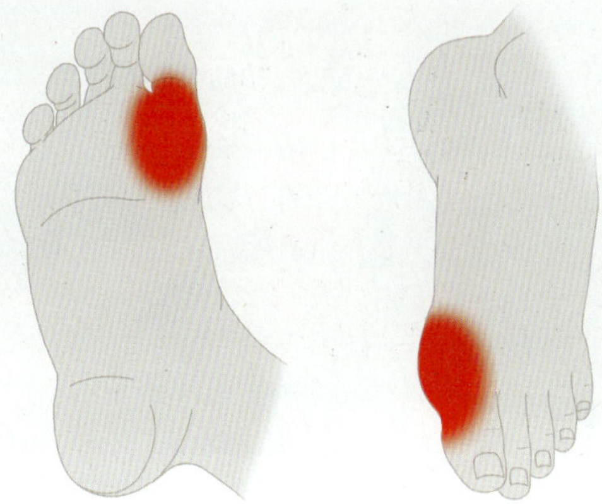

그림 4-57
짧은엄지굽힘근 통증유발점 연관 패턴.

- 가쪽 발가락들의 굴곡.
- 발의 안정.

짧은엄지굽힘근의 안쪽 및 가쪽 머리들은 비교적 납작하며, 명확한데, 분리되기 전에 그들의 길이의 대략 2/3에서 결합된다.

짧은엄지굽힘근은 다음을 만든다

- 엄지발가락 굴곡.
- 발의 안정.

통증유발점 연관 패턴
(Trigger Point Referral Patterns)

고객이 다음을 말하거나 보일 때, 짧은발가락굽힘근과 짧은엄지굽힘근의 통증유발점 활동을 조사해 보아야만 한다.

- 앞발 부위의 먼쪽 둘째, 셋째, 및 넷째 발허리뼈들의 발바닥면의 통증 (짧은발가락굽힘근). (그림 4-56 ■)
- 앞발 부위의 먼쪽 첫째 발허리뼈의 발바닥 및 안쪽면의 통증 (짧은엄지굽힘근) (그림 4-57 ■)
- 발을 저는 경향.
- 줄어들지 않는 쑤시는 발 (모두).
- 발의 먼쪽 끝에 저림 그리고/또는 부은 느낌.

과부하 요인들(Overloading Factors)

짧은발가락굽힘근과 짧은엄지굽힘근은 다음으로 인해서 과부하를 받을 수 있다:

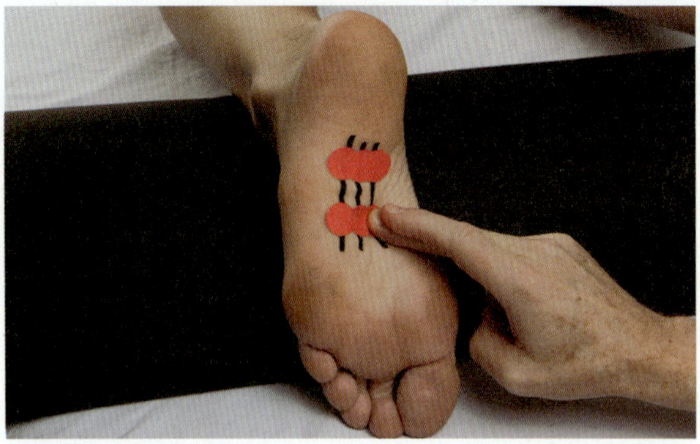

그림 4-58
편평 압박: 짧은발가락굽힘근은 발바닥을 몸쪽으로 (위쪽) 눌러라.

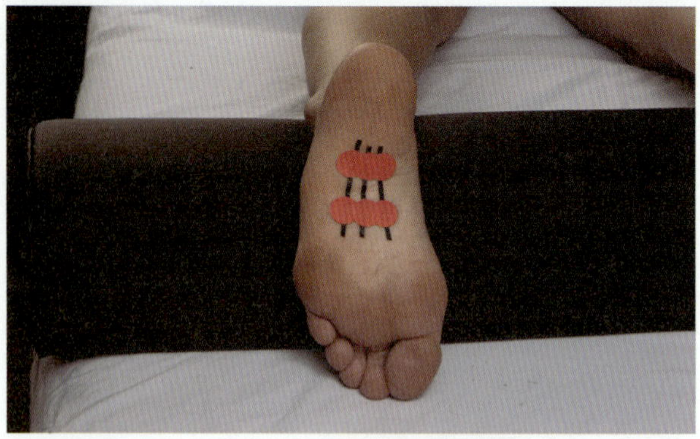

그림 4-59
짧은발가락굽힘근의 시각적인 선을 따라 6개의 핵심 부위들이 있다.

- 발가락이 꽉 조이는 신발.
- 연부조직 찢김으로 인한 급성 외상성 사고들.
- 최근의 보행 석고붕대.
- 미끄러짐, 낙상, 및 멍.
- 발의 과다엎침.
- 편평하지 않은 지면에서 오랜 보행.
- 근육들을 빨리 차갑게 만듦.

비활성화 전략(Deactivation Tactics)

짧은발가락굽힘근과 짧은엄지굽힘근 자세 – 엎드려 누워서, 발을 안정시킨다.

근복부에 편평 압박을 한다:

- *짧은발가락굽힘근*
  - 발바닥의 중간 3/5에 있는 세 선들을 따라 (첫째와 다섯째 발허리뼈들 사이) 편평 촉진을 하는데, 대략 뒤쪽 발꿈치뼈에서 손가락 3개 폭 먼쪽에서 시작한다.
  - 발바닥을 향해서 발바닥근막을 통해서 몸쪽 (위쪽)으로 눌러라. (그림 4-58 ■)
  - 근복부의 먼쪽 끝까지 이 선을 계속 탐색하라.
  - 시각적인 선을 따라 6개의 핵심 부위들이 있다. (그림 4-59 ■)
- *짧은엄지굽힘근*
  - 발바닥면에 있는 두 선들을 따라 편평 촉진을 한다; 한 선은 첫째 발허리뼈의 가쪽 그리고 다른 선은 첫째 발허리뼈에서 바로 얕게 있는데, 뒤쪽 발꿈치뼈에서 대략 손가락 4개 폭 먼쪽에서 시작한다.
  - 발바닥을 향해서 발바닥근막 및 사이 근육들을 통해서 몸쪽으로 (위쪽) 그리고 깊게 눌러라. (그림 4-60 ■)
  - 근복부의 먼쪽 끝까지 각각의 선을 계속 탐색하라.
  - 시각적인 선을 따라 4개의 핵심 부위들이 있다. (그림 4-61 ■)

심화된 직접 압박 : 고객에게 짧은발가락굽힘근과 짧은엄지굽힘근에 편평 압박을 하라.

- 직접 능동적 움직임: 발가락 굴곡/폄을 포함.

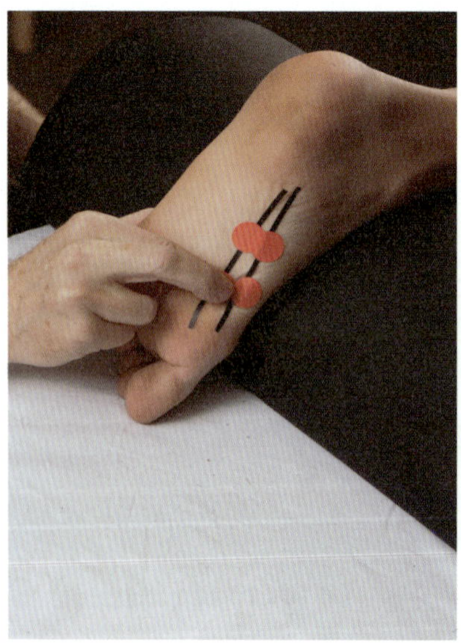

그림 4-60
편평 압박: 긴엄지굽힘근은 발바닥을 향해서 몸쪽으로 (위쪽) 눌러라.

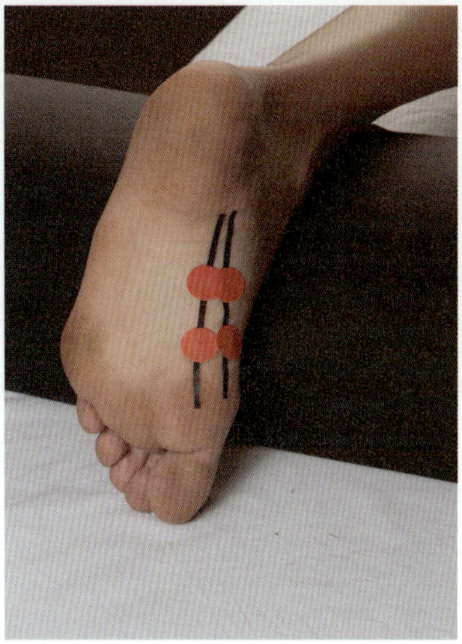

그림 4-61
짧은엄지굽힘근의 시각적인 선을 따라 4개의 핵심 부위들이 있다.

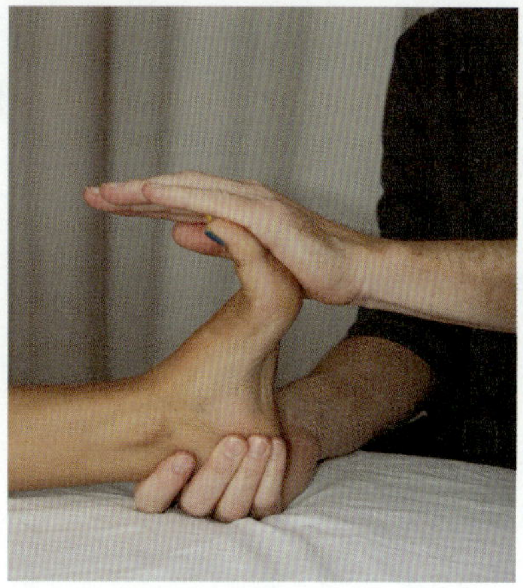

그림 4-63
스트레칭: (등을 대고) 발가락 과다 폄.

- 간접 능동적 움직임: 발가락 벌림/모음을 포함.

관련 있는 근육 부위들(Relevant Muscle Areas)

엎드려 누운 자세에서 다른 중요 부위들이 다뤄질 수 있다. 특히, 추가로 초점을 두어야만 할 곳:

- 긴발가락굽힘근
- 긴엄지굽힘근

*길항근*들에게도 주의를 해야 한다:

- 긴발가락폄근
- 긴엄지폄근
- 짧은발가락폄근
- 짧은엄지폄근

찾아볼 가치가 있는 다른 근육들:

- 엄지벌림근

스트레칭(Stretches)

고객이 등을 대거나 엎드려 누워서, 발가락 과다 폄이 행해질 수 있다. (그림 4-62 ■ 및 4-63 ■)

앉아서, 무릎 관절을 굴곡시키고 발목 관절을 뒤굽힘시켜서 발을 잡고, 효과적으로 발가락들을 과다 폄 시켜서 자가-스트레칭을 한다. (그림 4-64 ■)

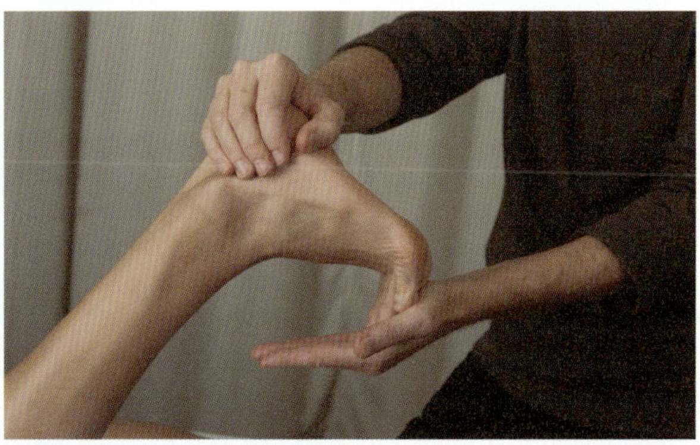

그림 4-62
스트레칭: (엎드려서 무릎 관절을 굴곡시키고) 발가락 과다 폄.

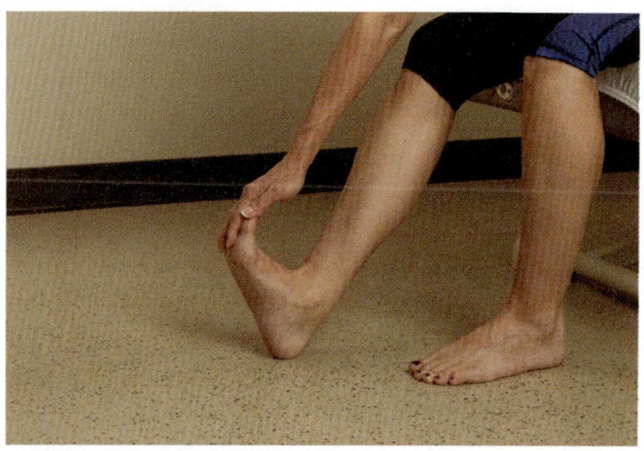

그림 4-64
자가-스트레칭: 발가락 과다 폄.

짧은발가락폄근과 짧은엄지폄근 (Extensor Digitorum Brevis And Extensor Hallucis Brevis)

간결한 요약

- 통증유발점들은 중간발의 발등면으로 전이될 수 있다.
- 편평 압박으로 비활성화 시킨다.
- 발가락 굴곡으로 스트레칭을 한다.

개요(Overview)

짧은발가락폄근과 짧은엄지폄근은 상당히 접근 가능한 근육들이다. 긴발가락폄근들의 건들이 그것들을 덮고 있기 때문에 찾기가 어려울 수 있다. 이 때문에 촉진을 더해서 통증유발점들을 더 찾아본다.

짧은발가락폄근과 짧은엄지폄근은 함께 작용을 한다. 대부분 그것들을 함께 치료하는 것이 추천된다.

위치와 부착(Location and Attachments)

짧은발가락폄근은 가쪽 발등의 세로 길이 대부분을 차지하는데, 긴발가락폄근 건들 깊숙이 있다. (그림 4-65 ■)

- 몸쪽 부착 - 가쪽 발꿈치뼈의 윗면.
- 먼쪽 부착들 - 긴발가락폄근 건들에 의해서 둘째, 셋째, 및 넷째 발가락들의 중간 및 가쪽 발가락뼈들.

짧은엄지폄근은 안쪽 발등의 세로 길이를 차지하는데, 긴발가락폄근 건들 깊숙이 있다. (그림 4-65)

- 몸쪽 부착 - 가쪽 발꿈치뼈의 윗면.
- 먼쪽 부착 - 엄지의 몸쪽 발가락뼈.

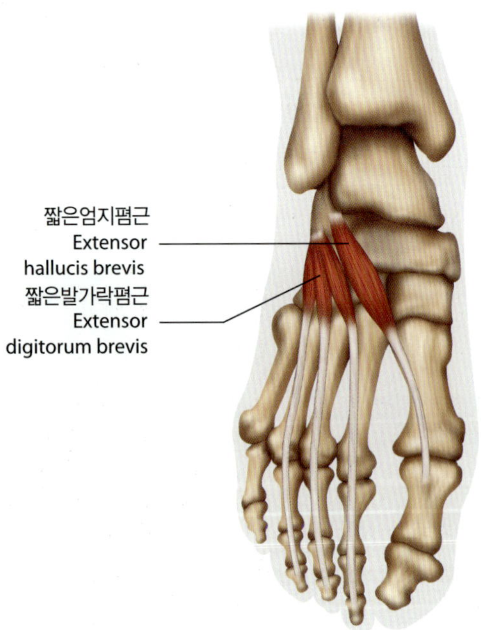

그림 4-65
짧은발가락폄근과 짧은엄지폄근 해부.

형태와 기능(Form and Function)

짧은발가락폄근과 짧은엄지폄근복부들은 비교적 납작하다.

짧은발가락폄근은 다음을 만든다.

- 중간 세 발가락들의 폄.
- 발의 안정.

짧은엄지폄근은 다음을 만든다.

- 엄지발가락 폄.
- 발의 안정.

통증유발점 연관 패턴 (Trigger Point Referral Patterns)

고객이 다음을 말하거나 보일 때, 짧은발가락폄근과 짧은엄지폄근의 통증유발점 활동을 조사해 보아야만 한다.

- 중간발 부위의 발등면의 통증. (그림 4-66 ■)
- 발을 저는 경향.
- 줄어들지 않는 쑤시는 발.

과부하 요인들(Overloading Factors)

짧은발가락폄근과 짧은엄지폄근은 다음으로 인해서 과부하를 받을 수 있다:

- 발가락이 꽉 조이는 신발.
- 연부조직 찢김으로 인한 급성 외상성 사고들.
- 최근의 보행 석고붕대.
- 미끄러짐, 낙상, 및 멍.
- 발의 과다엎침.
- 편평하지 않은 지면에서 오랜 보행.

비활성화 전략(Deactivation Tactics)

짧은발가락폄근과 짧은엄지폄근 자세 – 등을 대고 누워서, 발을 안정시킨다.

근복부들에 편평 압박을 한다:

- 긴엄지폄근과 긴발가락폄근 건들 사이의 세 선들을 따라 편평 촉진을 하는데, 대략 발 안쪽면에서 손가락 3개 폭 먼쪽에서 시작한다.
- 긴엄지폄근과 긴발가락폄근 건들 사이의 발등을 향해서 먼쪽으로 (아래쪽) 눌러라. (그림 4–67 ■)
- 근복부들의 먼쪽 끝까지 이 선을 계속 탐색하라.
- 시각적인 선을 따라 6개의 핵심 부위들이 있다. (그림 4–68 ■)

심화된 직접 압박 : 고객에게 짧은발가락폄근에 편평 압박을 하라.

- 직접 능동적 움직임: 발가락 굴곡/폄을 포함.
- 간접 능동적 움직임: 발 내번/외번을 포함.

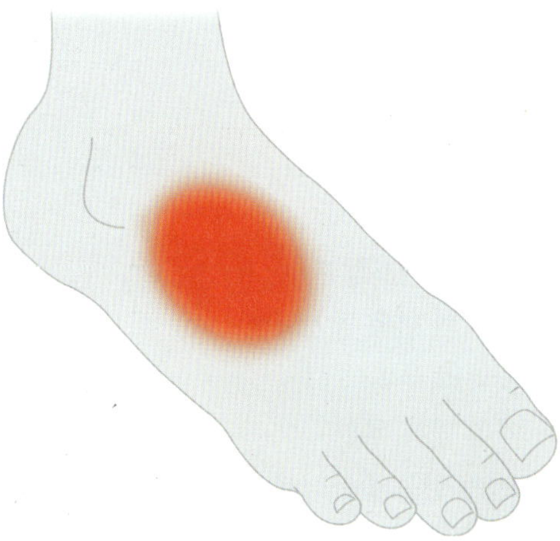

그림 4–66
짧은발가락폄근과 짧은엄지폄근 통증유발점 연관 패턴.

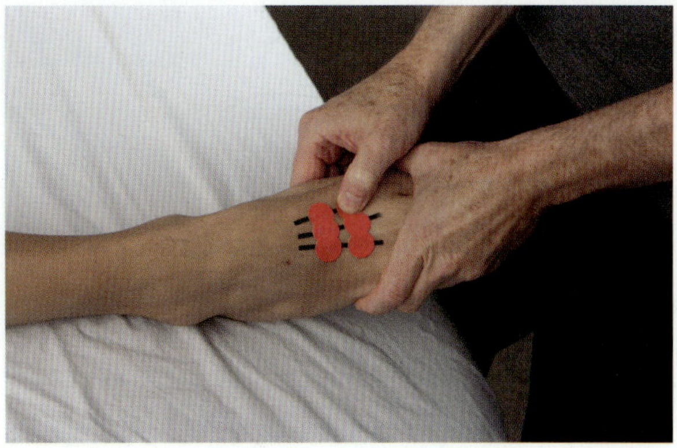

그림 4–67
편평 압박: 발등을 향해서 먼쪽으로 (아래쪽) 눌러라.

관련 있는 근육 부위들(Relevant Muscle Areas)

등을 대고 누운 자세에서 다른 중요 부위들이 다뤄질 수 있다. 특히, 추가로 초점을 두어야만 할 곳:

- 긴발가락폄근
- 긴엄지폄근

길항근들에게도 주의를 해야 한다:

- 긴발가락굽힘근
- 긴엄지굽힘근

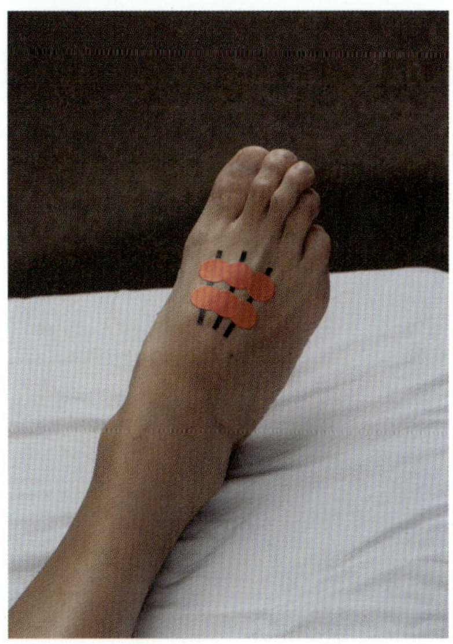

그림 4–68
짧은발가락폄근과 짧은엄지폄근의 시각적인 선을 따라 6개의 핵심 부위들이 있다.

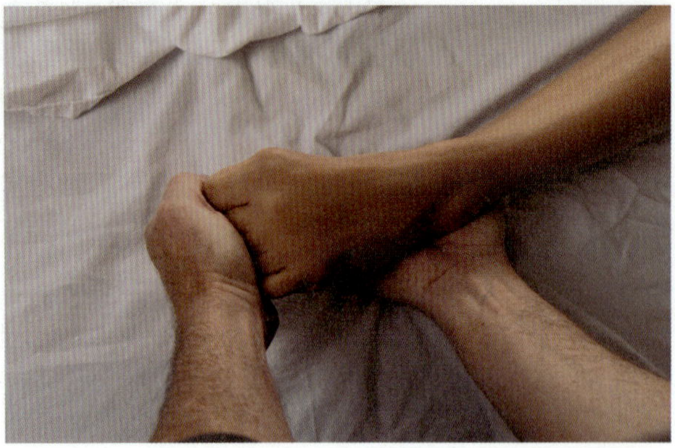

그림 4-69
스트레칭: (등을 대고) 발가락 굴곡.

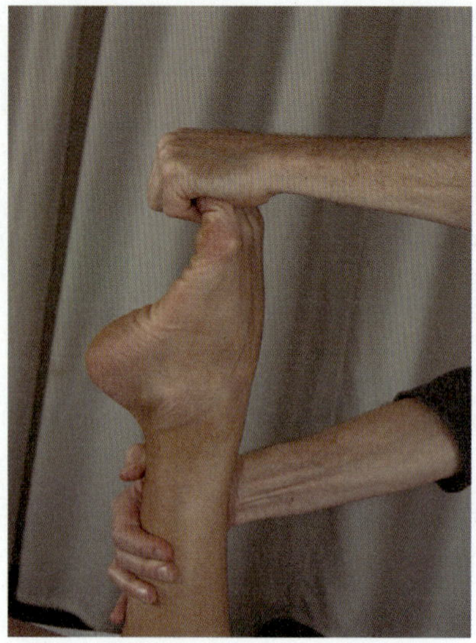

그림 4-70
스트레칭: (무릎 관절을 굴곡시켜 엎드려서) 발가락 굴곡.

- 짧은발가락굽힘근
- 짧은엄지굽힘근
- 엄지벌림근

스트레칭(Stretches)

고객이 등을 대거나 엎드려 누워서, 발가락 굴곡이 행해질 수 있다. (그림 4-69 ■ 및 4-70 ■)

앉아서, 무릎 관절을 굴곡시키고 발목 관절을 발바닥 굴곡시켜서 발을 잡고, 효과적으로 발가락들을 굴곡시켜서 자가-스트레칭을 한다. (그림 4-71 ■)

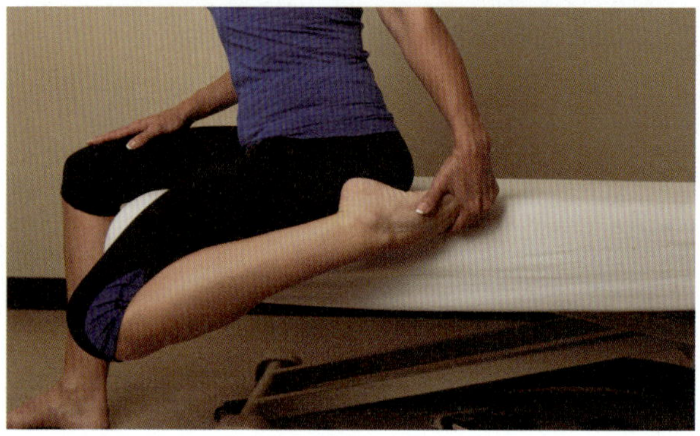

그림 4-71
자가-스트레칭: 발가락 굴곡.

복습 문제

연관 잇기

_____ 1. 장딴지근은 먼쪽에서 (   )에 부착한다
_____ 2. 가자미근 통증유발점들은 (   ) 부위로 통증을 연관 할 수 있다
_____ 3. 앞정강근은 먼쪽에서 (   )에 부착한다
_____ 4. 긴엄지폄근은 먼쪽에서 (   )에 부착한다
_____ 5. 긴종아리근 통증유발점들은 (   )부위로 통증을 연관 할 수 있다
_____ 6. 긴발가락굽힘근은 먼쪽으로 (   )에 부착한다
_____ 7. 긴엄지굽힘근은 몸쪽으로 (   )에 부착한다
_____ 8. 엄지벌림근은 발의 (   )면을 차지한다
_____ 9. 짧은엄지굽힘근은 몸쪽에서 (   )에 부착한다
_____ 10. 짧은엄지폄근은 (   ) 움직임을 만든다

A. 뒤쪽 발꿈치
B. 입방뼈의 발바닥면
C. 안쪽 쐐기모양뼈
D. 엄지의 먼쪽 발가락뼈
E. 뒷다리 부위
F. 가쪽 발목 부위
G. 먼쪽 뒤쪽 종아리뼈대
H. 안쪽
I. 엄지를 편다
J. 가쪽 네 발가락들의 먼쪽 발가락뼈들

사지선다형

1. 장딴지근 통증유발점들은 ( ) 다리 부위 통증에 원인이 될 수 있다.
   a. 몸쪽 앞쪽
   b. 먼쪽 앞쪽
   c. 몸쪽 뒤쪽
   d. 먼쪽 뒤쪽

2. 고객이 만성적 밤 ( ) 경련을 호소할 때, 장딴지근의 통증유발점들을 조사하라.
   a. 발
   b. 넙다리
   c. 장딴지
   d. 볼기

3. 가자미근은 뒷다리 부위를 통해서 ( ) 혈액을 증가시킬 수 있다.
   a. 동맥
   b. 정맥
   c. 산소를 함유한
   d. 수초를 가진

4. 앞정강근 통증유발점들은 ( ) 엄지발가락 부위 통증에 원인이 될 수 있다.
   a. 발등 안쪽
   b. 발바닥 안쪽
   c. 발등 가쪽
   d. 발바닥 가쪽

5. 긴발가락폄근은 발의 ( ) 를 만든다.
   a. 내번
   b. 외번
   c. 들기
   d. 내리기

6. 긴종아리근은 ( )를 만들 수 있다.
   a. 뒤굽힘
   b. 발바닥 굴곡
   c. 들기
   d. 내리기

7. 긴발가락굽힘근은 ( ) 발가락들의 굴곡을 만든다.
   a. 안쪽 4개
   b. 안쪽 3개
   c. 가쪽 3개
   d. 가쪽 4개

8. ( )가 있을 경우, 엄지벌림근 통증유발점들을 조사하라.
   a. 염증
   b. 발 절기
   c. 열
   d. 백선

9. 발가락 ( ) 스트레칭은 짧은발가락굽힘근 내의 통증유발점들을 비활성화 시킨 이후에 추천된다.
   a. 굴곡
   b. 과다 폄
   c. 들기
   d. 내리기

10. 고객이 쑤시는 ( ) 을/를 호소할 때 짧은발가락폄근의 통증유발점들을 조사하라.
    a. 장딴지
    b. 발
    c. 무릎
    d. 정강이

제 5 장 넙다리 근육들

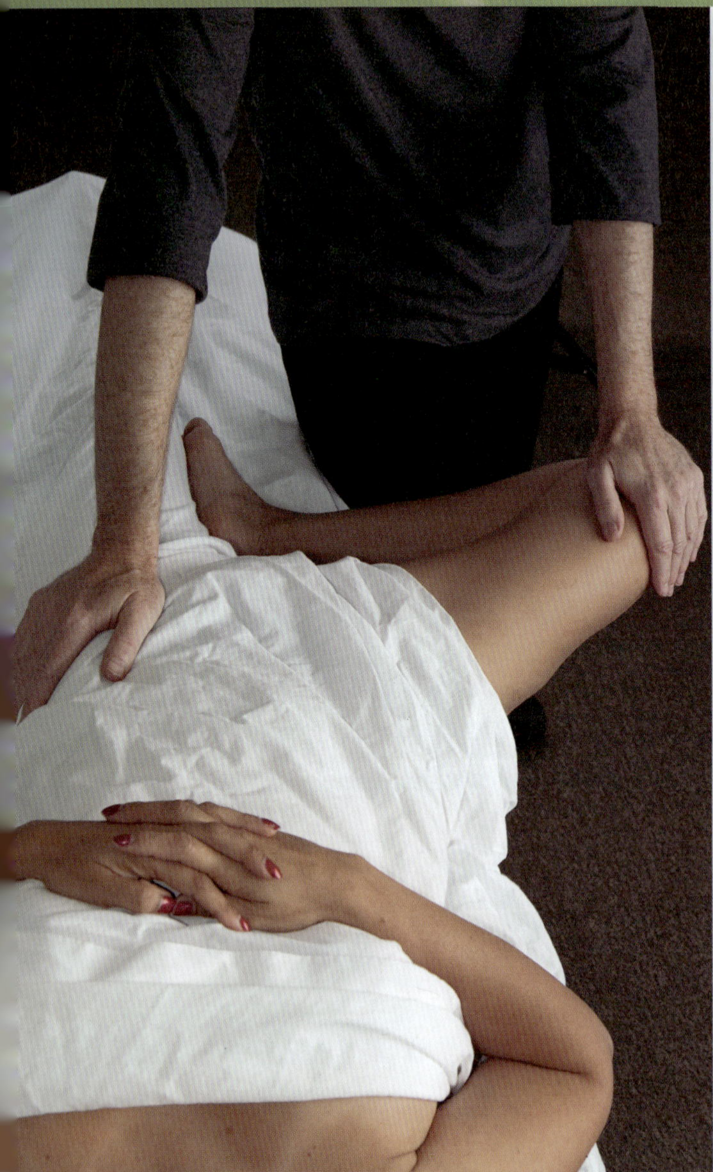

이 장의 개요

학습 목적

이 장에 있는 정보를 배운 후, 치료사는 다음을 할 수 있어야만 한다:

- 넙다리 근육들의 주요한 신체운동학적 기능들을 설명하시오
- 넙다리 근육들 내 통증유발점 활동을 일으키는 두드러진 과부하 요인들을 설명하시오
- 넙다리 근육들을 만져서 구분하시오
- 넙다리 근육들 내 통증유발점 위치들을 촉진하시오
- 넙다리 근육들에서 통증유발점 비활성화를 만들기 위한 능동적 움직임들을 설명하시오
- 넙다리 근육들에 맞는 스트레칭을 실행하시오
- 넙다리 근육들 안에 있는 통증유발점으로 인한 통증 연관 위치들을 찾아내시오

다음 근육들에 대해서 다룬다: 넙다리곧은근, 가쪽넓은근, 안쪽넓은근, 중간넓은근, 넙다리근막긴장근, 두덩근, 긴모음근, 짧은모음근, 큰모음근, 두덩정강근, 넙다리두갈래근, 반막모양근 및 반건모양근

주요 용어

슬개골 건염 81
엉덩정강 띠 83
엉덩정강 띠 마찰 증후군 83
슬개골 주행 장애 83
안쪽 곁인대 염좌 86
가쪽 슬개골 지지띠 91
사타구니 당김 93
넙다리 삼각형(Femoral triangle) 94
근육 방해(inhibition) 105

서문 - 넙다리 근육들 (Introduction - High Muscles)

근육 구성(Muscle Organization)

이 장은 넙다리 부위에서 발견되는 각각 근육들을 다룬다. 넙다리빗근과 오금근을 제외한 모든 넙다리 근육들을 포함한다. 넙다리빗근은 넙다리의 다른 근육들을 덮고 있어서, 그 안에 있는 통증유발점들은 발견되고 치료될 것이다.

오금근은 장딴지근과 가자미근 부분 밑에 있기 때문에, 그 안에 있는 통증유발점들은 비활성화 될 수 있다.

국소적 영향(Regional Influences)

앉았다가 서는 (그리고 그것의 반대) 움직임 절차는 넙다리 근육들에게 커다란 영향을 끼치는데, 오랜 시간 앉아있을 때도 그렇다. 이러한 역학적인 힘들은 약간의 근육에게 제한된 동작 범위 그리고 다른 것들에게는 허약함을 (제한) 만든다. 넙다리 근육들로의 이러한 과부하는 여기에 위치한 구조들에게 불균형을 만들고 부정적인 영향을 줄 수 있다:

- 힙 관절들
- 무릎 관절들
- 무릎 인대들
- 근막장근
- 엉덩정강 띠
- 오금 근막

이러한 결합 조직 구조들과 다른 성분들을 찾아서 적절한 도수기법을 적용해야 한다.

비활성화에 관해서(Deactivation Concerns)

넙다리 근육들의 대부분은 크고, 길고, 그리고/또는 넓은 경향이 있다. 이것이 일반적으로 뜻하는 것은 많은 통증유발점 위치들을 비활성화 시키기 위해서 넓은 접촉들이 사용된다는 것이다. 치료사는 고객의 불편함 역치를 넘지 않도록 적용하는 압력 량에 주의를 해야만 한다.

또한, 일부 통증유발점 활동의 위치는 생식기/항문 부위과 인접해 있으므로, 천을 덮는 것과 접촉 위치는 전문적으로 시행되어야만 한다. 우려를 최소화 시키기 위해서, 치료사가 민감한 부위에 접촉을 하는 이유에 대한 설명이 아주 중요하다.

일반적인 상태(Common Conditions)

넙다리 근육들은 센 힘을 옮기기 때문에 -러닝, 점핑, 및 다른 반복적인 움직임들로 증폭된- 여러 문제들이 생길 수 있다. 이러한 부상들과 과사용 관심사들은 다음을 포함한다.

- 슬개골 주행 장애
- 슬개골 건염
- 무릎 인대 염좌
- 골관절염

통증유발점 활동 성분을 특징으로 하는 다른 덜 흔한 문제들은 연골연화증 슬개골, 메니스쿠스 찢김, 및 무릎 윤활낭염을 포함한다.

이러한 상황들과 함께 연조직 병태생리학에 대한 이해는 -그리고 적절한 치료 반응에 대한 약간의 트레이닝- 치료사가 관련된 통증과 불쾌감을 효과적으로 손 볼 수 있게 해 준다.

넙다리곧은근 (Rectus Femoris)

간결한 요약

- 통증유발점들은 슬개골 부위로 연관될 수 있다.
- 편평 압박을 사용해서 비활성화 시킨다.
- 무릎 관절 굴곡 및 힙 관절 과다 폄으로 스트레칭을 한다.

개요(Overview)

넙다리곧은근은 쉽게 접근이 가능한 근육으로 다른 넙다리 네갈래근과 (가쪽넓은근, 안쪽넓은근, 및 중간넓은근) 협력해서 작용을 한다. 대부분의 상황에서 그 넷을 함께 치료하는 것이 추천된다. 또한 넙다리곧은근은 다른 힙 관절 근육들을 보조하므로 (주로 엉덩허리근 및 넙다리근막긴장근),

이들 역시 조사하는 것이 추천된다. 중간넓은근은 넙다리곧은근 밑에 있기 때문에, 중간넓은근의 통증유발점들은 동일한 치료 동안 종종 비활성화된다.

넙다리곧은근 통증유발점들은 슬개골 부위로 통증을 전이될 수 있다. **슬개골 건염**은 (또는 다른 무릎 병리) 동일한 인접부위에서 통증과 함께 존재한다. 그 두 문제들은 슬개골 건성 부착을 통한 슬개골 인대 상에 비정상적 장력에 의해서 슬개골 건염에 기여를 할 수도 있다.

위치와 부착 (Location and Attachments)

넙다리곧은근은 얕게 있고 넙다리 앞면의 세로 길이를 차지한다. (그림 5-1 ■)

- 몸쪽 부착들 – 골반의 앞쪽 아래쪽 엉덩뼈 가시의 가쪽과 안쪽면들.
- 먼쪽 부착들 – 슬개골의 몸쪽 면 그리고 (슬개골 인대를 경유해서) 정강뼈 결절.

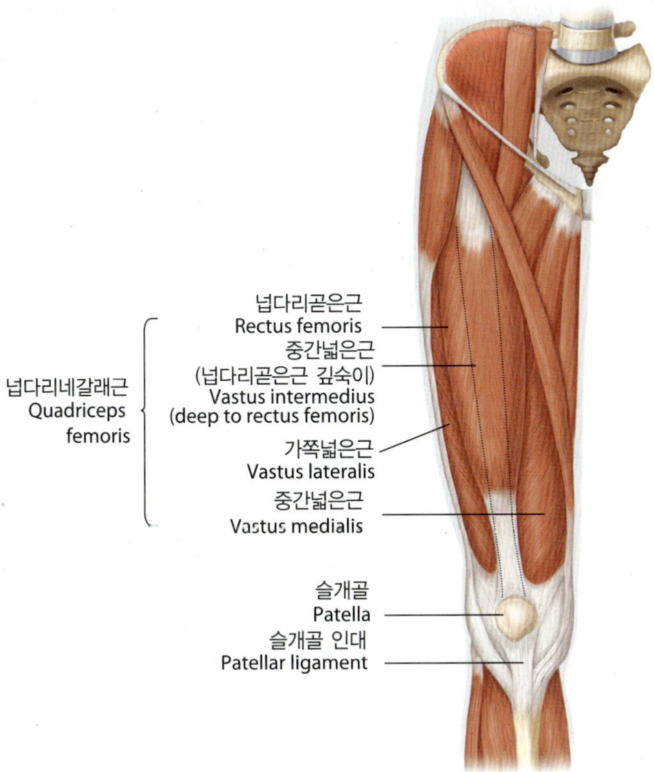

그림 5-1
넙다리곧은근 해부.

형태와 기능 (Form and Function)

넙다리곧은근은 넙다리네갈래근 그룹을 구성하는 네 머리 중의 하나이다. 넙다리곧은근의 복부는 길고, 원통이며, 두껍다.

넙다리곧은근은 다음을 만든다

- 무릎 관절의 폄.
- 힙 관절의 굴곡.
- 힙 관절과 무릎 관절의 안정.

통증유발점 연관 패턴 (Trigger Point Referral Patterns)

고객이 다음을 알리거나 설명할 때, 넙다리곧은근의 통증유발점 활동을 조사해 보아야만 한다

- 슬개골 또는 무릎 관절 부위들의 통증, 자주 밤에. (그림 5-2 ■)
- 계단을 내려가거나 올라갈 때 무릎 관절의 통증 또는 허약.

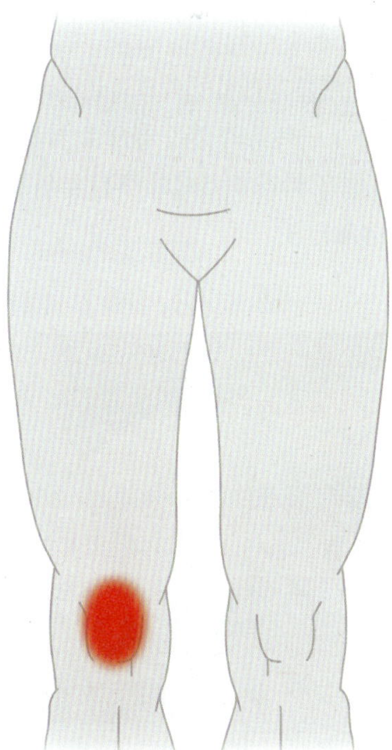

그림 5-2
넙다리곧은근 통증유발점 연관 패턴.

중간넓은근에 위치한 통증유발점들은 넙다리곧은근을 촉진할 때 종종 발견되며 앞쪽 넙다리 부위로 통증을 전이될 수 있다.

과부하 요인들 (Overloading Factors)

넙다리곧은근은 다음으로 인해서 과부하를 받을 수 있다:

- 넙다리의 지속된 부동
- 근복부의 지속된 압박
- 골절 또는 넙다리 또는 골반의 수술을 포함하는 최근의 손상
- 미끄러짐, 낙상, 또는 멍
- 근복부의 직접 타박

비활성화 전략 (Deactivation Tactics)

넙다리곧은근 자세 – 등을 대고 누워서, 무릎 관절과 힙 관절을 편다.

근복부에 편평 압박을 한다:

- 근복부 정중선을 따라 편평 촉진을 하는데, 앞쪽 아래 엉덩뼈 가시의 높이에서 먼쪽으로 대략 엄지 하나 폭에서 시작한다.
- 앞쪽 넙다리뼈를 향해서 뒤쪽으로 눌러라. (그림 5–3 ■)
- 이 선을 따라 근복부의 먼쪽 끝으로 계속 탐색하라.
- 시각적인 선을 따라 4~5개의 핵심 부위들이 있다. (그림 5–4 ■)

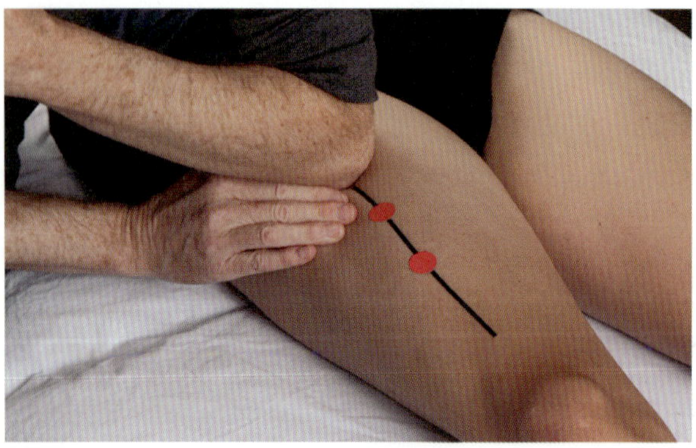

그림 5–3
편평 압박: 넙다리곧은근은 앞쪽 넙다리를 향해서 뒤쪽으로 눌러라.

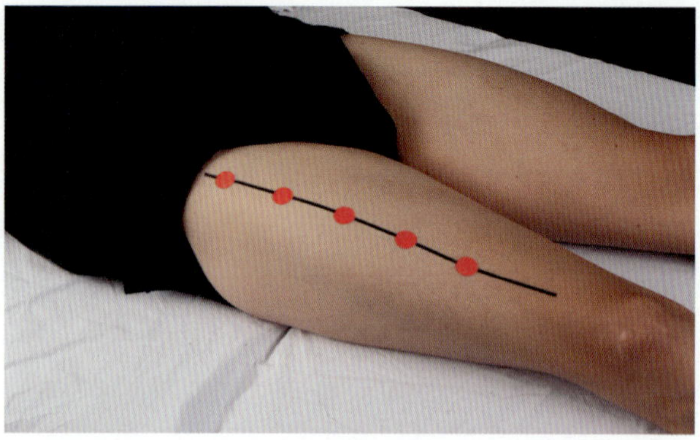

그림 5–4
넙다리곧은근의 시각적인 선을 따라 4~5개의 핵심 부위들이 있다.

심화된 직접 압박 : 고객에게 넙다리곧은근에 편평 압박을 한다.

- 직접 능동적 움직임, 무릎 관절 굴곡/폄 그리고/또는 힙 관절 굴곡/폄을 포함.
- 간접 능동적 움직임: 힙 관절 안쪽/가쪽 회전을 포함.

관련 있는 근육 부위들 (Relevant Muscle Areas)

등을 바닥에 대고 누운 자세에서 다른 중요 부위들이 다뤄질 수 있다. 특히, 추가로 초점을 두어야만 할 곳:

- 중간넓은근
- 가쪽넓은근
- 안쪽넓은근
- 엉덩허리근
- 넙다리빗근
- 넙다리근막긴장근

길항근들에게도 주의를 해야 한다:

- 넙다리두갈래근
- 반막양근
- 반건양근
- 큰볼기근

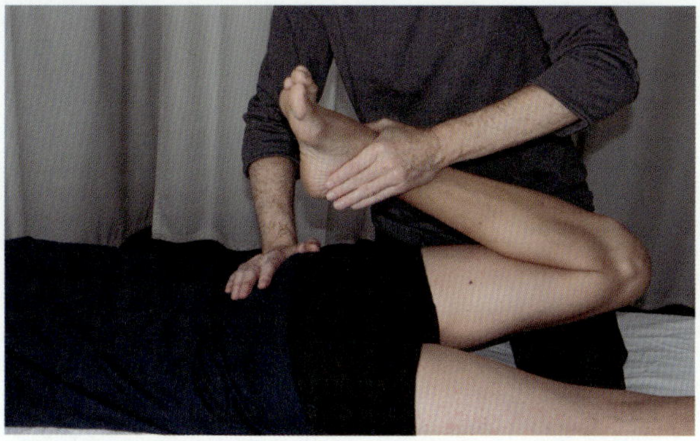

그림 5-5
스트레칭: (엎드려서) 힙관절 과다 폄 및 무릎 관절 굴곡 (치료사의 넙다리가 고객의 넙다리 밑에 있고 치료사의 손이 고객의 같은 쪽 엉덩뼈를 고정하고 있음을 주목하라).

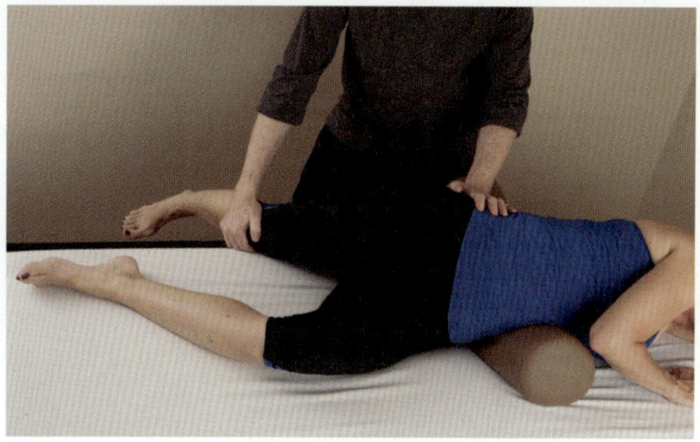

그림 5-6
스트레칭: (옆으로 누워서) 힙관절 과다 폄 및 무릎 관절 굴곡 (치료사의 손이 고객의 같은 쪽 엉덩뼈를 고정하고 있음을 주목하라.)

스트레칭(Stretches)

힙 관절 과다 폄이, 힙 관절 굴곡과 함께, 고객이 엎드리던지 옆으로 누워서 시행될 수 있다. (그림 5-5 ■ 와 5-6 ■)

발을 잡고 서서 힙 관절을 펴고 무릎 관절을 굴곡시켜 자가-스트레칭을 한다. (그림 5-7 ■)

가쪽넓은근 (Vastus Lateralis)

간결한 요약

- 통증유발점들은 넙다리, 볼기, 및 무릎 관절의 가쪽 부위로 연관될 수 있다.
- 편평 압박을 사용해서 비활성화 시킨다.
- 무릎 관절 굴곡으로 스트레칭을 한다.

개요(Overview)

가쪽넓은근은 쉽게 접근이 가능한 근육으로 다른 넙다리 네갈래근과 (넙다리곧은근, 안쪽넓은근, 및 중간넓은근) 협력해서 작용을 한다. 대부분의 상황에서 그 넷을 함께 치료하는 것이 추천된다.

가쪽넓은근은 인체에서 가장 큰 근육들 중의 하나이다. 이 근육의 가쪽면 일부는 **엉덩정강 띠** 밑에 있다. 이 때문에 촉진을 더 해서 통증유발점들을 더 찾아본다.

가쪽넓은근은 통증유발점들을 자주 만드는데, 통증을 가쪽 넙다리와 무릎 관절 부위로 전이될 수 있다. **엉덩정강 띠 마찰 증후군**은 (그리고 다른 무릎 병리) 동일한 인접부위에서 통증과 함께 존재한다. 그 두 문제들은 함께 있을 수 있다. 가쪽넓은근 통증유발점들로 인한 단단한 띠들은 **슬개골 주행 장애**에 원인이 될 수 있는데 슬개골 건성 부착을 통해서 슬개골에 비정상적 장력을 주기 때문이다.

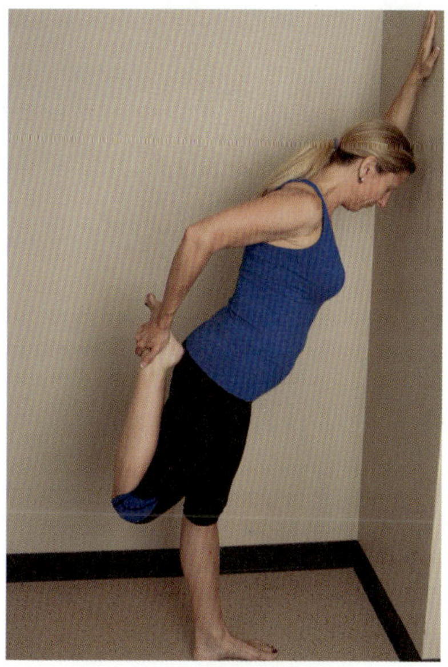

그림 5-7
자가-스트레칭: 힙 관절의 과다 폄, 및 무릎 관절의 굴곡.

위치와 부착 (Location and Attachments)

가쪽넓은근은 얕게 있고 넙다리 가쪽면의 세로 길이를 차지한다. (그림 5-8 ■)

- 몸쪽 부착 – 넙다리뼈대 대부분의 가쪽 뒷면.
- 먼쪽 부착들 – 슬개골의 가쪽면 그리고 (슬개골 인대를 경유해서) 정강뼈 결절.

형태와 기능 (Form and Function)

가쪽넓은근은 넙다리네갈래근 그룹을 구성하는 네 머리 중의 하나이다. 가쪽넓은근 복부는 길고, 넓고, 납작하며, 두껍다.

가쪽넓은근은 다음을 만든다.

- 무릎 관절의 폄.
- 무릎 관절의 안정.

통증유발점 연관 패턴 (Trigger Point Referral Patterns)

고객이 다음을 알리거나 설명할 때, 가쪽넓은근의 통증유발점 활동을 조사해 보아야만 한다

- 가쪽 넙다리, 무릎 관절, 또는 볼기 부위들의 통증. (그림 5-9 ■)
- 가쪽 오금 부위의 통증.
- 옆으로 누워서 자는 동안 같은 쪽의 근육 압박으로 인한 앞에서 말한 부위의 통증.
- 앞에서 말한 부위의 통증, 특히 걸을 때.
- 무릎 관절을 완전히 펴고 굽힐 수 없음, 특히 오랫동안 부동 자세로 앉아있는 후, 슬개골-잠김 경향으로 인해서.

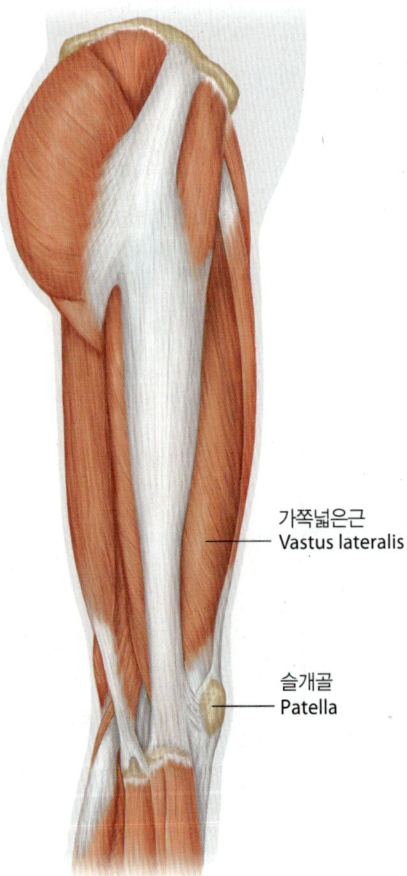

그림 5-8
가쪽넓은근의 해부.

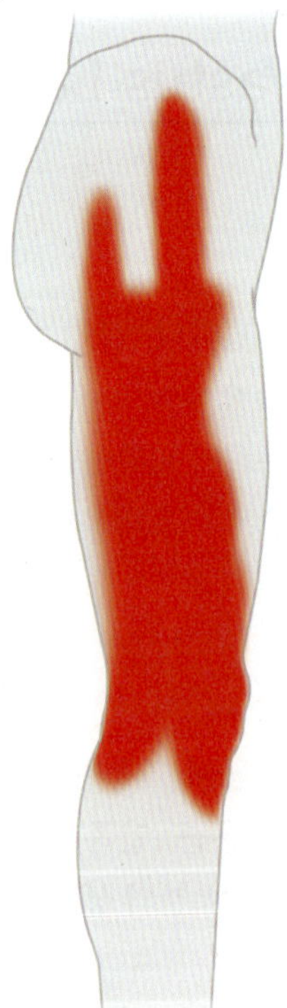

그림 5-9
가쪽넓은근 통증유발점 연관 패턴.

과부하 요인들(Overloading Factors)

가쪽넓은근 다음으로 인해서 과부하를 받을 수 있다:

- 무릎 관절을 완전히 펴고 있는 넙다리의 지속된 부동.
- 옆으로 누워서 자는 자세으로 인한 근복부의 지속된 압박.
- 골절 또는 넙다리 수술을 포함하는 최근의 손상.
- 미끄러짐, 낙상, 또는 멍.
- 근복부의 직접 타박.

비활성화 전략(Deactivation Tactics)

가쪽넓은근 자세 – 등을 대고 눕거나 또는 옆으로 누워서, 무릎 관절을 편다.

근복부에 편평 압박을 한다:

- 세 선들을 따라 편평 촉진을 한다: 하나는 근복부의 정중선 그리고 이 정중선의 앞에 있는 하나와 뒤에 있는 하나인데, 큰돌기에서 먼쪽으로 대략 엄지 하나 폭에서 시작한다.
- 가쪽 넙다리뼈를 향해서 안쪽으로 눌러라. (그림 5-10 ■과 5-11 ■)
- 각 선을 따라 근복부의 가쪽 끝으로 계속 탐색하라.
- 시각적인 선을 따라 12~18 개의 핵심 부위들이 있다. (그림 5-12 ■와 5-13 ■).

심화된 직접 압박 : 고객에게 가쪽넓은근에 편평 압박을 한다.

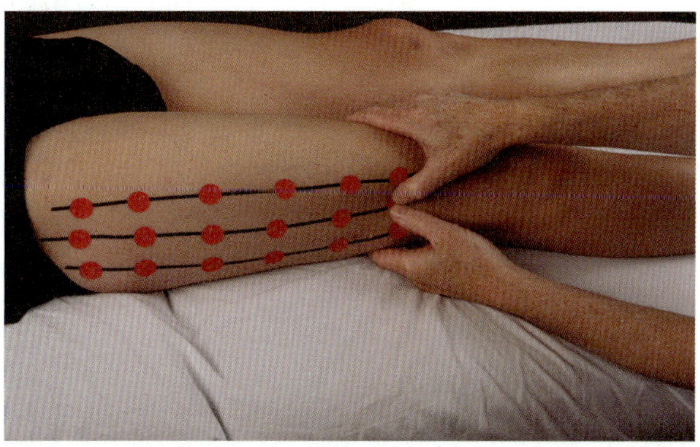

그림 5-10
편평 압박: 가쪽넓은근은 가쪽 넙다리뼈를 향해서 안쪽으로 눌러라.

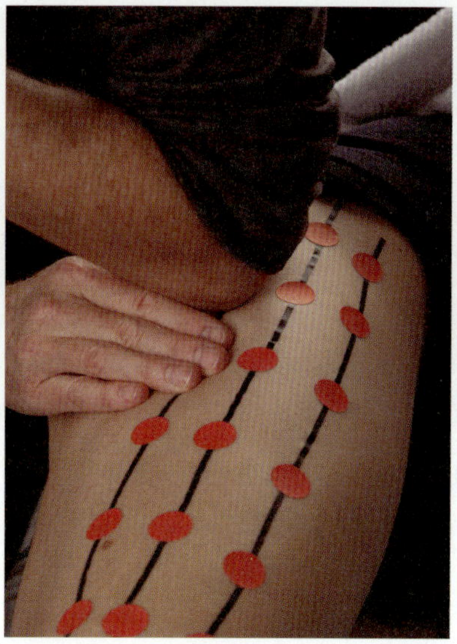

그림 5-11
편평 압박: 가쪽넓은근은 가쪽 넙다리뼈를 향해서 안쪽으로 눌러라.

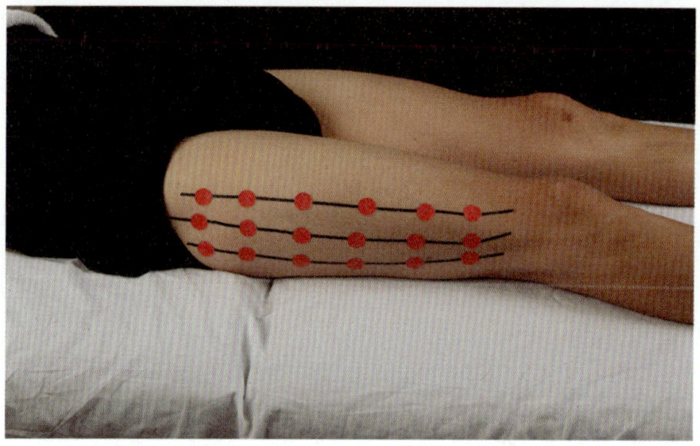

그림 5-12
가쪽넓은근의 시각적인 선을 따라 12~18개의 핵심 부위들.

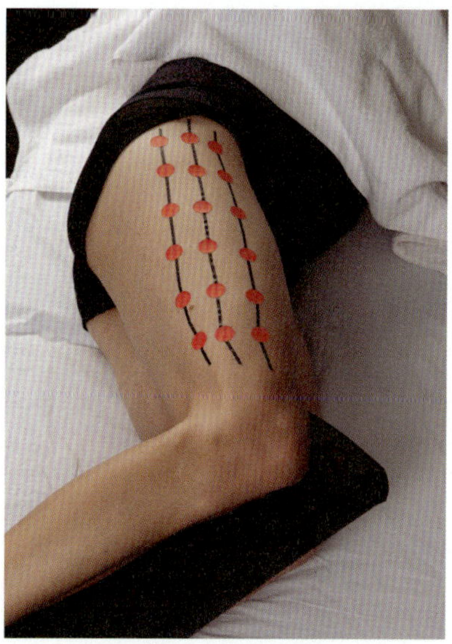

그림 5-13
가쪽넓은근의 시각적인 선을 따라 12~18개의 핵심 부위들 (고객의 무릎 관절 사이의 받침을 주목하라).

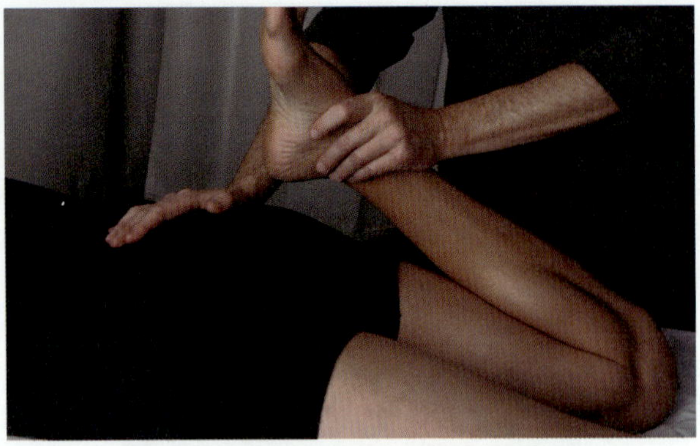

그림 5-14
스트레칭: (엎드려서) 무릎 관절 굴곡 (치료사의 손이 고객의 엉덩뼈를 고정화시키는 것을 주목하라).

- 직접 능동적 움직임, 무릎 관절 굴곡 그리고/또는 폄을 포함.

관련 있는 근육 부위들(Relevant Muscle Areas)

등을 대고 눕거나 옆으로 누운 자세에서 다른 중요 부위들이 다뤄질 수 있다. 특히, 추가로 초점을 두어야만 할 곳:

- 중간넓은근
- 넙다리곧은근
- 안쪽넓은근

*길항*근들에게도 주의를 해야 한다:

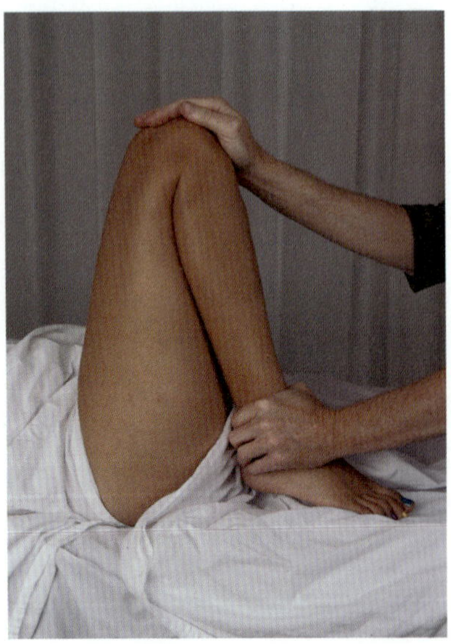

그림 5-15
스트레칭: (등을 대고) 무릎 관절 굴곡.

- 넙다리두갈래근
- 반막양근
- 반건양근

스트레칭(Stretches)

무릎 관절 굴곡이 고객이 엎드리던지 등을 대고 누워서 시행될 수 있다. (그림 5-14 ■ 와 5-15 ■)

발을 잡고 서서 무릎 관절을 굴곡시켜 자가-스트레칭을 한다. (그림 5-7)

안쪽넓은근 (Vastus Medialis)

간결한 요약

- 통증유발점들은 안쪽 앞쪽 넙다리와 무릎 관절 부위로 연관될 수 있다.
- 편평 압박을 사용해서 비활성화 시킨다.
- 무릎 관절 굴곡으로 스트레칭을 한다.

개요(Overview)

안쪽넓은근의 먼쪽 부분은 쉽게 접근이 가능하다. 몸쪽 부분은 넙다리빗근과 넙다리곧은근이 그것을 덮고 있어서 찾기가 힘들 수 있다. 이 때문에 촉진을 더해서 통증유발점들을 더 찾아본다. 안쪽넓은근은 다른 넙다리네갈래근과 (넙다리곧은근, 가쪽넓은근, 및 중간넓은근) 협력해서 작용을 한다. 대부분 그 것들을 함께 치료하는 것이 추천된다.

안쪽넓은근 통증유발점들은 안쪽 무릎 관절 부위로 통증을 전이될 수 있다. **안쪽 곁인대 염좌**가 종종 (그리고 다른 무릎 병리) 동일한 인접부위에서 통증과 함께 존재한다. 그 두 문제들은 함께 있을 수 있다. 안쪽넓은근 통증유발점들로 인한 단단한 띠들은 슬개골 주행 장애에 원인이 될 수 있는데 슬개골 건성 부착을 통해서 슬개골에 비정상적 장력을 주기 때문이다.

위치와 부착(Location and Attachments)

안쪽넓은근은 넙다리 안쪽면의 세로 길이 거의 모두를 차지

하는데, 넙다리빗근과 여러 힙 관절 모음근들 깊숙이 몸쪽 근복부의 반 이상이 있다. (그림 5-1)

- 몸쪽 부착 – 넙다리뼈 안쪽 뒷면.
- 먼쪽 부착들 – 슬개골의 안쪽면 그리고 (슬개골 인대를 경유해서) 정강뼈 결절.

형태와 기능(Form and Function)

안쪽넓은근은 넙다리네갈래근 그룹을 구성하는 네 머리 중의 하나이다. 안쪽넓은근복부는 길고, 두껍고 먼쪽 표층부에서 약간 넓다.

안쪽넓은근은 다음을 만든다.

- 무릎 관절의 폄
- 무릎 관절의 안정

통증유발점 연관 패턴 (Trigger Point Referral Patterns)

고객이 다음을 알리거나 설명할 때, 안쪽넓은근의 통증유발점 활동을 조사해 보아야만 한다

- 안쪽 앞쪽 넙다리 또는 무릎 관절 부위들의 통증. (그림 5-16 ■)
- 무릎 관절 허약 경향이 있어서, 무릎 관절 안정 손실 그리고 때때로 비틀거리거나 넘어짐을 만든다.

넙다리빗근 먼쪽 반에 위치한 통증유발점들은 안쪽넓은근을 촉진할 때 종종 발견되며 안쪽 넙다리 부위로 또는 표층으로 날카롭거나 톡톡 쏘는 통증이 전이될 수 있다.

과부하 요인들(Overloading Factors)

안쪽넓은근 다음으로 인해서 과부하를 받을 수 있다:

- 딱딱한 면에서 무릎 꿇고 오래 있기.
- 골절 또는 넙다리 수술을 포함하는 최근의 손상.
- 미끄러짐, 낙상, 또는 멍.
- 근복부의 직접 타박.

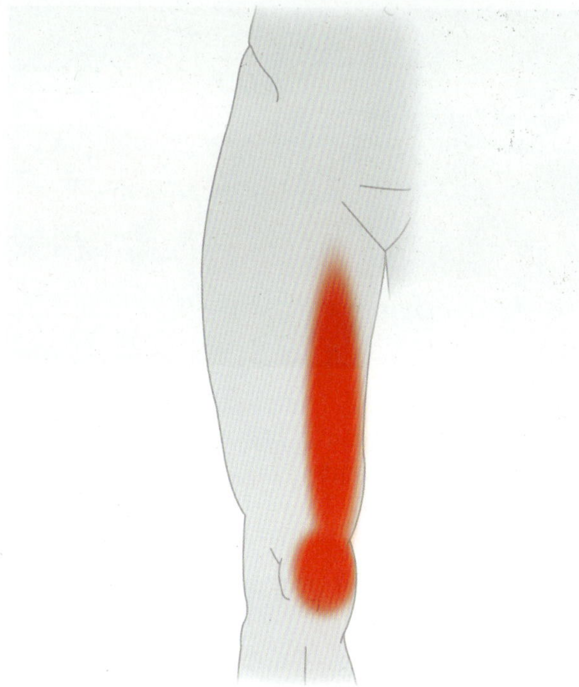

그림 5-16
안쪽넓은근 통증유발점 연관 패턴.

- 발의 과다엎침.
- 모턴 발 구조 (두 번째 발허리뼈가 첫 번째 발허리뼈보다 길다).

비활성화 전략(Deactivation Tactics)

안쪽넓은근 자세 – 등을 대고 누워서, 무릎 관절을 편다.

근복부에 편평 압박을 한다:

- 넙다리곧은근 안쪽 가장자리에서 대략 손가락 한 개 폭 가쪽 선을 따라 편평 촉진을 하는데, 슬개골에서 대략 손가락 한 개 폭 안쪽에서 시작한다.
- 안쪽 앞쪽 넙다리뼈를 향해서 바깥 그리고 약간 뒤쪽으로 눌러라. (그림 5-17 ■)
- 이 선을 따라 몸쪽으로 대략 손 2개 폭을 계속 탐색하라.
- 시각적인 선을 따라 3~4개의 핵심 부위들이 있다. (그림 5-18 ■).

심화된 직접 압박 : 고객에게 안쪽넓은근에 편평 압박을 한다.

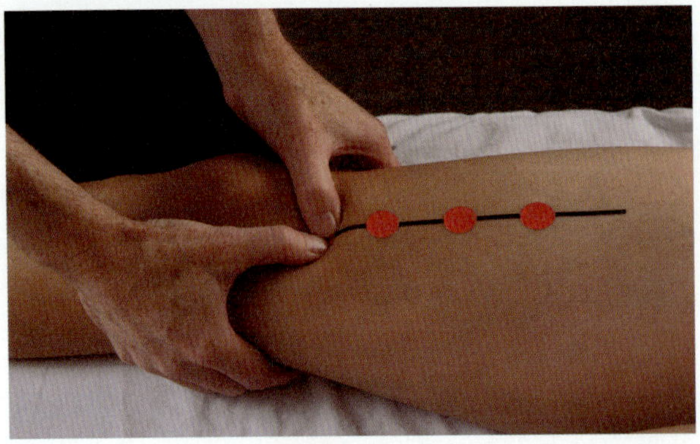

그림 5-17
편평 압박: 안쪽넓은근은 안쪽 앞쪽 넙다리뼈를 향해서 바깥 그리고 약간 뒤쪽으로 눌러라.

- 직접 능동적 움직임, 무릎 관절 굴곡 그리고/또는 폄을 포함.

관련 있는 근육 부위들(Relevant Muscle Areas)

등을 바닥에 대고 누운 자세에서 다른 중요 부위들이 다뤄질 수 있다. 특히, 추가로 초점을 두어야만 할 곳:

- 가쪽넓은근
- 넙다리곧은근
- 중간넓은근

길항근들에게도 주의를 해야 한다:

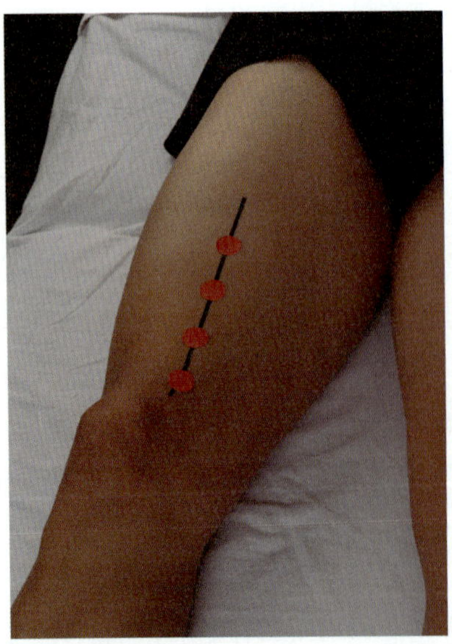

그림 5-18
안쪽넓은근의 시각적인 선을 따라 4개의 핵심 부위들.

- 넙다리두갈래근
- 반막양근
- 반건양근

찾아볼 가치가 있는 다른 근육들:

- 긴모음근
- 긴종아리근 (모턴 발 구조가 있을 경우)
- 중간볼기근 (모턴 발 구조가 있을 경우)

스트레칭(Stretches)

무릎 관절 굴곡이 고객이 엎드리던지 등을 바닥에 대고 누운 자세에서 시행될 수 있다. (그림 5-14와 5-15)

발을 잡고 서서 무릎 관절을 굴곡시켜 자가-스트레칭을 한다. (그림 5-7)

중간넓은근 (Vastus Intermedius)

간결한 요약

- 통증유발점들은 앞쪽 넙다리 부위로 연관될 수 있다.
- 편평 압박을 사용해서 비활성화 시킨다.
- 무릎 관절 굴곡으로 스트레칭을 한다.

개요(Overview)

중간넓은근은 찾기가 까다로운데 넙다리곧은근이 그것을 덮고 있기 때문이다. 이 때문에 촉진을 더 해서 통증유발점들을 더 찾아본다. 그것의 위치가 깊숙하기 때문에, 중간넓은근은 종종 간과된다. 중간넓은근의 통증유발점들에 접근하기 전에 위를 덮고 있는 넙다리곧은근을 처음에는 처음에는 따듯하게 해서 풀어주는 것이 추천된다.

중간넓은근은 다른 넙다리네갈래근과 (넙다리곧은근, 가쪽넓은근, 및 안쪽넓은근) 협력해서 작용을 한다. 대부분의 상황에서 그 넷을 함께 치료하는 것이 추천된다. 넙다리곧은근은 중간넓은근 위에 있기 때문에, 넙다리곧은근 통증유발점들은 동일한 치료 동안 종종 비활성화된다.

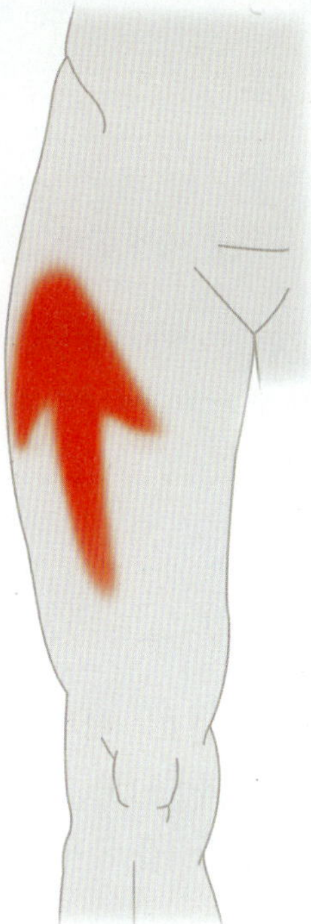

그림 5-19
중간넓은근 통증유발점 연관 패턴.

위치와 부착 (Location and Attachments)

중간넓은근 넙다리 앞면의 세로 길이 대부분을 차지하는데, 넙다리곧은근의 밑에 있다. (그림 5-1)

- 몸쪽 부착 - 몸쪽 넙다리뼈대의 앞쪽 바깥면.
- 먼쪽 부착들 - 슬개골의 몸쪽면 그리고 (슬개골 인대를 경유해서) 정강뼈 결절.

형태와 기능 (Form and Function)

중간넓은근은 넙다리네갈래근 그룹을 구성하는 네 머리 중의 하나이다. 중간넓은근복부는 길고, 원통이며, 약간 납작하고, 두껍다.

중간넓은근은 다음을 만든다.

- 무릎 관절의 폄
- 무릎 관절의 안정

통증유발점 연관 패턴 (Trigger Point Referral Patterns)

고객이 다음을 알리거나 설명할 때, 중간넓은근의 통증유발점 활동을 조사해 보아야만 한다

- 앞쪽 넙다리 부위의 통증. (그림 5-19 ■)
- 무릎 관절을 완전히 펴고 굽힐 수 없음, 특히 오랫동안 부동 자세로 앉아있는 후.
- 무릎 관절에서 저는 경향.

넙다리곧은근에 위치한 통증유발점들은 중간넓은근을 촉진할 때 종종 발견되며 슬개골과 무릎 관절 부위들로 통증이 전이될 수 있다.

과부하 요인들 (Overloading Factors)

중간넓은근은 다음으로 인한 다른 넙다리네갈래근 통증유발점들의 이차적으로 과부하를 받을 수 있다:

- 넙다리의 오랜 부동.
- 근복부의 오랜 압박
- 골절 또는 넙다리 수술을 포함하는 최근의 손상.
- 미끄러짐, 낙상, 또는 멍.
- 근복부의 직접 타박.

비활성화 전략 (Deactivation Tactics)

중간넓은근 자세 - 등을 대고 누워서, 무릎 관절을 편다.
근복부에 편평 압박을 한다:

- 근복부 정중선을 따라 편평 촉진을 하는데, 앞쪽 아래 엉덩뼈 가시 높이에서 대략 엄지 하나 폭 먼쪽에서 시작한다.
- 우선 넙다리곧은근 덩어리를 바깥으로 밀어서 중간넓은근을 찾고, 그 다음 앞쪽 넙다리뼈를 향해서 뒤쪽으로 눌러라.
- 근복부의 먼쪽 끝으로 선을 따라 계속 탐색하라. (그림 5-20 ■)

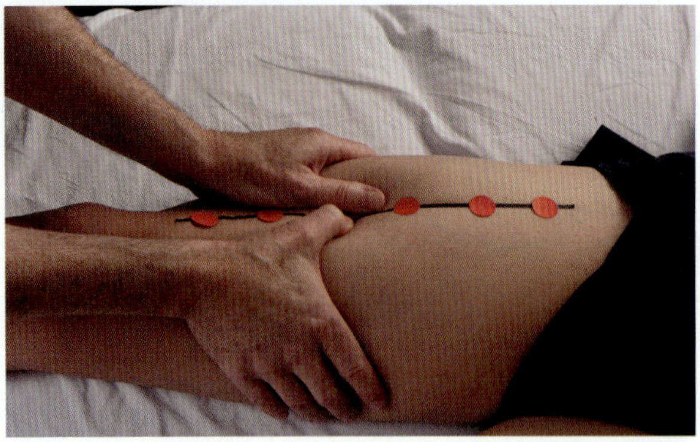

그림 5-20
편평 압박: 중간넓은근은 우선 넙다리곧은근 덩어리를 가쪽으로 밀고 나서, 앞쪽 넙다리뼈를 향해서 뒤쪽으로 눌러라.

- 시각적인 선을 따라 4~6개의 핵심 부위들이 있다. (그림 5-21 ■)

심화된 직접 압박 : 고객에게 중간넓은근에 편평 압박을 한다

- 직접 능동적 움직임, 무릎 관절 굴곡 그리고/또는 폄을 포함.

관련 있는 근육 부위들(Relevant Muscle Areas)

등을 바닥에 대고 누운 자세에서 다른 중요 부위들이 다뤄질 수 있다. 특히, 추가로 초점을 두어야만 할 곳:

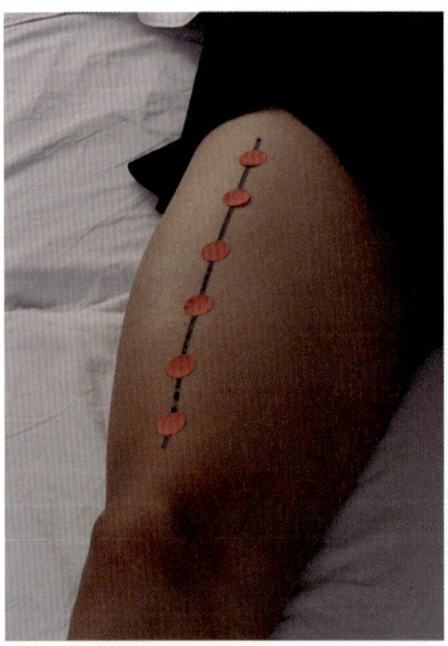

그림 5-21
중간넓은근의 시각적인 선을 따라 4- 6개의 핵심 부위들.

- 넙다리곧은근
- 가쪽넓은근
- 안쪽넓은근

길항근들에게도 주의를 해야 한다:

- 넙다리두갈래근
- 반막양근
- 반건양근

스트레칭(Stretches)

고객이 엎드리던지 등을 대고 누워서 무릎 관절 굴곡이 시행될 수 있다. (그림 5-14와 5-15)

발을 잡고 서서 무릎 관절을 굴곡시켜 자가-스트레칭을 한다. (그림 5-7)

넙다리근막긴장근 (Tensor Fasciae Latae)

간결한 요약

- 통증유발점들은 큰돌기 및 가쪽 넙다리 부위로 연관될 수 있다.
- 편평 압박을 사용해서 비활성화 시킨다.
- 힙 관절 모음 및 과다 폄으로 스트레칭을 한다.

개요(Overview)

넙다리근막긴장근은 쉽게 접근이 가능한 근육으로 다른 힙 관절 근육들과 (주로 넙다리곧은근, 엉덩허리근, 중간볼기근, 및 작은볼기근) 협력해서 작용을 한다. 대부분의 상황에서 그 넷을 함께 치료하는 것이 추천된다.

넙다리근막긴장근 통증유발점들로 인한 단단한 띠들은 엉덩정강 띠 마찰 증후군에 원인이 될 수 있는데 먼쪽 건성 부착을 통해서 엉덩정강 띠에 비정상적 장력을 주기 때문이다.

위치와 부착 (Location and Attachments)

넙다리근막긴장근은 얕게 있고 골반의 가쪽 앞면 부위의 세로 길이를 차지한다. 근복부는 엉덩정강 띠의 몸쪽 부분에서 갈라진 근막 내에 싸여 있다. (그림 5-22 ■)

- 몸쪽 부착들 – 엉덩뼈 능선의 앞면 및 골반의 앞쪽 위쪽 엉덩뼈 가시.
- 먼쪽 부착 – 엉덩정강 띠의 몸쪽면 (띠의 섬유들은 먼쪽으로 **가쪽 슬개골 지지띠**와 가쪽 정강뼈 결절 쪽으로 뻗어 나간다).

형태와 기능 (Form and Function)

넙다리근막긴장근복부는 비교적 짧고, 대부분 납작하며, 약간 두껍다.

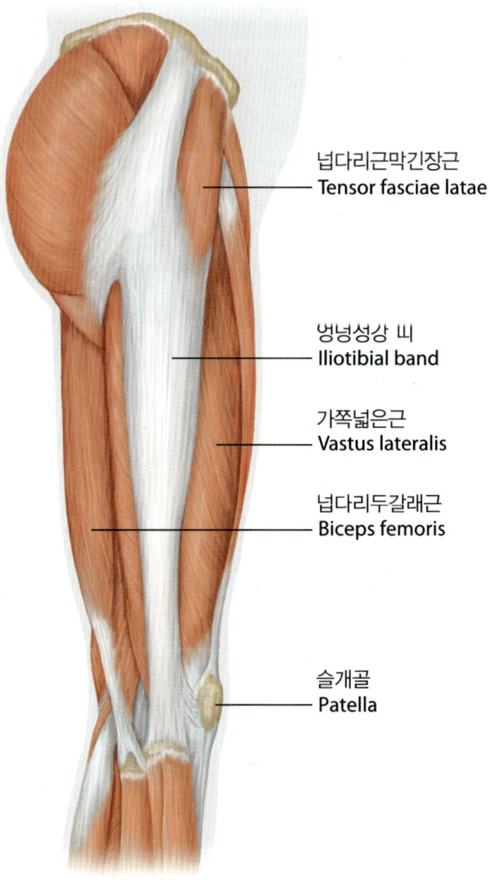

그림 5-22
넙다리근막긴장근 해부.

넙다리근막긴장근은 다음을 만든다.

- 힙 관절의 벌림 (보조).
- 힙 관절의 굴곡 (보조).
- 힙 관절의 안쪽 회전 (보조).
- 힙 관절과 무릎 관절의 안정

통증유발점 연관 패턴 (Trigger Point Referral Patterns)

고객이 다음을 알리거나 설명할 때, 넙다리근막긴장근의 통증유발점 활동을 조사해 보아야만 한다.

- 힙 관절, 큰돌기, 또는 가쪽 넙다리 부위들의 통증, 특히 빨리 걸으려고 할 때. (그림 5-23 ■)
- 옆으로 누운 자세으로 자는 동안 앞에서 말한 부위의 통증.

작은볼기근에 위치한 통증유발점들은 넙다리근막긴장근을 촉진할 때 종종 발견되며 그리고 뒤쪽 엉덩뼈 능선, 엉치뼈, 볼기, 가쪽과 뒤쪽 넙다리, 및 가쪽과 몸쪽 뒤쪽 다리 부위들로 통증이 전이될 수 있다.

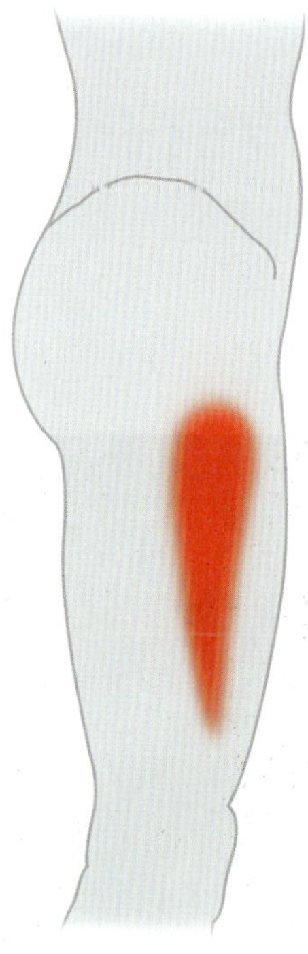

그림 5-23
넙다리근막긴장근 통증유발점 연관 패턴.

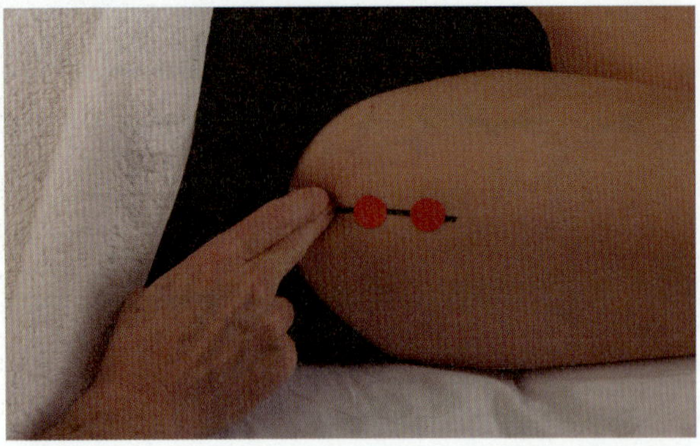

그림 5-24
편평 압박: 넙다리근막긴장근은 가쪽 앞쪽 골반을 향해서 안쪽으로 눌러라.

과부하 요인들(Overloading Factors)

넙다리근막긴장근은 다음으로 인해서 과부하를 받을 수 있다:

- 급성 외상, 미끄러짐, 또는 낙상.
- 경사진 면에서 과도한 보행.
- 미끄러짐, 낙상, 또는 멍
- 옆으로 누운 자세으로 자는 것으로 인한 근복부의 지속된 압박.
- 힙 관절 굴곡으로 만성적으로 과도하게 짧아진 근육을 만드는 어떤 환경
- 모턴 발 구조 (두 번째 발허리뼈가 첫 번째 발허리뼈보다 길다).
- 발의 과다엎침.

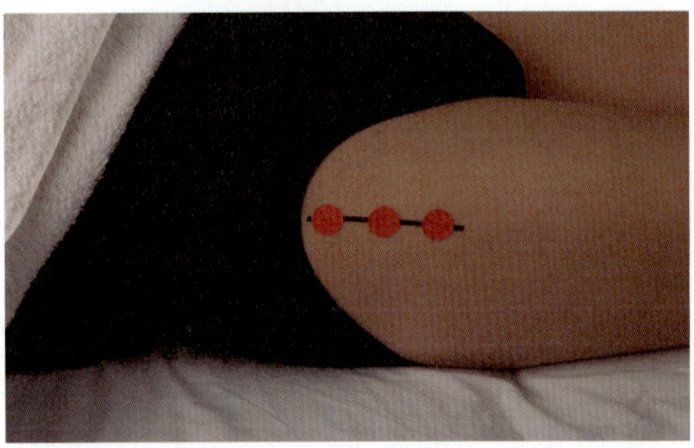

그림 5-25
넙다리근막긴장근의 시각적인 선을 따라 3개의 핵심 부위.

비활성화 전략(Deactivation Tactics)

넙다리근막긴장근 자세 – 등을 대고 누워서, 힙 관절을 모아서 펴고 그리고 무릎 관절은 편다.

근복부에 편평 압박을 한다:

- 근복부 정중선을 따라 편평 촉진을 하는데, 앞쪽 엉덩뼈 가시의 높이에서 대략 엄지 하나 폭 먼쪽에서 시작한다.
- 가쪽 앞쪽 골반을 향해서 안쪽으로 눌러라. (그림 5-24 ■)
- 근복부의 가쪽 끝까지 이 선을 따라 계속 탐색하라.
- 시각적인 선을 따라 3개의 핵심 부위들이 있다. (그림 5-25 ■)

심화된 직접 압박 : 고객에게 넙다리근막긴장근에 편평 압박을 한다

- 직접 능동적 움직임, 힙 관절 굴곡/폄 그리고/또는 힙 관절 모음/벌림.
- 간접 능동적 움직임: 힙 관절 안쪽/가쪽 회전을 포함.

관련 있는 근육 부위들(Relevant Muscle Areas)

등을 바닥에 대고 누운 자세에서 다른 중요 부위들이 다뤄질 수 있다. 특히, 추가로 초점을 두어야만 할 곳:

- 넙다리곧은근
- 엉덩허리근
- 넙다리빗근

길항근들에게도 주의를 해야 한다:

- 큰볼기근
- 넙다리두갈래근
- 반막양근
- 반건양근
- 두덩근
- 긴모음근
- 짧은모음근

- 큰모음근
- 두덩정강근

찾아볼 가치가 있는 다른 근육들:

- 중간볼기근
- 작은볼기근

스트레칭(Stretches)

고객이 옆으로 눕던지 또는 등을 바닥에 대고 누운 자세에서 힙 관절 모음과 함께, 힙 관절 과다 폄이 시행될 수 있다. (그림 5-26 ■과 5-27 ■)

다리를 교차시키고 서서, 아픈 다리를 뒤로 두고, 척추기둥을 아픈 쪽에서부터 멀리 가쪽으로 굴곡시킨다. (그림 5-28 ■)

두덩근(Pectineus)

간결한 요약

- 통증유발점들은 사타구니 부위로 연관될 수 있다.
- 편평 압박을 사용해서 비활성화 시킨다.
- 힙 관절 벌림과 과다 폄으로 스트레칭을 한다.

개요(Overview)

두덩근은 즉시 접근이 가능한 근육으로 긴모음근, 짧은 모음근, 큰모음근, 및 두덩정강근과 협력해서 작용을 한다. 대부분 그것들을 함께 치료하는 것이 추천된다. 또한 두덩근은 다른 힙 관절 근육들을 보조하므로 (주로 엉덩허리근), 이들 역시 조사하는 것이 추천된다. 짧은모음근은 두덩근의 밑에 있기 때문에, 짧은모음근의 통증유발점들은 동일한 치료 동안 종종 비활성화된다.

두덩근 통증유발점들은 사타구니 부위로 통증이 전이될 수 있다. **사타구니 당김** 손상은 (또는 다른 사타구니 병리) 동일한 인접부위에서 통증과 함께 존재한다. 그 두 문제들은 함께 있을 수 있다. 두덩근 통증유발점들로 인한 단단한 띠들은 사타구니 당김 손상에 원인이 될 수 있는데 두덩뼈 건성 부착을 통해서 비정상적 장력을 주기 때문이다.

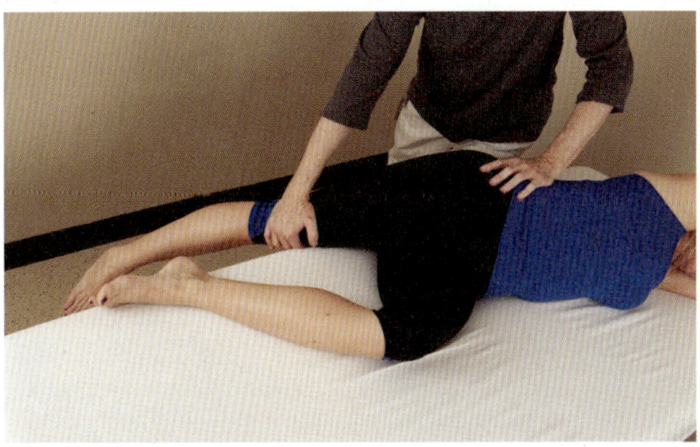

그림 5-26
스트레칭: (옆으로 누워서) 힙관절 과다 폄 및 모음 (치료사의 손이 고객의 엉덩뼈를 받히고 있음을 주목하라).

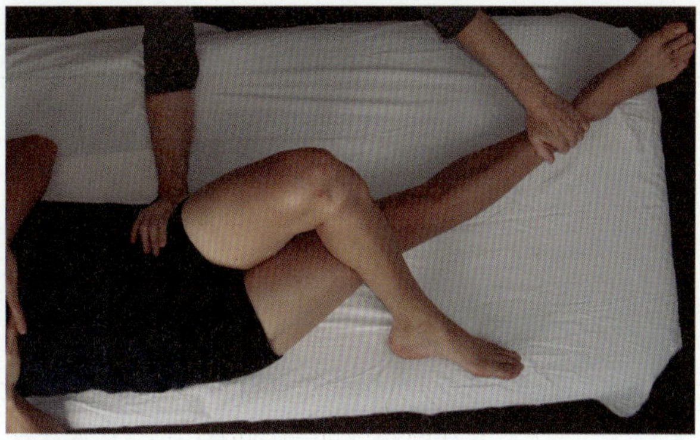

그림 5-27
스트레칭: (등을 대고 누워서) 힙관절 과다 폄 및 모음 (치료사의 손이 고객의 엉덩뼈를 받히고 있음을 주목하라).

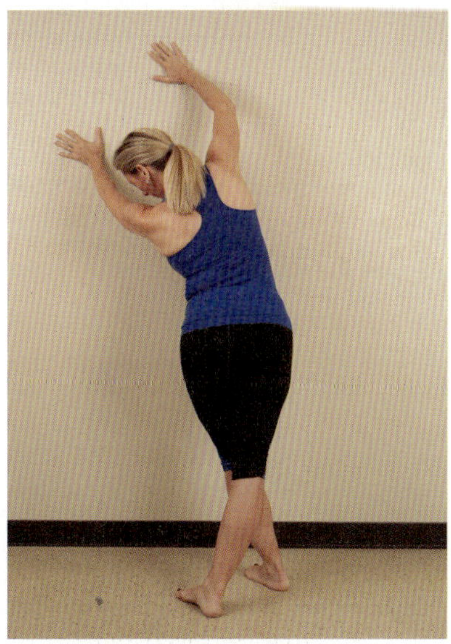

그림 5-28
자가-스트레칭: 힙 관절 과다 폄 및 모음.

두덩근 주위의 통증유발점들을 비활성화 시킬 때, **넙다리 삼각형** 부위에서 발견되는 신경혈관 다발에 (넙다리신경, 동맥, 및 정맥) 신경을 써야 함을 잊지 말아라.

이 부근에서 깊은 압력을 피하라.

위치와 부착 (Location and Attachments)

두덩근은 넙다리 몸쪽 안쪽면의 짧은 길이를 사선으로 차지하는데, 넙다리빗근과 넙다리곧은근의 깊숙이 근복부의 대략 반이 있다. (그림 5-29 ■)

- 몸쪽 부착 – 골반의 두덩뼈 능선.
- 먼쪽 부착 – 큰돌기부터 몸쪽 안쪽 넙다리뼈 거친면까지의 넙다리뼈 안쪽 뒷면.

형태와 기능 (Form and Function)

두덩근은 힙 관절 모음근 그룹을 구성하는 다섯 근육들 중에서 가장 몸쪽 가쪽에 있다. 두덩근의 복부는 짧고, 비교적 넓고, 가늘다. 몸쪽 부착은 먼쪽 가쪽 부착에 비해 현저히 앞쪽 안쪽이다.

두덩근은 다음을 만든다.

- 힙 관절의 모음과 굴곡.
- 힙 관절의 안정.

통증유발점 연관 패턴 (Trigger Point Referral Patterns)

고객이 다음을 알리거나 설명할 때, 두덩근의 통증유발점 활동을 조사해 보아야만 한다

- 몸쪽 앞쪽 안쪽 넙다리 부위의 통증. (그림 5-30 ■)
- 힙 관절이 하중 하에서 벌려질 때 사타구니 부위 통증 (그림 5-30).

짧은모음근에 위치한 통증유발점들은 두덩근을 촉진할 때 종종 발견되며 가쪽 앞쪽 안쪽 넙다리 부위로 통증이 전이될 수 있다.

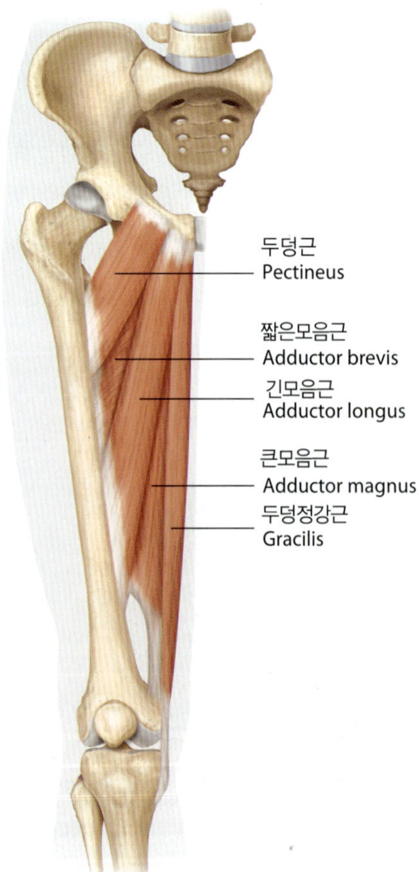

그림 5-29
두덩근, 긴모음근, 짧은모음근, 큰모음근, 및 두덩정강근의 해부.

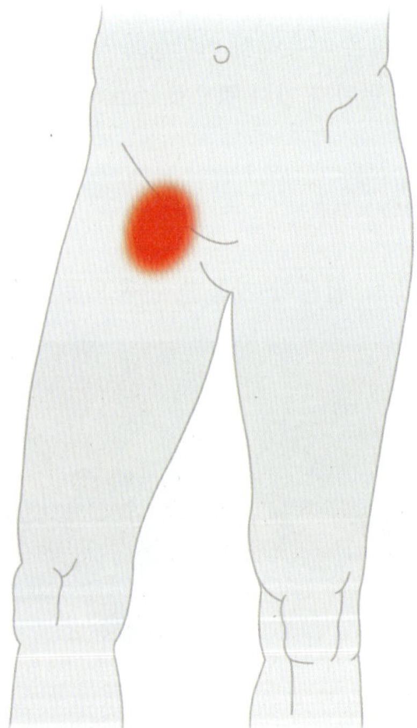

그림 5-30
두덩근 통증유발점 연관 패턴.

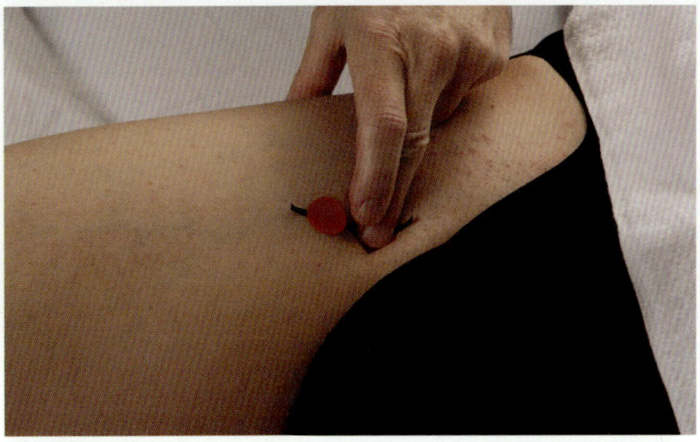

그림 5-31
편평 압박: 두덩근은 앞쪽 안쪽 넙다리뼈를 향해서 뒤쪽 가쪽으로 눌러라.

과부하 요인들(Overloading Factors)

두덩근은 다음으로 인해서 과부하를 받을 수 있다:

- 미끄러짐, 낙상, 또는 멍.
- 골절 또는 넙다리 또는 골반의 수술을 포함하는 최근의 손상.
- 힙 관절 병리.
- 훈련 받지 않은 활동들 (예, 스키, 스케이트, 체조, 댄스, 또는 섹스).

비활성화 전략(Deactivation Tactics)

두덩근 자세 – 등을 대고 누워서, 힙 관절을 벌리고 가쪽으로 돌린다.

근복부에 편평 압박을 한다:

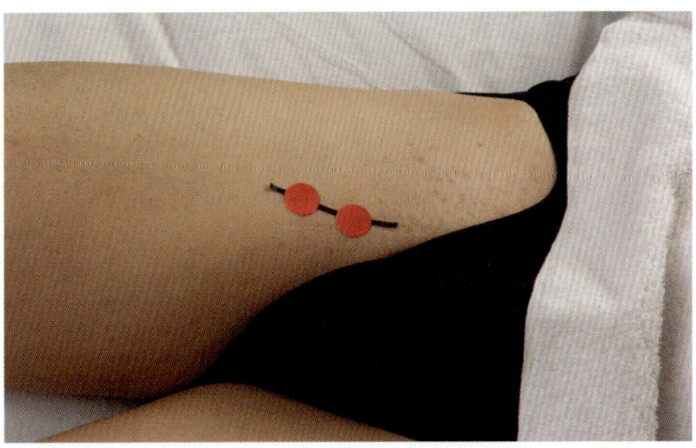

그림 5-32
두덩근의 시각적인 선을 따라 2개의 핵심 부위들.

- 근복부 정중선을 따라 편평 촉진을 하는데, 위쪽 두덩뼈 가지 쪽으로 대략 엄지 반 폭 먼쪽에서 시작한다.
- 앞쪽 안쪽 넙다리뼈를 향해서 뒤쪽 가쪽으로 눌러라. (그림 5-31 ■)
- 이 선을 따라 대략 손가락 2개 폭을 계속 탐색하라.
- 시각적인 선을 따라 2개의 핵심 부위들이 있다. (그림 5-32 ■)

심화된 직접 압박 : 고객에게 두덩근에 편평 압박을 한다

- 직접 능동적 움직임, 힙 관절 굴곡/폄 그리고/또는 모음/벌림을 포함.
- 간접 능동적 움직임: 힙 관절 안쪽/가쪽 회전을 포함.

관련 있는 근육 부위들(Relevant Muscle Areas)

등을 바닥에 대고 누운 자세에서 다른 중요 부위들이 다뤄질 수 있다. 특히, 추가로 초점을 두어야만 할 곳:

- 긴모음근
- 짧은모음근
- 큰모음근
- 두덩정강근
- 엉덩허리근

길항근들에게도 주의를 해야 한다:

- 넙다리근막장근
- 중간볼기근
- 작은볼기근
- 큰볼기근
- 넙다리두갈래근
- 반막양근
- 반건양근

스트레칭(Stretches)

힙 관절 과다 폄이, 벌림과 함께, 고객이 등을 바닥에 대고 누운 자세에서 시행될 수 있다. (그림 5-33 ■)

얼굴을 위로 해서 누워서 힙 관절을 벌리고 과다 폄 해서 자가-스트레칭을 한다. (그림 5-34 ■)

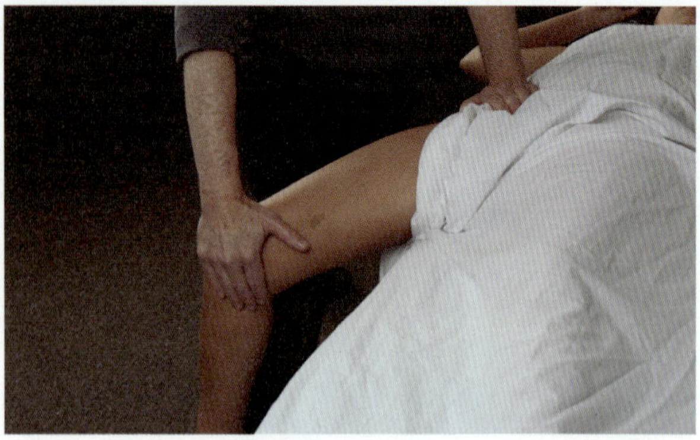

그림 5-33
스트레칭: (등 대고 누워서) 힙관절 과다 폄 및 벌림 (치료사의 손이 고객의 엉덩뼈를 받히고 있음을 주목하라).

긴모음근과 짧은모음근 (Adductor Longus and Adductor Brevis)

간결한 요약

- 통증유발점들은 사타구니와 먼쪽 앞쪽 안쪽 넙다리 부위들로 연관될 수 있다.
- 편평과 집게 압박을 사용해서 비활성화 시킨다.
- 힙 관절 벌림으로 스트레칭을 한다.

개요(Overview)

긴모음근의 몸쪽 부분은 쉽게 접근이 가능하다. 먼쪽 부분은 넙다리빗근과 안쪽넓은근이 덮고 있어서 찾기가 힘들다. 짧은모음근은 긴모음근과 두덩근이 그것을 덮고 있어서 찾기가 힘들다. 이 때문에 촉진을 더 해서 통증유발점들을 더 찾아본다. 위치가 깊기 때문에 짧은모음근은 종종 간과된다.

긴모음근과 짧은모음근은 두덩근, 큰모음근, 및 두덩정강근과 협력해서 작용을 한다. 대부분 그것들을 함께 치료하는 것이 추천된다. 짧은모음근은 긴모음근 밑에 있기 때문에, 짧은모음근의 통증유발점들은 동일한 치료 동안 종종 비활성화된다.

긴모음근과 짧은모음근 통증유발점들은 사타구니 부위로 통증이 전이될 수 있다. 사타구니 당김 손상은 (또는 다른 사타구니 병리) 동일한 인접부위에서 통증과 함께 존재한다. 그 두 문제들은 함께 있을 수 있다. 긴모음근과 짧은모음근 통증유발점들로 인한 단단한 띠들은 사타구니 당김 손상에 원인이 될 수 있는데 두덩뼈 건성 부착을 통해서 비정상적 장력을 주기 때문이다.

위치와 부착 (Location and Attachments)

긴모음근은 넙다리 안쪽면의 중간 길이를 사선으로 차지하는데, 안쪽넓은근의 깊숙이 근복부의 대략 반이 있다. (그림 5-29)

- 몸쪽 부착 – 골반의 두덩뼈 결합의 가쪽.
- 먼쪽 부착 – 넙다리뼈 거친면 안쪽의 중간 1/3.

짧은모음근은 넙다리 안쪽면의 짧은 길이를 차지하는데, 두덩근과 긴모음근 깊숙이 있다. (그림 5-29)

- 몸쪽 부착 – 골반의 두덩뼈 아래 가지.
- 먼쪽 부착 – 넙다리뼈 거친면 안쪽의 몸쪽 반.

형태와 기능(Form and Function)

긴모음근은 힙 관절 모음근 그룹을 구성하는 다섯 근육들 중에서 가장 앞쪽으로 얕게 있다. 긴모음근의 복부는 길고, 대부분 좁으며, 약간 벌어져있다. 몸쪽 부착은 먼쪽 가쪽 부착에 비해서 현저히 앞쪽 안쪽이다.

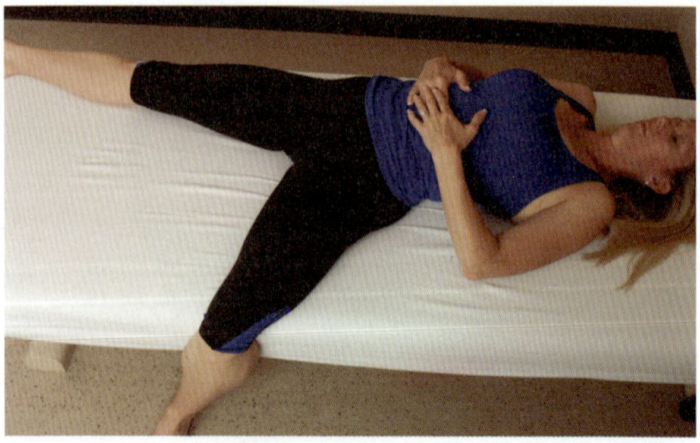

그림 5-34
자가-스트레칭: 힙 관절 과다 폄과 벌림.

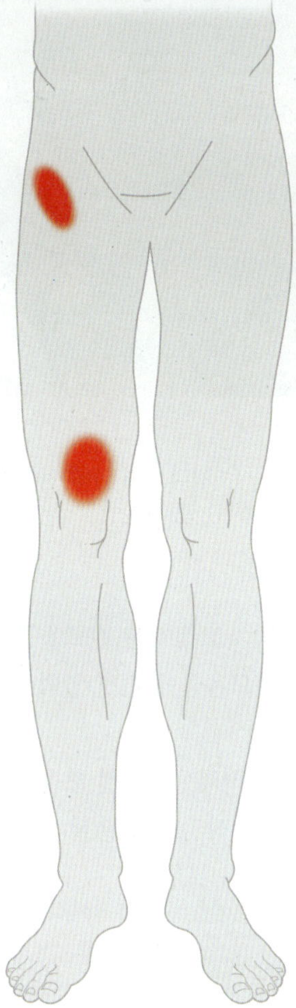

그림 5-35
긴모음근과 짧은모음근 통증유발점 연관 패턴.

짧은모음근은 두덩근과 긴모음근 깊숙이 있다. 짧은모음근의 복부는 짧고, 대부분 넓고, 벌어져 있다.

긴모음근과 짧은모음근은 다음을 만든다

- 힙 관절의 모음.
- 힙 관절의 안정.

통증유발점 연관 패턴 (Trigger Point Referral Patterns)

고객이 다음을 알리거나 설명할 때, 긴모음근과 짧은모음근 통증유발점 활동을 조사해 보아야만 한다

- 넙다리의 먼쪽 앞쪽 안쪽 부위의 통증. (그림 5-35 ■)
- 힙 관절이 하중으로 벌려질 때 몸쪽 사타구니 통증. (그림 5-35).

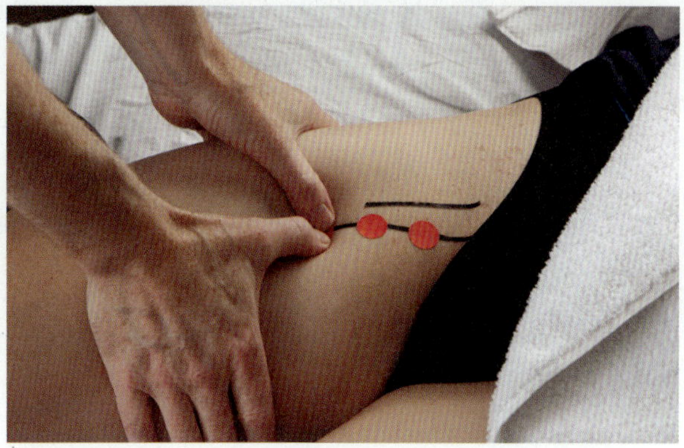

그림 5-36
편평 압박: 긴모음근은 넙다리뼈 앞쪽 안쪽을 향해서 뒤쪽 가쪽으로 눌러라(긴모음근 선 가쪽에 두덩근 선을 주목하라).

- 현저한 힙 관절 벌림 제한.

두덩근에 위치한 통증유발점들은 긴모음근을 촉진할 때 종종 발견되며 넙다리 몸쪽 앞쪽 안쪽 그리고 사타구니 부위로 통증이 전이될 수 있다.

과부하 요인들 (Overloading Factors)

긴모음근과 짧은모음근은 다음으로 인해서 과부하를 받을 수 있다:

- 미끄러짐, 낙상, 또는 멍.
- 골절 또는 넙다리 또는 골반의 수술을 포함하는 최근의 손상.
- 힙 관절 병리.
- 훈련 받지 않은 활동들 (예, 스키, 스케이트, 체조, 댄스, 또는 섹스).
- 넙다리의 오랜 부동.

비활성화 전략 (Deactivation Tactics)

긴모음근과 짧은모음근 자세 – 등을 대고 누워서, 힙 관절을 벌리고 가쪽으로 돌린다.

근복부에 편평 압박을 한다:

- ***긴모음근***
  - 근복부 정중선을 따라 편평 촉진을 하는데, 골반에

있는 두덩뼈 결합에서 대략 손가락 2개 폭 먼쪽에서 시작한다.
  - ○ 넙다리뼈 앞쪽 안쪽을 향해서 뒤쪽 가쪽으로 눌러라. (그림 5-36 ■)
  - ○ 이 선을 따라 먼쪽으로 약 한 손 폭을 계속 탐색하라.
  - ○ 시각적인 선을 따라 3개의 핵심 부위들이 있다. (그림 5-37 ■)

- *짧은모음근*
  - ○ 근복부 정중선을 따라 편평 촉진을 하는데, 아래 두덩뼈 가지에서 대략 손가락 한 개 폭 먼쪽에서 시작한다.
  - ○ 넙다리뼈 앞쪽 안쪽을 향해서 뒤쪽 가쪽으로 (긴모음근을 통해서) 눌러라. (그림 5-38 ■)
  - ○ 이 선을 따라 먼쪽으로 약 한 손 폭을 계속 탐색하라.
  - ○ 시각적인 선을 따라 2개의 핵심 부위들이 있다.

근복부의 몸쪽으로 집게 압박을 하라.

- *긴모음근*
  - ○ 근복부 정중선을 따라 집게 압박을 하는데, 골반에 있는 두덩뼈 결합에서 대략 손가락 2개 폭 먼쪽에서 시작한다. (그림 5-39 ■)
  - ○ 시각적인 선을 따라 먼쪽으로 약 손가락 3개 폭을 계속 탐색하라.
  - ○ 시각적인 선을 따라 2개의 핵심 부위들이 있다.

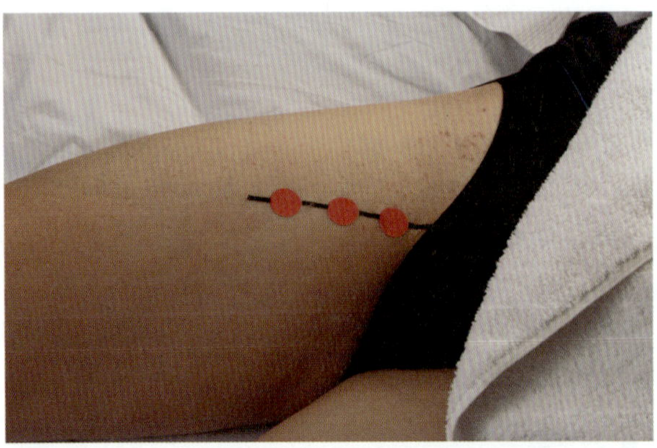

그림 5-37
긴모음근의 시각적인 선을 따라 3개의 핵심 부위들.

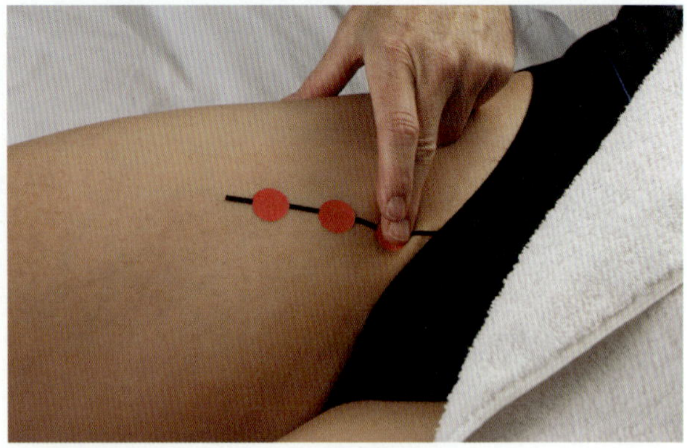

그림 5-38
편평 압박: 짧은모음근은 넙다리뼈 앞쪽 안쪽을 향해서 뒤쪽 가쪽으로 (긴모음근을 통해서) 눌러라.

심화된 직접 압박 : 고객에게 긴모음근에 편평 또는 집게 압박을 하거나 짧은모음근에 편평 압박을 하라.

- 직접 능동적 움직임, 힙 관절 모음/벌림을 포함.
- 간접 능동적 움직임: 힙 관절 굴곡/폄 그리고/또는 안쪽/가쪽 회전을 포함.

관련 있는 근육 부위들(Relevant Muscle Areas)

등을 바닥에 대고 누운 자세에서 다른 중요 부위들이 다뤄질 수 있다. 특히, 추가로 초점을 두어야만 할 곳:

- 큰모음근
- 두덩정강근
- 두덩근

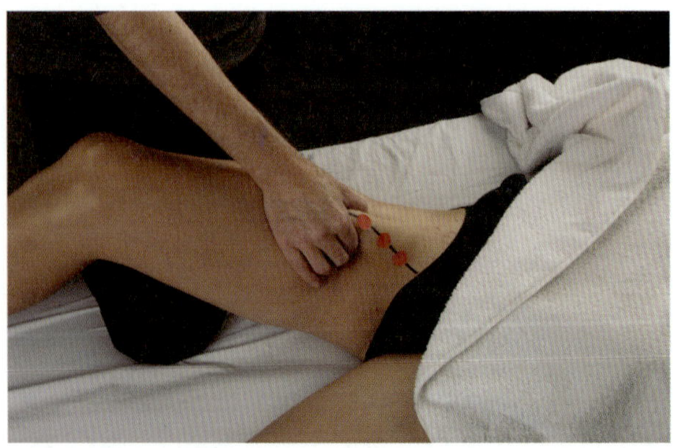

그림 5-39
집게 압박: 긴모음근복부의 정중선을 따라 (치료사의 넙다리가 고객의 굽힌 무릎 관절을 고정하고 있는 것을 주목하라).

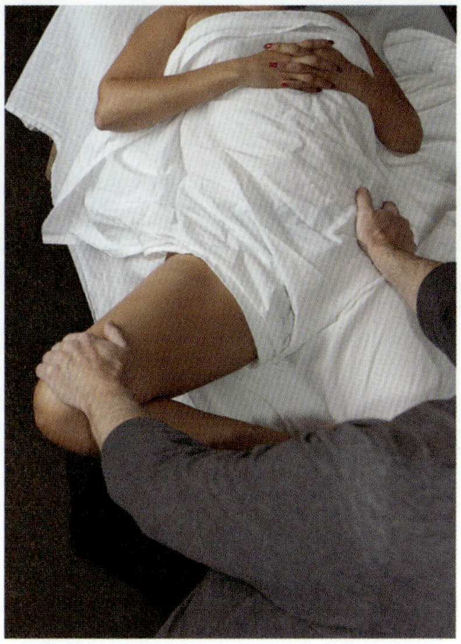

그림 5-40
스트레칭: (한 쪽만 등을 대고 누워서) 힙 관절 벌림 (치료사의 손이 고객의 엉덩뼈를 고정하고 있는 것을 주목하라).

*길항*근들에게도 주의를 해야 한다:

- 넙다리근막장근
- 중간볼기근
- 작은볼기근

스트레칭(Stretches)

힙 관절 벌림이 고객이 등을 바닥에 대고 누운 자세에서 시행될 수 있다. (그림 5-40 ■ 과 5-41 ■)

양 쪽 힙 관절을 벌리고 서서 (벽을 잡고서) 몸통을 한쪽 그리고/또는 다른 쪽으로 움직여서 자가-스트레칭을 한다. (그림 5-42 ■)

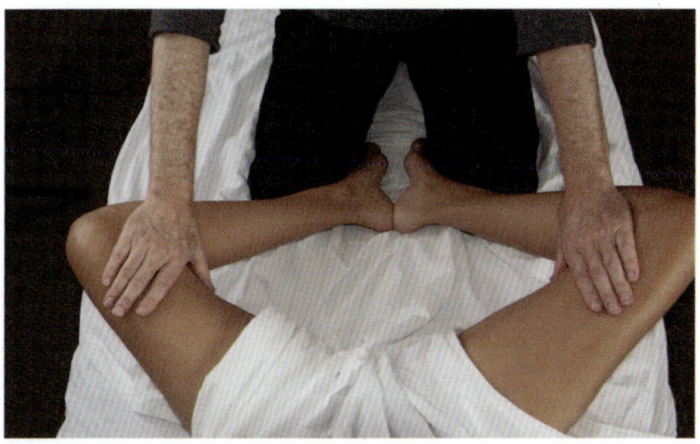

그림 5-41
스트레칭: (등을 대고 누워서) 힙 관절 벌림 (치료사의 무릎이 고객의 발을 고정하고 있는 것을 주목하라).

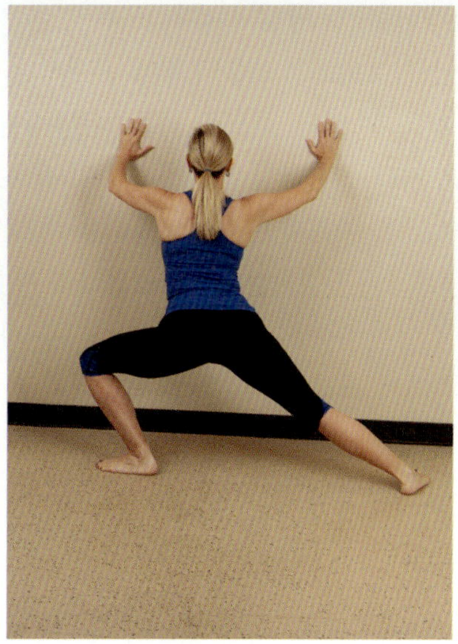

그림 5-42
자가-스트레칭: 힙 관절 벌림.

큰모음근(Adductor Magnus)

간결한 요약

- 통증유발점들은 사타구니, 앞쪽 안쪽 넙다리, 및 골반 내 부위들로 연관될 수 있다.
- 편평과 집게 압박을 사용해서 비활성화 시킨다.
- 힙 관절 벌림으로 스트레칭을 한다.

개요(Overview)

큰모음근은 긴모음근, 짧은모음근, 및 두덩정강근이 그것을 덮고 있기 때문에 찾기가 힘들다. 이 때문에 촉진을 더 해서 통증유발점들을 더 찾아본다.

큰모음근은 인체에서 가장 큰 근육들 중의 하나이다. 두덩정강근은 큰모음근 위에 있기 때문에, 두덩정강근의 통증유발점들은 동일한 치료 동안 종종 비활성화된다.

큰모음근은 두덩근, 긴모음근, 및 짧은모음근과 협력해서 작용을 한다. 대부분 그것들을 함께 치료하는 것이 추천된다. 또한 그것은 다른 힙 관절 근육들을 보조하므로 (주로 햄스트링), 이들 역시 조사하는 것이 좋다. 큰모음근의 뒷면에서 발견되는 일부 통증유발점들은 반건모양근과 반막모양근의 깊숙이 위치한다.

큰모음근 통증유발점들은 사타구니 부위로 통증이 전이

될 수 있다. 사타구니 당김 손상은 (또는 다른 사타구니 병리) 동일한 인접부위에서 통증과 함께 존재한다. 그 두 문제들은 함께 있을 수 있다. 큰모음근 통증유발점들로 인한 단단한 띠들은 사타구니 당김 손상에 원인이 될 수 있는데 두덩뼈 건성 부착을 통해서 비정상적 장력을 주기 때문이다.

큰모음근 통증유발점들은 골반 내 병리와 비슷한 방식으로 통증이 전이될 수 있다. 배 속에 다른 문제가 있는 지를 확인하기 위해서 고객은 적절한 의료인에게 의뢰되어야만 한다.

위치와 부착(Location and Attachments)

큰모음근은 넙다리 안쪽 면의 세로 길이 거의 모두를 차지하며, 근복부의 대부분은 햄스트링 근육의 앞쪽 깊숙이, 짧은모음근의 뒤쪽, 그리고 두덩정강근의 안쪽에 있다. (그림 5-29)

- 몸쪽 부착들 – 두덩뼈 아래 가지, 궁둥뼈 가지, 및 골반의 궁둥뼈 결절.
- 먼쪽 부착들 – 작은 돌기의 바로 먼쪽 넙다리뼈의 뒷면, 넙다리뼈 거친면, 및 안쪽 넙다리뼈 관절돌기.

형태와 기능(Form and Function)

큰모음근의 복부는 3개의 주요한 부분들이 약간 다르다. 넙다리뼈 부착들을 기준으로 해서, 그들의 모양은 다음과 같다: 가장 몸쪽 부분은 짧고 가늘다 (작은모음근); 중간부분은 넓고 벌어져 있다; 가장 먼쪽은 길고, 원통이며, 두껍다.

큰모음근은 다음을 만든다.

- 힙 관절의 모음과 폄.
- 힙 관절의 안정.

통증유발점 연관 패턴 (Trigger Point Referral Patterns)

고객이 다음을 알리거나 설명할 때, 큰모음근 통증유발점 활동을 조사해 보아야만 한다.

- 사타구니 또는 앞쪽 안쪽 넙다리 부위들의 통증. (그림 5-43 ■)
- 골반 내 부위의 통증, 특히 성교 시.

두덩정강근에 위치한 통증유발점들은 큰모음근을 촉진할 때 종종 발견되며 안쪽 넙다리 부위로 보다 표층 그리고 쑤시고 찌르는 듯한 통증이 전이될 수 있다.

과부하 요인들(Overloading Factors)

큰모음근은 다음으로 인해서 과부하를 받을 수 있다:

- 미끄러짐, 낙상, 또는 멍.
- 골절 또는 넙다리 또는 골반의 수술을 포함하는 최근의 손상.
- 힙 관절 병리.
- 훈련 받지 않은 활동들. (예, 스키, 스케이트, 체조, 댄스, 또는 섹스)

비활성화 전략(Deactivation Tactics)

큰모음근 자세 – 등을 대고 누워서, 힙 관절을 벌리고 가쪽으로 돌린다.

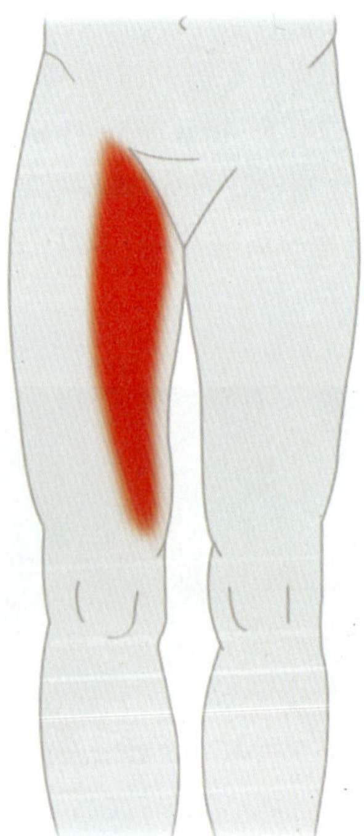

그림 5-43
큰모음근 통증유발점 연관 패턴.

근복부에 편평 압박을 한다:

- 근복부의 앞쪽과 뒤쪽에 있는 선을 따라 편평 촉진을 하는데, 아래 두덩뼈 가지와 궁둥뼈 가지에서 대략 손가락 2개 폭 먼쪽에서 시작한다.
- 우선 두덩정강근복부를 (양 쪽의 선에 따라) 앞쪽 또는 뒤쪽으로 밀어서 큰모음근을 찾고, 그 다음 안쪽 넙다리뼈를 향해서 가쪽으로 눌러라. (그림 5-44 ■)
- 각 선을 따라 근복부의 먼쪽 끝으로 계속 탐색하라.
- 시각적인 선을 따라 8~12 개의 핵심 부위들이 있다. (그림 5-45 ■)

몸쪽 근복부로 집게 압박을 한다:

- 몸쪽 근복부 상의 선을 따라 집게 압박을 하는데, 골반에 있는 궁둥뼈 결절에서 대략 손가락 2개 폭 먼쪽에서 시작한다. (그림 5-46 ■)
- 시각적인 선을 따라 먼쪽으로 약 손가락 3개 폭을 계속 탐색하라.
- 시각적인 선을 따라 2개의 핵심 부위들이 있다.

심화된 직접 압박 : 고객에게 큰모음근에 편평 또는 집게 압박을 하라.

- 직접 능동적 움직임, 힙 관절 굴곡/폄 그리고/또는 모음/벌림을 포함.
- 간접 능동적 움직임: 힙 관절 안쪽/가쪽 회전을 포함.

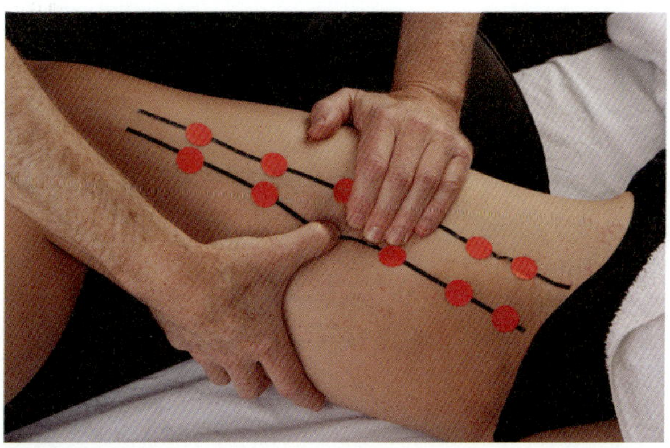

그림 5-44
편평 압박: 큰모음근은 우선 두덩정강근 덩어리를 가쪽 또는 안쪽으로 밀고, 그 다음 안쪽 넙다리뼈를 향해서 가쪽으로 눌러라.

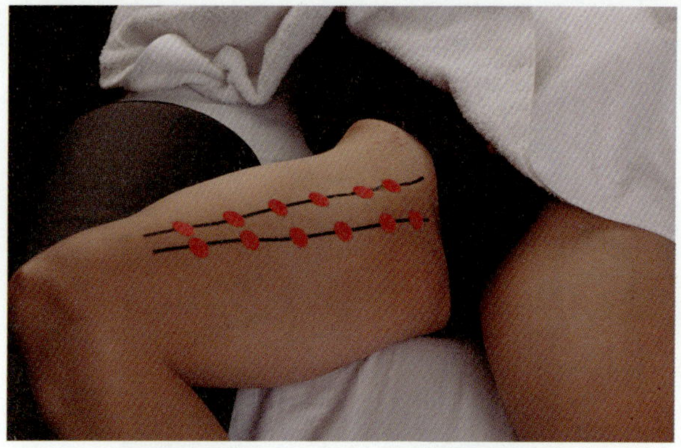

그림 5-45
큰모음근의 시각적인 선을 따라 8~12 개의 핵심 부위들.

관련 있는 근육 부위들(Relevant Muscle Areas)

등을 바닥에 대고 누운 자세에서 다른 중요 부위들이 다뤄질 수 있나. 특히, 추가로 초점을 두어야만 할 곳:

- 긴모음근
- 짧은모음근
- 두덩정강근
- 두덩근

길항근들에게도 주의를 해야 한다:

- 넙다리근막장근
- 중간볼기근
- 작은볼기근
- 엉덩허리근

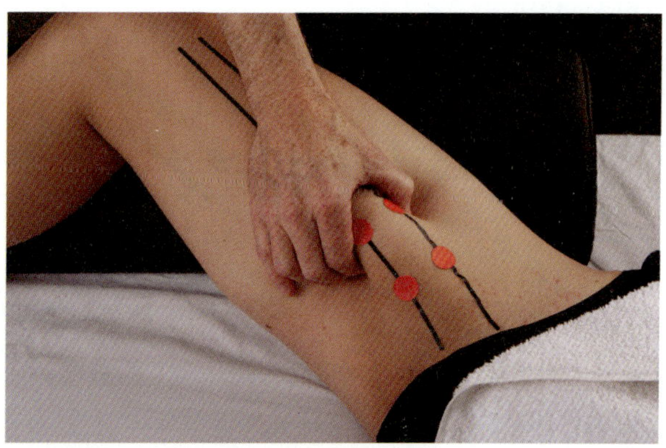

그림 5-46
집게 압박: 몸쪽 큰모음근복부의 시각적인 선을 따라.

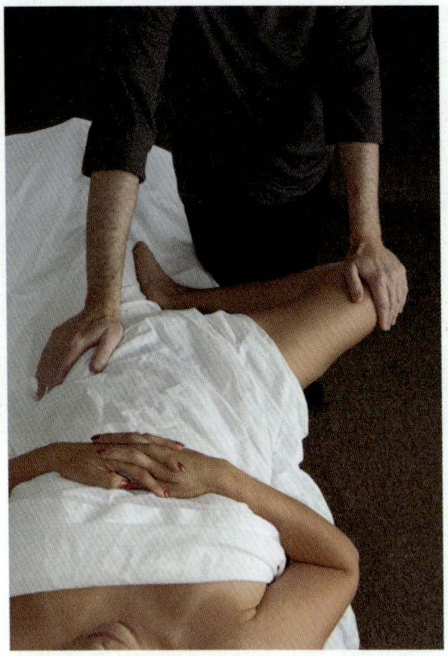

그림 5-47
스트레칭: (한 쪽만 등을 대고 누워서) 힙 관절 벌림 (치료사의 손이 고객의 엉덩뼈를 받히고 있는 것을 주목하라).

찾아 볼 가치가 있는 다른 근육들:

- 넙다리두갈래근
- 반건모양근
- 반막모양근
- 큰볼기근

스트레칭(Stretches)

힙 관절 벌림이 고객이 등을 바닥에 대고 누운 자세에서 시행될 수 있다. (그림 5-47 ■과 5-41)

양 쪽 힙 관절을 벌리고 서서 (벽을 잡고서), 몸통을 한쪽 그리고/또는 다른 쪽으로 움직여서 자가-스트레칭을 한다. (그림 5-42)

두덩정강근(Gracilis)

간결한 요약

- 통증유발점들은 안쪽 넙다리 부위로 연관될 수 있다.
- 편평과 집게 압박을 사용해서 비활성화 시킨다.
- 힙 관절 벌림 및 무릎 관절 폄으로 스트레칭을 한다.

개요(Overview)

두덩정강근은 쉽게 접근될 수 있는 근육으로 두덩근, 긴모음근, 짧은모음근, 및 큰모음근과 협력해서 작용을 한다. 대부분 그것들을 함께 치료하는 것이 추천된다.

큰모음근은 두덩정강근 밑에 있기 때문에 큰모음근 통증유발점들은 동일한 치료 동안 종종 비활성화된다.

위치와 부착(Location and Attachments)

두덩정강근은 얕게 있고 넙다리 안쪽면의 세로 폭을 차지한다. (그림 5-29)

- 몸쪽 부착 – 골반의 두덩뼈 아래 가지.
- 먼쪽 부착 – 정강뼈대의 몸쪽 안쪽 앞면.

형태와 기능(Form and Function)

두덩정강근은 힙 관절 모음근 그룹을 구성하는 다섯 근육들에서 가장 안쪽에 있다. 두덩정강근복부는 길고, 좁고, 가늘다. 몸쪽 부착은 먼쪽 부착보다 앞쪽에 있다.

두덩정강근은 다음을 만든다

- 힙 관절의 모음.
- 힙 관절의 굴곡 (보조).
- 무릎 관절의 굴곡 (보조).
- 힙 관절의 안정.

통증유발점 연관 패턴
(Trigger Point Referral Patterns)

고객이 다음을 알리거나 설명할 때, 두덩정강근 통증유발점 활동을 조사해 보아야만 한다

- 넙다리 안쪽 부위로 얕게 그리고 쑤시고 찌르는 듯한 통증. (그림 5-48 ■)

큰모음근에 위치한 통증유발점들은 두덩정강근을 촉진할 때 종종 발견되며 앞쪽 안쪽 넙다리, 사타구니, 및 골반내 부위로 통증이 전이될 수 있다.

과부하 요인들(Overloading Factors)

두덩정강근은 다음으로 인해서 과부하를 받을 수 있다:

- 미끄러짐, 낙상, 또는 멍.
- 골절 또는 넙다리 또는 골반의 수술을 포함하는 최근의 손상.
- 힙 관절 병리.
- 훈련 받지 않은 활동들 (예, 스키, 스케이트, 체조, 댄스, 또는 섹스).

비활성화 전략(Deactivation Tactics)

두덩정강근 자세 – 등을 대고 누워서, 힙 관절을 벌리고 가쪽으로 돌린다.

근복부에 편평 압박을 한다:

- 근복부의 정중선을 따라 편평 촉진을 하는데, 두덩뼈의 아래쪽 가지에서 대략 손가락 2개 폭 먼쪽에서 시작한다.

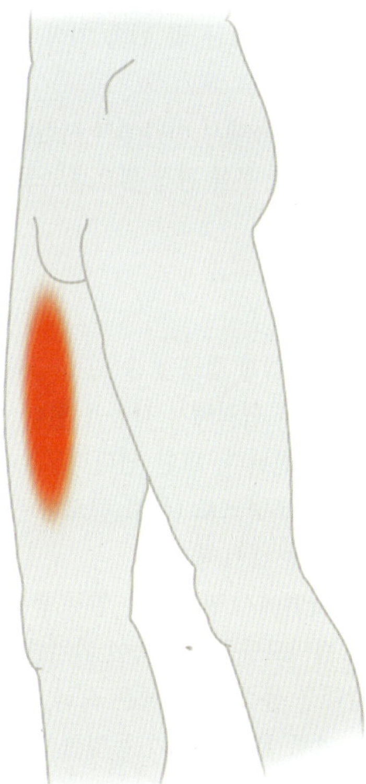

그림 5-48
두덩정강근 통증유발점 연관 패턴.

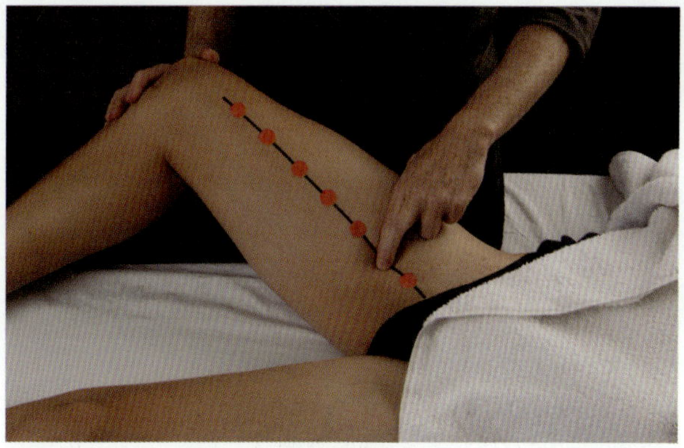

그림 5-49
편평 압박: 두덩정강근은 안쪽 넙다리뼈를 향해서 가쪽으로 눌러라.

- 안쪽 넙다리뼈를 향해서 가쪽으로 눌러라. (그림 5-49 ■)
- 이 선을 따라 먼쪽으로 약 세 손 폭을 계속 탐색하라.
- 시각적인 선을 따라 대략 6~7개의 핵심 부위들이 있다. (그림 5-50 ■)

근복부의 몸쪽으로 집게 압박을 하라.

- 몸쪽 근복부의 정중선을 따라 집게 압박을 하는데, 아래 두덩뼈 가지에서 대략 손가락 2개 폭 먼쪽에서 시작한다. (그림 5-51 ■)
- 이 선을 따라 먼쪽으로 약 손가락 4개 폭을 계속 탐색하라.
- 시각적인 선을 따라 대략 2개의 핵심 부위들이 있다.

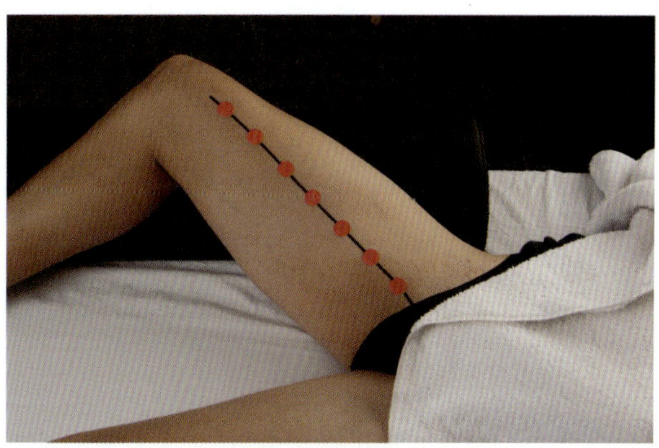

그림 5-50
두덩정강근의 시각적인 선을 따라 6~7개의 핵심 부위들.

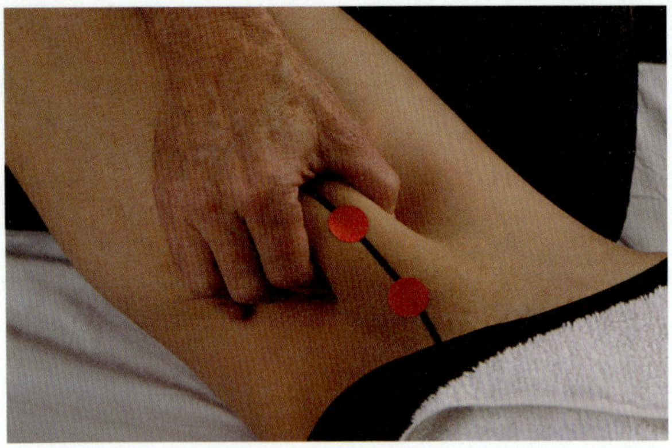

그림 5-51
집게 압박: 몸쪽 두덩정강근복부의 선을 따라.

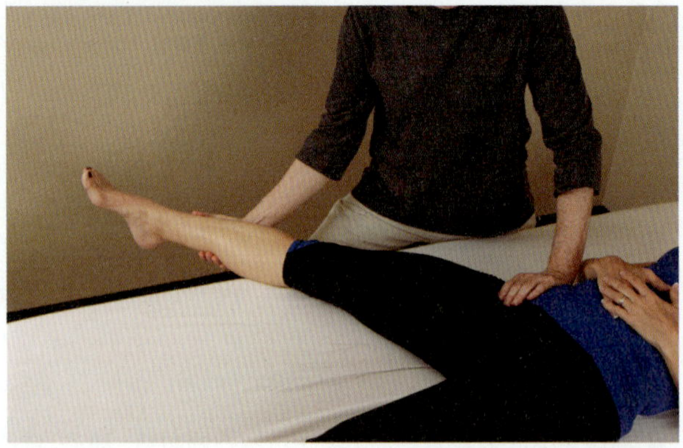

그림 5-52
스트레칭: (등을 대고) 힙 관절 벌림 (고객의 편 무릎 관절을 주목하라).

심화된 직접 압박 : 고객에게 두덩정강근에 편평 또는 집게 압박을 하라.

- 직접 능동적 움직임, 힙 관절 모음/벌림을 포함.
- 간접 능동적 움직임: 힙 관절 굴곡/폄 그리고/또는 안쪽/가쪽 회전을 포함.

관련 있는 근육 부위들(Relevant Muscle Areas)

등을 바닥에 대고 누운 자세에서 다른 중요 부위들이 다뤄질 수 있다. 특히, 추가로 초점을 두어야만 할 곳:

- 긴모음근
- 짧은모음근
- 큰모음근
- 두덩근

길항근들에게도 주의를 해야 한다:

- 넙다리근막장근
- 중간볼기근
- 작은볼기근

스트레칭(Stretches)

힙 관절 벌림이, 무릎 관절 폄과 함께, 고객이 등을 바닥에 대고 누운 자세에서 시행될 수 있다. (그림 5-52 ■)

양 쪽 힙 관절을 벌리고 서서 (벽을 잡고서), 몸통을 한쪽 그리고/또는 다른 쪽으로 움직여서 자가-스트레칭을 한다. (그림 5-42)

넙다리두갈래근(Biceps Femoris)

간결한 요약

- 통증유발점들은 오금 및 뒤쪽 가쪽 넙다리 부위들로 연관될 수 있다.
- 편평 압박을 사용해서 비활성화 시킨다.
- 힙 관절 굴곡 및 무릎 관절 폄으로 스트레칭을 한다.

개요(Overview)

넙다리두갈래근은 쉽게 접근될 수 있는 근육으로 반건모양근 및 반막모양근과 협력해서 작용을 한다. 그것들을 함께 치료하는 것이 추천된다. 또한 넙다리두갈래근은 다른 힙 관절 근육들을 보조하므로 (주로 큰모음근 및 큰볼기근), 이들 역시 조사하는 것이 좋다.

큰모음근의 뒷면에서 발견되는 일부 통증유발점들은 반건모양근과 반막모양근의 깊숙이 위치한다.

넙다리두갈래근 통증유발점들은 오금 부위로 통증이 전이될 수 있다. 종종 무릎 병리가 동일한 인접부위에서 통증과 함께 존재한다. 그 두 문제들은 함께 있을 수 있다.

넙다리두갈래근 먼쪽 끝 주위의 통증유발점들을 비활성

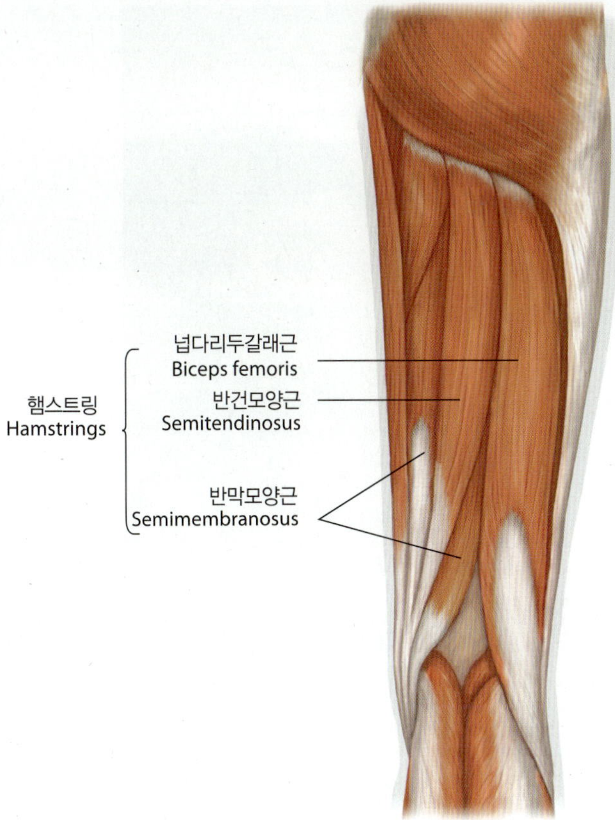

그림 5-53
넙다리두갈래근, 반건모양근, 및 반막모양근의 해부.

화 시킬 때, 중간오금 부위에서 발견되는 신경혈관에 (정강신경, 오금동맥 및 정맥) 신경을 써야 하는 것을 잊지 말아라. 이 근처에서 깊은 압력을 피하라.

위치와 부착 (Location and Attachments)

넙다리두갈래근 넙다리 바깥 뒷면의 세로 폭을 차지한다. 긴 머리는 얕게 있고, 그리고 (먼쪽 반의 대부분을 차지하는) 짧은 머리는 깊숙이 있다. (그림 5-53 ■)

- 몸쪽 부착들 – 골반의 궁둥뼈 결절 (긴 머리) 및 넙다리뼈대의 가쪽 뒷면 (짧은 머리).
- 먼쪽 부착 – 종아리뼈 머리.

형태와 기능 (Form and Function)

넙다리두갈래근은 햄스트링 근육 그룹을 구성하는 세 근육들의 가쪽 근육이다. 넙다리두갈래근 긴 머리 복부는 길고, 원통이며 비교적 두껍고, 짧은 머리의 복부는 벌어져 있고

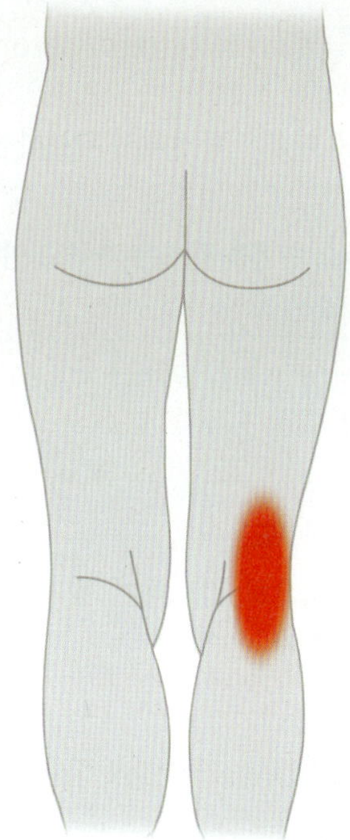

그림 5-54
넙다리두갈래근 통증유발점 연관 패턴.

비교적 납작하다.

넙다리두갈래근은 다음을 만든다.

- 힙 관절의 폄.
- 무릎 관절의 굴곡.
- 굴곡된 무릎 관절의 가쪽 회전.
- 힙 관절과 무릎 관절의 안정.

통증유발점 연관 패턴 (Trigger Point Referral Patterns)

고객이 다음을 알리거나 설명할 때, 넙다리두갈래근 통증유발점 활동을 조사해 보아야만 한다.

- 앉거나 자는 동안 근육 압박으로 인한 오금 또는 뒤쪽 가쪽 넙다리 부위들의 통증. (그림 5-54 ■)
- 통증-유도 **근육 방해**로 인한 다리 절기.

가쪽넓은근에 위치한 통증유발점들은 넙다리두갈래근을 촉진할 때 종종 발견되며 가쪽 넙다리, 볼기, 및 무릎 관절 부위들로 통증이 전이될 수 있다.

과부하 요인들(Overloading Factors)

넙다리두갈래근은 다음으로 인해서 과부하를 받을 수 있다:

- 근복부에 국소 빈혈을 만드는 가구로 인한 지속된 압박.
- 넙다리의 지속된 부동.
- 골절 또는 넙다리 또는 골반의 수술을 포함하는 최근의 손상.
- 힙 관절 병리.
- 미끄러짐, 낙상, 또는 멍.
- 근육을 만성적으로 과도하게 짧게 하거나 과도하게 늘리는 어떤 환경.

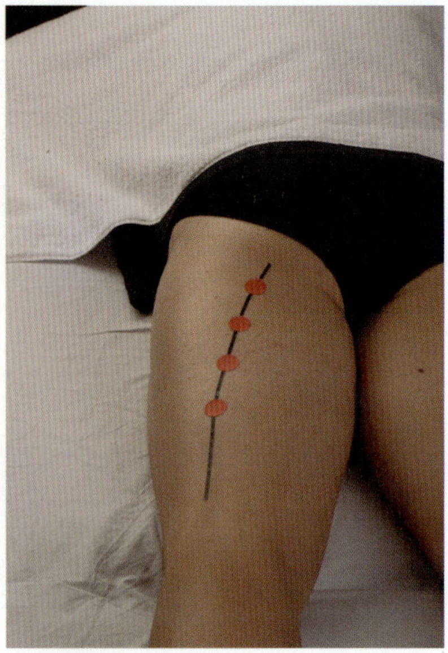

그림 5-56
넙다리두갈래근 긴 머리의 시각적인 선을 따라 4개의 핵심 부위들.

비활성화 전략(Deactivation Tactics)

넙다리두갈래근 자세 – 엎드려서, 힙 관절을 벌리고 무릎 관절을 약간 굽힌다.

근복부에 편평 압박을 한다:

- ***넙다리두갈래근 긴 머리***
  - 긴 머리 근복부의 정중선을 따라 편평 촉진을 하는데, 골반의 궁둥뼈 결절에서 대략 손가락 2개 폭 먼쪽에서 시작한다.
  - 뒤쪽 넙다리뼈를 향해서 앞쪽으로 눌러라. (그림 5-55 ■)
  - 이 선을 따라 근복부의 먼쪽 끝으로 계속 탐색하라.
  - 시각적인 선을 따라 대략 4개의 핵심 부위들이 있다. (그림 5-56 ■)
- ***넙다리두갈래근 짧은 머리***
  - 근복부의 정중선을 따라 편평 촉진을 하는데, 오금 주름에서 대략 두 손 폭 몸쪽에서 시작한다.
  - 우선 넙다리두갈래근 긴 머리 덩어리를 안쪽으로 밀고 나서, 뒤쪽 넙다리뼈를 향해서 앞쪽으로 눌러라. (그림 5-57 ■)
  - 이 선을 따라 근복부의 먼쪽 끝으로 계속 탐색하라.

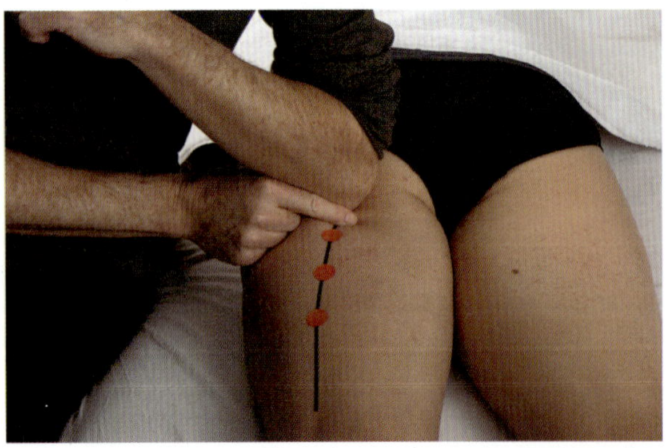

그림 5-55
편평 압박: 넙다리두갈래근 긴 머리를 위해서 뒤쪽 넙다리뼈를 향해서 앞쪽으로 눌러라.

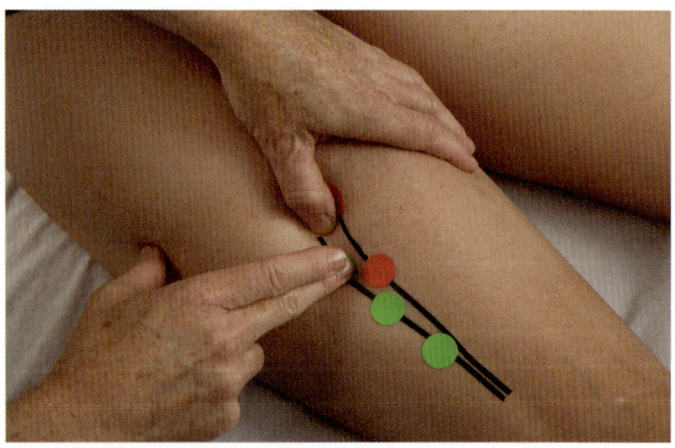

그림 5-57
편평 압박: 넙다리두갈래근 짧은 머리는 (녹색점들) 우선 긴 머리 덩어리를 안쪽으로 밀고 나서, 뒤쪽 넙다리뼈를 향해서 앞쪽으로 눌러라.

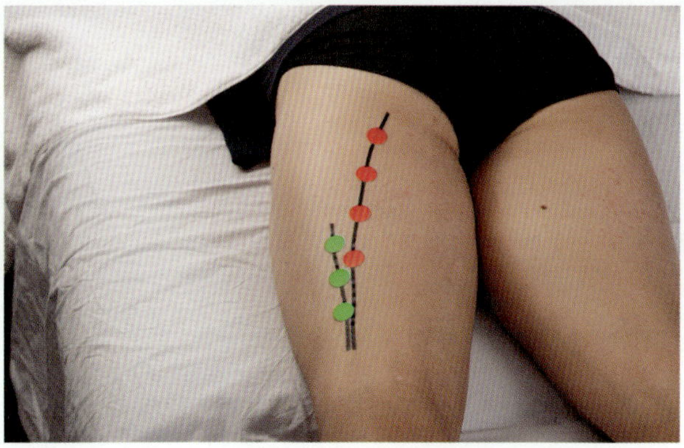

그림 5-58
넙다리두갈래근 짧은 머리의 시각적인 선을 따라 2~3개의 핵심 부위들.

- ○ 시각적인 선을 따라 대략 2~3개의 핵심 부위들이 있다. (그림 5-58 ■)

심화된 직접 압박 : 고객에게 넙다리두갈래근에 편평 압박을 하라.

- 직접 능동적 움직임, 힙 관절 그리고/또는 무릎 관절 굴곡/폄을 포함.
- 간접 능동적 움직임: 무릎 관절 안쪽/가쪽 회전을 포함.

관련 있는 근육 부위들(Relevant Muscle Areas)

엎드린 자세에서 다른 중요 부위들이 다뤄질 수 있다. 특히, 추가로 초점을 두어야만 할 곳:

- 반건모양근
- 반막모양근
- 큰볼기근
- 큰모음근
- 장딴지근
- 허리 척주 기립근
- 허리네모근

길항근들에게도 주의를 해야 한다:

- 넙다리근막장근
- 엉덩허리근
- 넙다리곧은근

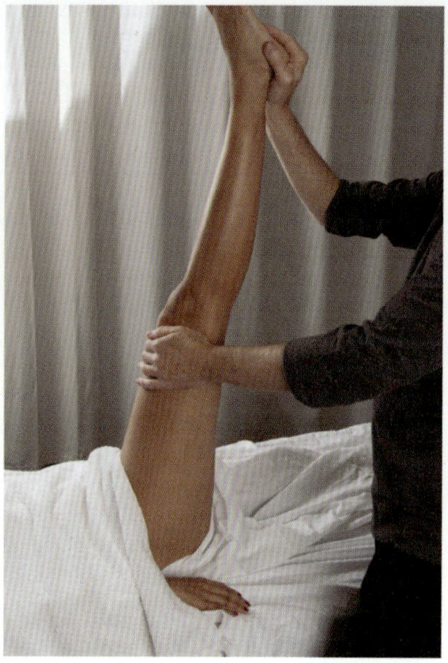

그림 5-59
스트레칭: (등을 대고) 힙 관절 굴곡 및 무릎 관절 폄.

- 중간넓은근
- 가쪽넓은근
- 안쪽넓은근

찾아 볼 가치가 있는 다른 근육들:

- 배곧은근

스트레칭(Stretches)

힙 관절 굴곡이, 무릎 관절 폄과 함께, 고객이 등을 바닥에 대고 누운 자세에서 시행될 수 있다. (그림 5-59 ■)

앉아서 몸을 앞으로 뻗고, 힙 관절을 굽히고, 무릎 관절을 펴서 자가-스트레칭을 한다. (그림 5-60 ■)

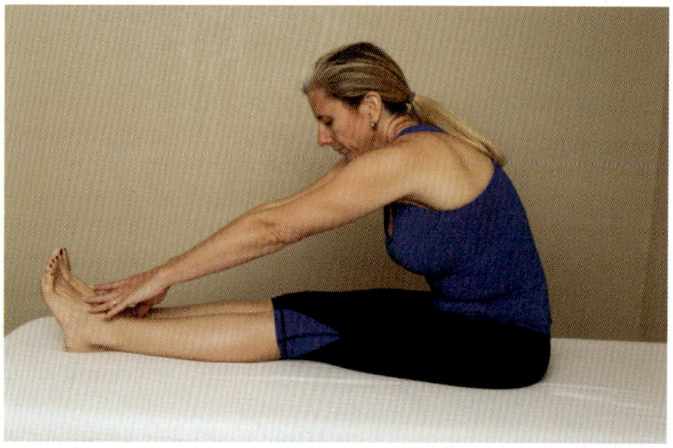

그림 5-60
자가-스트레칭: 힙 관절 굴곡 및 무릎 관절 폄.

반막모양근과 반건모양근 (Semitendinosus and Semimembranosus)

간결한 요약

- 통증유발점들은 볼기 주름 및 뒤쪽 안쪽 넙다리 부위들로 연관될 수 있다.
- 편평과 집게 압박을 사용해서 비활성화 시킨다.
- 힙 관절 굴곡 및 무릎 관절 폄으로 스트레칭을 한다.

개요(Overview)

반건모양근은 쉽게 접근될 수 있는 근육이다. 비록 대부분이 깊숙한 근육이지만, 반막모양근은 반건모양근을 통해서 접근 가능하며, 그것의 안쪽 공간과 그것의 먼쪽 끝에서 훨씬 더 쉽게 접근 가능하다. 반막모양근은 반건모양근 밑에 있기 때문에, 반건모양근 통증유발점들은 동일한 치료 동안 종종 비활성화 된다.

반건모양근과 반막모양근은 넙다리두갈래근과 협력해서 작용을 한다. 대부분 그것들을 함께 치료하는 것이 추천된다. 또한 반건모양근과 반막모양근은 다른 힙 관절 근육들을 보조하므로 (주로 큰모음근 및 큰볼기근), 이들 역시 조사하는 것이 좋다.

반건모양근과 반막모양근의 먼쪽 끝 주위의 통증유발점들을 비활성화 시킬 때, 중간오금 부위에서 발견되는 신경혈관에 (정강신경, 오금동맥 및 정맥) 신경을 써야 하는 것을 잊지 말아라. 이 근처에서 깊은 압력을 피하라.

위치와 부착(Location and Attachments)

반건모양근은 얕게 있고 넙다리 안쪽 뒷면의 세로 폭을 차지한다. (그림 5-53)

- 몸쪽 부착 - 골반의 궁둥뼈 결절.
- 먼쪽 부착 - 비교적 길고 큰 건에 의해서 정강뼈대 몸쪽 안쪽 앞면.

반막모양근은 넙다리 안쪽 뒷면의 세로 길이를 차지하며, 대부분 반건모양근의 깊숙이 있다. (그림 5-53)

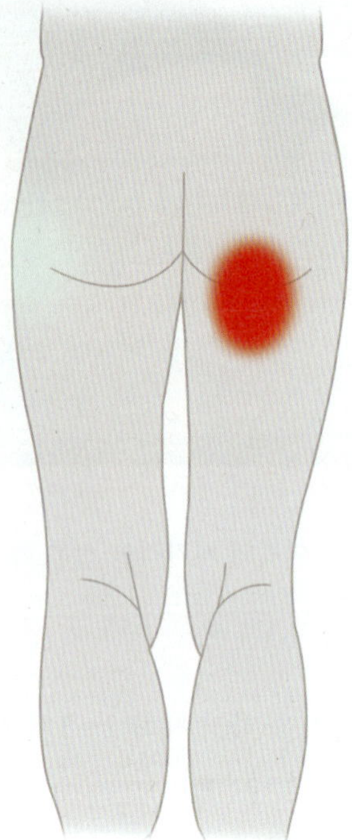

그림 5-61
반건모양근 및 반막모양근 통증유발점 연관 패턴.

- 몸쪽 부착 - 비교적 넓고 납작한 건에 의해서 골반의 궁둥뼈 결절.
- 먼쪽 부착 - 무릎 관절 낭에서 바로 먼쪽인 정강뼈대의 몸쪽 안쪽 뒷면.

형태와 기능(Form and Function)

반건모양근은 햄스트링 근육 그룹을 구성하는 세 근육들에서 안쪽 표층 근육이다. 반건모양근복부는 길고, 원통, 그리고 대부분 납작하다. 그것의 복부는 반막모양근보다 비교적 좁고 몸쪽에 있다. 반건모양근의 먼쪽 부착은 다른 햄스트링의 먼쪽 부착들보다 현저히 멀리 붙어 있다.

반막모양근은 햄스트링 근육 그룹을 구성하는 세 근육들에서 안쪽 깊은 근육이다. 반막모양근복부는 길고, 대부분 납작하다. 그것의 복부는 반건모양근보다 비교적 넓고 먼쪽에 있다.

반건모양근과 반막모양근은 다음을 만든다.

- 힙 관절의 폄.
- 무릎 관절의 굴곡.
- 굴곡된 무릎 관절의 안쪽 회전.
- 힙 관절과 무릎 관절의 안정.

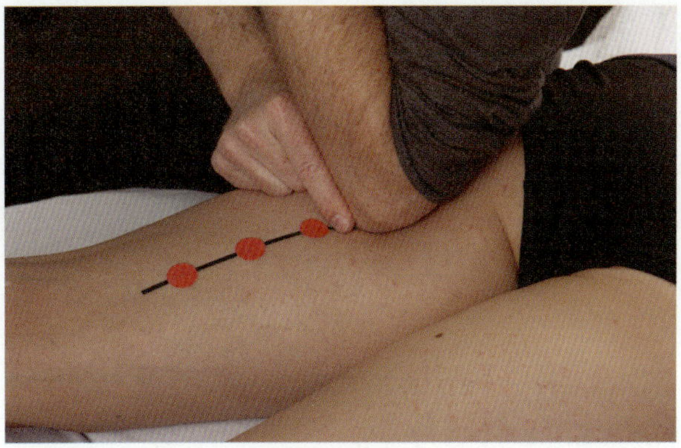

그림 5-62
편평 압박: 반건모양근 및 반막모양근은 뒤쪽 안쪽 넙다리뼈를 향해서 앞쪽 가쪽으로 눌러라.

통증유발점 연관 패턴 (Trigger Point Referral Patterns)

고객이 다음을 알리거나 설명할 때, 반건모양근 및 반막모양근 통증유발점 활동을 조사해 보아야만 한다.

- 볼기 주름 부위의 통증, 특히 걸을 때. (그림 5-61 ■)
- 앉아 있는 동안 근육 압박으로 인한 뒤쪽 안쪽 넙다리 부위의 통증. (그림 5-61)
- 통증-유도 근육 방해로 인한 다리 절기.

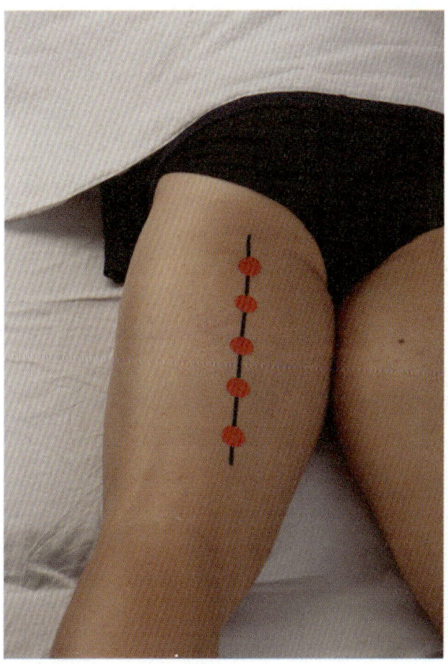

그림 5-63
반건모양근의 시각적인 선을 따라 4~5개의 핵심 부위들.

큰모음근에 위치한 통증유발점들은 반건모양근 및 반막모양근을 촉진할 때 종종 발견되며 사타구니, 앞쪽 안쪽 넙다리, 및 골반 내 부위들로 통증이 전이될 수 있다.

과부하 요인들 (Overloading Factors)

반건모양근 및 반막모양근 다음으로 인해서 과부하를 받을 수 있다:

- 근복부에 국소 빈혈을 만드는 가구로 인한 지속된 압박.
- 넙다리의 지속된 부동.
- 골절 또는 넙다리 또는 골반의 수술을 포함하는 최근의 손상.
- 힙 관절 병리.
- 미끄러짐, 낙상, 또는 멍
- 그 근육을 만성적으로 과도하게 짧게 하거나 과도하게 늘리는 어떤 환경.

비활성화 전략 (Deactivation Tactics)

반건모양근 및 반막모양근 자세 – 엎드려서, 힙 관절을 벌리고 무릎 관절을 약간 굽힌다.

근복부에 편평 압박을 한다:

- ***빈긴모양근***
  - 근복부의 정중선을 따라 편평 촉진을 하는데, 골반의 궁둥뼈 결절에서 대략 손가락 2개 폭 먼쪽에서 시작한다.
  - 뒤쪽 안쪽 넙다리뼈를 향해서 앞쪽 가쪽으로 눌러라. (그림 5-62 ■)
  - 이 선을 따라 근복부의 먼쪽 끝으로 계속 탐색하라.
  - 시각적인 선을 따라 대략 4~5개의 핵심 부위들이 있다. (그림 5-63 ■)

- ***반막모양근***
  - 근복부의 정중선을 따라 편평 촉진을 하는데, 골반의 궁둥뼈 결절에서 대략 손가락 4개 폭 먼쪽에서 시작한다.
  - 우선 반건모양근복부를 가쪽으로 밀어서 반막모양

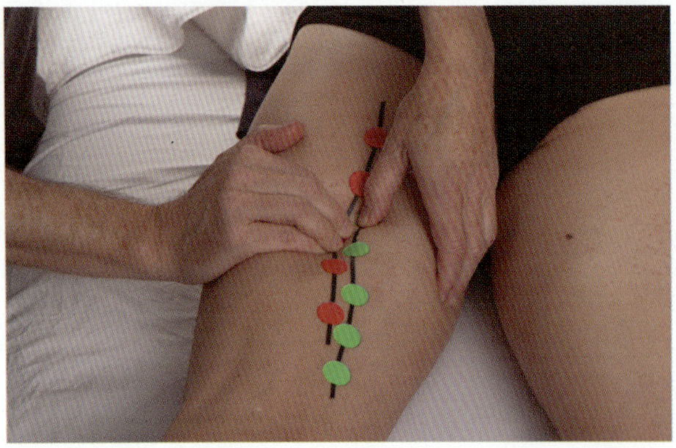

그림 5-64
편평 압박: 반막모양근은 (녹색점들) 우선 긴 머리 덩어리를 가쪽으로 밀고 나서, 뒤쪽 넙다리뼈를 향해서 앞쪽 가쪽으로 눌러라.

근을 찾은 다음, 뒤쪽 안쪽 넙다리뼈를 향해서 앞쪽 가쪽으로 눌러라. (그림 5-64 ■)

- ○ 이 선을 따라 근복부의 먼쪽 끝으로 계속 탐색하라.
- ○ 시각적인 선을 따라 대략 4~5개의 핵심 부위들이 있다. (그림 5-65 ■)

몸쪽 근복부에 집게 압박을 하라:

- ● *반건모양근*
  - ○ 근복부의 정중선을 따라 집게 압박을 하는데, 골반의 궁둥뼈 결절에서 대략 한 손 폭 먼쪽에서 시작한다. (그림 5-66 ■)
  - ○ 이 선을 따라 근복부의 먼쪽 끝으로 계속 탐색하라.
  - ○ 시각적인 선을 따라 3개의 핵심 부위들이 있다.
- ● *반막모양근*
  - ○ 근복부의 정중선을 따라 편평 촉진을 하는데, 골반의 궁둥뼈 결절에서 대략 두 손 폭 먼쪽에서 시작한다. (그림 5-67 ■)
  - ○ 이 선을 따라 근복부의 먼쪽 끝으로 계속 탐색하라.
  - ○ 시각적인 선을 따라 2개의 핵심 부위들이 있다.

심화된 직접 압박 : 고객에게 반건모양근 및 반막모양근에 편평 압박을 하라.

- ● 직접 능동적 움직임, 힙 관절 그리고/또는 무릎 관절 굴곡/폄을 포함.
- ● 간접 능동적 움직임: 무릎 관절 안쪽/가쪽 회전을 포함.

관련 있는 근육 부위들(Relevant Muscle Areas)

엎드린 자세에서 다른 중요 부위들이 다뤄질 수 있다. 특히, 추가로 초점을 두어야만 할 곳:

- ● 넙다리두갈래근
- ● 큰볼기근
- ● 큰모음근
- ● 장딴지근
- ● 허리 척추 기립근
- ● 허리네모근

길항근들에게도 주의를 해야 한다:

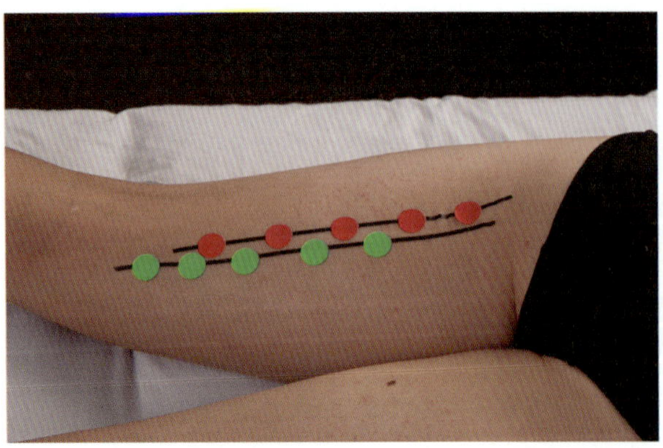

그림 5-65
반막모양근복부의 시각적인 선을 따라 4~5개의 핵심 부위들 (녹색점들).

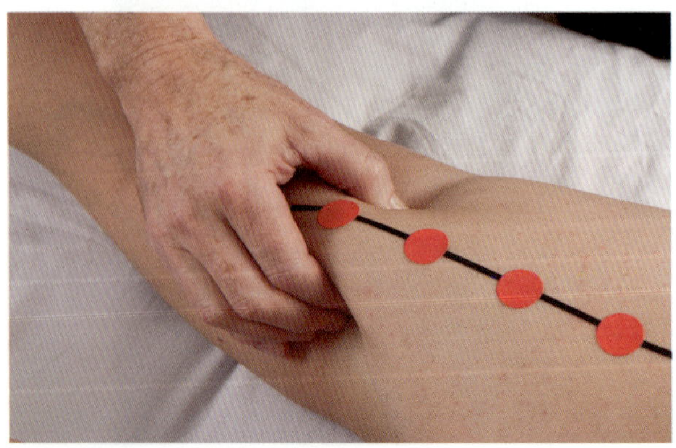

그림 5-66
집게 압박: 반건모양 근복부의 선을 따라.

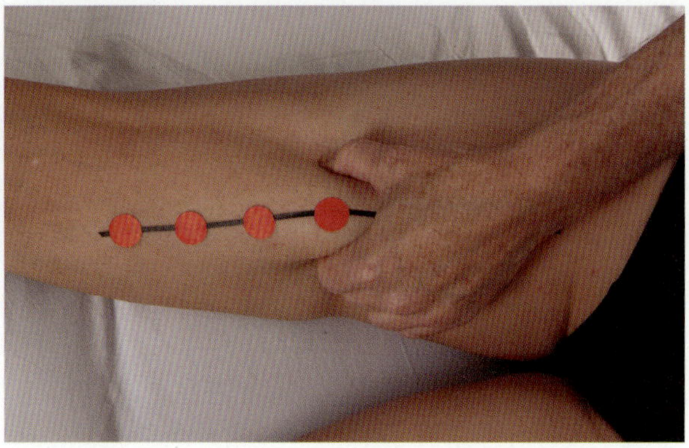

그림 5-67
집게 압박: 반막모양근복부의 선을 따라.

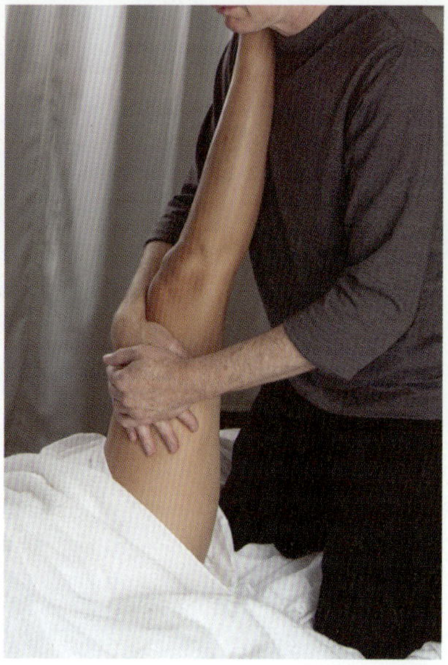

그림 5-68
스트레칭: (등을 대고) 힙 관절 굴곡 및 무릎 관절 폄.

- 넙다리근막장근
- 엉덩허리근
- 넙다리곧은근
- 중간넓은근
- 가쪽넓은근
- 안쪽넓은근

찾아 볼 가치가 있는 다른 근육들:

- 배곧은근

스트레칭(Stretches)

힙 관절 굴곡이, 무릎 관절 폄과 함께, 고객이 등을 바닥에 대고 누운 자세에서 시행될 수 있다. (그림 5-68 ■)

앉아서 몸을 앞으로 뻗고, 힙 관절을 굽히고, 무릎 관절을 펴서 자가-스트레칭을 한다. (그림 5-60)

복습 문제

연관 잇기

_____ 1. 넙다리곧은근은 ( ) 근육이다
_____ 2. 가쪽넓은근은 먼쪽에서 ( ) 에 부착한다
_____ 3. 안쪽넓은근은 몸쪽에서 ( ) 에 부착한다
_____ 4. 중간넓은근은 ( ) 움직임을 만든다
_____ 5. 넙다리근막긴장근 통증유발점들은 ( ) 부위로 통증을 연관 할 수 있다
_____ 6. 두덩근은 몸쪽으로 ( ) 에 부착한다
_____ 7. 짧은모음근은 몸쪽으로 ( ) 에 부착한다
_____ 8. 큰모음근은 ( )의 안쪽 깊숙이 있다
_____ 9. 두덩정강근 통증유발점들은 ( ) 부위로 통증을 전이할 수 있다
_____ 10. 넙다리두갈래근은 먼쪽에서 ( ) 에 부착한다

A. 안쪽 넙다리 부위
B. 넙다리뼈대의 안쪽 뒷면
C. 큰돌기 부위
D. 골반의 두덩뼈 능선
E. 골반의 두덩뼈 아래 가지
F. 얕은
G. 두덩정강근
H. 종아리뼈 머리
I. 무릎을 펴는
J. 정강뼈 결절

사지선다형

1. 넙다리곧은근은 ( ) 관절과 ( ) 관절을 안정 시킨다.
   a. 힙; 무릎
   b. 무릎; 발목
   c. 엉치엉덩; 힙
   d. 엉치엉덩; 무릎

2. 고객이 옆으로 누워 자는 동안 같은 쪽에 근육 압박으로 인해서 ( ) 부위의 통증을 보고할 때, 가쪽넓은근 통증유발점들을 조사하라.
   a. 안쪽 몸통
   b. 가쪽 몸통
   c. 안쪽 넙다리
   d. 가쪽 넙다리

3. 안쪽넓은근 통증유발점들은 ( ) 부위의 통증의 원인이 된다.
   a. 힙
   b. 무릎
   c. 발목
   d. 엉치엉덩

4. 안쪽넓은근은 ( )의 ( ) 있다.
   a. 넙다리곧은근; 얕게
   b. 넙다리곧은근; 깊게
   c. 넙다리두갈래근; 얕게
   d. 넙다리두갈래근; 깊게

5. 넙다리근막긴장근 통증유발점 비활성화 후 힙 관절 ( ) 및 ( ) 하는 스트레칭이 항상 추천된다.
   a. 굴곡; 모음
   b. 굴곡; 벌림
   c. 과다 폄; 모음
   d. 과다 폄; 벌림

6. 고객이 하중 하에서 힙 관절을 벌리는 동안 ( ) 부위 통증을 보고할 때, 두덩근 통증유발점들을 조사하라.
   a. 사타구니
   b. 오금
   c. 볼기
   d. 다리

7. 고객이 하중 하에서 힙 관절을 (   ) 동안 사타구니 부위 통증을 보고할 때, 짧은모음근 통증유발점들을 조사하라.
   a. 모음
   b. 벌림
   c. 굴곡
   d. 과다 폄

8. 고객이 (   ) 부위 통증을 보고할 때, 특히 성교 동안, 큰모음근 통증유발점들을 조사하라.
   a. 오금
   b. 어깨사이
   c. 골반 내
   d. 허리

9. 두덩정강근은 넙다리 (   )면의 세로 길이를 차지한다.
   a. 앞쪽
   b. 뒤쪽
   c. 안쪽
   d. 가쪽

10. 반건모양근은 넙다리 (   )면의 세로 길이를 차지한다.
   a. 가쪽 앞쪽
   b. 가쪽 뒤쪽
   c. 안쪽 앞쪽
   d. 안쪽 뒤쪽

제 6 장 골반 근육들

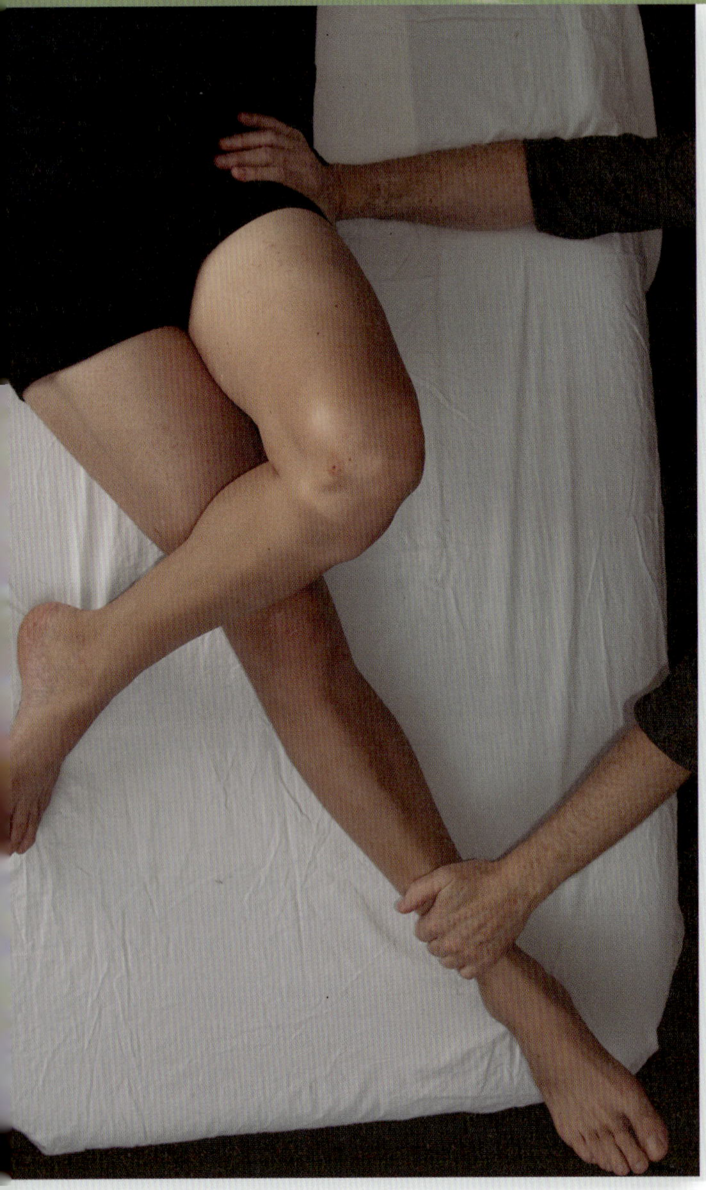

이 장의 개요

학습 목적

이 장에 있는 정보를 배운 후, 치료사는 다음을 할 수 있어야만 한다:

- 골반 근육들의 주요한 신체운동학적 기능들을 설명하시오
- 골반 근육들 내 통증유발점 활동을 일으키는 두드러진 과부하 요인들을 설명하시오
- 골반 근육들을 만져서 구분하시오
- 골반 근육들 내 통증유발점 위치들을 촉진하시오
- 골반 근육들에서 통증유발점 비활성화를 만들기 위한 능동적 움직임들을 설명하시오
- 골반 근육들에 맞는 스트레칭을 실행하시오
- 골반 근육들 안에 있는 통증유발점으로 인한 통증 연관 위치들을 찾아내시오

다음 근육들에 대해서 다룬다: 큰볼기근, 중간볼기근, 작은볼기근, 궁둥구멍근, 기타 깊은 가쪽 회전 근육들, 큰허리근, 엉덩근, 및 허리네모근

주요 용어

엉치엉덩관절 기능장애 117
후방 골반 기울기 117
전방 골반 기울기 128
허리 과도전만 128
샅고랑인대 128

서문 - 골반 근육들 (Introduction - Pelvic Muscles)

근육 구성(Muscle Organization)

이 장은 골반 부위에서 발견되는 각각 근육들을 다룬다. 작은허리근과 골반 바닥 근육들을 제외한 모든 골반 근육들을 포함한다. 작은허리근은 (있을 경우) 큰허리근을 덮고 있기 때문에, 그 안에 있는 통증유발점들은 발견되고 치료될 것이다.

국소적 영향(Regional Influences)

인체에서 생기는 체중을 견디는 연결은 -그것의 하나의 중심 기둥과 (척추 기둥) 2개의 보행 기둥들 (하지) 사이에서- 여러 방식들로, 그것들의 위치에 따라서, 골반 근육들을 포함한다.

허리네모근, 큰허리근, 큰볼기근, 및 궁둥구멍근은 그 전환을 직접적으로 중재하고, 반면에 남아 있는 볼기근들 및 깊은 가쪽 회전 근육들은 골반에서 넙다리로 연결을 보조한다. 여러 골반 근육들에서 온 균형이 잡히지 않은 역학적인 힘들은 부정적인 영향을 줄 수 있다:

- 엉치엉덩 관절들
- 엉치엉덩 인대들
- 엉치결절 인대들
- 엉덩허리 인대들
- 힙 관절들
- 볼기 근막
- 엉덩정강 띠

이러한 결합 조직 구조들과 다른 성분들을 찾아서 적절한 도수기법을 적용해야 한다.

비활성화에 관해서(Deactivation Concerns)

통증유발점 비활성화가 옷 또는 다른 덮개를 통해서 적용될 수 있더라도, 피부 접촉이 필요한 테크닉들을 시행하는 치료사들은 전문적이며 개인적인 가림을 유지하는 덮는 방식을 사용할 필요가 있을 것이다. 몇몇 통증유발점 위치들을 위한 접촉은 생식기 부위에 가까울 수 있다; 그러므로 우려를 최소화 시키기 위해서, 치료사가 민감한 부위에 접촉을 하는 이유에 대한 설명이 아주 중요하다.

큰허리근에 있는 통증유발점 위치들의 비활성화는 위를 덮고 있는 내장 및 신경혈관 구조물이 있어서 복잡해진다. 직접 압박으로 통증유발점 활동을 촉진하며 치료사는 큰허리근에 위치한 통증유발점 위치들을 비활성화 시키려고 시도하기 전에 보다 세련된 기법 수준을 우선 개발해야 할 것이다.

일반적인 상태(Common Regional Conditions)

골반 근육들은 그 부위에 안정시키는 힘들을 마련해 주려고 노력을 한다. 만약 이러한 힘들이 균형을 잃게 된다면 -통증유발점 활동 또는 다른 원인으로 인해서- 여러 문제들이 생길 수 있다. 이러한 조건들과 과사용 관심사들은 다음을 포함한다:

- 엉치엉덩 관절 기능이상
- 골반 자세가 틀어짐
- 신경혈관 조임
- 퇴행성 디스크 질환

통증유발점 활동 성분을 특징으로 하는 다른 덜 흔한 문제들은 힙 골관절염 및 낭염을 포함한다.

이러한 상황들과 함께 연부조직 병태생리학에 대한 이해는 -그리고 적절한 치료 반응에 대한 약간의 트레이닝- 치료사가 관련된 통증과 불쾌감을 효과적으로 치료할 수 있게 해 준다.

큰볼기근(Gluteus Maximus)

간결한 요약

- 통증유발점들은 엉치엉덩, 엉치결절, 꼬리뼈, 볼기 주름, 및 가쪽 볼기 부위들로 전이될 수 있다.
- 평탄 압박을 사용해서 비활성화 시킨다.
- 힙 관절 굴곡으로 스트레칭을 한다.

개요(Overview)

큰볼기근은 쉽게 접근이 가능한 근육으로 중간볼기근, 작은볼기근, 궁둥구멍근, 및 다른 깊은 가쪽 회전 근육들과 함께 작용을 한다. 대부분 그것들을 함께 치료하는 것이 추천된다. 큰볼기근은 인체에서 제일 큰 근육들 중의 하나이다.

또한 큰볼기근은 다른 힙 관절 근육들을 보조하므로 (주로 넙다리두갈래근, 반건모양근, 및 반막모양근), 이들 역시 조사하는 것이 추천된다. 다음 근육들은 큰볼기근 밑에 있기 때문에, 뒤쪽 중간볼기근 통증유발점들, 그 뿐만 아니라 궁둥구멍근 및 다른 깊은 가쪽 회전 근육들 통증유발점들은 동일한 치료 동안 종종 비활성화된다.

큰볼기근 통증유발점들은 엉치엉덩 부위로 통증이 전이될 수 있다. 엉치엉덩 관절 기능이상은 (및 다른 엉치엉덩 병리) 동일한 인접부위에서 통증과 함께 존재한다. 그 두 문제들은 함께 있을 수 있다. 큰볼기근 통증유발점들로 인한 단단한 띠들은 **엉치엉덩 관절 기능이상**에 원인이 될 수 있는데 골반 및 엉치 건성 부착을 통해서 여러 엉치엉덩 구조들에 비정상적 장력을 주기 때문이다.

위치와 부착(Location and Attachments)

큰볼기근은 얕게 있고, 궁둥이 부위의 안쪽 세로 길이를 차지한다. (그림 6-1 ■)

- 몸쪽 부착들 – 엉덩뼈 뒷면, 엉덩뼈 능선, 가쪽 엉치뼈, 및 꼬리뼈; 엉치결절 인대; 척추기립근 및 중간볼기근과 함께하는 근막.
- 먼쪽 부착들 – 엉덩정강 띠 (이것의 섬유들은 가쪽 무릎뼈 지지띠 및 가쪽 정강뼈 결절로 먼쪽으로 뻗어나간다) 몸쪽면의 얕은 부분; 넙다리뼈 볼기 결절의 깊은 부분.

형태와 기능(Form and Function)

큰볼기근의 복부는 주로 길고, 넓고, 현저히 두껍다. 그것의 먼쪽 부착은 몸쪽 부착들에 비해서 상당히 가쪽에 붙는다.

큰볼기근은 다음을 만든다

- 힙 관절의 폄 (활기차게 동원될 때).
- 힙 관절의 가쪽 회전.
- 무릎 관절의 안정.
- **후방 골반 기울기.**
- 힙 관절의 안정.

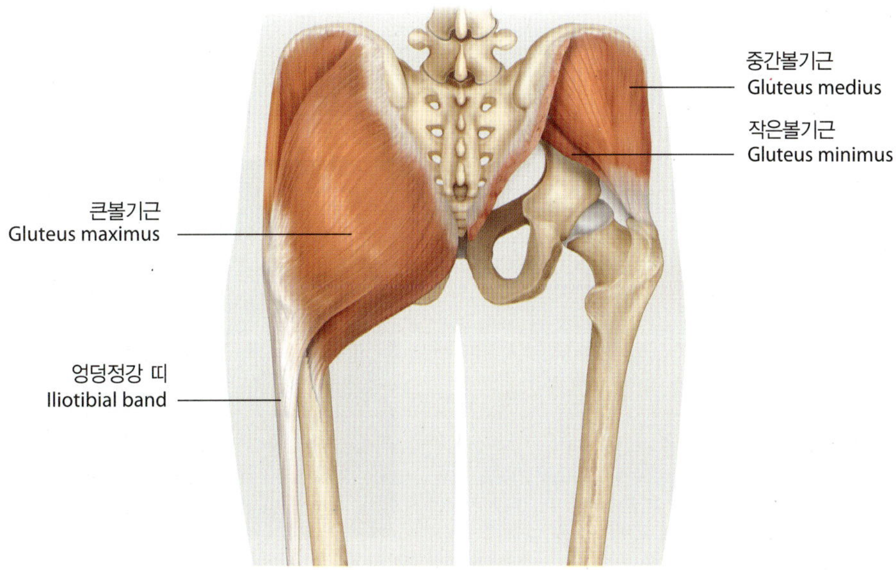

그림 6-1
큰볼기근 해부.

통증유발점 연관 패턴 (Trigger Point Referral Patterns)

고객이 다음을 알리거나 설명할 때, 큰볼기근의 통증유발점 활동을 조사해 보아야만 한다

- 엉치엉덩, 엉치결절, 꼬리뼈, 볼기 주름, 또는 가쪽 볼기 부위들의 통증. (그림 6-2 ■)
- 발로 차는 스트로크로 오래 계속된 수영 또는 앞으로 굽힌 자세로 언덕길 걷기로 인한 나열된 부위들의 통증.
- 앉아 있는 동안 차분하지 못하거나 몸 바꾸기.

중간볼기근에 위치한 통증유발점들은 가쪽 큰볼기근을 촉진하는 동안 종종 발견되며, 뒤쪽 엉덩뼈 능선, 엉치엉덩, 및 볼기 부위들로 통증이 전이될 수 있다.

궁둥구멍근 및 다른 깊은 가쪽 회전 근육들에 위치한 통증유발점들은 큰볼기근을 촉진하는 동안 종종 발견되며, 엉치엉덩, 볼기, 및 뒤쪽 힙 관절 부위들로 통증이 전이될 수 있다.

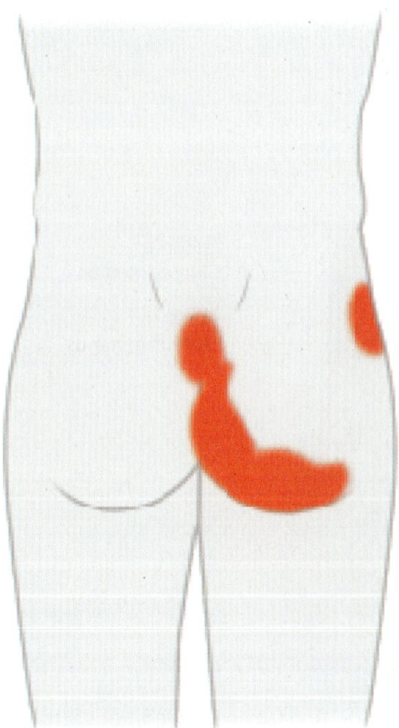

그림 6-2
큰볼기근 통증유발점 연관 패턴.

과부하 요인들(Overloading Factors)

큰볼기근들은 다음으로 인해서 과부하를 받을 수 있다:

- 미끄러짐, 넘어짐, 또는 타박.
- 직접적인 손상.
- 준비되지 않은 활동들 (예, 수영, 언덕 걷기, 또는 섹스).
- 근육을 만성적으로 과도하게 짧게 하거나 과도하게 늘리는 어떤 상황들.
- 골반의 오래 계속된 부동.
- 근복부에 국소빈혈을 만드는 가구 또는 두꺼운 지갑으로 인한 지속된 압박.
- 모턴 발 구조 (두 번째 발허리뼈가 첫 번째 발허리뼈보다 길음).
- 근육 내 주사.
- 넙다리뼈 또는 골반의 골절 또는 수술을 포함한 최근의 외상.

비활성화 전략(Deactivation Tactics)

큰볼기근 자세 – 엎드려 누워서, 힙 관절을 편다.
근복부에 평탄 압박을 한다:

- 근복부 가장 몸쪽부에 있는 선을 따라 평탄 촉진을 하는데, 골반에 있는 뒤쪽 엉덩뼈 능선에서 대략 손가락 2개 폭 가쪽에서 시작하라.
- 뒤쪽 골반을 향해서 앞쪽으로 눌러라. (그림 6-3 ■)

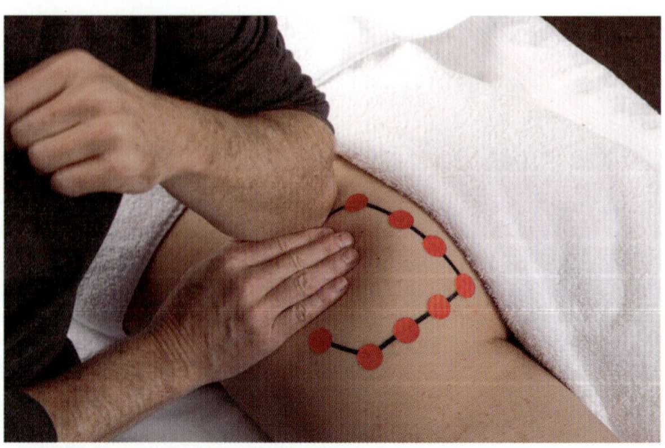

그림 6-3
편평 압박: 큰볼기근은 뒤쪽 골반을 향해서 앞쪽으로 눌러라.

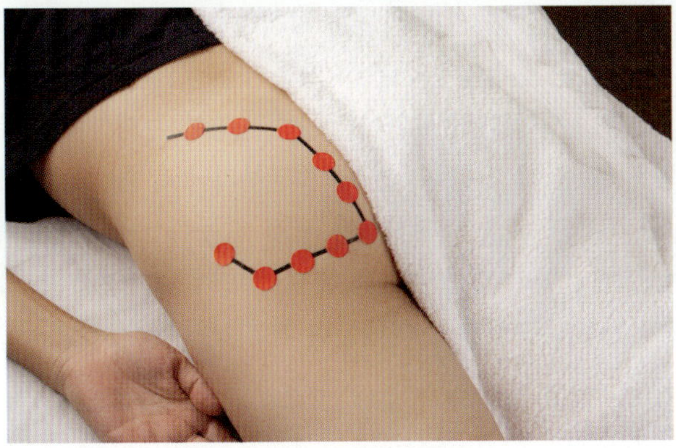

그림 6-4
큰볼기근의 시각적인 선을 따라 8~9개의 핵심 부위들이 있다.

- 이 선을 따라 엉치뼈 가쪽 가장자리의 대략 손가락 2개 폭 가쪽으로 계속 탐색하라.
- 엉치결절 인대 위에 있는 선을 계속 탐색하라.
- 이 선을 따라 넙다리뼈 큰돌기에서 대략 손가락 2개 폭 안쪽을 계속 탐색하라.
- 시각적인 선을 따라 8~9개의 핵심 부위들이 있다. (그림 6-4 ■)

심화된 직접 압박 : 고객에게 큰볼기근에 평탄 압박을 하라.

- 직접 능동적 움직임: 힙 관절 굴곡/폄 그리고/또는 안쪽/가쪽 회전을 포함.
- 간접 능동적 움직임: 골반 뒤쪽/앞쪽 기울기.

관련 있는 근육 부위들(Relevant Muscle Areas)

엎드려 누운 자세에서 다른 중요 부위들이 다뤄질 수 있다. 특히, 추가로 초점을 두어야만 할 곳:

- 중간볼기근
- 작은볼기근
- 궁둥구멍근
- 반건모양근
- 반막모양근
- 허리 척추기립근

*길항*근들에게도 주의를 해야 한다:

- 엉덩허리근
- 넙다리곧은근
- 넙다리근막장근

찾아볼 가치가 있는 다른 근육들:

- 배곧은근
- 허리네모근

스트레칭(Stretches)

고객이 엎드려 누운 자세에서 힙 관절 굴곡이 행해질 수 있다. (그림 6-5 ■)

등을 대고 누워서 힙 관절을 앞으로 뻗어 굴곡시켜서 자가-스트레칭을 한다. (그림 6-6 ■)

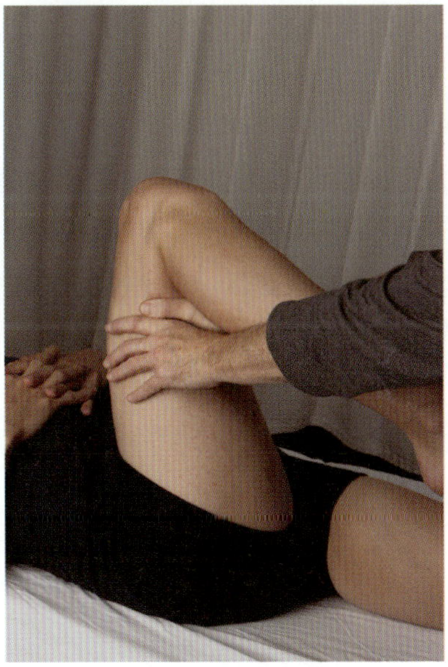

그림 6-5
스트레칭: (등을 대고 누워서) 힙 관절 굴곡.

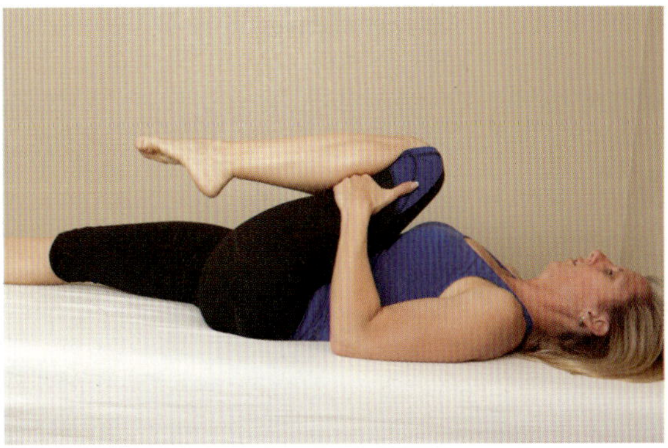

그림 6-6
자가-스트레칭: 힙 관절 굴곡.

중간볼기근과 작은볼기근 (Gluteus Medius and Gluteus Minimus)

간결한 요약

- 중간볼기근 통증유발점들은 뒤쪽 엉덩뼈 능선, 엉치뼈, 엉치엉덩, 및 볼기 부위들로 전이될 수 있다.
- 작은볼기근 통증유발점들은 먼쪽 볼기, 가쪽 및 뒤쪽 넙다리, 및 가쪽 및 몸쪽 뒷다리 부위들로 전이될 수 있다.
- 평탄 압박을 사용해서 비활성화 시킨다.
- 힙 관절 모음으로 스트레칭을 한다.

개요(Overview)

중간볼기근의 앞쪽부는 쉽게 접근이 가능하다. 뒤쪽부는 큰볼기근이 덮고 있어서 찾기가 힘들다. 이 때문에 촉진을 더 해서 통증유발점을 더 찾아본다.

작은볼기근은 깊이 있지만, 중간볼기근을 통해서 접근할 수 있다. 그것이 중간볼기근 밑에 있기 때문에, 작은볼기근 통증유발점들은 동일한 치료 동안 종종 비활성화된다. 중간볼기근과 작은볼기근은 다른 힙 관절 근육들과 (큰볼기근, 궁둥구멍근, 및 다른 깊은 가쪽 회전 근육들) 함께 작용을 한다. 대부분 그것들을 함께 치료하는 것이 추천된다.

중간볼기근 통증유발점들은 엉치엉덩 부위로 통증이 전이될 수 있다. 엉치엉덩 관절 기능이상은 (및 다른 엉치엉덩 병리) 동일한 인접부위에서 통증과 함께 존재한다. 그 두 문제들은 함께 있을 수 있다. 중간볼기근 통증유발점들로 인한 단단한 띠들은 엉치엉덩 관절 기능이상에 원인이 될 수 있는데 골반 건성 부착을 통해서 여러 엉치엉덩 구조들에 비정상적 장력을 주기 때문이다.

위치와 부착(Location and Attachments)

중간볼기근은 부분적으로 큰볼기근 안쪽으로 깊숙이 있으며, 궁둥이 부위의 가쪽 세로 길이를 차지한다. (그림 6-7 ■)

- 몸쪽 부착들 – 엉덩뼈대부분의 바깥면 및 큰볼기근과 함께하는 건막.
- 먼쪽 부착 –넙다리뼈 큰돌기의 뒤쪽 윗면.

작은볼기근은 궁둥이 부위의 세로 길이 가쪽 거의 반을 차지하면서, 거의 모두가 중간볼기근 깊숙이 있다.

- 몸쪽 부착 – 엉덩뼈 먼쪽 바깥면.
- 먼쪽 부착 – 넙다리뼈 큰돌기의 앞쪽 윗면.

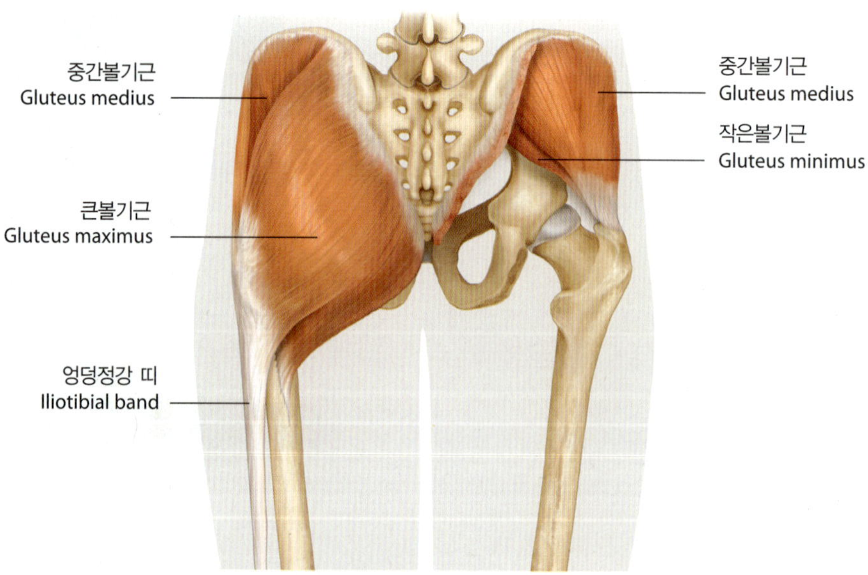

그림 6-7
중간볼기근 및 작은볼기근 해부.

형태와 기능 (Form and Function)

중간볼기근복부는 주로 길고, 벌어지고, 두껍다. 그것의 가쪽 부착은 몸쪽 앞쪽 부착에 비해서 현저히 뒤쪽에 붙어 있다. 작은볼기근의 복부는 짧고, 벌어지고, 두껍다.

중간볼기근과 작은볼기근은 다음을 만든다

- 힙 관절의 벌림.
- 힙 관절의 안쪽 회전.
- 후방 골반 기울기.
- 힙 관절의 안정.

통증유발점 연관 패턴 (Trigger Point Referral Patterns)

고객이 다음을 알리거나 설명할 때, 중간볼기근과 작은볼기근 통증유발점 활동을 조사해 보아야만 한다

- 뒤쪽 엉덩뼈 능선, 엉치뼈, 엉치엉덩뼈, 또는 볼기 부위들의 통증 (중간볼기근). (그림 6-8 ■)
- 먼쪽 볼기, 가쪽 및 뒤쪽 넙다리, 또는 가쪽 및 몸쪽 뒷다리 부위들의 통증 (작은볼기근). (그림 6-9 ■)

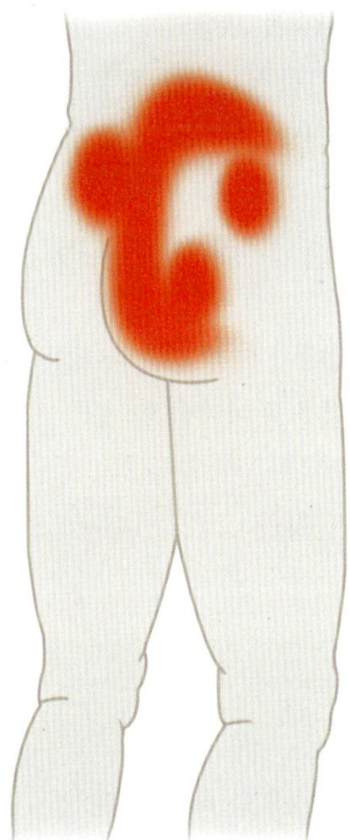

그림 6-8
중간볼기근 통증유발점 연관 패턴.

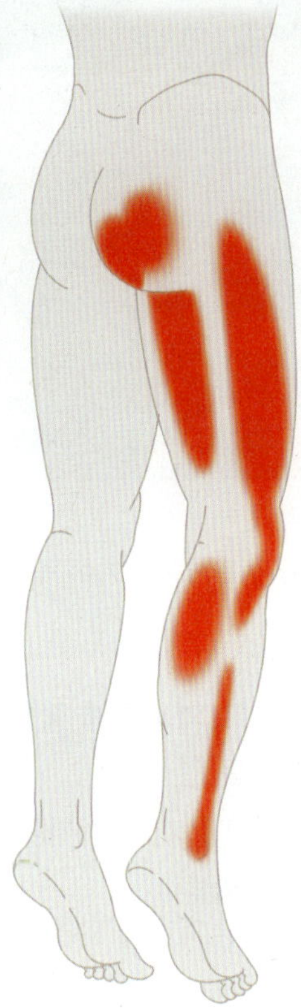

그림 6-9
작은볼기근 통증유발점 연관 패턴.

- 걷는 동안 앞에서 말한 부위들의 통증 또는 그 밖에 옆으로 눕거나 등을 대고 누워 자는 자세 동안 같은 쪽의 근육 압박으로 인한 통증.

넙다리근막긴장근에 위치한 통증유발점들은 중간볼기근 및 작은볼기근을 촉진하는 동안 종종 발견되며, 힙 관절, 큰돌기, 및 가쪽 넙다리 부위들로 통증이 전이될 수 있다.

과부하 요인들 (Overloading Factors)

중간볼기근 및 작은볼기근은 다음으로 인해서 과부하를 받을 수 있다:

- 미끄러짐, 넘어짐, 또는 타박.
- 근복부에 직접적인 손상.
- 준비되지 않은 활동들 (예, 달리기, 걷기, 또는 테니스.
- 근육 내 주사.
- 모턴 발 구조 (두 번째 발허리뼈가 첫 번째 발허리뼈보다 길음).

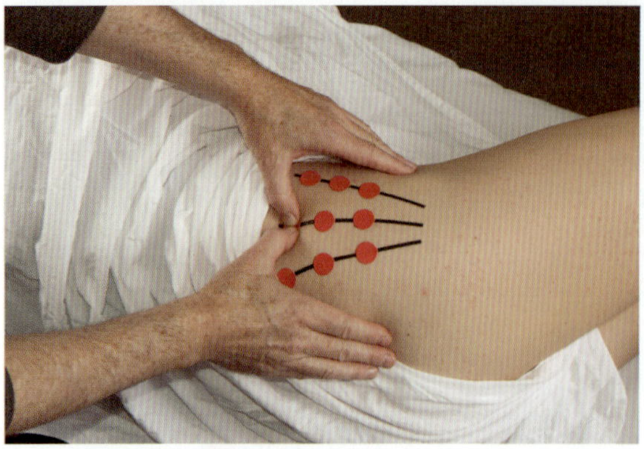

그림 6-10
편평 압박: 중간 및 작은 볼기근은 가쪽 골반을 향해서 안쪽으로 눌러라.

- 근육을 만성적으로 과도하게 짧게 하거나 과도하게 늘리는 어떤 상황들.
- 근복부에 국소빈혈을 만드는 가구 또는 두꺼운 지갑으로 인한 지속된 압박.
- 다리 길이 불일치.
- 골반의 오래 계속된 부동.
- 넙다리뼈 또는 골반의 골절 또는 수술을 포함한 최근의 외상.

비활성화 전략(Deactivation Tactics)

중간 및 작은 볼기근 자세 – 옆으로 누워서, 힙 관절을 모으고 약간 굴곡시킨다.

근복부에 평탄 압박을 한다:

- 중간볼기근 근복부 가장 앞쪽부에 있는 선을 따라 평탄 촉진을 하는데, 골반에 있는 앞쪽 엉덩뼈 능선에서 대략 손가락 2개 폭 먼쪽에서 시작하라.
- 가쪽 골반을 향해서 안쪽으로 눌러라. (그림 6-10 ■)
- 중간볼기근 근복부 중간부에 있는 또 다른 선을 따라 골반에 있는 엉덩뼈 능선에서 대략 손가락 2개 폭 먼쪽으로 계속 탐색하라.
- 중간볼기근 근복부 가장 뒤쪽부에 있는 또 다른 선을 따라 골반에 있는 엉덩뼈 능선에서 대략 손가락 2개 폭 먼쪽으로 계속 탐색하라.
- 근복부들의 먼쪽 끝까지 각각의 선을 계속 탐색하라.
- 작은볼기근 근복부에 접근하기 위해서 더 깊은 압력으로 각각의 선을 탐색하라.

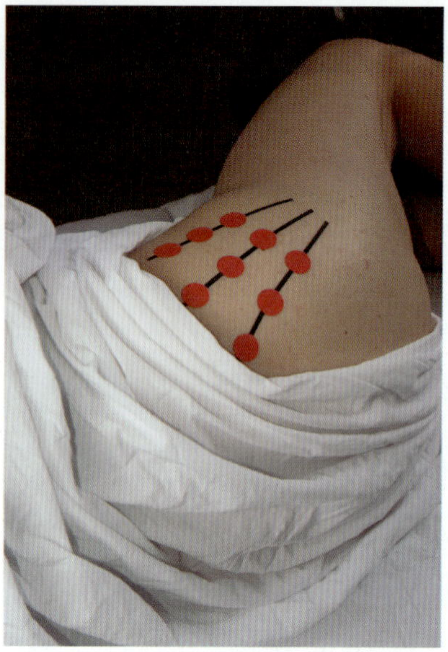

그림 6-11
중간 및 작은볼기근의 시각적인 선을 따라 9개의 핵심 부위들이 있다.

- 시각적인 선을 따라 9개의 핵심 부위들이 있다. (그림 6-11 ■)

심화된 직접 압박 : 고객에게 중간볼기근 및 작은볼기근에 평탄 압박을 하라.

- 직접 능동적 움직임: 힙 관절 벌림/모음 그리고/또는 안쪽/가쪽 회전을 포함.
- 간접 능동적 움직임: 힙 관절 굴곡/폄 그리고/또는 골반 가쪽 기울기.

관련 있는 근육 부위들(Relevant Muscle Areas)

옆으로 누운 자세에서 다른 중요 부위들이 다뤄질 수 있다. 특히, 추가로 초점을 두어야만 할 곳:

- 넙다리근막긴장근
- 가쪽넓은근
- 긴종아리근
- 짧은종아리근

길항근들에게도 주의를 해야 한다:

- 긴모음근

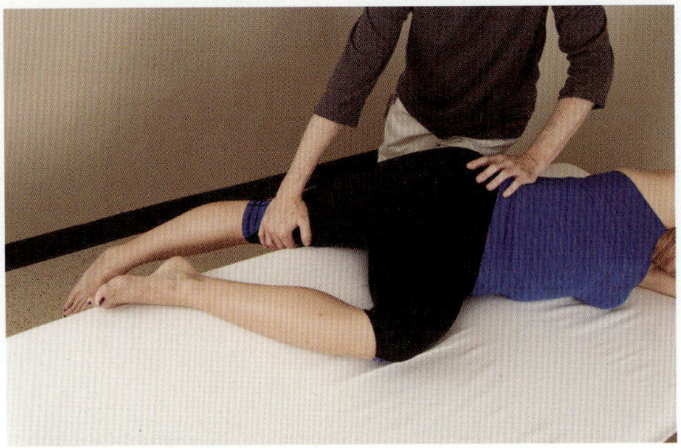

그림 6-12
스트레칭: (옆으로 누워서) 힙 관절 모음 (치료사의 손이 고객의 엉덩뼈를 고정하고 있는 것을 주목하라).

- 짧은모음근
- 큰모음근
- 두덩근
- 두덩정강근

찾아볼 가치가 있는 다른 근육들:

- 허리네모근
- 큰볼기근
- 궁둥구멍근
- 허리 척추기립근
- 엉덩허리근

스트레칭(Stretches)

고객이 옆으로 눕거나 등을 바닥에 대고 누운 자세에서 힙 관절 모음이 행해질 수 있다. (그림 6-12 ■ 와 6-13 ■)

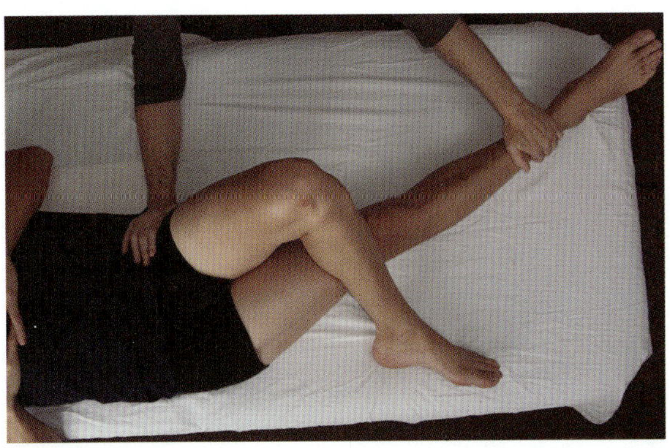

그림 6-13
스트레칭: (등을 대고 누워서) 힙 관절 모음 (치료사의 손이 고객의 엉덩뼈를 고정하고 있는 것을 주목하라).

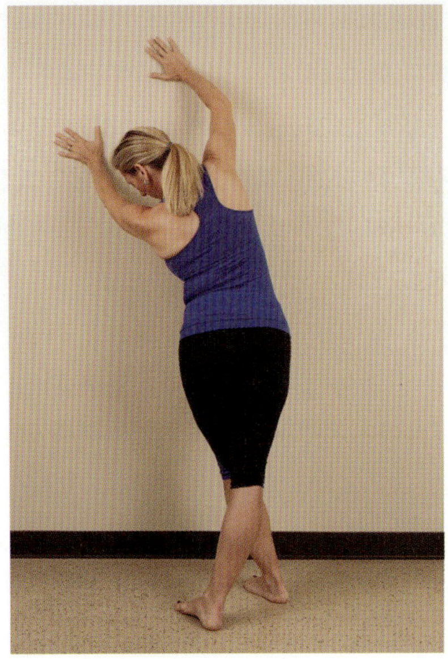

그림 6-14
자가-스트레칭: 힙 관절 모음.

서서 (벽에 대고) 양쪽 힙 관절을 모은 다음, 한 쪽 그리고/또는 다른 쪽으로 몸통을 옆으로 굽혀라. (그림 6-14 ■)

궁둥구멍근과 기타 깊은 가쪽 회전 근육들 (Piriformis and Other Deep Lateral Rotator Muscles)

간결한 요약

- 통증유발점들은 엉치엉덩, 볼기, 및 뒤쪽 힙 관절 부위들로 전이될 수 있다.
- 평탄 압박을 사용해서 비활성화 시킨다.
- 힙 관절 모음, 굴곡, 및 안쪽 회전으로 스트레칭을 한다.

개요(Overview)

궁둥구멍근 및 다른 깊은 가쪽 회전 근육들은 큰볼기근이 그것들 위를 덮고 있기 때문에 찾기가 힘들 수 있다. 이 때문에 촉진을 더 해서 통증유발점을 더 찾아본다. 그것들의 위치가 깊숙하기 때문에, 궁둥구멍근 및 다른 깊은 가쪽 회전 근육들은 종종 간과된다. 이 근육들의 통증유발점들에 접근하기 전에 위를 덮고 있는 큰볼기근을 처음에는 따듯하게 해서 풀어주는 것이 추천된다.

궁둥구멍근 및 다른 깊은 가쪽 회전 근육들은 함께 작용을 한다. 대부분 그것들을 함께 치료하는 것이 추천된다. 큰볼기근은 궁둥구멍근 및 다른 깊은 가쪽 회전 근육들의 위에 있기 때문에, 그것의 통증유발점들은 동일한 치료 동안 종종 비활성화된다.

궁둥구멍근 및 다른 깊은 가쪽 회전 근육들은 엉치엉덩 부위로 통증이 전이될 수 있다. 엉치엉덩 관절 기능이상은 (및 다른 엉치엉덩 병리) 동일한 인접부위에서 통증과 함께 존재한다. 그 두 문제들은 함께 있을 수 있다. 궁둥구멍근 통증유발점들로 인한 단단한 띠들은 엉치엉덩 관절 기능이상에 원인이 될 수 있는데 엉치뼈 건성 부착을 통해서 여러 엉치엉덩 구조들에 비정상적 장력을 주기 때문이다.

궁둥구멍근 장력으로 인한 여러 신경들의 (특히 궁둥신경, 볼기상신경, 볼기하신경, 및 음부신경) 조임은 엉덩이, 사타구니, 회음, 뒤쪽 넙다리 및 다리, 그리고 발에 마비를 만들 수 있다.

위치와 부착(Location and Attachments)

궁둥구멍근은 큰볼기근의 깊숙이, 중간 엉덩이의 세로 폭을 차지한다. (그림 6–15 ■)

- 안쪽 부착 – 엉치뼈 앞쪽 가쪽면.
- 가쪽 부착 – 넙다리뼈 큰돌기 안쪽 윗면.

다른 깊은 가쪽 회전 근육들은 큰볼기근 깊숙이, 먼쪽 엉덩이 부위의 좁은 세로 폭을 차지한다. 궁둥구멍근 밑에서 시작하며, 그리고 위쪽부터 아래쪽으로 자리잡고 있는데, 그것들의 이름은 위쌍동이근, 속폐쇄근, 아래쌍동이근, 바깥폐쇄근, 및 넙다리네갈래근들이다. (그림 6–15)

- 안쪽 부착들 – 궁둥뼈의 여러 면들.
- 가쪽 부착들 – 넙다리뼈 큰돌기의 여러 면들.

형태와 기능(Form and Function)

궁둥구멍근의 복부는 짧고, 약간 벌어지고, 두껍다. 그것은 특징적으로 깊은 가쪽 회전 근육들을 구성하는 여섯 근육들 중에서 가장 큰 근육이다. 위쌍동이근 및 아래쌍동이근 복부들은 짧고, 원통이며, 얇다. 속과 바깥 폐쇄근은 짧고, 납작하며 가늘다. 넙다리네갈래근 복부는 짧고, 넓고, 가늘다.

궁둥구멍근은 다음을 만든다

- 힙 관절의 가쪽 회전.
- 힙 관절의 벌림 (힙 관절이 90° 이상 굴곡될 때).
- 힙 관절의 안쪽 회전(힙 관절이 90° 이상 굴곡될 때).
- 힙 관절의 안정.

다른 깊은 가쪽 회전 근육들은 다음을 만든다

- 힙 관절의 가쪽 회전.
- 힙 관절의 안정.

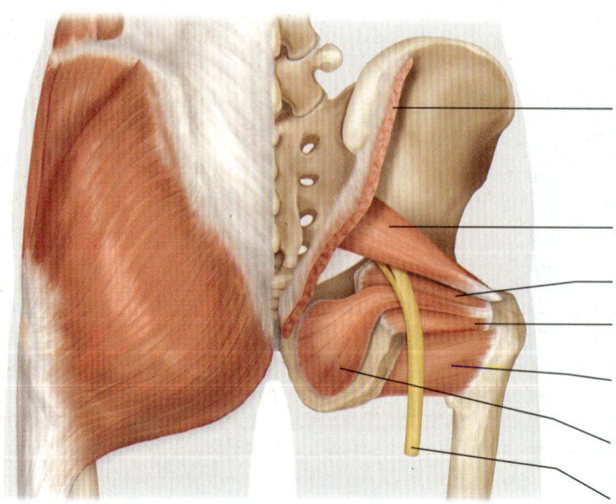

그림 6–15
궁둥구멍근 및 다른 깊은 가쪽 회전 근육들 해부.

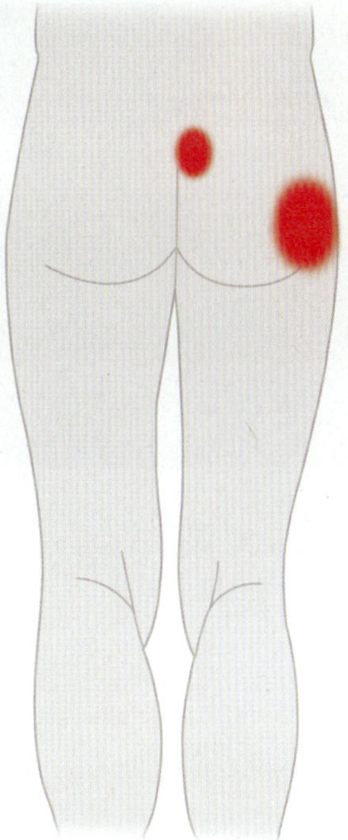

그림 6-16
궁둥구멍근 및 다른 깊은 가쪽 회전 근육들 통증유발점 연관 패턴.

통증유발점 연관 패턴 (Trigger Point Referral Patterns)

고객이 다음을 알리거나 설명할 때, 궁둥구멍근 및 다른 깊은 가쪽 회전 근육들의 통증유발점 활동을 조사해 보아야만 한다

- 엉치엉덩, 볼기, 또는 뒤쪽 힙 관절 부위들의 통증 (그림 6-16 ■).
- 앉아 있을 때, 일어서는 동안, 또는 서있는 동안 앞에서 언급한 부위들의 통증.
- 궁둥신경, 또는 다른 신경들의 근육 압박으로 인한 엉덩이, 사타구니, 회음, 뒤쪽 넙다리 및 다리, 그리고 발의 마비.

과부하 요인들(Overloading Factors)

궁둥구멍근 및 다른 깊은 가쪽 회전 근육들은 다음으로 인해서 과부하를 받을 수 있다:

- 미끄러짐, 넘어짐, 또는 타박.
- 근육을 만성적으로 과도하게 짧게 하거나 과도하게 늘리는 몇몇 상황들.
- 준비되지 않은 활동들 (예, 달리기).
- 근복부 가까운 곳에 직접적인 손상.
- 다리 길이 불일치.
- 최근에 자동차 사고.
- 근육 내 주사.
- 모턴 발 구조 (두 번째 발허리뼈가 첫 번째 발허리뼈보다 길음).
- 근복부에 국소빈혈을 만드는 가구 또는 두꺼운 지갑으로 인한 지속된 압박.
- 골반의 오래 계속된 부동.
- 넙다리뼈 또는 골반의 골절 또는 수술을 포함한 최근의 외상.

비활성화 전략(Deactivation Tactics)

궁둥구멍근 및 다른 깊은 가쪽 회전 근육들 자세 – 엎드려 누워서, 힙 관절을 약간 벌린다.

근복부에 평탄 압박을 한다:

- ***궁둥구멍근***
  - 근복부 정중선을 따라 평탄 촉진을 하는데, 엉치뼈 가쪽 가장자리에서 대략 손가락 한 개 폭 가쪽에서 시작하라.
  - 뒤쪽 골반을 향해서 앞쪽으로 눌러라. (그림 6-17 ■)
  - 궁둥구멍근복부에 도달하기 위해서 깊은 압력으로 탐색하라.

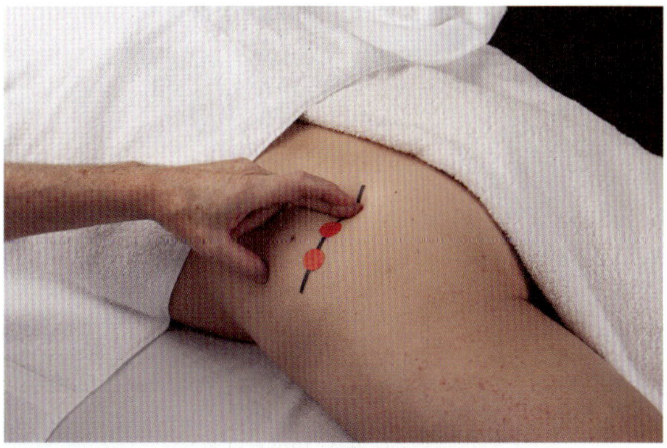

그림 6-17
편평 압박: 궁둥구멍근은 뒤쪽 골반을 향해서 (큰볼기근을 통해서) 앞쪽으로 눌러라.

- 근복부의 가쪽 끝까지 이 선을 계속 탐색하라.
- 시각적인 선을 따라 3개의 핵심 부위들이 있다. (그림 6-18 ■)

- *다른 깊은 가쪽 회전 근육*
  - 4개의 선들을 따라 평탄 촉진을 하는데, 엉치결절 인대에서 대략 손가락 2개 폭 가쪽에서 시작하라.
  - 뒤쪽 골반을 향해서 앞쪽으로 눌러라. (그림 6-19 ■)
  - 다른 깊은 가쪽 회전 근복부들에 도달하기 위해서 깊은 압력으로 탐색하라.
  - 근복부들의 가쪽 끝까지 이 선을 계속 탐색하라.
  - 시각적인 선을 따라 8개의 핵심 부위들이 있다. (그림 6-20 ■)

심화된 직접 압박 : 고객에게 궁둥구멍근 및 다른 깊은 가쪽 회전 근육들에 평탄 압박을 하라.

- 직접 능동적 움직임: 힙 관절 안쪽/가쪽 회전을 포함.
- 간접 능동적 움직임: 힙 관절 벌림/모음을 포함.

관련 있는 근육 부위들(Relevant Muscle Areas)

엎드려 누운 자세에서 다른 중요 부위들이 다뤄질 수 있다. 특히, 추가로 초점을 두어야만 할 곳:

- 큰볼기근

길항근들에게도 주의를 해야 한다:

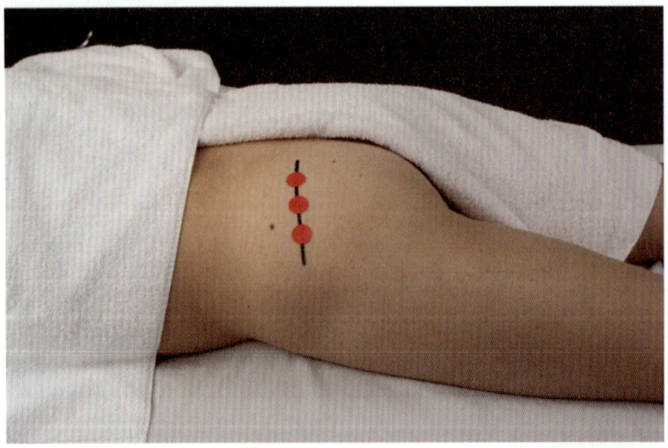

그림 6-18
궁둥구멍근의 시각적인 선을 따라 3개의 핵심 부위들이 있다.

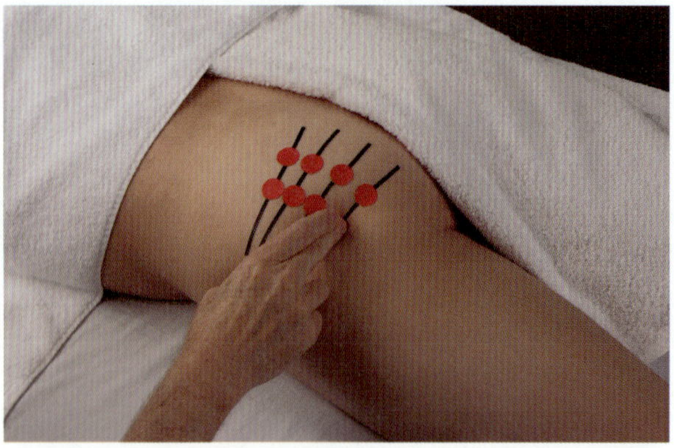

그림 6-19
편평 압박: 다른 깊은 가쪽 회전 근육들은 뒤쪽 골반을 향해서 (큰볼기근을 통해서) 앞쪽으로 눌러라.

- 중간볼기근
- 작은볼기근

찾아볼 가치가 있는 다른 근육들:

- 엉덩허리근

스트레칭(Stretches)

고객이 엎드려 눕거나 등을 바닥에 대고 누운 자세에서 힙 관절 굴곡, 모음, 및 안쪽 회전이 행해질 수 있다. (그림 6-21 ■과 6-22 ■)

얼굴을 위를 보고 누워서 힙 하나를 우선 굴곡시킨 다음 모으는 동안 손으로 골반을 잡아서 자가-스트레칭을 한다. (그림 6-23 ■)

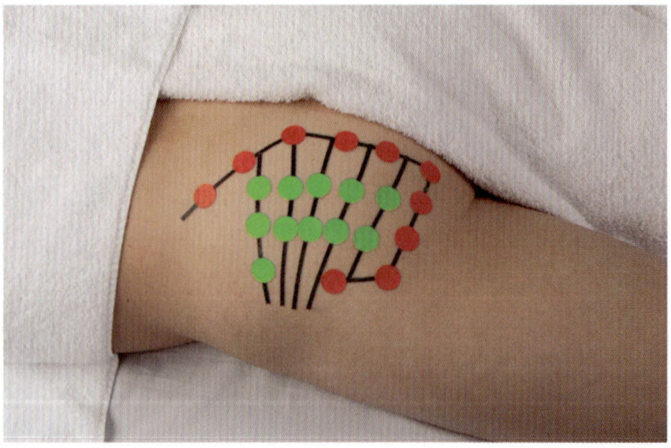

그림 6-20
다른 깊은 가쪽 회전 근육의 시각적인 선을 따라 8개의 핵심 부위 (8개의 아래쪽 녹색점들); 궁둥구멍근 (위쪽 3개 녹색점들) 및 큰볼기근을 (적색점들) 위한 선들이 그려져 있다.

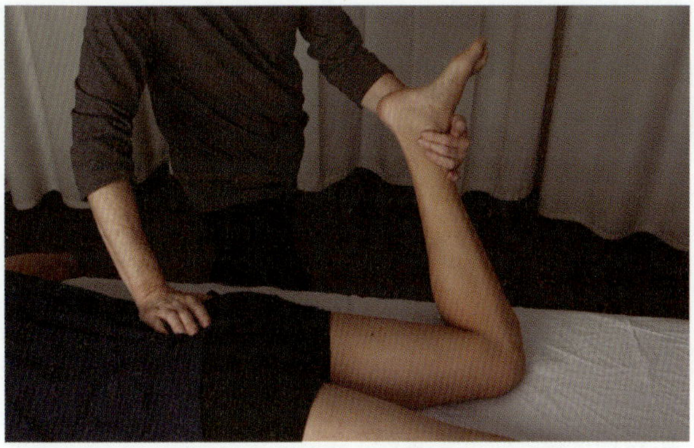

그림 6-21
스트레칭: (엎드려서) 힙 관절 안쪽 회전 (치료사의 손이 고객의 엉덩뼈를 고정하고 있는 것을 주목하라).

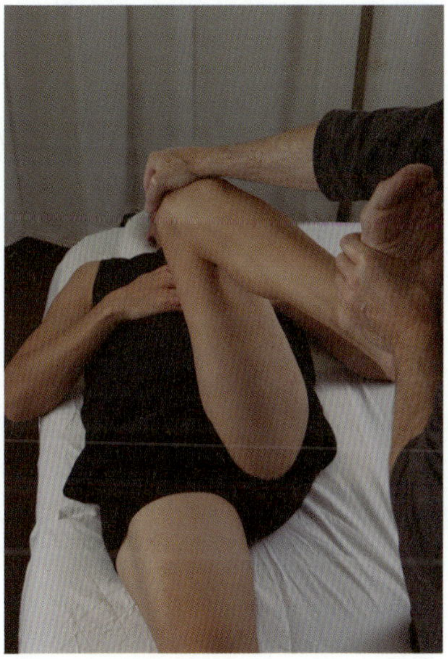

그림 6-22
스트레칭: (등을 대고) 힙 관절 굴곡, 모음, 및 안쪽 회전 (힙 관절 굴곡은 절대로 90°를 넘어가면 안 된다).

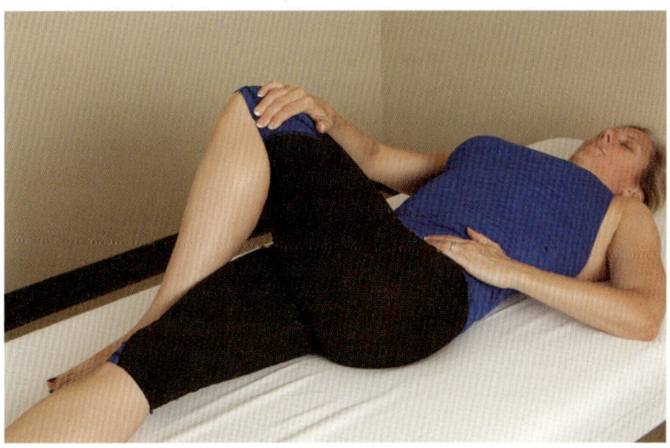

그림 6-23
자가-스트레칭: 힙 관절 굴곡 및 모음.

큰허리근과 엉덩근 (Psoas Major and Iliacus)

간결한 요약

- 통증유발점들은 허리, 엉치엉덩, 및 몸쪽 앞쪽 넙다리 부위들로 전이될 수 있다.
- 평탄 압박을 사용해서 비활성화 시킨다.
- 힙 관절 과다 폄으로 스트레칭을 한다.

개요(Overview)

큰허리근과 엉덩근은 앞쪽 복부 근육과 내장이 그것들을 덮고 있기 때문에 찾기가 힘들 수 있다. 이 때문에 촉진을 더 해서 통증유발점들을 더 찾아본다. 그것의 위치가 깊기 때문에, 그것들은 종종 간과 된다..큰허리근과 엉덩근은 함께 작용을 한다. 대부분 그것들을 함께 치료하는 것이 추천된다. 또한 큰허리근과 엉덩근은 다른 힙 관절 근육들을 (주로 넙다리곧은근, 넙다리근막장근, 및 두덩근) 보조하므로, 이들 역시 조사하는 것이 추천된다.

큰허리근과 엉덩근은 허리 부위로 통증이 전이될 수 있다. 종종 허리 부위 병리는 동일한 인접부위에서 통증과 함께 존재한다. 그 두 문제들은 함께 있을 수 있다. 큰허리근과 엉덩근 통증유발점들로 인한 단단한 띠들은 **허리 과도전만** 및 **전방 골반 기울기**에 원인이 될 수 있는데 허리 척추 기둥 및 골반 건성 부착을 통해서 허리 척추 및 골반에 비정상적 장력을 주기 때문이다.

큰허리근과 엉덩근 장력으로 인한 궁둥구멍근 장력으로 인한 여러 신경들의 (특히 엉덩아랫배, 엉덩샅굴, 넙다리, 폐쇄, 음부넙다리, 및 가쪽넙다리피부) 조임은 엉덩이, 사타구니, 회음, 뒤쪽 넙다리 및 다리, 그리고 발에 마비를 만들 수 있다. 엉덩허리근의 (아래쪽 부착) 먼쪽 끝 주위의 통증유발점들을 비활성화 시킬 때, 넙다리 삼각형 부위에서 발견되는 신경혈관 다발에 (넙다리 신경, 동맥, 및 정맥)신경을 써야 하는 것을 잊지 말아라. 이 근저에서 깊은 압력을 피하라.

위치와 부착(Location and Attachments)

큰허리근은 복부 근육 및 장기 구조 깊숙이 특히, 작은창자, 허리 척추 기둥의 앞면 및 골반 부위들의 세로 길이를 차지한다. (그림 6-24 ■)

- 위쪽 부착들 - T12에서 L5까지 척추 몸체들, 그것들의 척추사이 디스크들, 및 L1에서 L5까지 가로돌기들.
- 아래쪽 부착 - 넙다리뼈의 작은 돌기.

엉덩근은 복부 근육 및 장기 구조 깊숙이 특히, 큰창자, 골반 부위 앞면의 세로 길이를 차지한다. (그림 6-24)

- 위쪽 부착 - 골반의 엉덩뼈와.
- 아래쪽 부착 - 넙다리뼈의 작은 돌기.

형태와 기능(Form and Function)

큰허리근, 엉덩근, 및 작은허리근은 (있을 경우) 엉덩허리 그룹을 형성한다. 큰허리근과 엉덩근은 일반적으로 **샅고랑** **인대**(inguinal ligament) 높이에서 융합된다. 그것들은 넙다리뼈에 붙기 위해서 뒤쪽으로 경유하기 전에 적당히 틀어진 방식으로 골반의 두덩 부위 위를 앞쪽으로 지나간다.

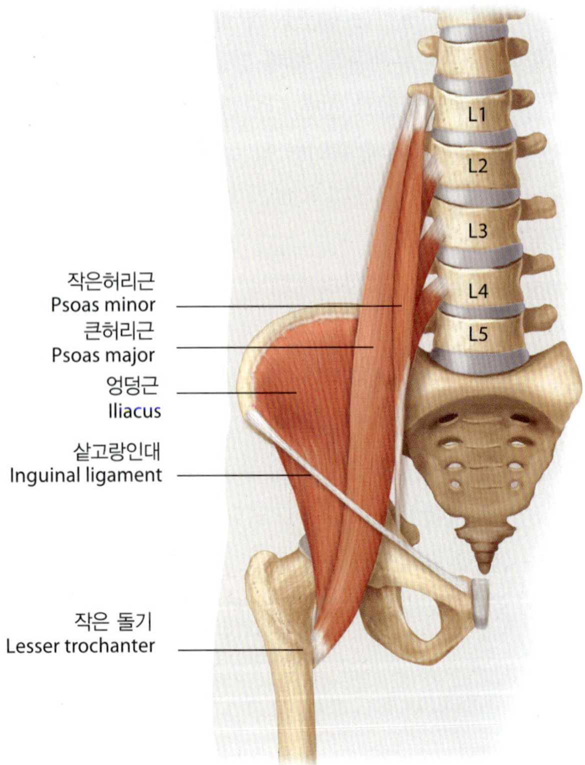

그림 6-24
큰허리근과 엉덩근의 해부.

큰허리근복부는 주로 원통이며, 길다.
큰허리근은 다음을 만든다

- 힙 관절의 굴곡.
- 허리 척추 기둥의 폄 (정상적 전만으로).
- 허리 척추 기둥의 굴곡 (보조).
- 허리 척추사이, 허리엉치, 엉치엉덩, 및 골반 관절들의 안정.

엉덩근의 복부는 주로 두껍고, 약간 납작하고, 벌어진다.
엉덩근은 다음을 만든다

- 힙 관절의 굴곡.
- 전방 골반 기울기.
- 힙 관절의 안정.

통증유발점 연관 패턴
(Trigger Point Referral Patterns)

고객이 다음을 알리거나 설명할 때, 큰허리근과 엉덩근의 통증유발점 활동을 조사해 보아야만 한다

- 허리 부위의, 특히 똑바로 서 있을 때, 통증. (그림 6-25 ■)
- 몸쪽 앞쪽 넙다리 부위의 통증. (그림 6-26 ■)

복부 근육들에 위치한 통증유발점들은 큰허리근 및 엉덩근을 촉진하는 동안 종종 발견되며, 복부, 가슴, 등, 샅고랑, 및 내장 부위들로 통증이 전이될 수 있다.

과부하 요인들(Overloading Factors)

큰허리근 및 엉덩근은 다음으로 인해서 과부하를 받을 수 있다:

- 미끄러짐 또는 넘어짐.
- 넙다리의 오래 계속된 부동.

- 통증 있는 산부인과적 기능이상.
- 다리 길이 불일치.

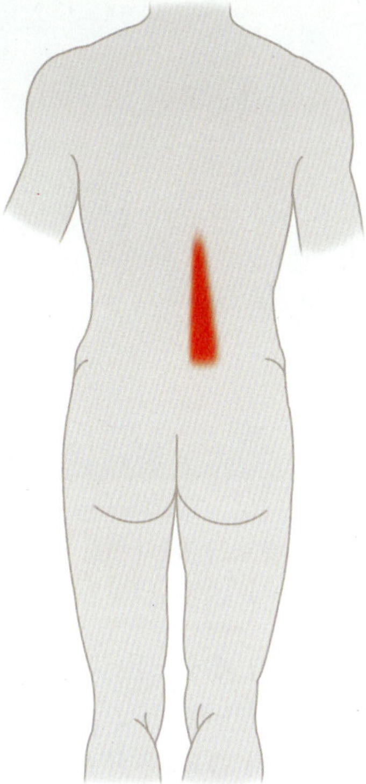

그림 6-25
큰허리근 통증유발점 연관 패턴.

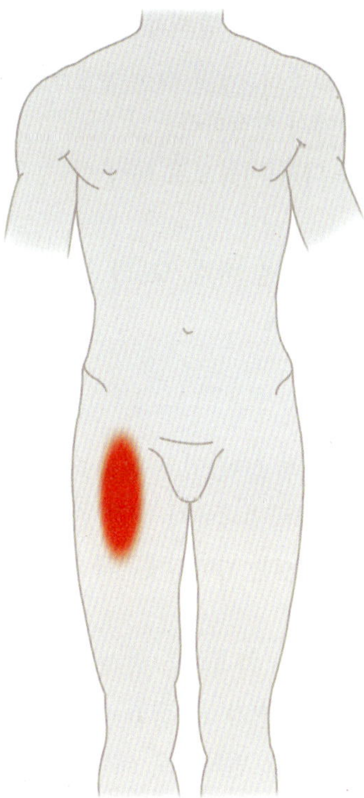

그림 6-26
엉덩근 통증유발점 연관 패턴.

- 근육을 만성적으로 과도하게 짧게 하거나 과도하게 늘리는 어떤 상황들.
- 넙다리뼈 또는 골반의 골절 또는 수술을 포함한 최근의 외상.
- 힙 관절 병리.

비활성화 전략(Deactivation Tactic)

큰허리근 및 엉덩근 자세 – 등을 대고 누워서, 힙 관절을 굴곡시킨다.

근복부에 평탄 압박을 한다:

- *큰허리근*
  - 근복부 정중선을 따라 평탄 촉진을 하는데, 복부 배꼽 가로선에서 엄지 하나 폭 위쪽 복부 정중선에서 대략 손가락 3개 폭 가쪽에서 시작하라.
  - 고객에게 깊게 숨을 들이 마시라고 한 다음, 비활성화가 완료될 때까지 천천히 숨을 내쉬면서 얕은 숨을 유지하라고 하라.
  - 고객이 천천히 숨을 내쉬는 동안, 앞쪽 가쪽 허리 척추 기둥을 향해서 (복부 근육 및 내장을 통해서) 뒤쪽 그리고 약간 안쪽으로 누르는데, 약간 뒤트는 움직임을 사용하라. (그림 6-27 ■).
  - 엉덩동맥이 밑에서 뛰는 것이 느껴진다면, 깊이를 바꾸지 않고서 약간 더 가쪽으로 접촉 자세 위치를 바꿔라.
  - 동일한 선을 계속 탐색하는데, 앞에서 말한 접근법을 사용하면서, 복부 정중선에서 대략 손가락 3개

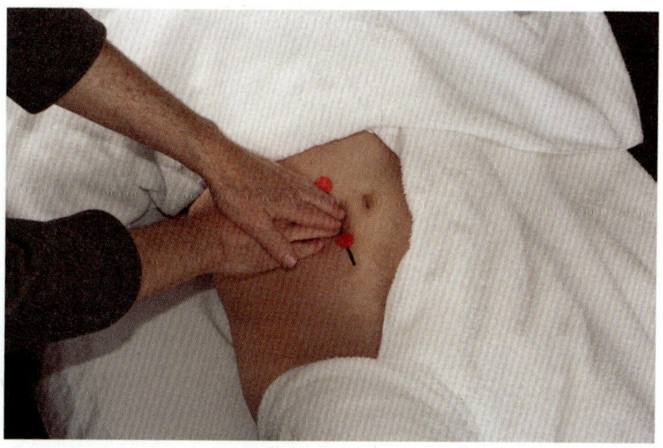

그림 6-27
편평 압박: 큰허리근은 앞쪽 가쪽 허리 척추 기둥을 향해서 (복부 근육 및 내장을 통해서) 뒤쪽 그리고 약간 안쪽으로 눌러라.

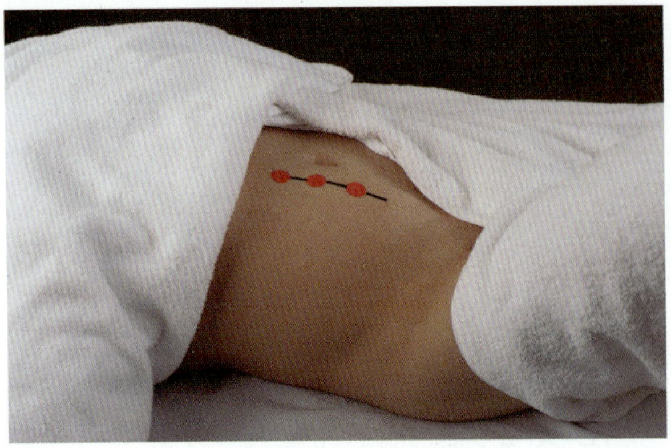

그림 6-28
큰허리근의 시각적인 선을 따라 3개의 핵심 부위.

폭 가쪽 그리고 복부에 있는 배꼽 가로 선을 따라 시작하라.

- 동일한 선을 계속 탐색하는데, 앞에서 말한 접근법을 사용하면서, 복부 정중선의 손가락 3개 폭 가쪽 그리고 복부에 있는 배꼽 가로선에서 엄지 하나 폭 아래쪽에서 시작하라. 복부 정중선 그리고 복부에 있는 배꼽 가로 선을 따라 대략 손가락 3개 폭 가쪽에서 시작하라.
- 시각적인 선을 따라 3개의 핵심 부위들이 있다. (그림 6-28 ■)

- *엉덩근*
  - 몸쪽 근복부 상에 있는 선을 따라 평탄 촉진을 하는데, 골반에 있는 앞쪽 위쪽 엉덩가시에서 대략 손가락 2개 폭 뒤쪽에서 시작하라.
  - 고객에게 깊게 숨을 들이 마시라고 한 다음, 비활

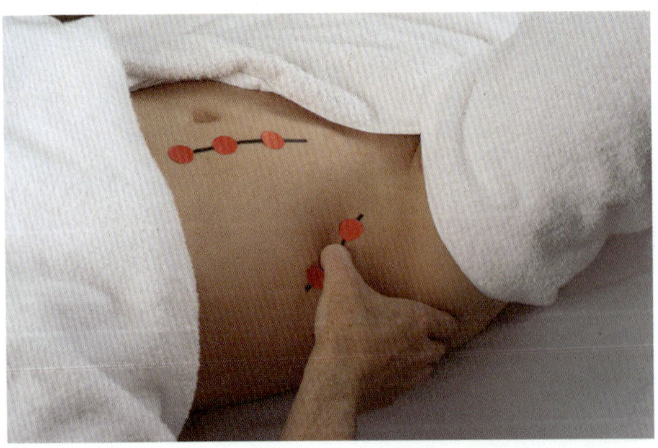

그림 6-29
편평 압박: 엉덩근은 엉덩뼈 안쪽을 향해서 (복부 근육을 통해서) 우선 뒤쪽 그 다음 가쪽으로 눌러라.

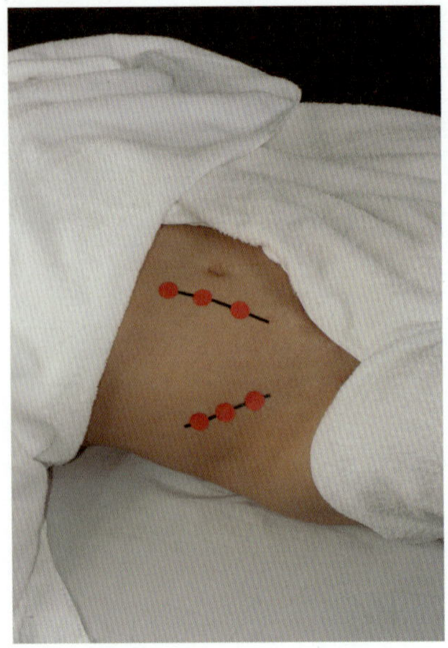

그림 6-30
엉덩근의 시각적인 선을 따라 3개의 핵심 부위들이 있다 (가쪽 3개 적색점들).

성화가 완료될 때까지 천천히 숨을 내쉬면서 얕은 숨을 유지하라고 하라.

- 고객이 천천히 숨을 내쉬는 동안, 엉덩뼈 안쪽을 향해서, (복부 근육을 통해서) 약간 고리를 거는 움직임을 사용해서, 우선 뒤쪽으로 그리고 나서 안쪽 엉덩뼈를 향해서 가쪽으로 눌러라. (그림 6-29 ■).
- 동일한 선을 계속 탐색하는데, 앞에서 말한 접근법을 사용하면서, 출발 자세에서 대략 손가락 한 개 폭 뒤쪽에서 시작하라.
- 이 선을 따라 뒤쪽으로 대략 한 손 폭을 계속 탐색하라.
- 시각적인 선을 따라 3개의 핵심 부위들이 있다. (그림 6-30 ■)

- *엉덩허리근*
  - 먼쪽 근복부 상에 있는 선을 따라 평탄 압박을 하는데, 샅고랑인대에서 대략 손가락 반 폭 먼쪽에서 시작하는데, 넙다리빗근과 넙다리곧은근의 약간 안쪽이다.
  - 앞쪽 안쪽 넙다리뼈를 향해서, 뒤쪽 그리고 약간 가쪽으로 눌러라. (그림 6-31 ■).
  - 이 선을 따라 먼쪽으로 대략 엄지 2개 폭을 계속 탐색하라.
  - 시각적인 선을 따라 2개의 핵심 부위들이 있다.

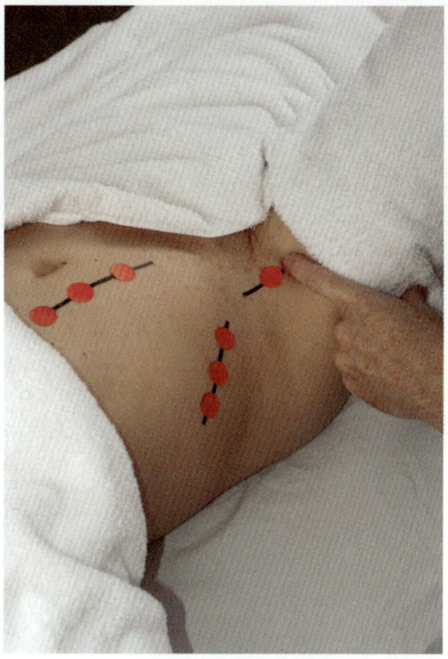

그림 6-31
편평 압박: 엉덩허리근은 앞쪽 안쪽 넙다리를 향해서 뒤쪽 그리고 약간 가쪽으로 눌러라.

심화된 직접 압박 : 고객에게 큰허리근, 엉덩근에 평탄 압박을 하라.

- 직접 능동적 움직임: 힙 관절 굴곡/폄을 포함.
- 간접 능동적 움직임: 힙 관절 수평 벌림/모음 그리고/또는 허리 척추 기둥 굴곡/폄을 포함.

관련 있는 근육 부위들(Relevant Muscle Areas)

등을 바닥에 대고 누운 자세에서 다른 중요 부위들이 다뤄질 수 있다. 특히, 추가로 초점을 두어야만 할 곳:

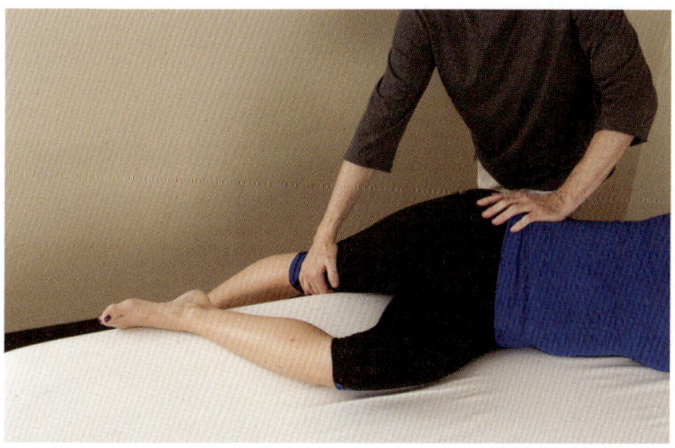

그림 6-32
스트레칭: (옆으로 누워서) 힙 관절 과다 폄 (치료사의 손이 고객의 엉덩뼈를 고정하고 있는 것을 주목하라).

- 넙다리곧은근
- 넙다리근막장근
- 배곧은근
- 두덩근

길항근들에게도 주의를 해야 한다:

- 큰볼기근
- 넙다리두갈래근
- 반막모양근
- 반건모양근

찾아볼 가치가 있는 다른 근육들:

- 중간볼기근
- 작은볼기근
- 궁둥구멍근
- 허리 척추기립근
- 허리네모근

스트레칭(Stretches)

고객이 옆으로 눕거나, 엎드려 눕거나 등을 바닥에 대고 누운 자세에서 힙 관절 폄이 행해질 수 있다. (그림 6-32 ■, 6-33 ■ 및 6-34 ■)

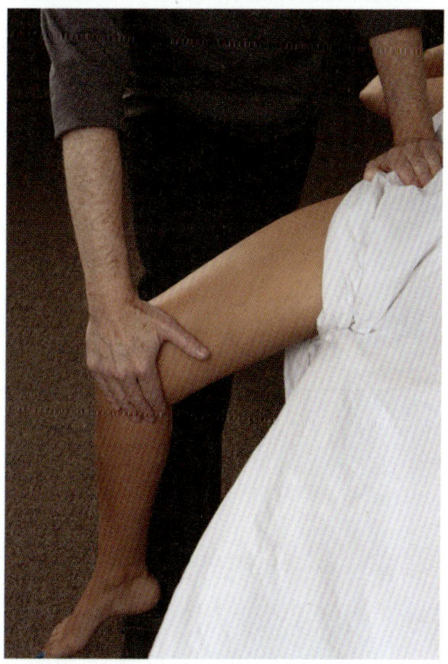

그림 6-33
스트레칭: (등을 대고) 힙 관절 과다 폄 (치료사의 손이 고객의 엉덩뼈를 고정하고 있는 것을 주목하라).

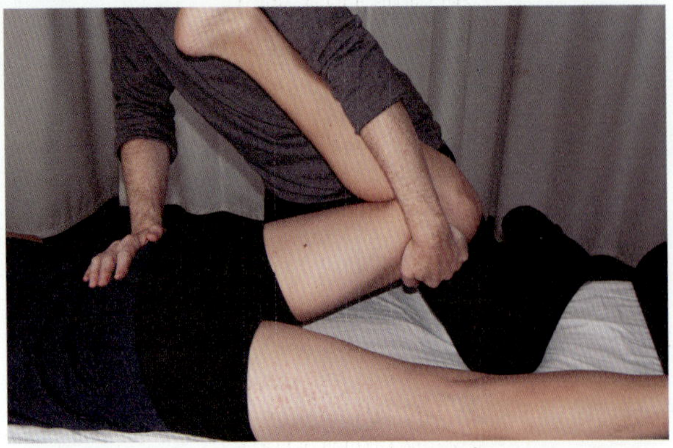

그림 6-34
스트레칭: (엎드려서) 힙 관절 과다 폄 (치료사의 손이 고객의 엉덩뼈를 고정하고 있는 것을 주목하라).

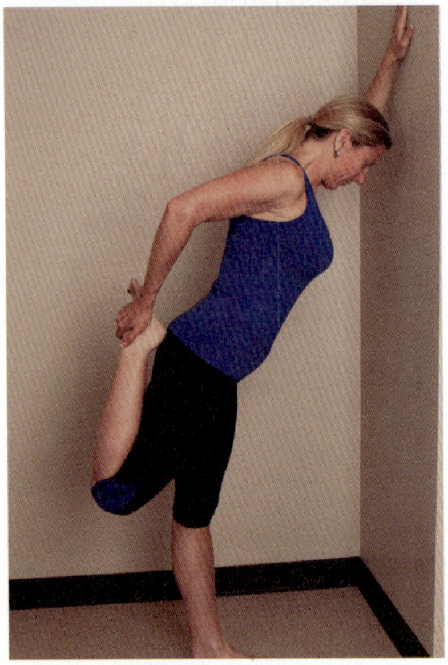

그림 6-35
자가-스트레칭: 힙 관절 과다 폄.

서서 발을 잡고 힙 관절을 과다 폄 해서 자가-스트레칭을 한다. (그림 6-35 ■)

허리네모근 (Quadratus Lumborum)

간결한 요약

- 동증유발점들은 엉치엉덩, 먼쪽 엉덩이, 큰돌기, 및 엉덩뼈 능선 부위들로 전이될 수 있다.
- 평탄 압박을 사용해서 비활성화 시킨다.
- 허리 척추 기둥 가쪽 굴곡 및 회전으로 스트레칭을 한다.

개요(Overview)

허리네모근은 찾기가 까다로운데 뒤쪽 허리 근육이 그것을 덮고 있기 때문이다. 이 때문에 촉진을 더 해서 통증유발점을 더 찾아본다. 그것의 위치가 깊숙하기 때문에, 허리네모근은 종종 간과된다.

허리네모근은 다른 배바깥빗근과 배속빗근과 협력해서 작용을 한다. 대부분 그것들을 함께 치료하는 것이 추천된다. 또한 허리네모근은 다른 허리 척추사이 관절 근육들을 보조하므로 (주로 척추기립근), 이들 역시 조사하는 것이 추천된다.

허리네모근 통증유발점들은 엉치엉덩 부위로 통증이 전이될 수 있다. 엉치엉덩 관절 기능이상은 (및 다른 엉치엉덩 병리) 동일한 인접부위에서 통증과 함께 존재한다. 그 두 문제들은 함께 있을 수 있다. 허리네모 통증유발점들로 인한 단단한 띠들은 엉치엉덩 관절 기능이상에 원인이 될 수 있는데 골반 건성 부착을 통해서 여러 엉치엉덩 구조들에 비정상적 장력을 주기 때문이다.

위치와 부착(Location and Attachments)

허리네모근은 척추기립근 뒤쪽 깊숙이, 몸통의 허리 척추 기둥면의 세로 길이를 차지한다. (그림 6-36 ■)

- 아래쪽 부착 – 골반의 엉덩뼈 능선.
- 위쪽 부착들 – 12번째 갈비뼈 아랫면 및 허리 척추의 대부분 또는 모두의 가로돌기.

형태와 기능(Form and Function)

허리네모근의 복부는 납작하고 폭보다 길이가 약간 길며, 3개의 주된 부분들에서 차이가 있다. 엉덩갈비 섬유들은 길이로 배열되는 반면, 엉덩허리 및 허리갈비 섬유들은 그것들의 부착 위치들에 따라서 사선으로 배열된다.

허리네모근은 다음을 만든다

- 허리 척추사이 관절들의 폄.
- 허리 척추사이 관절들의 가쪽 굴곡.
- 골반 올리기.
- 허리 척추사이 관절들의 안정.

통증유발점 연관 패턴 (Trigger Point Referral Patterns)

고객이 다음을 알리거나 설명할 때, 허리네모근의 통증유발점 활동을 조사해 보아야만 한다

- 엉치엉덩 관절, 먼쪽 볼기, 큰돌기, 또는 엉덩뼈 능선 부위들의 통증. (그림 6-37 ■과 6-38 ■)
- 안정 시, 앞에서 말한 부위들의 통증으로, 계단을 올라가는 동안, 또는 특히 체중을 감당하는 자세일 때.
- 허리 척추 기둥 굴곡, 회전, 그리고/또는 가쪽 회전의 제한.
- 등을 대고 누웠거나 앉아 있다가 일어나는 움직임이 힘들거나 도움이 필요로 할 때.

척추기립근에 위치한 통증유발점들은 허리네모근을 촉진하는 동안 종종 발견되며, 그 부위와 인접한 곳 주위로 통증이 전이될 수 있다.

과부하 요인들 (Overloading Factors)

허리네모근들은 다음으로 인해서 과부하를 받을 수 있다:

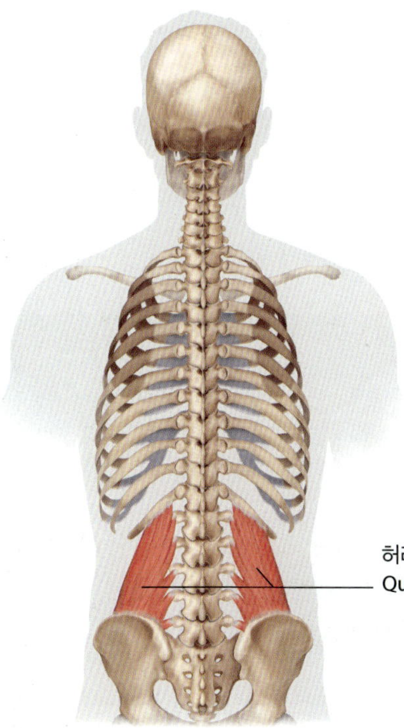

그림 6-36
허리네모근 해부.

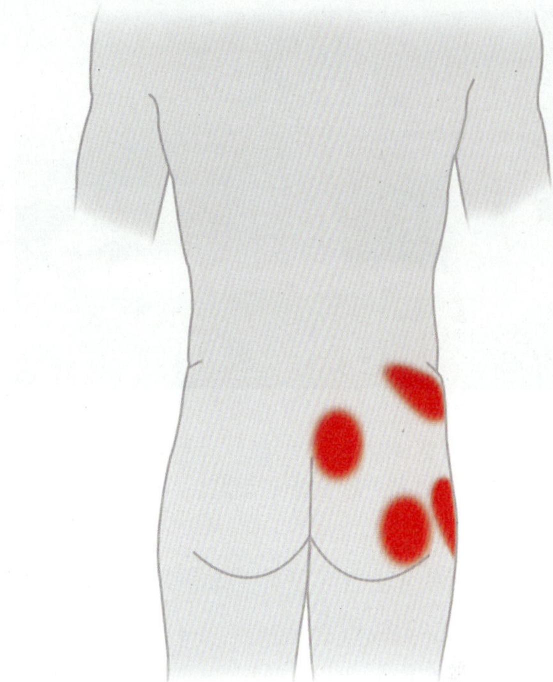

그림 6-37
허리네모근 통증유발점 연관 패턴.

- 급성 외상, 특히 자동차 사고.
- 무거운 물건을 빨리 들어올림.
- 굴곡 또는 가쪽 굴곡과 함께 허리 부위의 회전 (예, 서서 옷 입기).

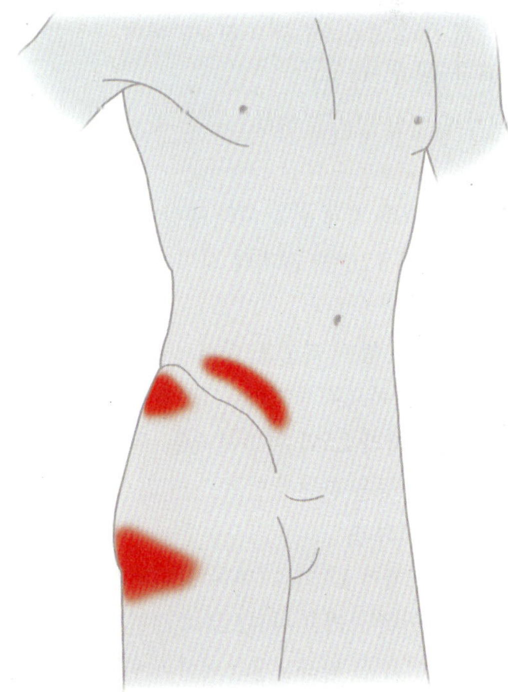

그림 6-38
허리네모근 통증유발점 연관 패턴.

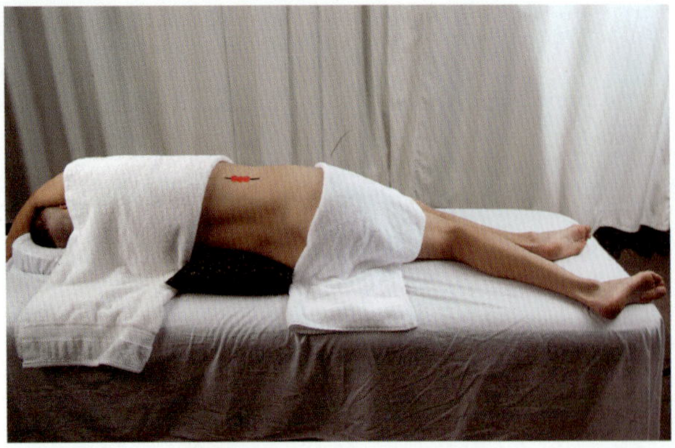

그림 6-39
자세: 허리네모근을 위해 허리 받침대 위에서 옆으로 누워서, 힙 관절을 펴고 어깨 관절은 완전히 벌린다.

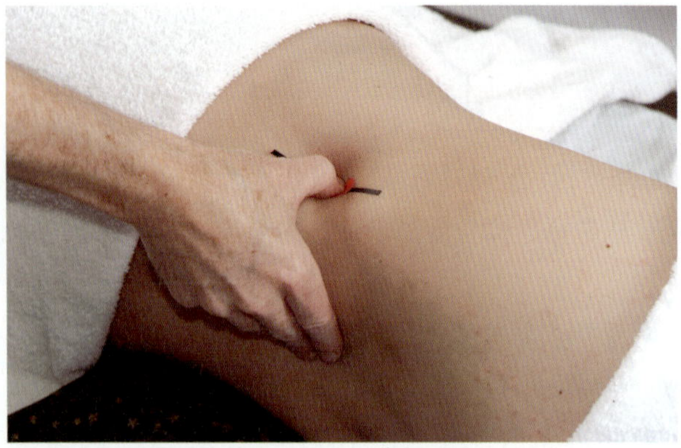

그림 6-40
편평 압박: 허리네모근은 가쪽 허리 척추 기둥을 향해서 (사이에 있는 근육을 통해서) 안쪽으로 눌러라.

- 만성적, 반복적인 허리 부위 긴장을 포함하는 활동들 (예, 작업장, 청소, 마당 일).
- 다리 길이 불일치.
- 불편한 면에서 수면.
- 오래 계속된 허리 척추 기둥 굴곡 그리고/또는 골반 올리기를 포함하는 어떤 환경.
- 뒤쪽 허리 몸통 근육이 빨리 차가워짐.

비활성화 전략(Deactivation Tactics)

허리네모근 자세 – 옆으로 누워서, 허리 척추 기둥을 받침대 위에서 가쪽 굴곡, 힙 관절 폄, 및 어깨 관절을 완전히 벌린다. (그림 6-39 ■)

근복부에 평탄 압박을 한다:

- 근복부 가쪽 경계 선을 따라 평탄 촉진을 하는데, 엉덩뼈 능선과 12번째 갈비뼈 사이에서 대략 중간쯤에서 시작하라.
- 가쪽 허리 척추 기둥을 향해서 (사이에 있는 근육을 통해서) 안쪽으로 눌러라. (그림 6-40 ■)
- 이 선을 따라 L5와 골반에 있는 뒤쪽 엉덩뼈 능선이 합해지는 곳을 향해서 안쪽 그리고 사선으로 누르면서 계속 탐색하라.
- 이 선을 따라 L1와 12번째 갈비뼈가 합해지는 곳을 향해서 안쪽 그리고 사선으로 누르면서 계속 탐색하라.
- 시각적인 선을 따라 3개의 핵심 부위들이 있다. (그림 6-41 ■)

심화된 직접 압박 : 고객에게 허리네모근에 편평 압박을 하라.

- 직접 능동적 움직임: 허리 척추 기둥 굴곡/폄 그리고/또는 가쪽 회전을 포함.
- 간접 능동적 움직임: 골반 올리기/내리기를 포함.

관련 있는 근육 부위들(Relevant Muscle Areas)

옆으로 누운 자세에서 다른 중요 부위들이 다뤄질 수 있다. 특히, 추가로 초점을 두어야만 할 곳:

- 중간볼기근
- 작은볼기근

길항근들에게도 주의를 해야 한다:

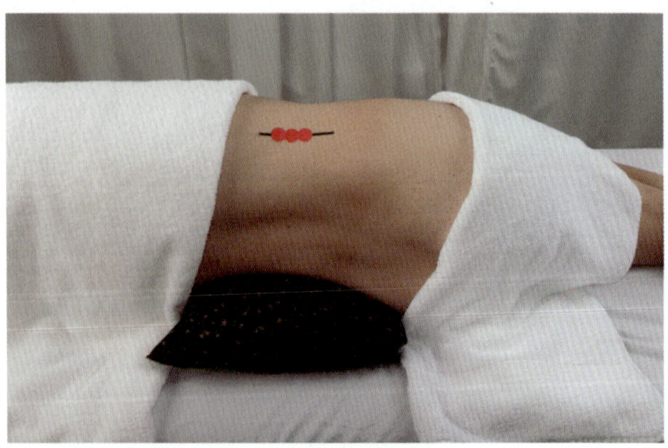

그림 6-41
허리네모근의 시각적인 선을 따라 3개의 핵심 부위들이 있다.

- 큰허리근
- 배곧은근

찾아볼 가치가 있는 다른 근육들:

- 허리 척추기립근
- 배바깥빗근
- 배속빗근
- 큰볼기근
- 궁둥구멍근
- 넙다리근막장근
- 엉덩근

스트레칭(Stretches)

고객이 옆으로 누운 자세에서 허리 척추 기둥 가쪽 굴곡 및 회전이 행해질 수 있다. (그림 6-42 ■)

얼굴을 위를 보고 누워서 우선 양 쪽 힙 관절들을 굴곡시켜 모은 다음, 한 쪽 힙 관절을 수평으로 더 모아서 허리 척추사이 관절들을 돌려서 자가-스트레칭을 한다. (그림 6-43 ■)

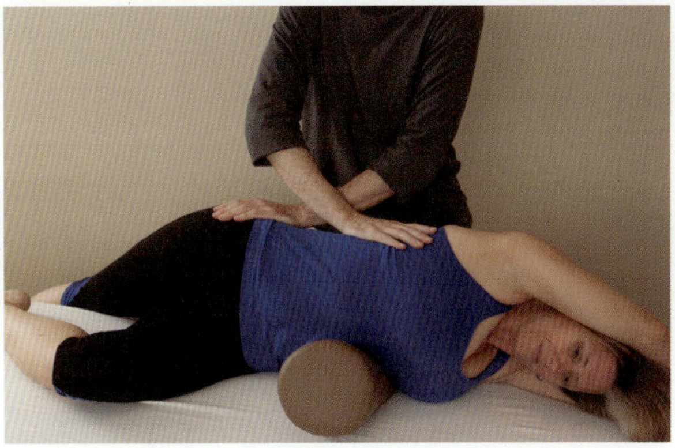

그림 6-42
스트레칭: (옆으로 누워서) 허리 척추 기둥 가쪽 굴곡 (받침대가 지레효과를 내는 것을 주목하라).

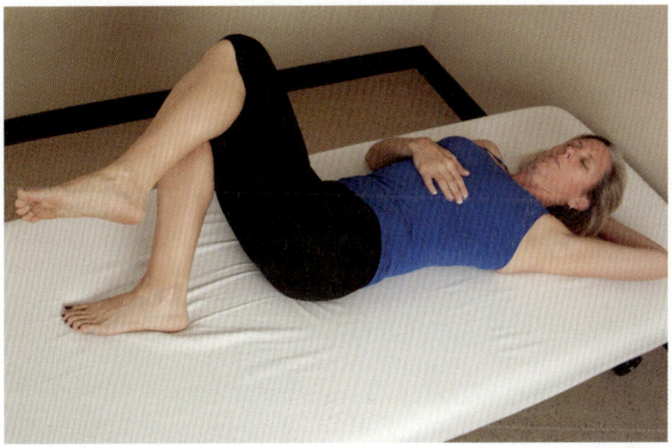

그림 6-43
자가-스트레칭: 허리 척추 기둥 회전.

복습 문제

연관 잇기

_____ 1. 큰볼기근은 몸쪽에서 (　　) 에 부착한다
_____ 2. 큰볼기근복부는 현저히 (　　) 하다
_____ 3. 작은볼기근은 먼쪽에서 (　　) 에 부착한다
_____ 4. 중간볼기근은 (　　) 움직임을 만든다
_____ 5. 궁둥구멍근은 안쪽에서 (　　) 에 부착한다
_____ 6. 큰허리근은 위쪽에서 (　　) 에 부착한다
_____ 7. 엉덩근은 (　　) 움직임을 만든다
_____ 8. 허리네모근은 (　　) 근육 뒤쪽 깊숙이 있다
_____ 9. 허리네모근은 (　　) 움직임을 만든다

A. 힙 관절 굴곡
B. 힙 관절 벌림
C. 안쪽 엉치뼈 및 꼬리뼈
D. 앞쪽 가쪽 엉치뼈
E. T12에서 L5까지 척추 몸체들
F. 두껍다
G. 척추기립근
H. 허리 척추사이 관절들을 가쪽으로 굴곡
I. 넙다리뼈의 큰돌기

사지선다형

1. 큰볼기근 통증유발점들은 (　　) 부위로 통증이 전이될 수 있다.
   a. 샅고랑인대
   b. 오금
   c. 볼기 주름
   d. 다리

2. 큰볼기근은 (　　) 관절을 안정시킨다.
   a. 힙
   b. 무릎
   c. 발목
   d. 허리 척추사이

3. 고객이 (　　)하는 동안, 뒤쪽 엉덩뼈 능선 부위 통증을 나타낼 때, 중간볼기근 통증유발점들을 조사하라.
   a. 서있는
   b. 걷는
   c. 앞쪽으로 기울이는
   d. 뒤쪽으로 기울이는

4. 작은볼기근에 있는 통증유발점들을 비활성화 시킨 후에 힙 관절을 (　　)시키는 스트레칭이 항상 추천된다.
   a. 벌림
   b. 모음
   c. 굴곡
   d. 과다 폄

5. 고객이 앉아있는 동안 (　　) 부위의 통증을 나타낼 때, 궁둥구멍근 통증유발점들을 조사하라.
   a. 무릎뼈
   b. 몸통
   c. 볼기
   d. 복부

6. 궁둥구멍근은 (　　) 신경을 압박할 수 있다.
   a. 척추 부신경
   b. 넙다리
   c. 정중
   d. 궁둥

7. 엉덩근은 (　　)의 깊숙이 있다.
   a. 간
   b. 위
   c. 콩팥
   d. 큰창자

8. 큰허리근은 (　　)의 깊숙이 있다.
   a. 간
   b. 위
   c. 콩팥
   d. 작은창자

9. 허리네모근 통증유발점들은 (　　) 통증의 원인이 된다.
   a. 복부
   b. 가쪽 볼기
   c. 어깨
   d. 오금

10. 허리 척추 기둥을 아픈 쪽에서 멀리 (　　) 하는 스트레칭은 고객이 허리네모근의 통증유발점들을 비활성화 시킨 이후 항상 추천된다.
    a. 모음
    b. 과다 폄
    c. 가쪽 굴곡
    d. 벌림

제 7 장

몸통 근육들

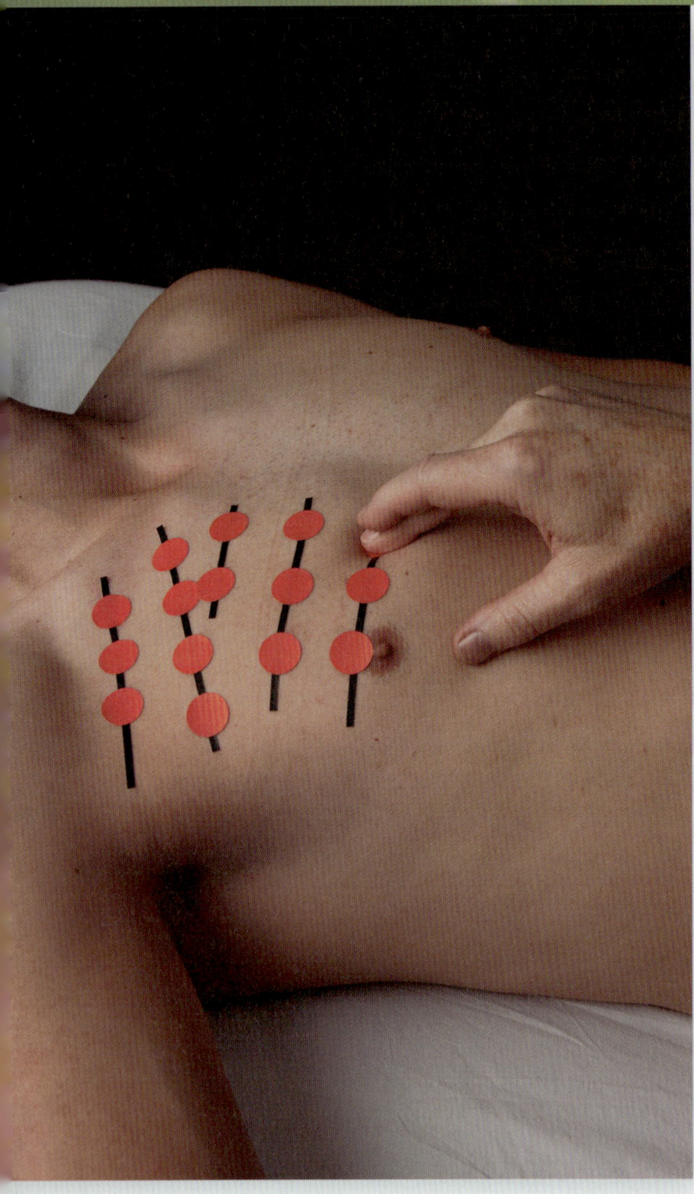

이 장의 개요

서문 – 몸통 근육들
척추 기립근
큰가슴근
작은 가슴근
앞톱니근
배곧은근
배바깥빗근과 배속빗근

학습 목적

이 장에 있는 정보를 배운 후, 치료사는 다음을 할 수 있어야만 한다:

- 몸통 근육들의 주요한 신체운동학적 기능들을 설명하시오
- 몸통 근육들 내 통증유발점 활동을 일으키는 두드러진 과부하 요인들을 설명하시오
- 몸통 근육들을 만져서 구분하시오
- 몸통 근육들 내 통증유발점 위치들을 촉진하시오
- 몸통 근육들에서 통증유발점 비활성화를 만들기 위한 능동적 움직임들을 설명하시오
- 몸통 근육들에 맞는 스트레칭을 실행하시오
- 몸통 근육들 안에 있는 통증유발점으로 인한 통증 연관 위치들을 찾아내시오

다음 근육들에 대해서 다룬다: 척추 기립근, 큰가슴근, 작은 가슴근, 앞톱니근, 배곧은근, 배바깥빗근 및 배속빗근

주요 용어

등허리 근막 140
기능성 척추측만 141
구조성 척추측만 141
회전근개 손상 144
어깨봉우리밑 충돌 증후군 144
동결견 144
백선 156

서문 - 몸통 근육들 (Introduction - Torso Muscles)

근육 구성(Muscle Organization)

이 장은 몸통 부위에서 발견되는 몇 개의 근육들을 다룬다. 대부분의 몸통 근육들이 포함되어 있다; 그러나 -이 책의 목적 상- 몇몇 근육들은 포함시키지 않았다.

일부는 (아래뒤톱니근 및 갈비사이근들) 그것들을 덮고 있는 다른 몸통 근육들이 있으며, 그래서 이들 내에 있는 통증유발점들은 찾아내고 치료될 것이다.

다른 것들은 (가로가시근, 가로막, 및 빗장밑근) 거기에서 발견되는 통증유발점 위치들을 찾아내고, 촉진하고, 비활성화 시키는 면에 있어서 더 섬세한 노력을 요구한다.

국소적 영향(Regional Influences)

몸통 근육들은 과도하게 짧아지거나 과도하게 늘어나서 자세의 다른 면들에 영향을 줄 수 있다.

허리 부위에 있는 척추 기립근과 배곧은근은 허리 척추 과다전만증에 두드러진 역할을 할 수 있다 (하부 교차 증후군의 일부).

큰가슴근, 작은가슴근, 및 앞톱니근은 둥근 견갑대를 만들 수 있다 (상부 교차 증후군의 일부).

등 부위 척추 기립근은 종종 과척추후만을 만든다 (상부 교차 증후군의 일부).

위치에 따라서, 다른 몸통 근육들은 다음에 부정적인 영향을 줄 수 있다:

- 척추사이 관절들
- 척추사이 인대들
- **등허리 근막**
- 엉치엉덩 관절들
- 엉치엉덩 인대들
- 복장빗장 관절들
- 어깨봉우리빗장 관절들
- 어깨 관절들
- 어깨 위치

이러한 결합 조직 구조들과 다른 성분들을 찾아서 적절한 도수기법으로 치료되어야 한다.

비활성화에 관해서(Deactivation Concerns)

몸통 근육들은 통증유발점들을 비활성화 시키는데 여러 접근 문제를 보여 준다.

허리 척추 기립근은 상당히 두꺼워서 다른 각도로 접촉이 필요하다.

작은가슴근은 앞톱니근 둘 다의 통증유발점 비활성화는 고객이 변형된 옆으로-누운 자세에서 실행하는 것이 보다 쉽다.

작은가슴근은 큰가슴근을 통해서 접근하기 보다는 그것 바로 밑으로 접근하는 것이 제일 좋다.

배곧은근, 배바깥빗근, 및 배속빗근 부분들은 집게 압박을 사용하는데, 그것은 치료사의 손 힘에 피해를 준다.

일반적인 상태(Common Conditions)

몸통 근육들은 그 부위에서 안정과 가동 둘 다를 제공해야만 한다. 만약 손상되거나 위축된다면 -피로, 통증유발점 활동, 또는 다른 원인들로서- 여러 문제들이 생길 수 있다. 이러한 상태와 과사용은 다음을 포함한 문제들을 만든다:

- 척추사이 관절 기능이상
- 척추 기둥 자세 틀어짐
- 어깨 관절 자세 틀어짐
- 퇴행성 디스크 질환

통증유발점 활동을 만드는 다른 덜 흔한 문제는 척추분리증 및 신경근증을 포함한다.

이러한 상황들과 함께 연부조직 병태생리학에 대한 이해는 -그리고 적절한 치료 반응에 대한 약간의 트레이닝- 치료사가 관련된 통증과 불쾌감을 효과적으로 손 볼 수 있게 해 준다.

척추 기립근(Erector Spinae)

간결한 요약

- 통증유발점들은 뒤쪽 몸통, 볼기, 및 앞쪽 복부 부위들로 연관될 수 있다.

- 편평 압박을 사용해서 비활성화 시킨다.
- 허리 및 등 척추사이 관절 굴곡으로 스트레칭을 한다.

개요(Overview)

근육 그룹이 깊숙이 있지만, 척추기립근은 그 폭을 따라 더 위를 덮고 있는 표층 근육을 통해서 접근이 가능하다. 척추기립근을 구성하는 근육은 특정 부착 부위에 따라 아주 다양할 수 있다.

척추기립근의 허리 부분은 허리네모근과 협력해서 작용을 한다. 대부분 그것들을 함께 치료하는 것이 추천된다. 또한 척추기립근은 다른 척추사이 관절 근육들을 보조하므로 (주로 가로가시근), 이들 역시 조사하는 것이 추천된다.

척추기립근 통증유발점들로 인한 단단한 띠들은 척추 기둥 및 갈비뼈 건성 부착들로 인하여 **기능성 척추측만** 또는 **구조석 척추측만**의 원인이 될 수 있다.

척추기립근 통증유발점들은 앞쪽 복부 부위로 통증을 전이될 수 있다. 배 속에 다른 문제가 있는 지를 확인하기 위해서 고객은 적절한 의료인에게 의뢰되어야만 한다.

척추기립근 긴장에 의한 등쪽가지 신경들의 구속은 등의 여러 부위들에 감각이상을 만들 수 있다.

위치와 부착(Location and Attachments)

척추기립근은 몸통에서 다른 높이의 여러 근육들 깊숙이, 몸통의 안쪽 뒷면의 세로 길이를 차지하는 근육들의 그룹이다. (그림 7-1 ■)

가시근은 척추기립근의 가장 안쪽 근육이다. 가장긴근은 가시근의 가쪽에 있다. 엉덩갈비근은 가장긴근의 가쪽에 있으며 가장긴근 대부분의 가쪽 부분을 덮는다.

가장긴근과 엉덩갈비근 각각은 척추 기둥과 골반대를 고정하는 건막에서 위쪽으로 뻗어 나간다. 그것들은 이 높이에서 여러 패턴들로 융합된다.

- 아래쪽 부착들– 위쪽 허리 및 아래쪽 등 가시돌기들, 허리 가로돌기들, 아래쪽 갈비뼈들, 엉치뼈, 및 엉덩뼈 능선.

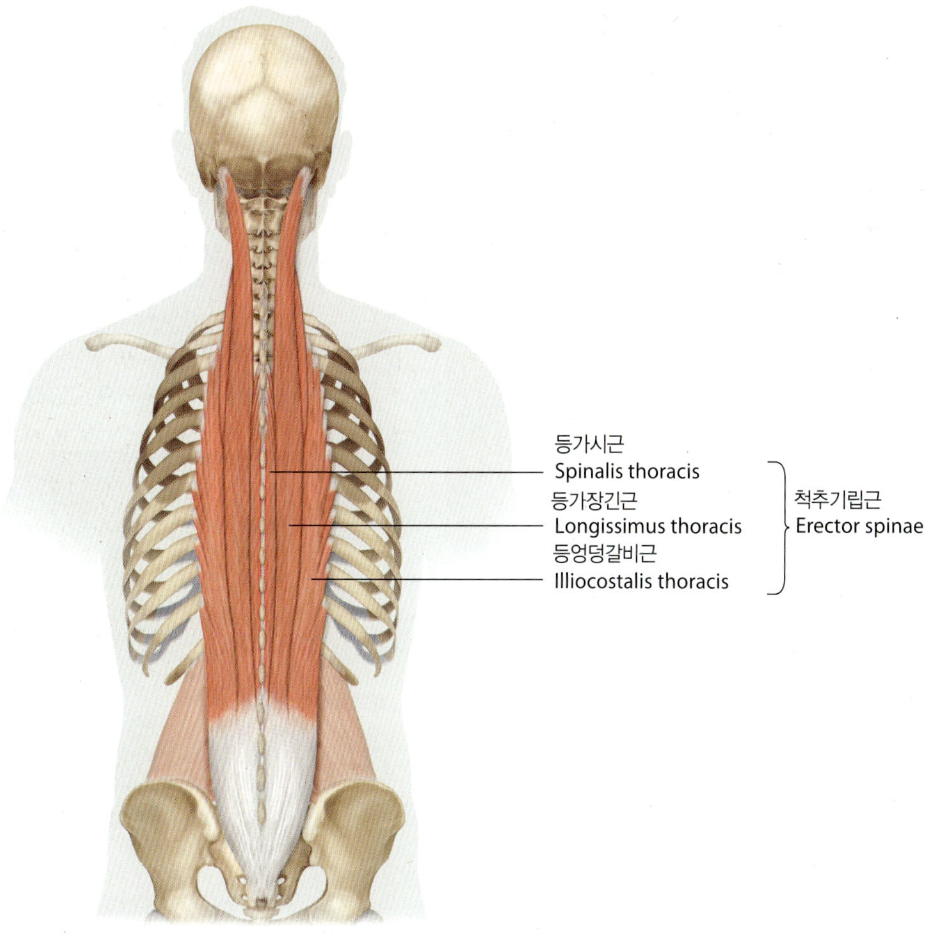

그림 7-1
척추기립근 해부.

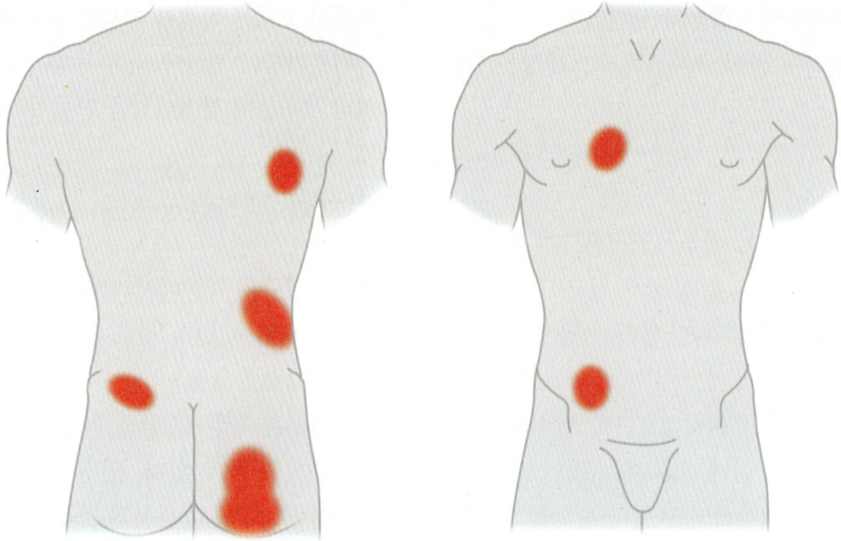

그림 7-2
척추기립근 통증유발점 연관 패턴(예).

- 위쪽 부착들- 위쪽 등 가시돌기들, 등 가로돌기들, 및 갈비뼈들.

형태와 기능 (Form and Function)

가시근복부는 비교적 길고, 대부분 가늘며, 원통이다. 그것은 가장긴근 또는 엉덩갈비근보다 상당히 작다.

가장긴근복부는 길고, 약간 원통이며, 두껍다. 그것은 허리 부위에서 가장 두껍고 등 위쪽 부위에서 납작해진다.

엉덩갈비근복부는 길고, 약간 납작하며, 비교적 안쪽이 두껍고, 가쪽은 얇다.

척추기립근은 다음을 만든다

- 척추사이 관절들의 폄.
- 척추사이 관절들의 가쪽 굴곡.
- 척추 기둥의 안정.

통증유발점 연관 패턴 (Trigger Point Referral Patterns)

고객이 다음을 알리거나 설명할 때, 척추기립근의 통증유발점 활동을 조사해 보아야만 한다

- 뒤쪽 몸통 또는 볼기 부위들의 통증. (그림 7-2 ■)
- 가쪽 앞쪽 복부 부위의 통증. (그림 7-2)
- 척추 기둥 굴곡, 회전, 그리고/또는 가쪽 회전의 제한.
- 기능적 척추측만 또는 구조적 척추측만.

아래뒤톱니근에 위치한 통증유발점들은 척추기립근을 촉진할 때 종종 발견되며 아래 뒤 몸통 부위로 통증이 전이 될 수 있다.

과부하 요인들 (Overloading Factors)

척추기립근은 다음으로 인해서 과부하를 받을 수 있다:

- 급성 외상 특히, 자동차.
- 만성 반복성 척추 기둥 긴장을 포함하는 활동들.

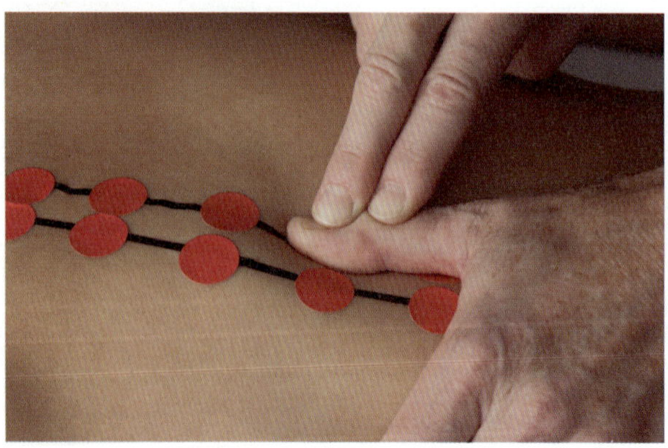

그림 7-3
편평 압박: 척추기립근은 뒤쪽 갈비뼈들을 향해서 (그 사이에 있는 근육들을 통해서) 앞쪽 가쪽으로 눌러라.

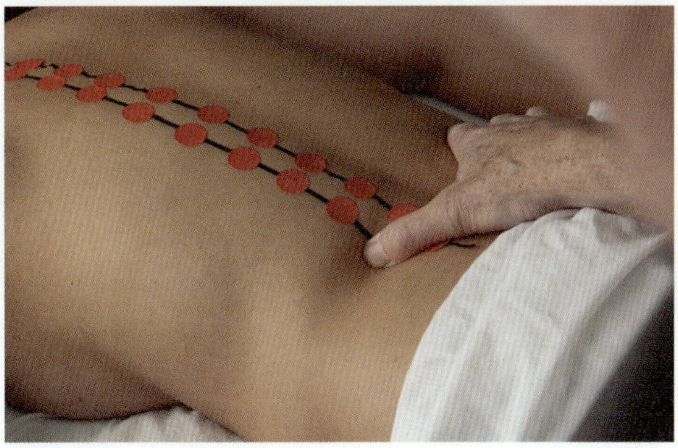

그림 7-4
편평 압박: 척추기립근은 뒤쪽 척추 기둥을 향해서 (그 사이에 있는 근육들을 통해서) 앞쪽 안쪽으로 눌러라.

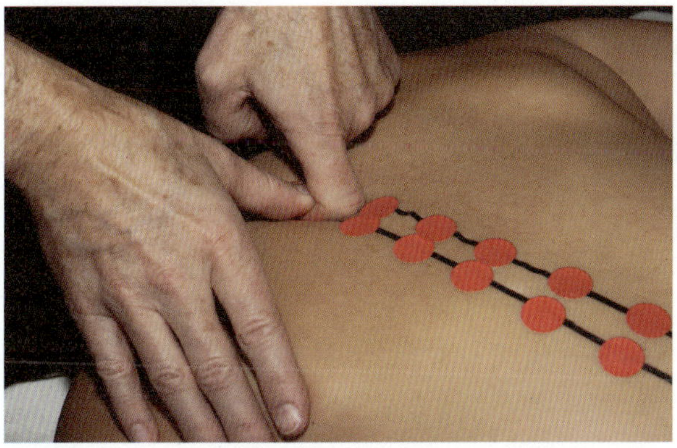

그림 7-5
편평 압박: 척추기립근은 가장 긴 근복부 정중선을 향해서 (그 사이에 있는 근육들을 통해서) 앞쪽으로 눌러라.

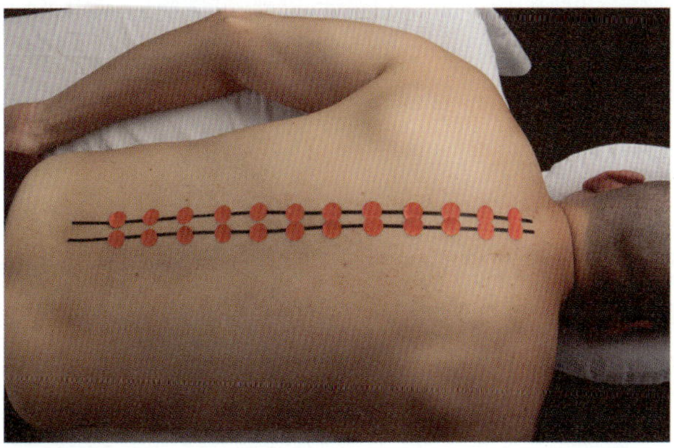

그림 7-6
척추기립근은 각각의 선 상에 4개의 허리 쪽 핵심 부위들이 그리고 8개의 등 쪽 핵심 부위들이 있다.

- 반복적인 척추 기둥 회전을 함께한 굴곡.
- 뒤쪽 몸통 근육들을 빨리 차갑게 만듦.
- 다리 길이 불일치.
- 척추 기둥의 오랜 부동.
- 무거운 물건을 빨리 들어 올림.
- 적절한 지탱을 주지 못하는 잠자리.

비활성화 전략(Deactivation Tactics)

척추기립근 자세 – 머리, 복부, 및 발목 관절을 받히고, 엎드린다.

근복부에 편평 압박을 한다:

- 척추기립근복부들의 안쪽 부분에 있는 선을 따라 편평 촉진을 하는데, 허리/아래 등 척추 기둥에 있는 가시돌기들에서 대략 손가락 2개 폭 가쪽 그리고 위쪽 등 척추 기둥에 있는 가시돌기들에서 엄지 하나 폭 가쪽에서 시작한다.
- 뒤쪽 갈비뼈들을 향해서 (그 사이에 있는 근육들을 통해서) 앞쪽 가쪽으로 눌러라. (그림 7-3 ■)
- 척추기립근복부들의 가쪽 부분에 있는 또 다른 선을 따라 계속 탐색하는데, 허리/아래 등 척추 기둥에 있는 가시돌기들에서 대략 손가락 3개 폭 가쪽 그리고 위쪽 등 척추 기둥에 있는 가시돌기들에서 손가락 2개 폭 가쪽에서 시작한다.
- 뒤쪽 척추 기둥을 향해서 (그 사이에 있는 근육들을 통해서) 앞쪽 안쪽으로 눌러라. (그림 7-4 ■)
- 가장긴근복부 정중선을 향해서 (그 사이에 있는 근육들을 통해서) 앞쪽으로 눌러라. (그림 7-5 ■)
- 일반적으로 허리 쪽에 4개의 핵심 부위들이 있고 등 쪽에 8개의 핵심 부위들이 있다. (그림 7-6 ■)

심화된 직접 압박 : 고객에게 척추기립근에 편평 압박을 한다

- 직접 능동적 움직임: 척추사이 관절 굴곡/폄을 포함.
- 간접 능동적 움직임: 힙 관절 가쪽 회전을 포함.

관련 있는 근육 부위들(Relevant Muscle Areas)

등을 바닥에 대고 누운 자세에서 다른 중요 부위들이 다뤄질 수 있다. 특히, 추가로 초점을 두어야만 할 곳:

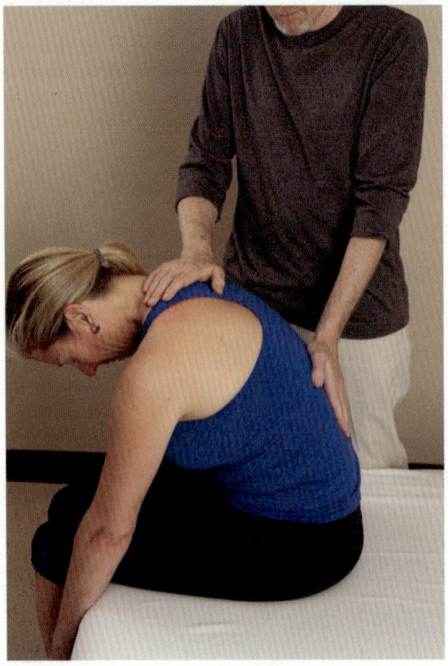

그림 7-7
스트레칭: (앉아서) 척추사이 관절 굴곡.

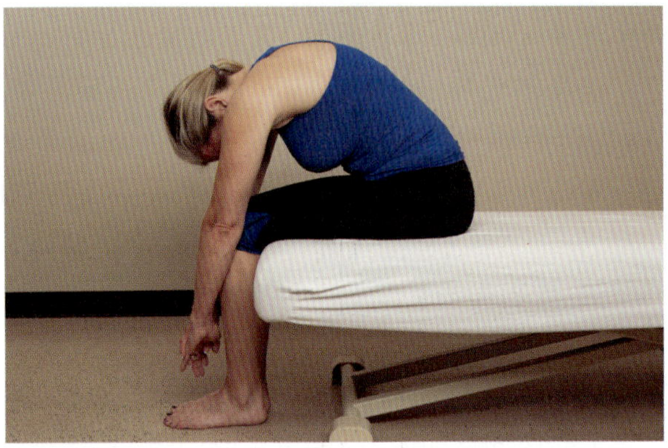

그림 7-8
자가-스트레칭: 척추사이 굴곡.

- 큰볼기근
- 궁둥구멍근
- 넙다리두갈래근
- 반건모양근
- 반막모양근

*길항*근들에게도 주의를 해야 한다:

- 배곧은근
- 엉덩허리근

찾아볼 가치가 있는 다른 근육들:

- 허리네모근
- 중간볼기근
- 작은볼기근
- 넙다리곧은근

스트레칭(Stretches)

척추사이 관절 굴곡이 고객이 앉은 자세에서 시행될 수 있다. (그림 7-7 ■)

앉아서 몸을 앞으로 뻗어서, 무릎 관절 굴곡과 함께 척추사이 관절들을 굴곡시켜 자가-스트레칭을 한다. (그림 7-8 ■)

큰가슴근(Pectoralis Major)

간결한 요약

- 통증유발점들은 전방 어깨세모근, 가슴, 안쪽 앞쪽 아래팔, 복장, 및 젖가슴 부위들로 연관될 수 있다.
- 편평 및 집게 압박을 사용해서 비활성화 시킨다.
- 어깨 관절 수평 벌림으로 스트레칭을 한다.

개요(Overview)

큰가슴근은 쉽게 접근이 가능하며 어깨세모근과 협력해서 작용을 한다. 대부분 그것들을 함께 치료하는 것이 추천된다. 또한 큰가슴근은 다른 어깨 관절 근육들을 보조하므로 (주로 넓은등근 및 큰원근), 이들 역시 조사하는 것이 추천된다.

여성에게서, 큰가슴근 부분들은 유방이 그것을 덮고 있기 때문에 찾기가 힘들다. 이 때문에 촉진을 더 해서 통증유발점들을 더 찾아본다. 그들의 위치가 유방 조직 깊숙이 있기 때문에, 큰가슴근의 이 부분들은 종종 간과된다.

작은가슴근은 큰가슴근의 밑에 있기 때문에 작은가슴근 통증유발점들은 동일한 치료 동안 종종 비활성화된다.

큰가슴근 통증유발점들은 전반적인 어깨 부위로 통증이 전이될 수 있다. 여러 조건들이 (예, **회전근개 손상, 어깨봉우리밑**(subacromial) **충돌 증후군, 또는 굳은어깨**) 동일한 주변에서 종종 통증을 보인다. 두 문제가 동시에 있을 수 있다. 큰가슴근 통증유발점들로 인한 단단한 띠들은 이 조건들의 일부에 원인이 될 수 있는데 위팔뼈 건성 부착을 통해서 비정상적 장력을 주기 때문이다.

위치와 부착(Location and Attachments)

큰가슴근은 얕게 있고 가슴 부위 가로 폭을 차지한다. (그림 7-9 ■)

- 안쪽 부착들 – 안쪽 빗장뼈의 아랫면, 복장뼈, 2번째에서 6번째 갈비뼈들의 연골 그리고 배바깥빗근 및 배곧은근과 함께하는 근막.
- 가쪽 부착 – 위팔뼈 결절사이 고랑의 가쪽면.

형태와 기능(Form and Function)

큰가슴근복부는 길고, 넓고, 대부분 두껍고, 벌어져 있다. 그것의 몸쪽 부착은 안쪽 아래쪽 부착들에 비해서 현저히 위쪽에 붙어 있다.

큰가슴근은 다음을 만든다:

- 어깨 관절의 굴곡, 폄, 및 안쪽 회전.
- 어깨 관절의 안정.

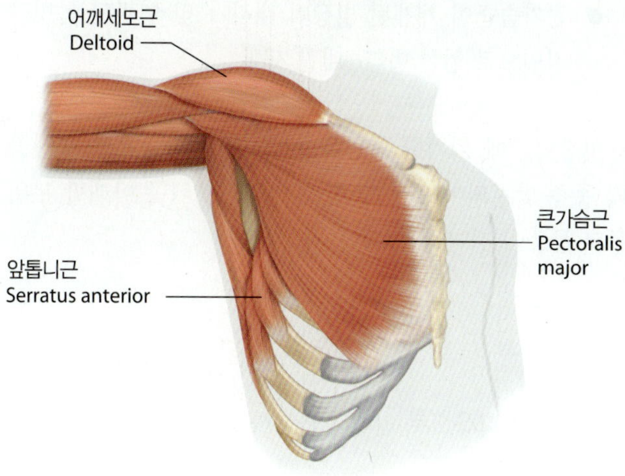

그림 7-9
큰가슴근 해부.

통증유발점 연관 패턴 (Trigger Point Referral Patterns)

고객이 다음을 알리거나 설명할 때, 큰가슴근의 통증유발점 활동을 조사해 보아야만 한다.

- 전방 어깨세모근, 가슴, 안쪽 앞쪽 아래팔, 복장, 또는 젖가슴 부위들의 통증. (그림 7-10 ■)
- 큰가슴근이 개재된 어깨뼈 내밀기로 인한 어깨사이 부위의 통증.

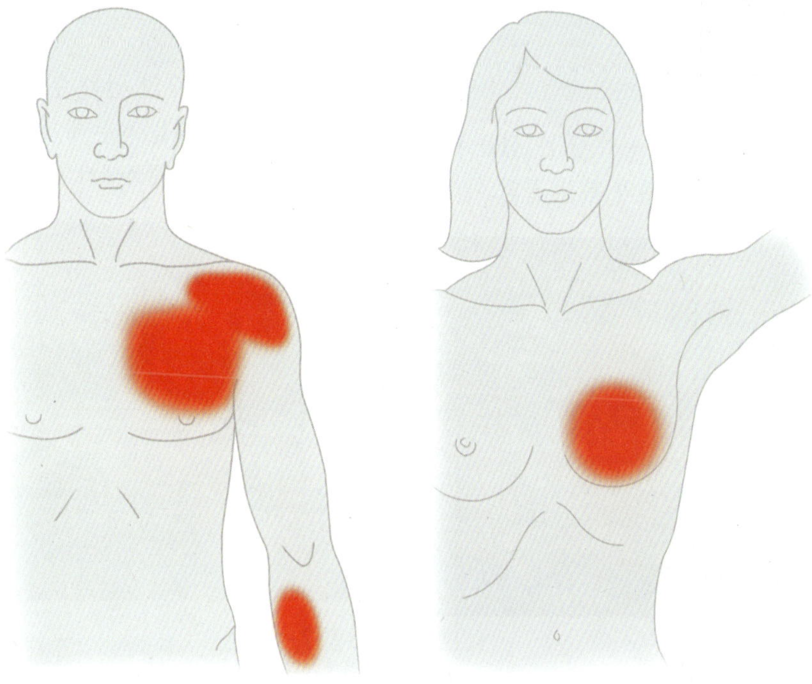

그림 7-10
큰가슴근의 통증유발점 연관 패턴.

- 큰가슴근이 개재된 빗장뼈 내리기 및 연관된 목빗근 견인으로 인한 머리-내민 자세.

빗장밑근에 위치한 통증유발점들은 큰가슴근을 촉진할 때 종종 발견되며 빗장뼈, 앞쪽 팔, 및 노뼈쪽 아래팔 부위들로 통증이 전이될 수 있다.

과부하 요인들(Overloading Factors)

큰가슴근은 다음으로 인해서 과부하를 받을 수 있다:

- 지속된 어깨뼈 내밀기.
- 무거운 물건을 빨리 들어 올림.
- 팔의 오랜 부동.
- 만성 불안 장애.
- 앞쪽 몸통 근육들을 빨리 차갑게 만듦.
- 아픈 심장으로 인한 내장체성 반사반응.
- 근복부에 국소빈혈을 만드는 옷 또는 다른 것의 고무줄로 인한 오래 계속되는 압박.
- 근복부의 직접적인 타박.

비활성화 전략(Deactivation Tactics)

큰가슴근 자세 - 등을 대고 누워서 어깨 관절을 벌린다. 근복부에 편평 압박을 한다:

- *빗장근복부*
  - 빗장근복부의 가장 안쪽 부분에 있는 선을 따라 편평 촉진을 하는데, 빗장뼈의 복장 끝의 아래쪽에서 시작한다.
  - 앞쪽 가슴을 향해서 (여성 고객은 젖가슴을 아래쪽으로 옮겨라) 뒤쪽으로 눌러라. (그림 7-11 ■ 과 7-12 ■).
  - 빗장근복부의 가장 가쪽 부분에 있는 또 다른 선을 따라 계속 탐색하는데, 빗장뼈의 아래쪽에서 시작한다.
  - 가쪽 몸통 가장자리까지 각각의 선을 계속 탐색하라 (젖가슴 조직을 누르지 말아라).
  - 시각적인 선을 따라 6~7개의 핵심 부위들이 있다. (그림 7-13 ■ 과 7-14 ■)

- *복장근복부*
  - 복장근복부의 안쪽 위쪽 부분에 있는 선을 따라 편평 촉진을 하는데, 복장빗장 관절에서 손가락 하나 폭 아래쪽에서 시작한다.

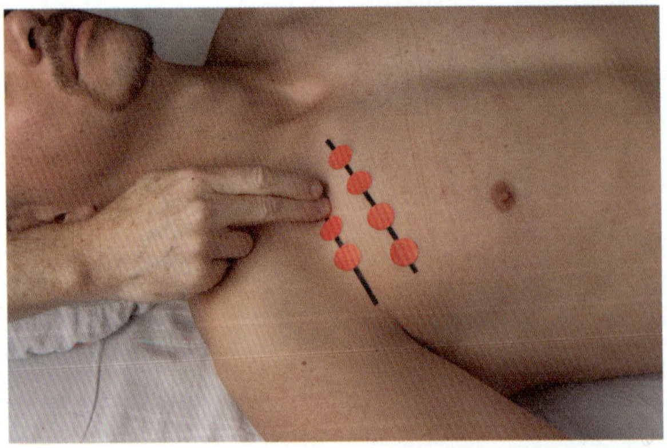

그림 7-11
편평 압박: 큰가슴근 빗장근복부는 앞쪽 가슴을 향해서 뒤쪽으로 눌러라.

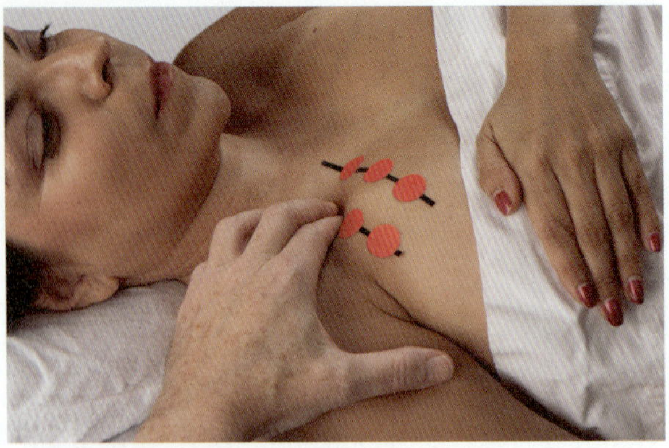

그림 7-12
편평 압박: 큰가슴근 빗장근복부는 앞쪽 가슴을 향해서 뒤쪽으로 눌러라 (여성 고객의 젖가슴을 아래쪽으로 옮긴 것을 주목하라).

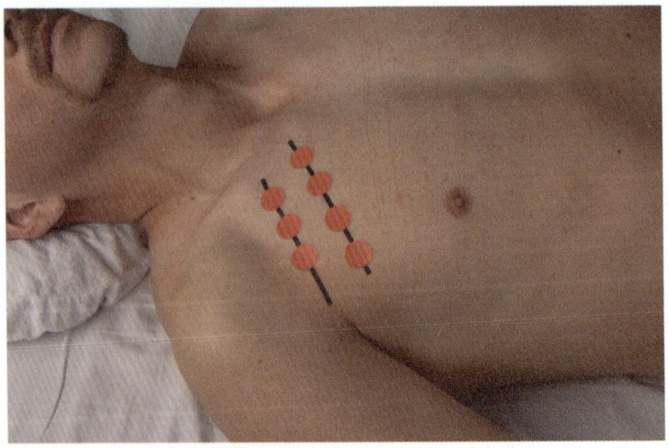

그림 7-13
큰가슴근 빗장근복부의 시각적인 선을 따라 6~7개의 핵심 부위들이 있다.

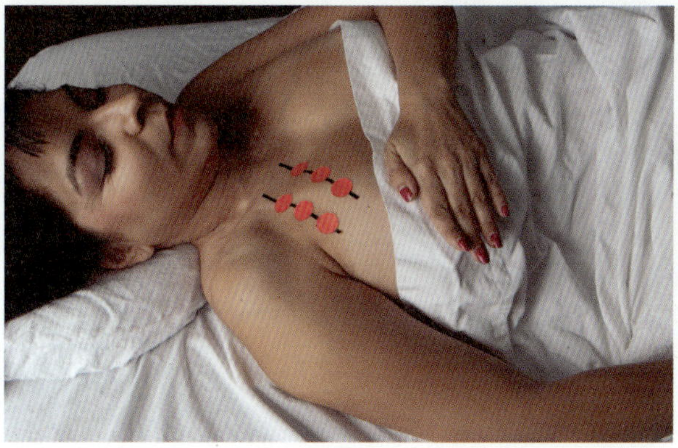

그림 7-14
큰가슴근 빗장근복부의 시각적인 선을 따라 6~7개의 핵심 부위들이 있다.

- ○ 앞쪽 복장뼈 그리고/또는 가슴을 향해서 (여성 고객은 젖가슴을 가쪽으로 옮겨라) 뒤쪽으로 눌러라. (그림 7-15 ■ 와 7-16 ■).
- ○ 복장근복부의 안쪽 중간 부분에 있는 또 다른 선을 따라 계속 탐색하는데, 복장빗장 관절의 손가락 3개 폭 아래쪽에서 시작한다.
- ○ 복장근복부의 안쪽 아래쪽 부분에 있는 또 다른 선을 따라 계속 탐색하는데, 복장빗장 관절에서 손가락 한 개 폭 아래쪽에서 시작한다.
- ○ 가쪽 몸통 가장자리까지 각각의 선을 계속 탐색하라 (젖가슴 조직을 누르지 말아라).
- ○ 시각적인 선을 따라 6~8개의 핵심 부위들이 있다. (그림 7-17 ■)

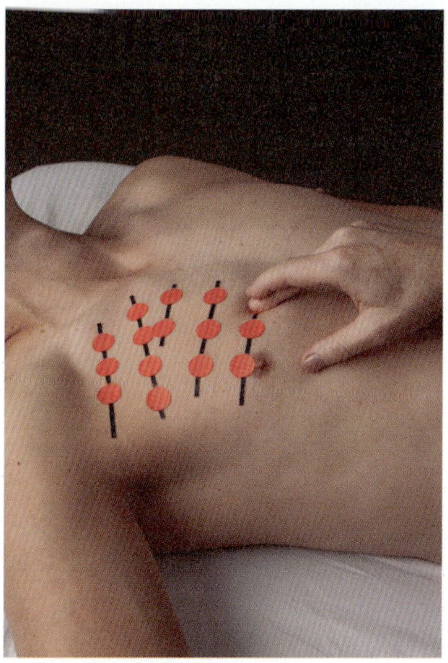

그림 7-15
편평 압박: 큰가슴근 복장근복부는 앞쪽 복장뼈 그리고/또는 가슴을 향해서 뒤쪽으로 눌러라.

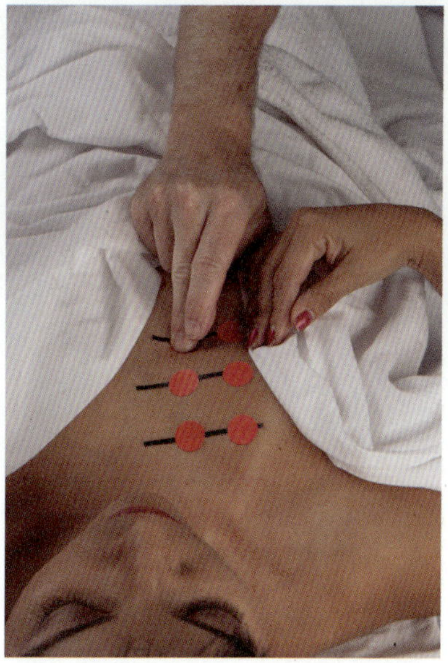

그림 7-16
편평 압박: 큰가슴근 복장근복부는 앞쪽 복장뼈 그리고/또는 가슴을 향해서 뒤쪽으로 눌러라 (여성 고객의 젖가슴을 가쪽으로 옮긴 것을 주목하라).

- ● *갈비 근육 복부*
  - ○ 갈비 근육 복부의 가장 안쪽 위쪽 부분에 있는 선을 따라 편평 촉진을 하는데, 갈비 연골에 있는 칼돌기에서 손가락 하나 폭 아래쪽에서 시작한다.
  - ○ 앞쪽 가슴을 향해서 (여성 고객은 젖가슴을 위쪽으로 옮겨라) 뒤쪽으로 눌러라. (그림 7-18 ■과 7-19 ■).
  - ○ 복장근복부의 가장 안쪽 아래쪽 부분에 있는 또 다른 선을 따라 계속 탐색하는데, 갈비 연골에 있는 칼돌기에서 손가락 3개 폭 아래쪽에서 시작한다.

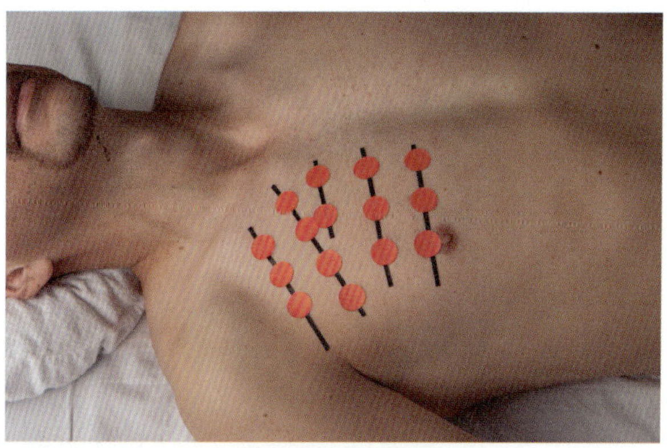

그림 7-17
큰가슴근 복장근복부의 시각적인 선을 따라 6~8개의 핵심 부위들이 있다.

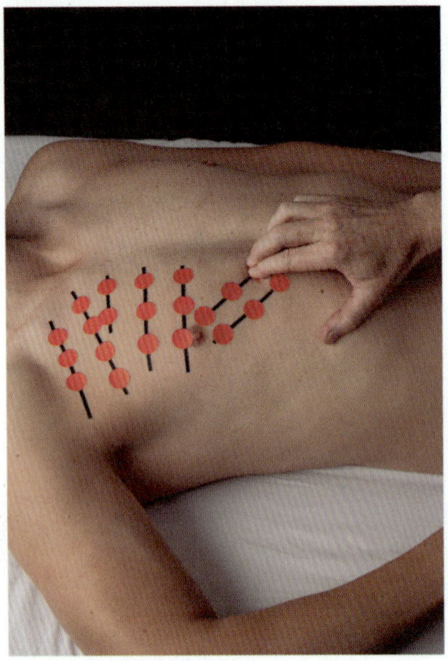

그림 7-18
편평 압박: 큰가슴근 갈비 근육 복부는 앞쪽 가슴을 향해서 뒤쪽으로 눌러라.

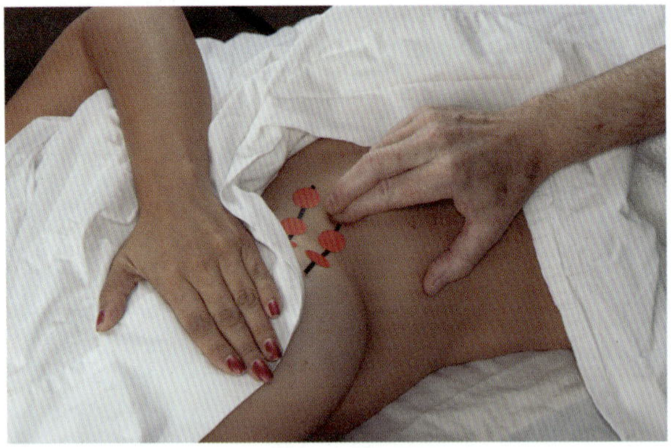

그림 7-19
편평 압박: 큰가슴근 갈비 근육 복부는 앞쪽 가슴을 향해서 뒤쪽으로 눌러라(여성 고객은 젖가슴을 위쪽으로 옮긴 것을 주목하라).

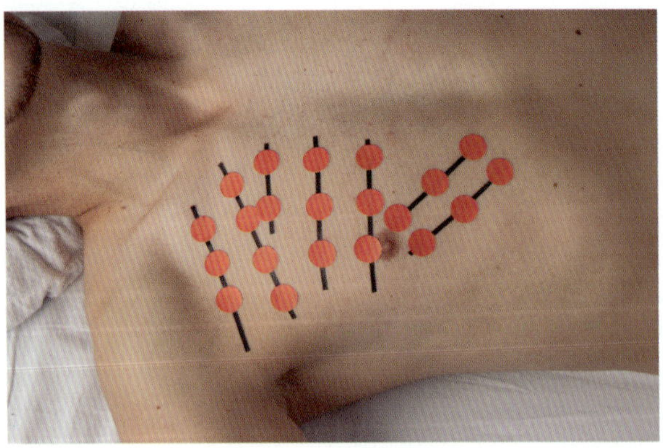

그림 7-20
큰가슴근 갈비 근육 복부의 시각적인 선을 따라 6개의 핵심 부위들이 있다 (아래쪽 적색점들).

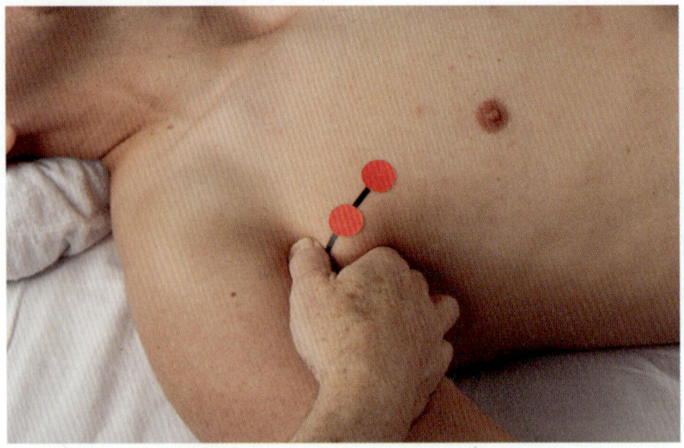

그림 7-21
집게 압박: 큰가슴근 근육 복부 가쪽에 있는 선을 따라.

- ○ 가쪽 몸통 가장자리까지 각각의 선을 계속 탐색하라 (젖가슴 조직을 누르지 말아라).
- ○ 시각적인 선을 따라 6개의 핵심 부위들이 있다. (그림 7-20 ■)

근복부에 집게 압박을 한다:

- 가쪽 근육 복부에 있는 선을 따라 집게 압박을 하는데, 대략 가쪽 몸통 가장자리에서 시작한다 (여성 젖가슴 조직을 누르지 말아라). (그림 7-21 ■과 7-22 ■)
- 근복부의 가쪽 끝까지 이 선을 계속 탐색하라.
- 시각적인 선을 따라 3개의 핵심 부위들이 있다. (그림 7-23 ■)

심화된 직접 압박: 고객에게 큰가슴근에 편평 또는 집게 압박을 한다.

- 직접 능동적 움직임: 어깨 관절 굴곡/폄, 벌림/모음, 그리고/또는 안쪽/가쪽 회전을 포함.
- 간접 능동적 움직임: 어깨뼈 내밀기/뒤당기기를 포함.

관련 있는 근육 부위들(Relevant Muscle Areas)

등을 바닥에 대고 누운 자세에서 다른 중요 부위들이 다뤄질 수 있다. 특히, 추가로 초점을 두어야만 할 곳:

- 넓은등근

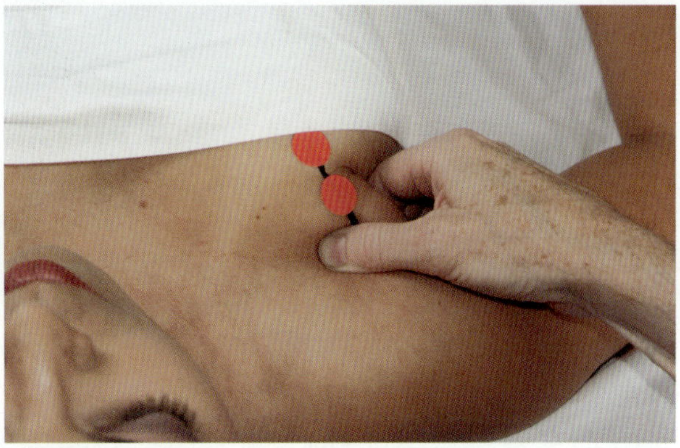

그림 7-22
집게 압박: 큰가슴근 근육 복부 가쪽에 있는 선을 따라 (젖가슴 조직을 누르지 말아라).

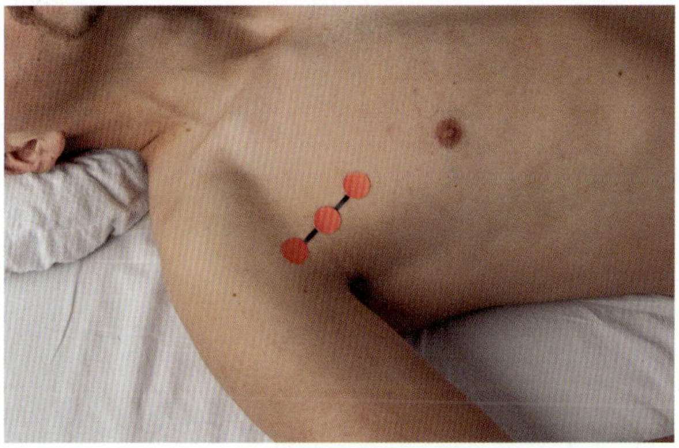

그림 7-23
큰가슴근 근육 복부 가쪽 선을 따라 3개의 핵심 부위들이 있다.

- 큰원근
- 어깨밑근
- 전방 어깨세모근
- 작은가슴근
- 앞톱니근
- 목빗근

*길항*근들에게도 주의를 해야 한다:

- 중간 및 후방 어깨세모근
- 가시아래근
- 작은원근

찾아볼 가치가 있는 다른 근육들:

- 중간 등세모근
- 마름근

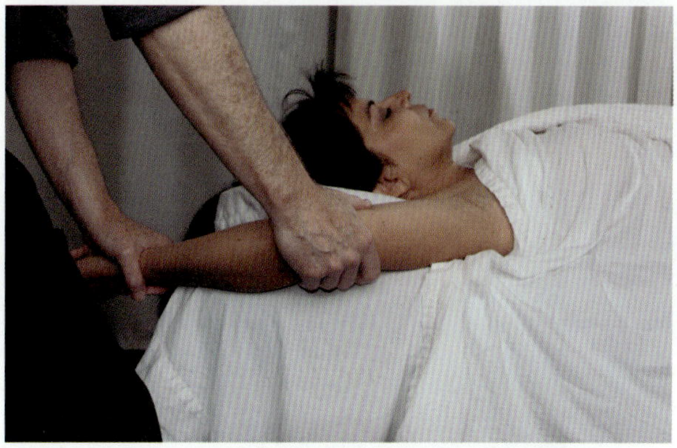

그림 7-24
스트레칭: 등을 대고 누워서 (가쪽회전을 동반한 어깨관절 굴곡).

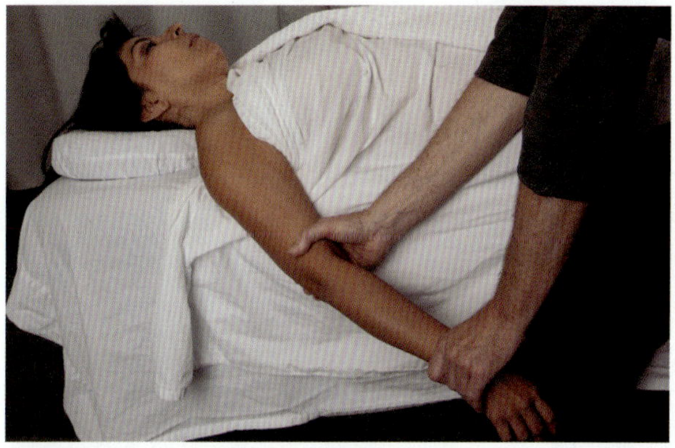

그림 7-25
스트레칭: 등을 대고 누워서 (어깨 관절 과다 폄).

스트레칭(Stretches)

고객이 등을 대고 누워서 어깨 관절 굴곡, 가쪽 회전, 과다 폄, 모음, 및 수평 회전이 행해질 수 있다. (그림 7-24 ■, 7-25 ■, 7-26 ■)

서서 한 아래팔 또는 두 아래팔을 여러 각도로 수직 면에 대고 앞쪽으로 몸을 기울여서 자가-스트레칭을 한다. (그림 7-27 ■ 과 7-28 ■)

작은 가슴근(Pectoralis Minor)

간결한 요약

- 통증유발점들은 전방 어깨세모근 부위로 연관될 수 있다.
- 편평 압박을 사용해서 비활성화 시킨다.

- 어깨뼈 뒤당기기로 스트레칭을 한다.

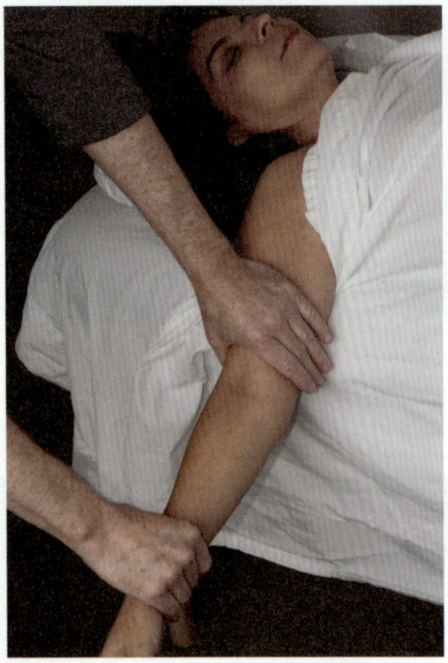

그림 7-26
스트레칭: 등을 대고 누워서 (어깨 관절 벌림과 수평 벌림).

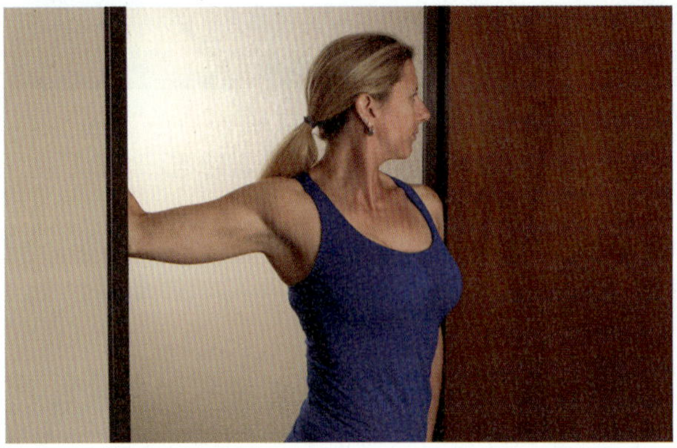

그림 7-27
자가-스트레칭: (여러 각도로 어깨 관절 벌림).

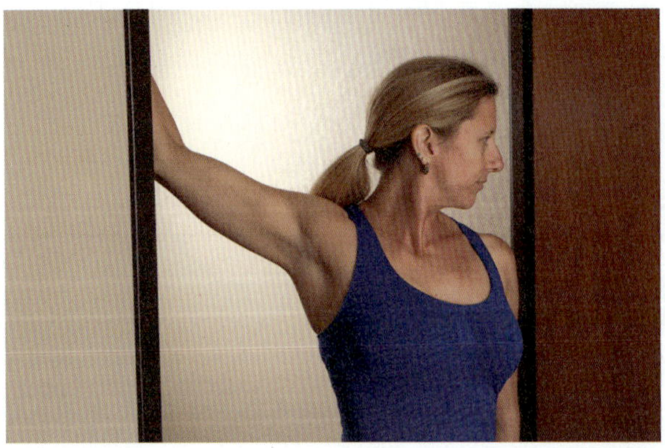

그림 7-28
자가-스트레칭: (여러 각도로 어깨 관절 벌림).

개요(Overview)

작은가슴근은 큰가슴근이 그것을 덮고 있어서 찾기가 힘들 수 있다. 이 때문에 촉진을 더 해서 통증유발점을 더 찾아본다.

그것이 깊숙이 있지만, 작은가슴근은 큰가슴근을 통하거나 그것의 가쪽 공간으로 직접 접근할 수 있다. 대부분 그것들을 함께 치료하는 것이 추천된다.

큰가슴근은 작은가슴근의 위에 있기 때문에 큰가슴근 통증유발점들은 동일한 치료 동안 종종 비활성화된다. 작은가슴근에 있는 통증유발점들에 접근하기 전에 우선 위를 덮고 있는 큰가슴근을 따듯하게 풀어 주는 것이 좋다.

작은가슴근 통증유발점들은 전반적인 어깨 부위로 통증이 전이될 수 있다. 여러 조건들이 (예, 회전근개 손상, 어깨봉우리밑(subacromial) 충돌 증후군, 또는 동결견) 동일한 주변에 종종 통증을 보인다. 두 문제가 동시에 있을 수 있다.

작은가슴근 통증유발점들은 심장 병리와 비슷한 방식의 통증이 전이될 수 있다. 배 속에 다른 문제가 있는 지를 확인하기 위해서 고객은 적절한 의료인에게 의뢰되어야만 한다.

작은가슴근 장력은 다른 혈관들을 압박할 수 있다. 팔신경 얼기가 포함되면, 그 때 손가락, 손에 마비가 있을 수 있고, 아래팔도 그럴 수 있다. 겨드랑이 동맥이 포함되면, 노동맥으로 가는 혈류의 감소가 손을 차게 하거나 창백하게 만들 수 있다. 작은가슴근 주위에 있는 통증유발점들을 비활성화 시킬 때, 그 근육 위쪽에서 발견되는 신경혈관다발에 신경을 써야만 한다. 이 인근 부위에서 깊은 압력을 주지 말아라.

위치와 부착(Location and Attachments)

작은가슴근은 큰가슴근 깊숙이, 가슴 부위의 세로 길이 일부를 차지한다. (그림 7-29 ■)

- 위쪽 부착- 어깨뼈 부리돌기의 안쪽면.
- 아래쪽 부착들- 3, 4, 5번째 갈비뼈들.

형태와 기능(Form and Function)

작은가슴근복부는 짧고, 약간 좁고, 대부분 가늘고, 약간 벌어진다. 그것의 아래쪽 부착들은 위쪽 뒤쪽 부착들보다 현저히 앞쪽에 붙어있다.

작은가슴근은 다음을 만든다:

- 어깨뼈의 내밀기와 내리기.
- 갈비뼈 들기.
- 어깨뼈의 안정.

통증유발점 연관 패턴 (Trigger Point Referral Patterns)

고객이 다음을 알리거나 설명할 때, 작은가슴근의 통증유발점 활동을 조사해 보아야만 한다

- 전방 어깨세모근 부위의 통증. (그림 7-30 ■)
- 작은가슴근이 개재된 어깨뼈 내밀기로 인한 어깨사이 부위의 통증.
- 작은가슴근이 개재된 팔신경 얼기 조임으로 인한 자쪽 팔 부위의 마비 그리고/또는 이상 감각.
- 어깨뼈가 포함된 팔 운동의 제한.

큰가슴근에 위치한 통증유발점들은 작은가슴근을 촉진하는 동안 종종 발견되며 전방 어깨세모근, 가슴, 안쪽 앞쪽 아래팔, 복장뼈, 및 젖가슴 부위들로 통증이 전이될 수 있다.

과부하 요인들 (Overloading Factors)

큰가슴근은 다음으로 인해서 과부하를 받을 수 있다:

- 급성 외상 특히, 자동차 또는 갈비뼈 골절.
- 만성 반복성 어깨뼈 내리기를 포함한 활동들.
- 급성 또는 만성 호흡 긴장.
- 어깨뼈 내밀기.
- 근복부에 국소빈혈을 만드는 옷 또는 다른 것의 고무줄로 인한 오래 계속되는 압박.
- 아픈 심장으로 인한 내장체성 반사반응.

비활성화 전략 (Deactivation Tactics)

작은가슴근 자세 – 고객은 부분적으로 옆으로 누워서, 어깨뼈를 내밀거나 뒤당기지 않는다.

근복부에 편평 압박을 한다:

- 근복부의 가장 가쪽 부분에 있는 선을 따라 편평 촉진을 하는데, 대략 빗장뼈에서 한 손 폭 아래쪽에서 시작한다.

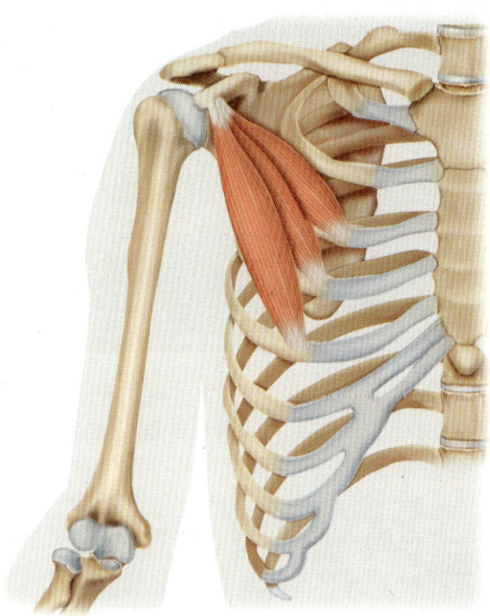

그림 7-29
작은가슴근 해부.

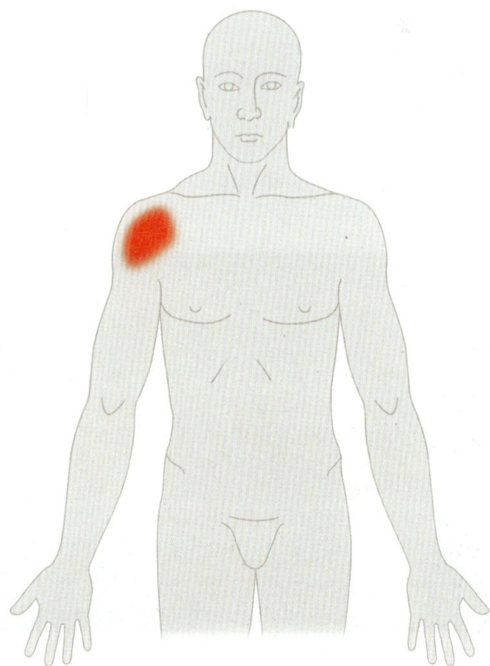

그림 7-30
작은가슴근 통증유발점 연관 패턴.

- 우선 큰가슴근과 가슴 사이 안쪽으로 밀어서 작은가슴근을 찾고 나서, 앞쪽 가슴을 향해서 뒤쪽으로 눌러라. (그림 7-31 ■과 7-32 ■)
- 근육 복부의 가쪽 부분에 있는 이 선을 따라 계속 탐색하는데, 빗장뼈에서 손가락 4개 폭에서 아래쪽에서 시작한다.
- 근육 복부의 가쪽 부분에 있는 선을 계속 탐색하는데, 빗장뼈에서 손가락 3개 폭 아래쪽에서 시작하라.
- 시각적인 선을 따라 3개의 핵심 부위들이 있다. (그림 7-33 ■과 7-34 ■)

심화된 직접 압박 : 고객에게 작은가슴근에 편평 압박을 한다

- 직접 능동적 움직임: 어깨뼈 내밀기/뒤당기기 그리고/또는 들기/내리기를 포함.
- 간접 능동적 움직임: 갈비뼈 들기/내리기를 포함.

관련 있는 근육 부위들(Relevant Muscle Areas)

부분적으로 ***옆으로 누운*** 자세에서 다른 중요 부위들이 다뤄질 수 있다. 특히, 추가로 초점을 두어야만 할 곳:

- 큰가슴근
- 앞톱니근
- 배바깥빗근

길항근들에게도 주의를 해야 한다:

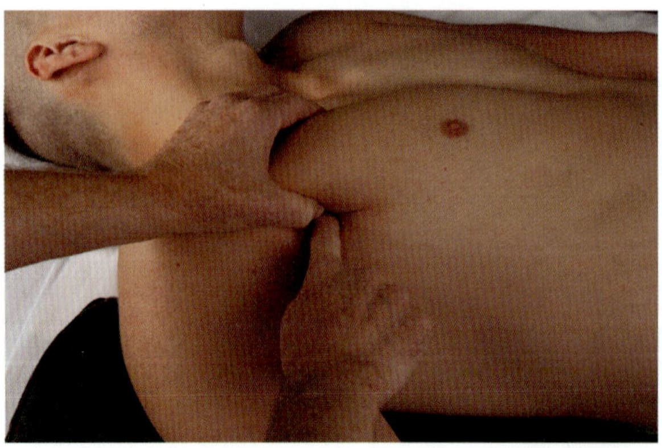

그림 7-31
편평 압박: 먼저 가쪽 작은가슴근을 위해서, 큰가슴근과 가슴 사이 안쪽으로 밀어라 (고객 밑에 받침대가 있는 것을 주목하라).

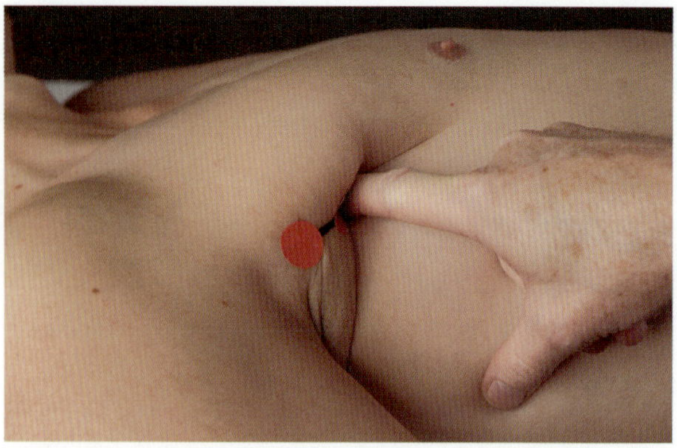

그림 7-32
편평 압박: 두 번째로, 가쪽 작은가슴근은 앞쪽 가슴을 향해서 뒤쪽으로 눌러라.

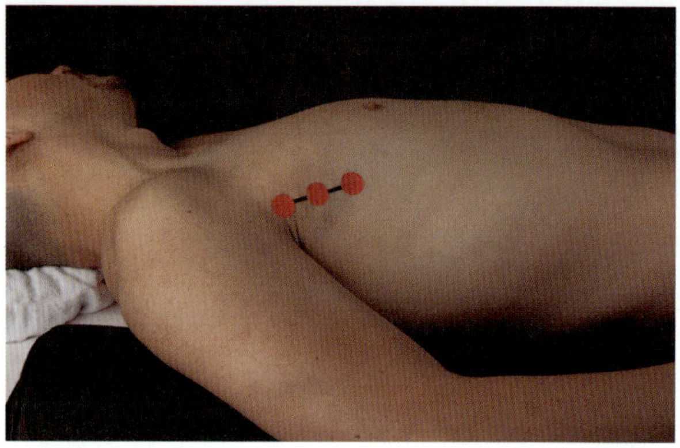

그림 7-33
가쪽 작은가슴근의 시각적인 선을 따라 3개의 핵심 부위들이 있다.

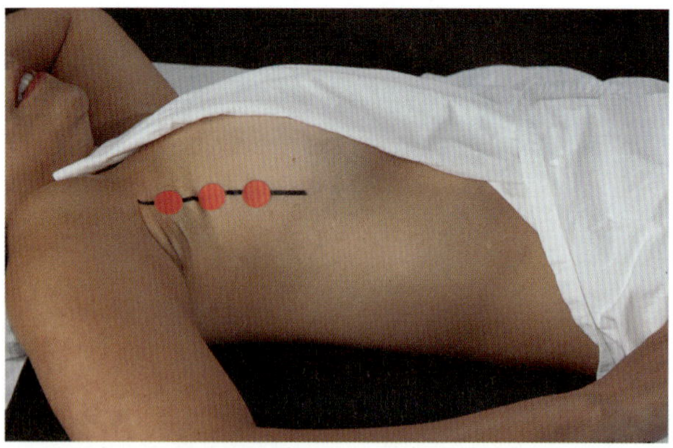

그림 7-34
가쪽 작은가슴근의 시각적인 선을 따라 3개의 핵심 부위들이 있다 (여성 젖가슴 조직을 누르지 말아라).

- 중간 등세모근
- 마름근

찾아볼 가치가 있는 다른 근육들:

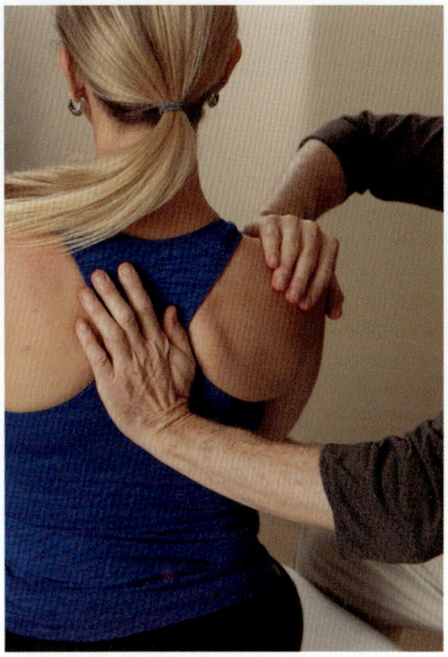

그림 7-35
스트레칭: (앉아서) 어깨뼈 뒤당기기.

- 전방 어깨세모근
- 목갈비근
- 목빗근

스트레칭(Stretches)

고객이 앉은 자세에서 어깨뼈 뒤당기기가 행해질 수 있다. (그림 7-35 ■)

서서 한 아래팔 또는 두 아래팔을 여러 각도로 수직 면에 대ㄱ 앞쪽으로 몸을 기울여서 자가-스트레칭을 한다. (그림 7-36 ■)

앞톱니근(Serratus Anterior)

간결한 요약

- 통증유발점들은 가쪽 위쪽 몸통 및 아래쪽 어깨사이 부위들로 연관될 수 있다.
- 편평 압박을 사용해서 비활성화 시킨다.
- 어깨뼈 뒤당기기로 스트레칭을 한다.

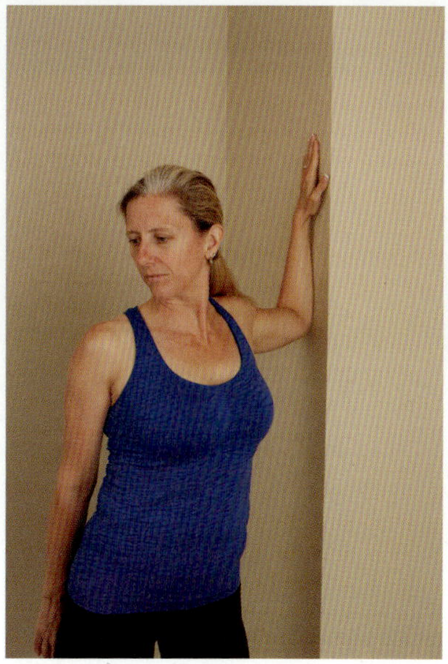

그림 7-36
스트레칭: 어깨뼈 뒤당기기 (여러 각도로 어깨 관절 벌림).

개요(Overview)

앞톱니근의 갈비 부위 위치는 그 근육에서 곧바로 접근이 가능한 부분이다. 앞톱니근은 작은가슴근과 함께 작용을 한다. 대부분 그것들을 함께 치료하는 것이 추천된다.

앞톱니근 통증유발점들은 심장 병리와 비슷한 방식의 통증을 (가쪽 가슴 부위로) 전이될 수 있다. 배 속에 다른 문제가 있는 지를 확인하기 위해서 고객은 적절한 의료인에게 의뢰되어야만 한다.

위치와 부착(Location and Attachments)

앞톱니근은 주로 얕게 있으며 가쪽 가슴 부위의 세로 길이와 가로 폭의 대부분을 차지한다. (그림 7-37 ■)

- 뒤쪽 부착들- 첫 번째 갈비뼈에서 8또는 9번째 갈비뼈까지 가쪽면.
- 앞쪽 부착- 어깨뼈의 앞쪽 안쪽 가장자리.

형태와 기능(Form and Function)

앞톱니근복부는 비교적 길고, 넓고, 약간 가늘며, 벌어져 있다. 그것의 갈비뼈 부착들은 뒤쪽 안쪽 어깨뼈 부착들보다 현저히 앞쪽과 가쪽에 붙어있다.

앞톱니근은 다음을 만든다:

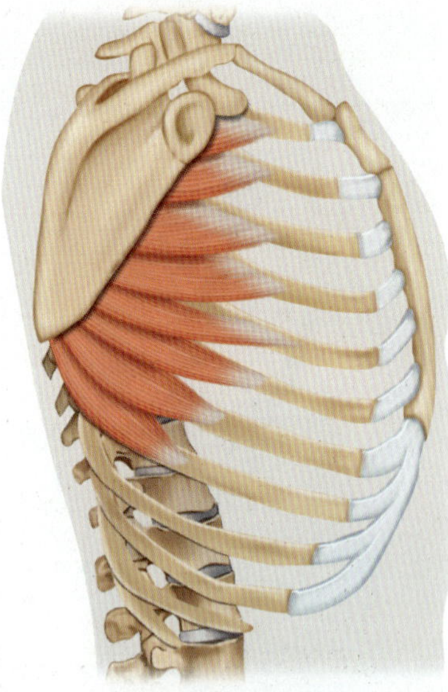

그림 7-37
앞톱니근 해부.

- 어깨뼈의 내밀기와 들기.
- 어깨뼈의 안정.

통증유발점 연관 패턴 (Trigger Point Referral Patterns)

고객이 다음을 알리거나 설명할 때, 앞톱니근의 통증유발점 활동을 조사해 보아야만 한다.

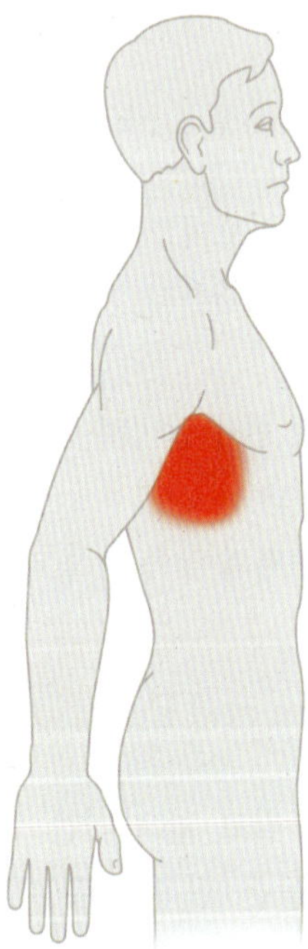

그림 7-38
앞톱니근 통증유발점 연관 패턴.

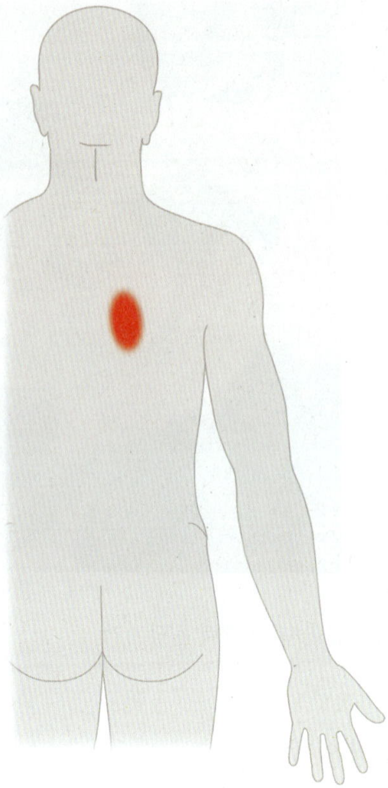

그림 7-39
앞톱니근 통증유발점 연관 패턴.

- 가쪽 위쪽 몸통 부위의 통증. (그림 7-38 ■)
- 앞에서 말한 부위의 통증 특히, 최대 호흡 동안.
- 아래쪽 어깨사이 부위의 통증. (그림 7-39 ■)
- 호흡의 제한.

갈비뼈들 사이에 위치한 통증유발점들은 앞톱니근을 촉진하는 동안 종종 발견되며 그 통증유발점 위치 바로 인접해서 통증이 전이될 수 있다.

과부하 요인들 (Overloading Factors)

앞톱니근은 다음으로 인해서 과부하를 받을 수 있다:

- 빠르거나 오래 계속되는 심호흡 그리고/또는 상체의 점진적인 저항 활동들.
- 급성 호흡 긴장.
- 만성 불안 장애.
- 상체를 고정시킨 채로 갑작스럽거나 반복된 척추 기둥 회전.
- 근복부에 국소빈혈을 만드는 옷 또는 다른 것의 고무줄로 인한 오래 계속되는 압박.

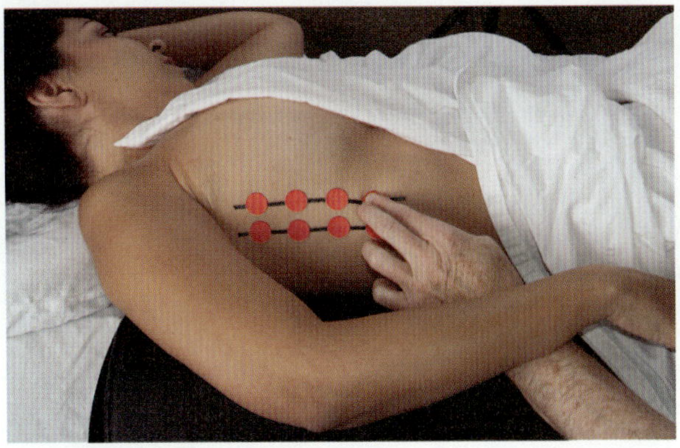

그림 7-40
편평 압박: 앞톱니근은 가쪽 가슴을 향해서 안쪽으로 누른다 (고객 밑에 받침대를 주목하라).

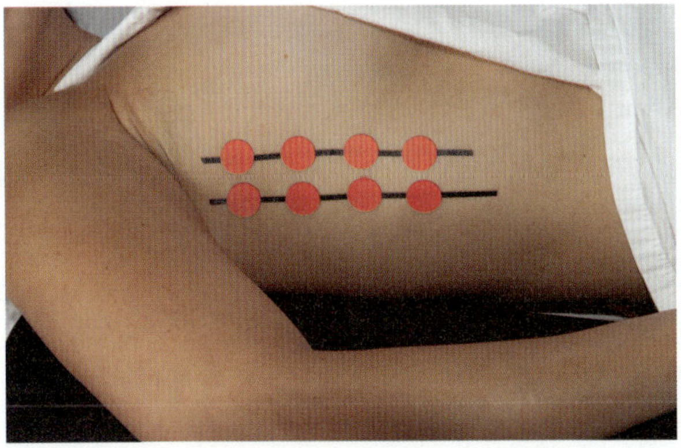

그림 7-41
앞톱니근의 시각적인 선을 따라 6~8개의 핵심 부위들.

- 어깨뼈 내밀기.

비활성화 전략(Deactivation Tactics)

앞톱니근 자세 - 고객은 반 정도 옆으로 누워서, 어깨뼈를 내밀거나 뒤당기지 않는다.

근복부에 편평 압박을 한다:

- 두 선들을 따라 편평 촉진을 하는데 (하나는 가슴 중간 가쪽 선 그리고 하나는 중간 가쪽 선의 뒤쪽), 대략 어깨뼈 아래각에서 한 손 폭 아래쪽에서 시작한다.
- 가쪽 가슴을 향해서 안쪽으로 눌러라. (그림 7-40 ■)
- 근육 복부의 접근 가능한 위쪽 끝까지 각각의 선을 따라 계속 탐색하라.
- 시각적인 선을 따라 6~8개의 핵심 부위들이 있다. (그림 7-41 ■)

심화된 직접 압박 : 고객에게 앞톱니근에 편평 압박을 한다

- 직접 능동적 움직임: 어깨뼈 내밀기/뒤당기기를 포함.
- 간접 능동적 움직임: 갈비뼈 들기/내리기를 포함.

관련 있는 근육 부위들(Relevant Muscle Areas)

다른 중요한 부위들이 살짝 ***옆으로 누운*** 자세에서 다뤄질 수 있다. 특히, 추가적인 초점이 다음에 두어져야만 한다:

- 작은가슴근
- 큰가슴근
- 배바깥빗근

또한 ***길항***근들에게도 관심이 주어져야만 한다:

- 중간 등세모근
- 마름근

찾아 볼 가치가 있는 다른 근육들:

- 넓은등근
- 목갈비근
- 목빗근

스트레칭(Stretches)

고객이 앉은 자세에서 어깨뼈 뒤당기기가 실행될 수 있다. (그림 7-42 ■)

자가-스트레칭: 앉아서 한 팔로 의자 뒤를 잡고 몸을 멀리 돌린다. (그림 7-43 ■)

배곧은근(Rectus Abdominis)

간결한 요약

- 통증유발점들은 양측 아래 뒤 몸통, 양측 엉치엉덩, 복부, 배 속, 골반 내, 및 가슴 부위들로 통증이 전이 될 수 있다.

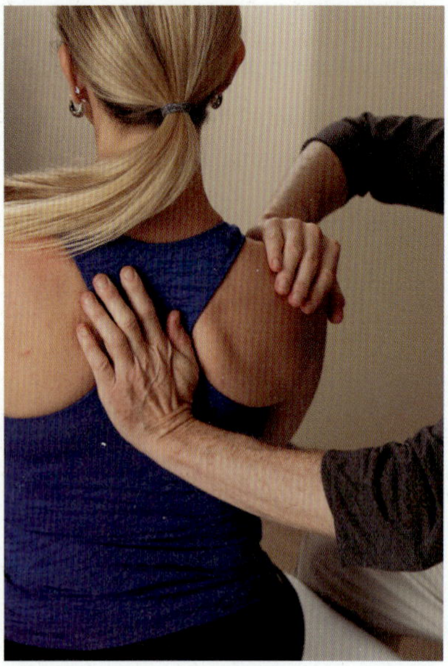

그림 7-42
스트레칭: (앉아서) 어깨뼈: 뒤당기기.

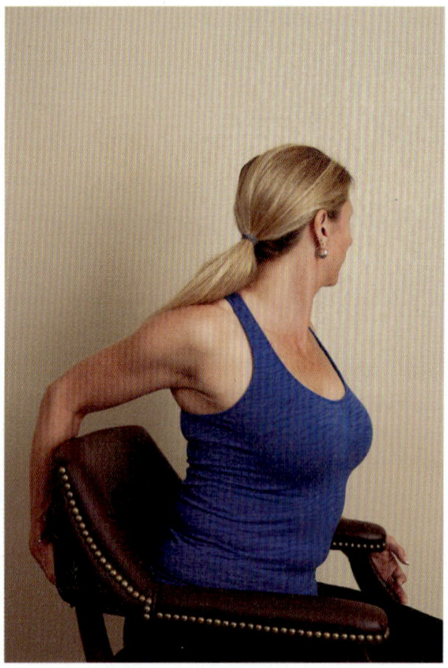

그림 7-43
자가-스트레칭: 어깨뼈 뒤당기기.

- 편평 및 집게 압박을 사용해서 비활성화 시킨다.
- 척추 사이 관절 과다 폄으로 스트레칭을 한다.

개요(Overview)

배곧은근은 곧바로 접근될 수 있는 근육으로 배바깥빗근과 배속빗근과 함께 작용을 한다. 대부분 그것들을 함께 치료하는 것이 추천된다.

배곧은근 통증유발점들은 엉치엉덩 부위로 통증이 전이

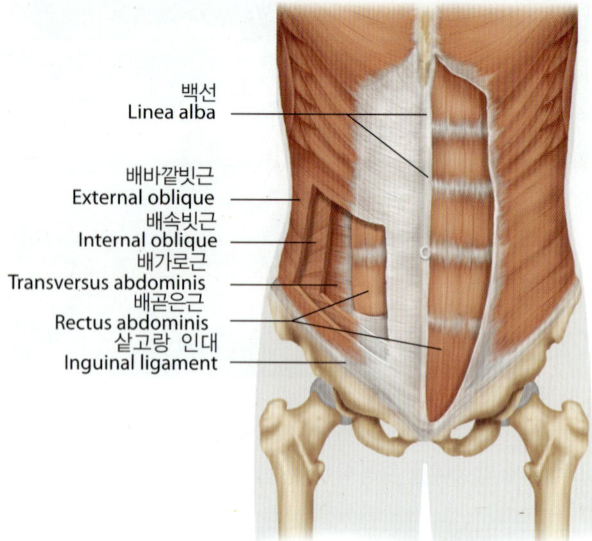

그림 7-44
배곧은근, 배바깥빗근, 및 배속빗근 해부.

될 수 있다. 엉치엉덩 관절 기능이상은 (그리고 다른 엉치엉덩 병리) 동일한 인접 부위에서 종종 통증을 보인다. 두 문제가 동시에 있을 수 있다.

배곧은근 통증유발점들은 배 속 및 골반 내 병리와 유사한 방식으로 통증이 전이될 수 있다. 배 속에 다른 문제가 있는 지를 확인하기 위해서 고객은 적절한 의료인에게 의뢰되어야만 한다.

위치와 부착(Location and Attachments)

배곧은근은 얕게 있으며 복부 부위의 세로 길이를 차지한다. (그림 7-44 ■)

- 아래쪽 부착들- 두덩뼈 능선 및 결합.
- 위쪽 부착들- 5, 6, 및 7번째 갈비뼈, 칼돌기, 및 배바깥빗근과 큰가슴근과 함께하는 근막.

형태와 기능(Form and Function)

배곧은근복부는 길고, 약간 넓고, 두껍다. 그것의 모양은 가로 건성 선들 (inscriptions), 곧은근 초 근막 및 **백선**에 의해서 늘려진다.

배곧은근은 다음을 만든다

- 척추사이 관절들의 굴곡.

- 증가된 배 속 압력 (예, 배뇨, 배변, 힘을 준 호흡).
- 척추 기둥의 안정.

통증유발점 연관 패턴
(Trigger Point Referral Patterns)

고객이 다음을 알리거나 설명할 때, 배곧은근의 통증유발점 활동을 조사해 보아야만 한다

- 양측 아래쪽 뒤쪽 몸통 또는 엉치엉덩 부위들의 통증. (그림 7-45 ■)
- 복부 그리고/또는 가슴(pectoral) 부위들의 통증 특히, 최대 그리고 깊은 호흡과 함께 들어 올리는 동안 오래 계속된 척추 기둥 굴곡으로 인해서. (그림 7-45)
- 내장체성 반사반응으로 인한 배 속과 골반내 부위들의 통증,
- 방해 받은 근육 탄력으로 인한 복부 팽창과 이완.

과부하 요인들 (Overloading Factors)

배곧은근은 다음으로 인해서 과부하를 받을 수 있다:

- 감염 또는 기능이상으로 인한 내장 고통.
- 복부 부위의 수술을 포함한 최근의 손상.
- 과도한 복부 운동.
- 정신적 고통.
- 앞쪽 몸통 근육들이 빨리 차갑게 됨.
- 오래 계속되거나 되풀이 하여 발생하는 복부내 압박, 특히 배변 동안.
- 근복부에 국소빈혈을 만드는 옷 또는 다른 것의 고무줄로 인한 오래 계속되는 압박.

비활성화 전략 (Deactivation Tactics)

배곧은근 자세 – 등을 대고 누워서, 척추 기둥을 약간 편다. 근복부에 편평 압박을 한다:

- *위쪽 근복부*
  - 근복부의 정중선을 따라 편평 촉진을 하는데, 갈비연골에서 손가락 한 개 폭 아래쪽에서 시작한다.
  - 아래쪽 갈비 연골을 향해서 약간 안쪽 위쪽으로 눌러라. (그림 7-46 ■)

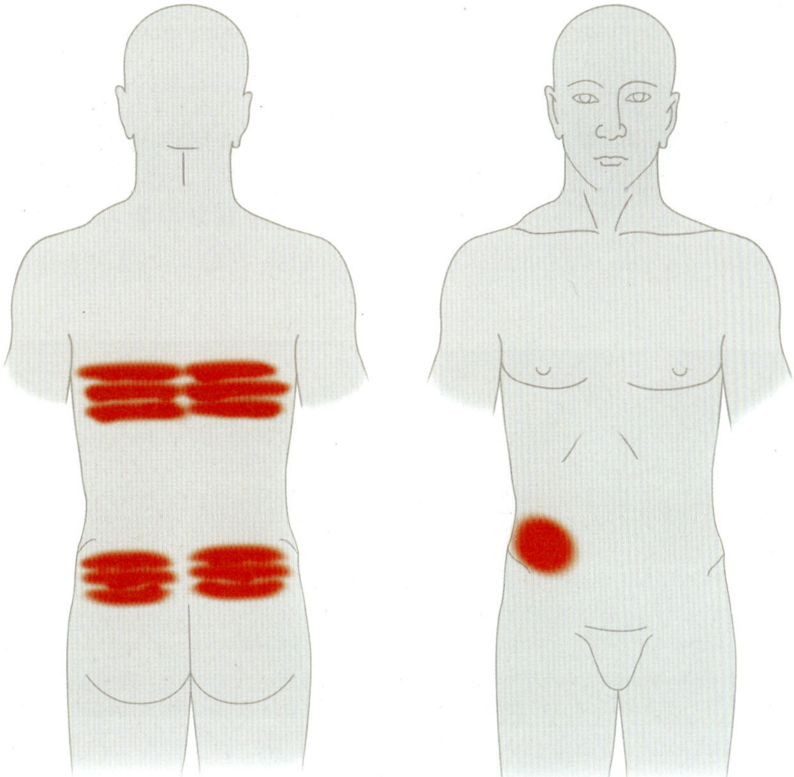

그림 7-45
배곧은근 통증유발점 연관 패턴 (예).

- ○ 시각적인 선을 따라 1~2개의 핵심 부위가 있다. (그림 7-47 ■)

- *아래쪽 근복부*
  - ○ 근복부의 정중선을 따라 편평 촉진을 하는데, 두덩뼈 능선에서 손가락 한 개 폭 위쪽에서 시작한다.
  - ○ 위쪽 두덩뼈 능선을 향해서 약간 안쪽 아래쪽으로 눌러라. (그림 7-48 ■)
  - ○ 시각적인 선을 따라 1개의 핵심 부위가 있다. (그림 7-49 ■)

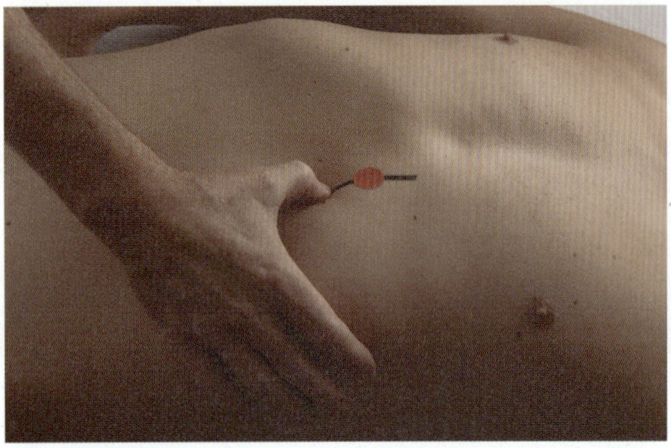

그림 7-46
편평 압박: 배곧은근 위쪽 근복부는 아래쪽 갈비 연골을 향해서 약간 안쪽 위쪽으로 눌러라.

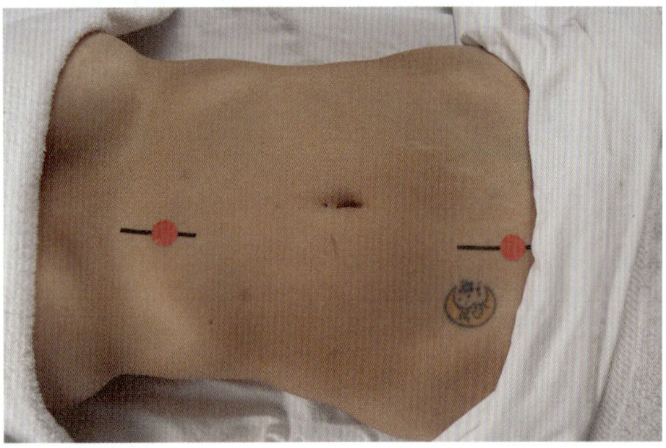

그림 7-47
배곧은근 위쪽 근복부의 시각적인 선을 따라 1~2개의 핵심 부위가 있다.

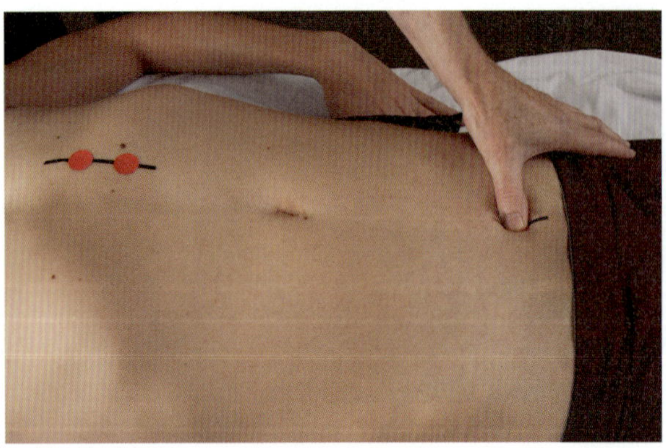

그림 7-48
편평 압박: 배곧은근 아래쪽 근복부는 위쪽 두덩뼈 능선을 향해서 약간 안쪽 아래쪽으로 눌러라.

배곧은근 자세- 등을 대고 누워서, 척추 기둥을 약간 굽힌다.

근복부에 집게 압박을 한다:

- 정중선에서 약간 가쪽에 있는 선을 따라 집게 압박을 하는데, 갈비 연골에서 손가락 2개 폭 아래쪽에서 시작한다. (그림 7-50 ■)
- 근육의 아래쪽 끝까지 이 선을 따라 탐색을 계속하라.
- 시각적인 선을 따라 4~5개의 핵심 부위들이 있다. (그림 7-51 ■)

심화된 직접 압박 : 고객에게 배곧은근에 편평 또는 집게 압박을 한다

- 직접 능동적 움직임, 척추사이 관절 굴곡/폄을 포함.
- 간접 능동적 움직임: 갈비뼈 들기/내리기를 포함.

관련 있는 근육 부위들(Relevant Muscle Areas)

등을 바닥에 대고 누운 자세에서 다른 중요 부위들이 다뤄질 수 있다. 특히, 추가로 초점을 두어야만 할 곳:

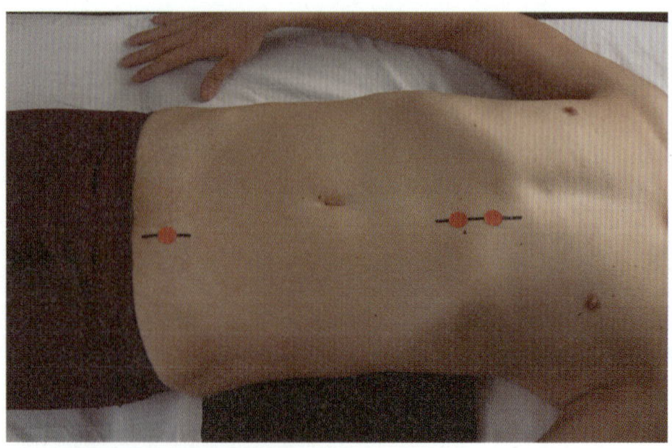

그림 7-49
배곧은근 아래쪽 근육 복부의 시각적인 선을 따라 1개의 핵심 부위가 있다.

- 배바깥빗근
- 배속빗근
- 큰허리근
- 엉덩근
- 큰가슴근

*길항*근들에게도 주의를 해야 한다:

- 척추 기립근

찾아볼 가치가 있는 다른 근육들:

- 앞톱니근
- 두덩근
- 긴모음근
- 짧은모음근
- 큰모음근
- 두덩정강근

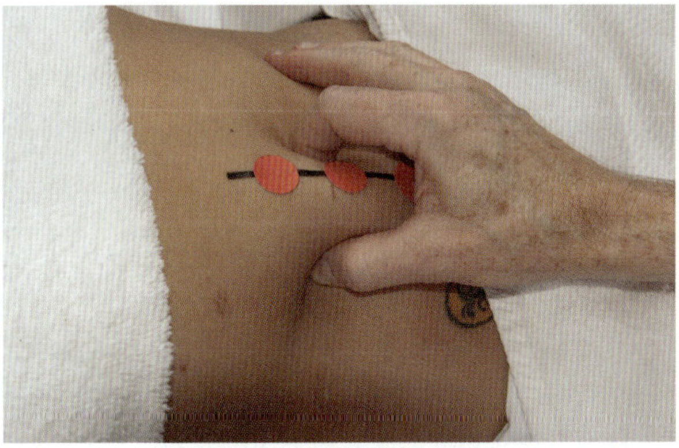

그림 7-50
집게 압박: 정중선 약간 가쪽의 중앙 배곧은근의 시각적인 선을 따라.

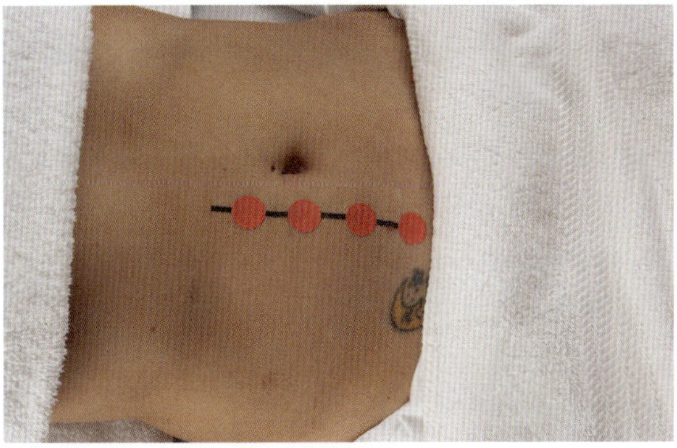

그림 7-51
배곧은근 중앙 근복부의 시각적인 선을 따라 4~5개의 핵심 부위들이 있다.

스트레칭(Stretches)

양측 어깨 관절 굴곡과 함께 척추사이 관절 과다 폄이 굴곡이 고객이 등을 바닥에 대고 누운 자세에서 시행될 수 있다. (그림 7-52 ■)

엎드려서 골반을 바닥에 대고 있으면서 척추사이 관절 과다 폄으로 상체를 밀어서 자가-스트레칭을 한다. (그림 7-53 ■)

배바깥빗근과 배속빗근 (External Oblique and Internal Oblique)

간결한 요약

- 통증유발점들은 복부, 가슴, 아래쪽 흉곽 내, 사타구니, 및 골반 내 부위들로 통증이 전이될 수 있다.

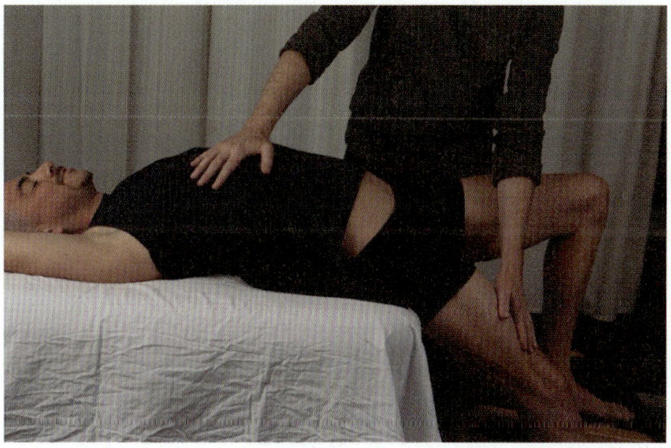

그림 7-52
스트레칭: (등을 대고) 척추사이 관절 과다 폄 (치료사의 손이 고객의 아래쪽 몸통을 고정하고 있는 것을 주목하라).

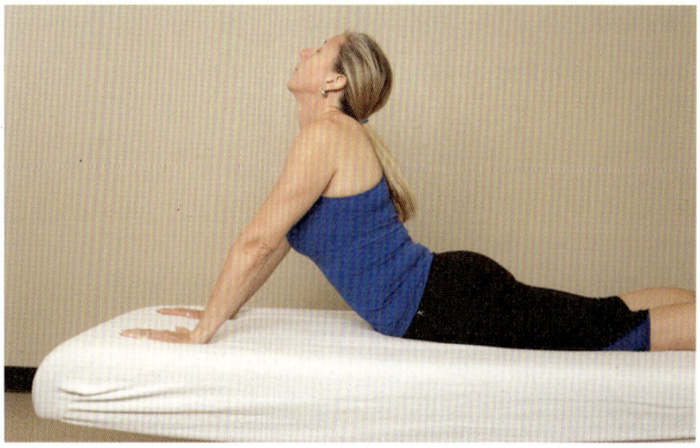

그림 7-53
자가-스트레칭: 척추사이 관절 과다 폄.

- 편평 및 집게 압박을 사용해서 비활성화 시킨다.
- 척추 사이 관절 회전으로 스트레칭을 한다.

개요(Overview)

배바깥빗근은 곧바로 접근될 수 있는 근육이다. 비록 깊숙이 있지만, 배속빗근은 배바깥빗근을 통해서 접근이 가능하다. 배바깥빗근이 배속빗근을 덮고 있기 때문에, 두 빗근에 있는 통증유발점들은 종종 같은 치료 동안 비활성화 된다.

배바깥빗근과 배속빗근은 함께 작용을 한다. 대부분 그것들을 함께 치료하는 것이 추천된다.

배바깥빗근과 배속빗근 통증유발점들은 복부, 아래쪽 흉곽 내, 및 골반 내 병리와 유사한 방식으로 통증이 전이될 수 있다. 배 속에 다른 문제가 있는 지를 확인하기 위해서 고객은 적절한 의료인에게 의뢰되어야만 한다.

위치와 부착(Location and Attachments)

배바깥빗근은 얕게 있으며 몸통 가쪽 앞면의 세로 길이를 차지한다. (그림 7-44)

- 위쪽 부착들- 5-12 번째 갈비뼈들.
- 아래쪽 부착들- 백선 (배곧은근 초 근막을 통해서), 엉덩뼈 능선의 앞면, 및 샅고랑 인대.

배속빗근은 배바깥빗근의 깊숙이 있으며, 몸통 가쪽 앞면의 아래쪽 세로 길이를 차지한다. (그림 7-44)

- 아래쪽 부착들- 샅고랑 인대, 두덩뼈 능선의 앞면 및 등허리 근막.
- 위쪽 부착들- 백선 (배곧은근 초 근막을 통해서) 및 10-12번째 갈비뼈들.

형태와 기능(Form and Function)

배바깥빗근의 복부는 길고, 넓고, 납작하다. 배속빗근의 복부는 비교적 길고, 대부분 넓고, 납작하다.

배바깥빗근과 배속빗근은 다음을 만든다

- 증가된 배 속 압력 (예, 배뇨, 배변, 힘을 준 호흡).

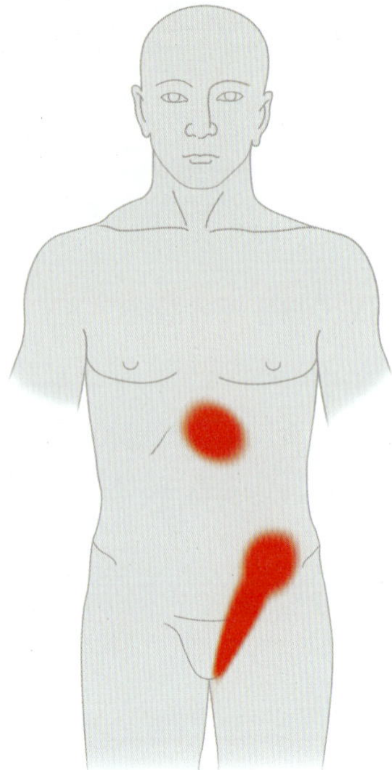

그림 7-54
배바깥빗근과 배속빗근 통증유발점 연관 패턴 (예).

- 척추사이 관절들의 굴곡, 가쪽 굴곡, 및 회전.
- 척추 기둥의 안정.

통증유발점 연관 패턴 (Trigger Point Referral Patterns)

고객이 다음을 알리거나 설명할 때, 배바깥빗근과 배속빗근의 통증유발점 활동을 조사해 보아야만 한다

- 아래쪽 흉곽 내 또는 사타구니 부위들의 통증. (그림 7-54 ■)
- 복부 그리고/또는 가슴 부위들의 통증 특히, 깊은 호흡과 함께 들어 올리는 동안 오래 계속된 척추 기둥 굴곡으로 인해서.
- 내장체성 반사반응으로 인한 배 속 부위의 통증.
- 방해 받은 근육 탄력으로 인한 복부 팽창과 이완.
- 내장체성 반사반응으로 인한 골반 내 부위들의 기능이상 (예, 빈뇨, 및 요정체).

앞톱니근에 위치한 통증유발점들은 배바깥빗근을 촉진할 때 종종 발견되며 가쪽 위쪽 몸통 및 아래쪽 어깨사이 부위들로 통증이 전이될 수 있다.

과부하 요인들(Overloading Factors)

배바깥빗근과 배속빗근은 다음으로 인해서 과부하를 받을 수 있다:

- 감염 또는 기능이상으로 인한 내장 고통.
- 복부 부위의 수술을 포함한 최근의 손상.
- 과도한 복부 운동.
- 정신적 고통.
- 앞쪽 몸통 근육들이 빨리 차갑게 됨.
- 오래 계속되거나 되풀이 하여 발생하는 복부 내 압박, 특히 배변 동안.
- 척추 기둥 회전을 포함하는 지속된 자세.
- 급성 호흡 긴장.

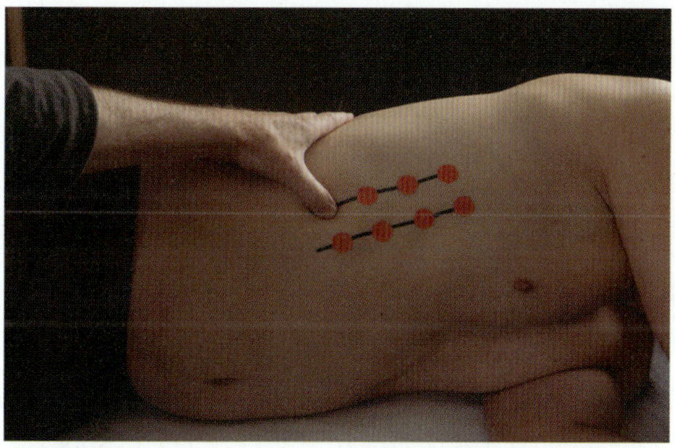

그림 7-55
편평 압박. 배바깥빗근과 배속빗근은 앞쪽 몸통을 향해서 뒤쪽 그리고 약간 안쪽으로 눌러라.

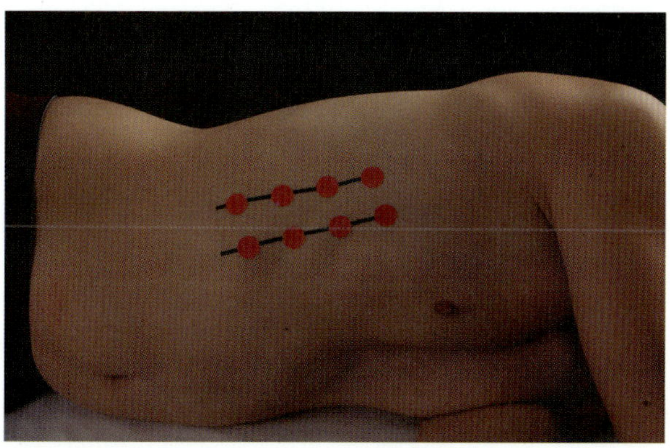

그림 7-56
배바깥빗근과 배속빗근의 시각적인 선을 따라 6~8개의 핵심 부위들이 있다.

- 근복부에 국소빈혈을 만드는 옷 또는 다른 것의 고무줄로 인한 오래 계속되는 압박.

비활성화 전략(Deactivation Tactics)

배바깥빗근과 배속빗근 자세 – 옆으로 누워서, 척추 기둥 회전 또는 가쪽 굴곡을 시키지 않는다.

근복부들에 편평 압박을 한다:

- 근복부들에 있는 선을 따라 편평 촉진을 하는데, 흉곽에 있는 칼돌기에서 손가락 4개 폭 가쪽에서 시작한다.
- 앞쪽 몸통을 향해서 뒤쪽 그리고 약간 안쪽으로 눌러라. (그림 7-55 ■)
- 다른 선을 따라 탐색을 계속하는데, 흉곽에 있는 칼돌기에서 약 한 손 폭 가쪽에서 시작하라.
- 이 선들을 따라 탐색을 계속하는데 앞쪽 가쪽 몸통의 갈비뼈 가장자리까지 사선으로 하라.
- 시각적인 선을 따라 6~8개의 핵심 부위들이 있다. (그림 7-56 ■)

근복부들에 집게 압박을 한다:

- 앞쪽 가쪽 근육 복부들 상에 있는 선을 따라 집게 압박을 하는데, 배곧은근 가쪽 가장자리에서 한 손 폭 가쪽, 앞쪽 가쪽 엉덩뼈 능선에서 대략 한 손가락 폭 위쪽에서 시작한다. (그림 7-57 ■)

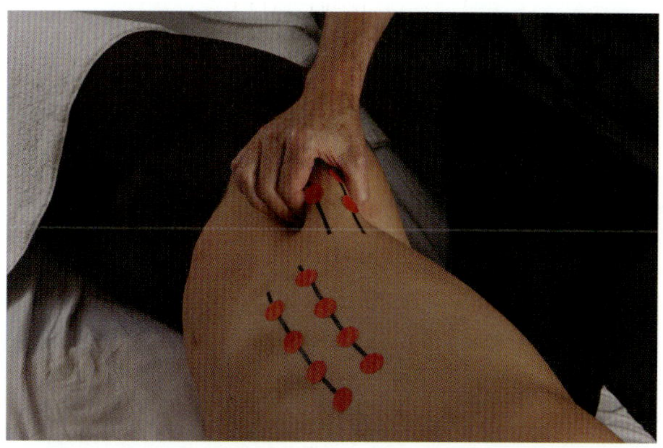

그림 7-57
집게 압박: 배바깥빗근과 배속빗근복부들의 앞쪽 가쪽에 있는 선을 따라.

- 대략 10번째 갈비뼈까지 이 선을 계속 탐색하라.
- 근육 복부들의 가장 가쪽면 상에 있는 또 다른 선을 따라 계속 탐색하는데, 중간가쪽 엉덩뼈 능선에서 대략 한 손가락 폭 위쪽에서 시작하라.
- 시각적인 선을 따라 4개의 핵심 부위들이 있다. (그림 7-58 ■)

심화된 직접 압박 : 고객에게 배바깥빗근과 배속빗근에 편평 또는 집게 압박을 한다

- 직접 능동적 움직임, 척추사이 관절 회전 그리고/또는 가쪽 굴곡을 포함.
- 간접 능동적 움직임: 척추사이 관절 굴곡/폄을 포함.

관련 있는 근육 부위들(Relevant Muscle Areas)

옆으로 누운 자세에서 다른 중요 부위들이 다뤄질 수 있다. 특히, 추가로 초점을 두어야만 할 곳:

- 앞톱니근

찾아볼 가치가 있는 다른 근육들:

- 배곧은근
- 큰가슴근

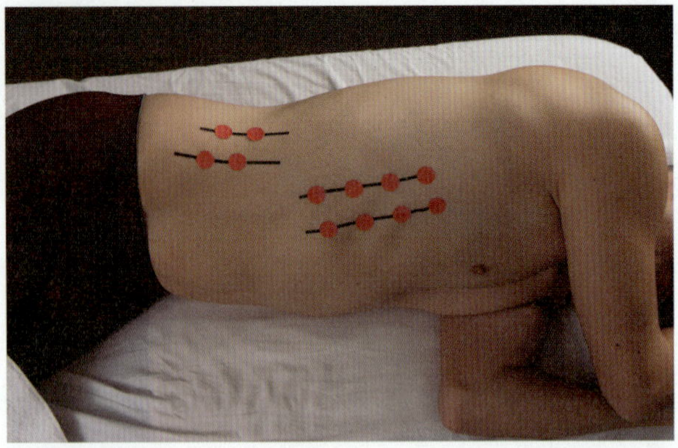

그림 7-58
배바깥빗근과 배속빗근의 시각적인 선을 따라 4개의 핵심 부위들이 있다 (아래쪽 적색점들).

- 큰허리근
- 엉덩근
- 척추 기립근
- 두덩근
- 긴모음근
- 짧은모음근
- 큰모음근
- 두덩정강근

스트레칭(Stretches)

반대 방향으로 반복된 척추사이 관절 회전이 고객이 옆으로 누운 자세에서 시행될 수 있다. (그림 7-59 ■)

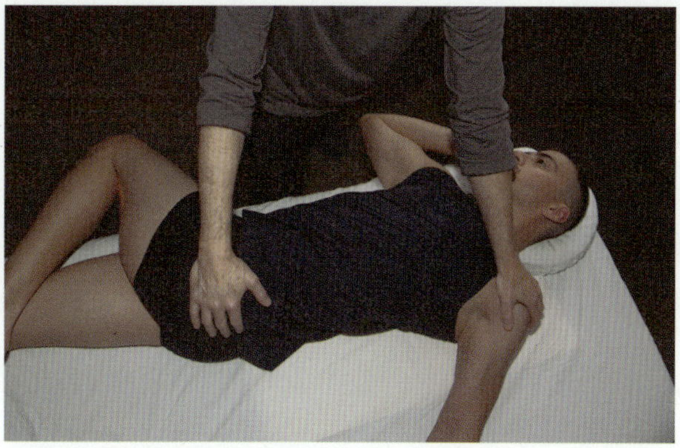

그림 7-59
스트레칭: (옆으로 누워서) 척추사이 관절 회전 (치료사의 오른손이 고객의 엉덩뼈를 당기고 왼손이 고객의 전방 어깨세모근을 미는 것을 주목하라).

앉아서 몸통을 한 쪽 방향으로 돌리고 그 다음 다른 방향으로 돌려서 자가-스트레칭을 한다. (그림 7-60 ■)

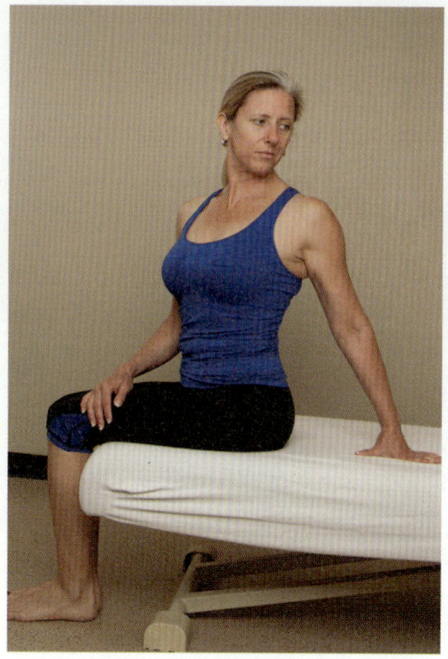

그림 7-60
자가-스트레칭: 척추사이 관절 회전.

복습 문제

연관 잇기

_____ 1. 척추기립근은 위쪽으로 ( ) 에 부착한다
_____ 2. 큰가슴근은 안쪽에서 ( ) 에 부착한다
_____ 3. 작은가슴근은 아래쪽에서 ( ) 에 부착한다
_____ 4. 작은가슴근은 ( ) 근육이다
_____ 5. 앞톱니근은 앞쪽으로 ( ) 에 부착한다
_____ 6. 앞톱니근 통증유발점들은 ( )부위로 통증이 전이될 수 있다
_____ 7. 배곧은근은 아래쪽으로 ( ) 에 부착한다
_____ 8. 배곧은근은 ( ) 움직임을 만든다
_____ 9. 큰가슴근은 ( ) 근육이다
_____ 10. 배바깥빗근은 몸통 ( )면의 세로 길이를 차지한다

A. 얕은
B. 두덩뼈 능선과 결합
C. 안쪽 빗장뼈, 복장뼈, 2~6번째 갈비뼈들의 연골
D. 깊숙이
E. 1번째에서 8~9번째 갈비뼈들
F. 등 가로 돌기들
G. 가쪽 위쪽 몸통 부위
H. 척추사이 관절들의 굴곡
I. 가쪽 앞쪽
J. 3, 4, 5번째 갈비뼈들

사지선다형

1. 척추기립근은 ( ) 근육을 포함하지 않는다.
   a. 가장긴근
   b. 엉덩갈비근
   c. 허리네모근
   d. 가시근

2. 고객의 큰가슴근에 있는 통증유발점들을 비활성화 시킨 다음, 어깨 관절을 ( ) 시키는 스트레칭이 항상 추천된다.
   a. 굴곡
   b. 벌림
   c. 폄
   d. 모음

3. 작은가슴근은 ( )을 안정시킬 수 있다.
   a. 복장뼈
   b. 빗장뼈
   c. 어깨뼈
   d. 위팔뼈

4. 작은가슴근은 ( ) 얼기를 조일 수 있다.
   a. 복강
   b. 허리
   c. 위팔
   d. 목

5. 앞톱니근은 ( ) 부위의 가로 폭과 세로 길이의 대부분을 차지한다.
   a. 안쪽 흉곽
   b. 가쪽 흉곽
   c. 안쪽 복부
   d. 가쪽 복부

6. 고객이 ( )의 제한을 호소할 때, 앞톱니근 통증유발점들을 조사하라.
   a. 척추 기둥 굴곡
   b. 어깨 관절 동작 범위
   c. 호흡
   d. 삼킴

7. 고객이 방해 받은 근육 탄력으로 인한 (　　) 의 팽창과 이완을 호소할 때, 배곧은근 통증유발점들을 조사하라.
   a. 복부
   b. 호흡기
   c. 방광
   d. 두개

8. 고객의 배곧은근에 있는 통증유발점들을 비활성화 시킨 다음, 척추사이 관절을 (　　) 시키는 스트레칭이 항상 추천된다.
   a. 굴곡
   b. 과다 폄
   c. 회전
   d. 원회전

9. 배바깥빗근 통증유발점들은 (　　) 부위로 통증을 연관할 수 있는데, 특히 지속된 척추 기둥 굴곡에 기인한다.
   a. 오금
   b. 볼기
   c. 어깨
   d. 가슴

10. 배속빗근은 (　　)을 안정시킬 수 있다.
   a. 힙 관절
   b. 팔이음뼈
   c. 척추 기둥
   d. 복장갈비 관절

제 8 장

팔이음뼈(견갑대) 근육들

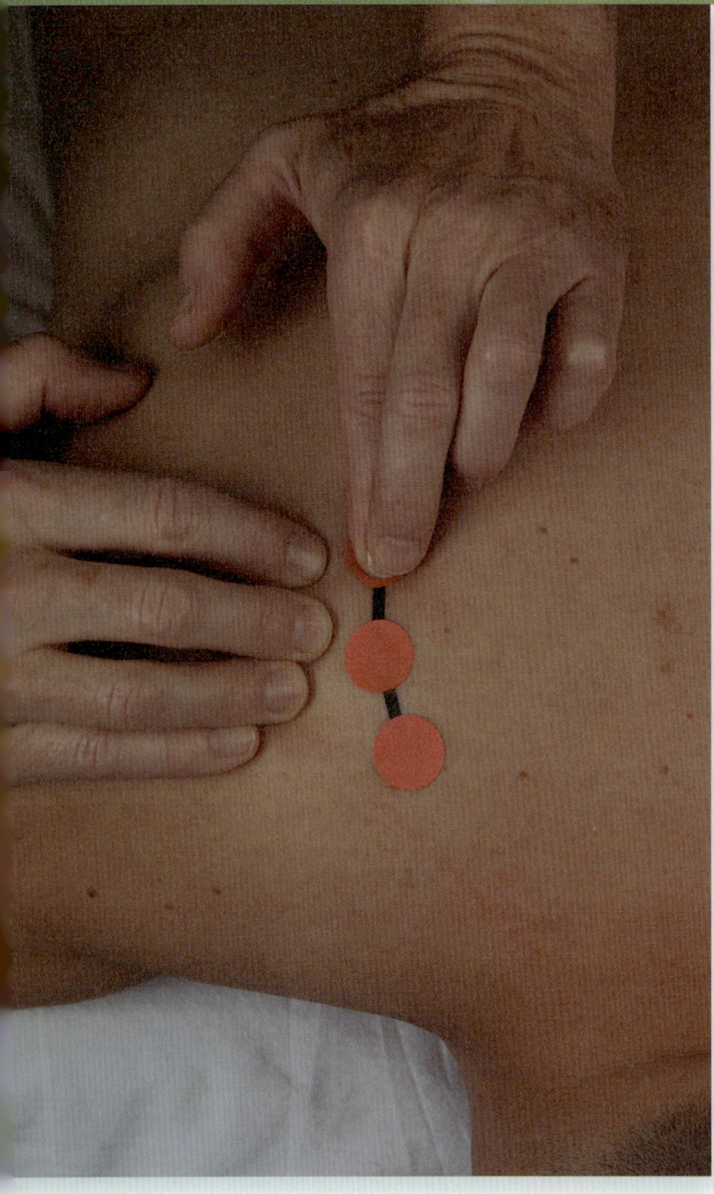

이 장의 개요

서문 – 팔이음뼈 근육들
등세모근
어깨올림근
큰마름근과 작은 마름근
위뒤톱니근
가시아래근과 작은원근
넓은등근과 큰원근
어깨밑근

학습 목적

이 장에 있는 정보를 배운 후, 치료사는 다음을 할 수 있어야만 한다:

- 팔이음뼈 근육들의 주요한 신체운동학적 기능들을 설명하시오
- 팔이음뼈 근육들 내 통증유발점 활동을 일으키는 두드러진 과부하 요인들을 설명하시오
- 팔이음뼈 근육들을 만져서 구분하시오
- 팔이음뼈 근육들 내 통증유발점 위치들을 촉진하시오
- 팔이음뼈 근육들의 통증유발점 비활성화를 만들기 위한 능동적 움직임들을 설명하시오
- 팔이음뼈 근육들에 맞는 스트레칭을 실행하시오
- 팔이음뼈 근육들에 있는 통증유발점으로 인한 통증 연관 위치들을 찾아내시오

다음 근육들에 대해서 다룬다: 등세모근, 어깨올림근, 큰마름근, 작은 마름근, 위뒤톱니근, 가시아래근, 작은원근, 넓은등근, 큰원근, 및 어깨밑근

주요 용어

유착성 낭염 168
두통 169
염발음(crepitus) 177
어깨 관절 탈구 (dislocation) 191

서문 – 팔이음뼈 근육들 (Introduction – Shoulder Girdle Muscles)

근육 구성(Muscle Organization)

이 장은 팔이음뼈 부위에서 발견되는 각각 근육들을 다룬다. 하부 등세모근과 가시위근을 제외한 모든 팔이음뼈 근육들을 포함한다.

하부 등세모근은 다른 근육들을 (마름근 및 척추 기립근) 덮고 있으며, 이들 내에 있는 통증유발점들은 발견되고 치료될 것이다.

가시위근은 상부와 중간 등세모근부의 밑에 있으며, 여기에 위치한 통증유발점 위치들은 –종종– 위를 덮고 있는 등세모근을 돌보는 동안 비활성화 될 수 있다.

국소적 영향(Regional Influences)

팔이음뼈 근육들은 그 부위의 안정과 가동에 책임이 있다. 자세 그리고 움직임 과사용 환경 둘 다가 원하지 않는 변화를 만들 수 있어서, 이 부위에서 발견되는 구조들에 반대 기능을 만든다. 위치에 따라서, 다른 팔이음뼈 근육들이 부정적으로 영향 받을 수 있다:

- 척추사이 관절들
- 척추사이 인대들
- 복장갈비 관절들
- 어깨봉우리빗장 관절들
- 어깨 관절들
- 어깨 자세

이러한 결합 조직 구조들과 다른 성분들을 찾아서 적절한 도수기법을 적용해야 한다.

비활성화에 관해서(Deactivation Concerns)

팔이음뼈 근육들의 폭 넓은 다양성은 통증유발점 비활성화를 위한 다양한 접근 문제를 보여 준다.

등세모근, 넓은등근, 및 큰원근 부분들은 집게 압박을 특징으로 하는데, 그것은 치료사의 집는 힘에 피해를 줄 수 있다.

위뒤톱니근의 통증유발점 활동은 어깨뼈에 의해서 종종 덮이므로 직접 압박 이전에 가쪽 어깨 가동술을 필요로 한다.

어깨밑근에 있는 통증유발점 위치들의 비활성화는 신경혈관성 구조들과 인접되어 있어서 하기가 힘들다. 이 때문에 직접 압박으로 통증유발점 활동을 치료하기 까다로운 위치로 만들므로, 치료사는 어깨밑근에 있는 통증유발점 위치들의 비활성화를 시도하기 전에 보다 세련된 기법 수준을 우선 개발해야만 한다.

일반적인 상태(Common Conditions)

팔이음뼈 근육들은 그 부위을 위해서 안정과 가동 둘 다를 제공해야만 한다. 만약 손상되거나 압도된다면 –반복적인 움직임, 통증유발점 활동, 또는 다른 원인들에 의해서– 여러 문제들이 생길 수 있다. 이 부상들과 과사용 관심사들은 다음을 포함한다:

- 회전근개 부상
- 동결견
- **유착성 낭염**
- 팔이음뼈 자세 틀어짐
- 어깨봉우리밑 충돌 증후군

통증유발점 활동 성분을 특징으로 하는 다른 덜 흔한 문제들은 어깨 관절 골관절염과 윤활낭염을 포함한다.

이러한 상황들과 함께 연부조직 병태생리학에 대한 이해는 –그리고 적절한 치료 반응에 대한 약간의 트레이닝– 치료사가 관련된 통증과 불쾌감을 효과적으로 손 볼 수 있게 해 준다.

등세모근(Trapezius)

간결한 요약

- 등세모근의 상부와 중간 부위에 있는 통증유발점들은 가쪽 목 뒤, 꼭지돌기, 가쪽 두개, 하악각, 어깨 사이, 및 어깨 상부 가쪽으로 연관될 수 있다.
- 편평 및 집게 압박을 사용해서 비활성화 시킨다.
- 어깨 내리기로 스트레칭을 한다.

개요(Overview)

등세모근은 쉽게 접근이 가능한 근육으로 어깨올림근, 큰마름근, 및 작은마름근과 협력해서 작용을 한다. 대부분 그것들을 함께 치료하는 것이 추천된다.

등세모근 통증유발점들은 두개안면 부위로 통증이 전이 될 수 있다. 다른 근육들 (주로 목빗근, 경추 뒤쪽 근육들, 및 뒤통수밑근) 또한 **두통**에 관여할 수 있으므로 찾아보아야만 할 것이다.

어깨올림근, 큰마름근, 작은마름근, 위뒤톱니근 및 가시위근들의 통증유발점들은 등세모근의 밑에 있기 때문에 동일한 치료 동안 자주 비활성화된다.

위치와 부착(Location and Attachments)

등세모근은 얕게 있고 상부 등 부위길이의 대부분 그리고 가로지르는 폭을 차지한다. (그림 8-1 ■ 을 보라)

- 안쪽 부착들 – 뒤통수, 목덜미인대 및 C7에서 T12 사이의 가시돌기들.
- 가쪽 부착들 – 빗장뼈의 가쪽 1/3, 어깨봉우리돌기, 및 어깨가시.

형태와 기능(Form and Function)

등세모근의 복부는 넓고, 길고, 대부분 편평하며, 가쪽 상부와 중간 부분이 두드러지게 두껍다. 제일 위쪽 부분의 빗장 섬유들은 사선으로 배열되어있는 반면에, 나머지 위쪽과 모든 중간 부분 어깨 섬유들은 가로지르게 배열되어있다.

등세모근은 다음을 만든다

- 어깨의 들기 (빗장 회전을 통해 간접적으로), 뒤당기기, 및 내리기.
- 어깨 안정.

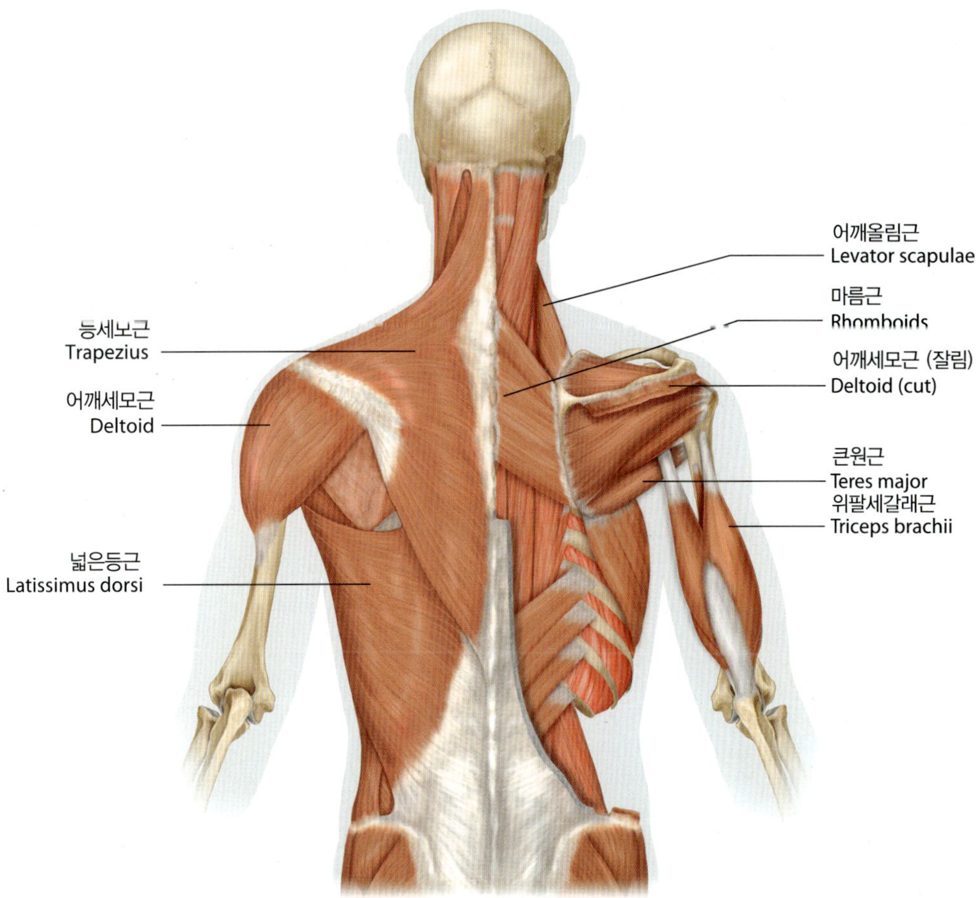

그림 8-1
등세모근 해부.

통증유발점 연관 패턴 (Trigger Point Referral Patterns)

고객이 다음을 알리거나 설명할 때, 등세모근의 통증유발점 활동을 조사해 보아야만 한다

- 가쪽 뒷목, 두개 가쪽, 꼭지돌기 또는 하악각 부위의 통증. (그림 8-2 ■)
- 어깨뼈 사이 또는 가쪽 상부 어깨 부위통증. (그림 8-3 ■)
- 만성 근육 긴장 두통.
- 양측 또는 편측 어깨 들기.

등세모근 하부에 위치한 통증유발점들은 척추 기립근을 촉진할 때 종종 발견되며 뒷목 위쪽, 꼭지돌기, 어깨봉우리 돌기, 및 어깨뼈 안쪽 가장자리 부위로 통증이 전이될 수 있다.

뒤쪽 목갈비근 부위에 있는 통증유발점들은 등세모근 상부를 촉진하는 동안 발견될 수도 있으며 그리고 사이, 가슴근, 위팔의 가쪽과 뒤, 엄지, 및 검지 부위들로 통증이 전이될 수 있다.

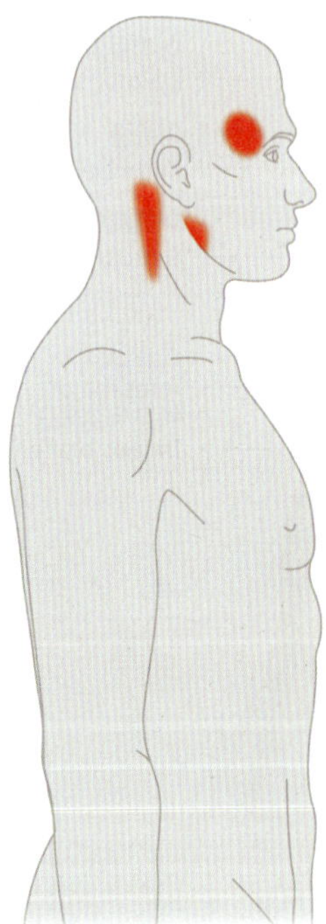

그림 8-2
등세모근 통증유발점 연관 패턴.

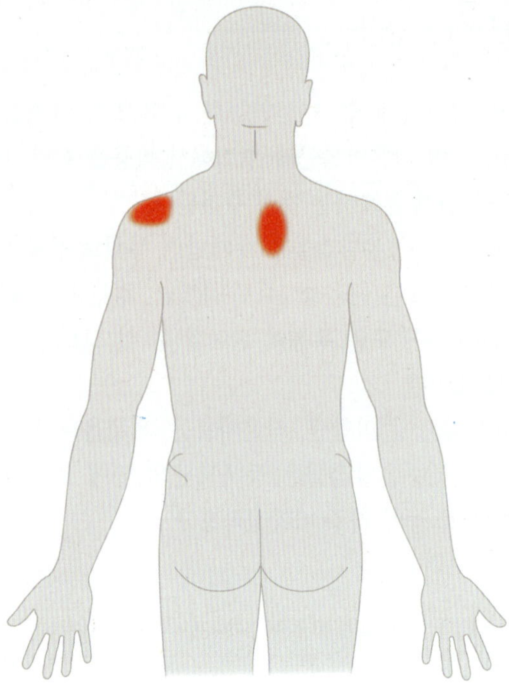

그림 8-3
등세모근 통증유발점 연관 패턴.

과부하 요인들 (Overloading Factors)

등세모근의 상부 및 중간 둘 다 다음으로 인해서 과부하를 받을 수 있다:

- 급성 외상 (특히, 차량, 접촉성 운동, 또는 낙상).

등세모근의 상부는 다음으로 과부하 받기가 쉽다:

- 지속된 어깨 올리기.
- 정신적 스트레스 (예, 두려움, 괴로움, 불안, 상처 받기 쉬움).
- 근복부에 국소빈혈을 만드는 옷 또는 다른 것의 고무줄로 인한 오래 계속되는 압박.

등세모근의 중간 부위는 다음으로 과부하 받기가 쉽다:

- 지속된 어깨 내밀기 그리고/또는 위팔뼈 내회전.
- 팔로 크고 무거운 물건 옮기기.

- 관자근
- 깨물근
- 큰가슴근

스트레칭(Stretches)

상부 등세모근 – 고객이 등 또는 배를 대고 눕게 한 후 어깨 내리기를 (머리 고정한 채로) 한다. (그림 8-11 ■ 과 8-12 ■).

누워서 한 손은 골반 밑에 끼고, 다른 손으로 머리를 옆으로 당겨서 가쪽으로 굽혀서 자가-스트레칭을 한다. (그림 8-13 ■).

중간 등세모근 – 근육의 이 부분을 우선 확인하지 않고서 스트레칭하는 것은 권장되지 않는데 그 이유는 종종 그것은 이미 과도하게 스트레치 되어있고 약해져 있기 때문이다.

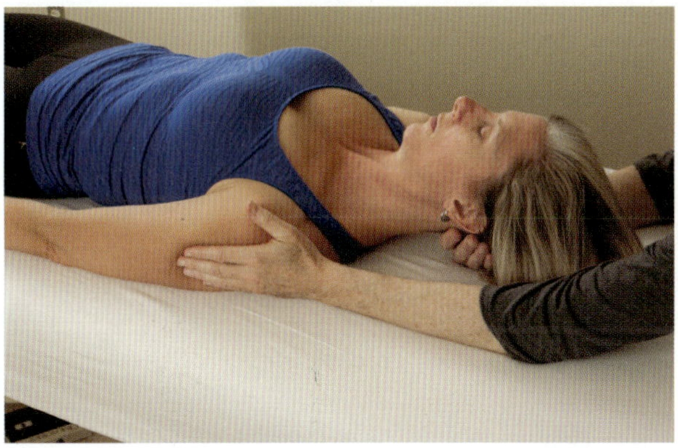

그림 8-11
스트레칭: (누워서) 어깨를 내린다 (시료사가 고객의 뒤통수를 고정하고 있는 것을 주목하라).

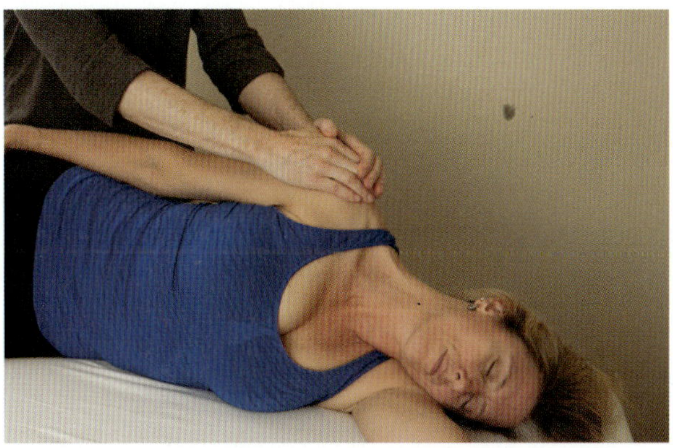

그림 8-12
스트레칭: (옆으로 누워서) 어깨를 내린다 (필요 시 고객의 머리가 받침대에 의해서 지탱될 수도 있음을 주목하라).

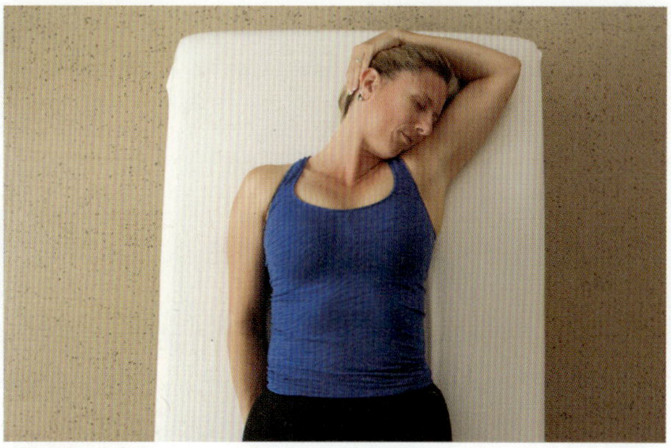

그림 8-13
자가-스트레칭: 어깨를 내린다 (고객의 같은 쪽 손을 골반 밑에 끼워서 어깨를 안정시키는 것을 주목하라).

고객이 옆으로 누운 자세으로 어깨 내밀기가 (벌림) 행해질 수 있다.

양 팔을 앞에서 교차시켜서 앉아서, 어깨 관절을 수평으로 모으고, 다른 손으로 가쪽 위팔뼈를 당겨서 자가-스트레칭을 한다.

어깨올림근(Levator Scapulae)

간결한 요약

- 통증유발점들은 뒷목 가쪽과 어깨 안쪽 위쪽 부위들로 연관될 수 있다.
- 편평 압박을 사용해서 비활성화 시킨다.
- 어깨 내리기 스트레칭 한다.

개요(Overview)

깊숙이 위치한 근육이지만, 어깨올림근의 어깨부는 등세모근을 통해서 접근 가능하다. 그것의 위치가 깊기 때문에, 어깨올림근은 종종 간과된다. 어깨올림근은 등세모근, 큰마름근, 및 작은마름근과 협력해서 작용을 한다. 대부분 그것들을 함께 치료하는 것이 추천된다.

어깨올림근 통증유발점은 활동은 일반적으로 그 근육의 아래 반에서 더 많이 발견된다. 등세모근 통증유발점들은 어깨올림근 위에 있기 때문에, 동일한 치료 동안 자주 비활성화된다. 위쪽 절반에 있는 통증유발점들은 뒷목 근육들을 조사하는 동안 발견되기가 쉽다.

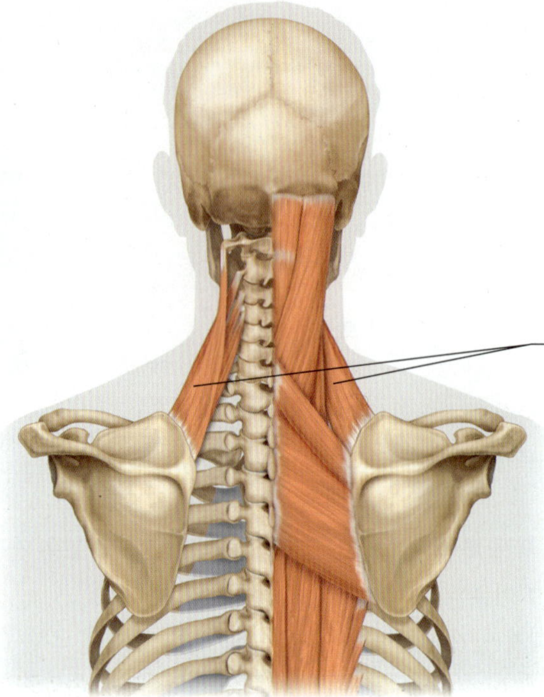

그림 8-14
어깨올림근 해부.

위치와 부착(Location and Attachments)

어깨올림근은 목 부위의 가쪽 뒷면 길이를 비스듬히 차지하며, 머리널판근과 등세모근 밑에 있다. (그림 8-14 ■).

- 위쪽 부착들 –C1에서 C4 사이의 가로돌기들.
- 아래쪽 부착 – 어깨가시 뿌리에서 상각 사이의 어깨의 안쪽 가장자리.

형태와 기능(Form and Function)

어깨올림근 복부는 비교적 짧고, 약간 가늘며, 두껍다. 위쪽 부착은 아래쪽 가쪽 부착의 앞쪽과 안쪽이다.

어깨올림근은 다음을 만든다:

- 어깨 올림.
- 목 척추사이관절들의 회전.
- 어깨의 안정.

통증유발점 연관 패턴 (Trigger Point Referral Patterns)

고객이 다음을 알리거나 설명할 때, 어깨올림근의 통증유발점 활동을 조사해 보아야만 한다

- 뒷목 가쪽 또는 안쪽 위쪽 어깨 부위들의 통증. (그림 8-15 ■)

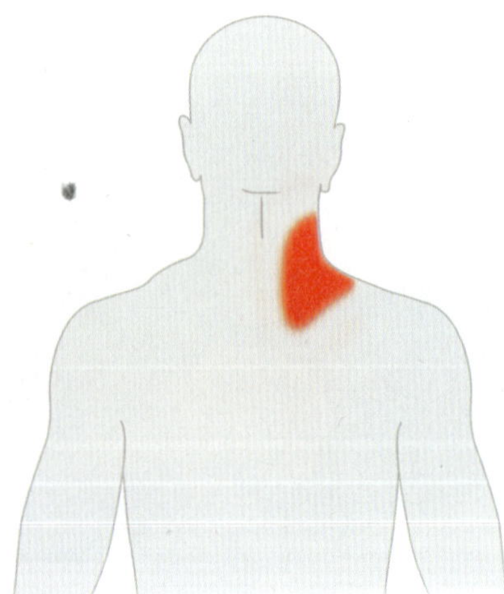

그림 8-15
어깨올림근 통증유발점 연관 패턴.

- 목 부위의 뻣뻣함, 특히 척추사이 관절 회전을 만들 때.
- 양측 또는 편측 어깨 올리기.

등세모근 중간 부분에 위치한 통증유발점들은 어깨올림근을 촉진할 때 종종 발견되며 어깨 사이 부위로 통증이 전이될 수 있다.

과부하 요인들(Overloading Factors)

어깨올림근은 다음으로 인해서 과부하를 받을 수 있다:

- 지속된 어깨 올리기.
- 근복부에 국소빈혈을 만드는 옷 또는 다른 것의 고무줄로 인한 오래 계속되는 압박.
- 머리를 잘못 받히고 수면.
- 뒷목 그리고/또는 어깨 근육들이 빨리 차가워짐.
- 정신적 스트레스(예, 두려움, 피로움, 상처 받기 쉬움).
- 만성적으로 반복적인 목 척추사이관절의 회전을 만드는 활동들.
- 급성 외상(특히 차량, 접촉성 운동, 또는 낙상).
- 어떤 다리 길이 불일치.

비활성화 전략(Deactivation Tactics)

어깨올림근 자세 – 배를 대고 누워서, 어깨를 올리지 말고 어깨 관절은 안으로 모은다.

근복부에 편평 압박을 한다:

- 근복부 중간선을 따라 편평 촉진을 하는데, 어깨뼈 가시 뿌리 위쪽의 어깨뼈 안쪽 가장자리에서 손가락 대략 반 폭 위쪽에서 시작하라.
- (등세모근을 통해서) 뒤쪽 위쪽 가슴을 향해서 앞쪽 아래쪽으로 눌러라(그림 8–16 ■).
- 이 선을 따라 대략 세 손가락 폭을 계속 탐색하라.
- 시각적인 선을 따라 2개의 핵심 부위들이 있다. (그림 8–17 ■을 보라)

심화된 직접 압박 : 고객이 다음을 하는 동안 어깨올림근에 편평 압박을 하라.

- 직접 능동적 움직임: 어깨 들기/내리기.
- 간접 능동적 움직임: 목뼈 척추사이관절 폄.

관련 있는 근육 부위들(Relevant Muscle Areas)

배를 대고 누운 자세에서 다른 중요 부위들이 다뤄질 수 있다. 특히, 추가로 초점을 두어야만 할 곳:

- 등세모근
- 마름근

길항근들에게도 주의를 해야 한다:

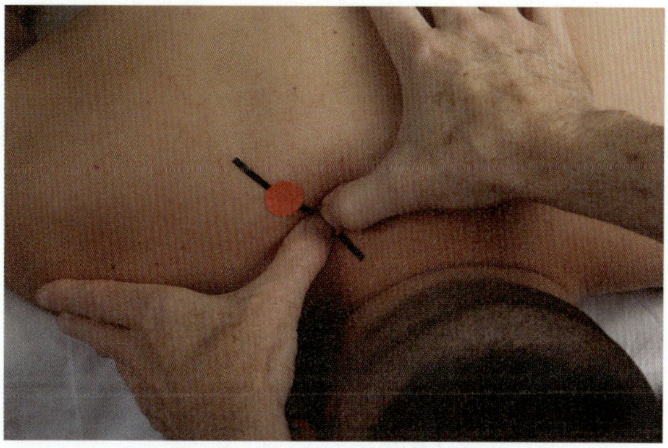

그림 8–16
편평 압박: 어깨올림근은 (등세모근을 통해서) 뒤쪽 위쪽 가슴을 향해서 앞쪽과 아래쪽으로 눌러라.

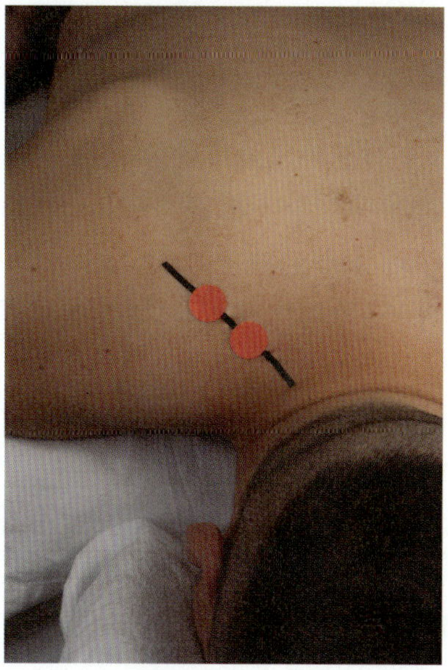

그림 8–17
어깨올림근의 시각적인 선을 따라 2개의 핵심 부위.

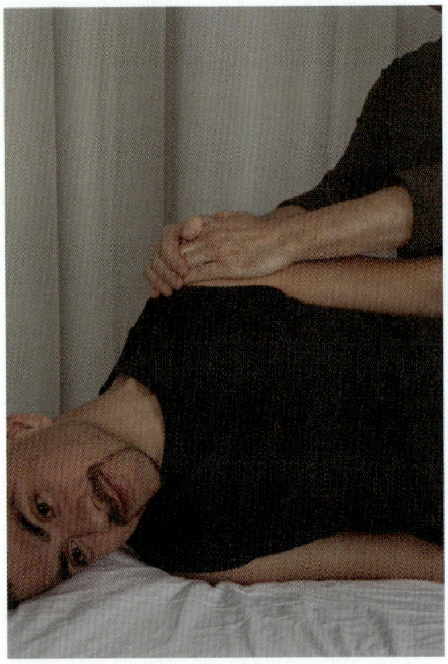

그림 8-18
스트레칭: (옆으로 누워서) 어깨를 내린다 (필요 시 고객의 머리가 받침대에 의해서 지탱될 수도 있음을 주목하라).

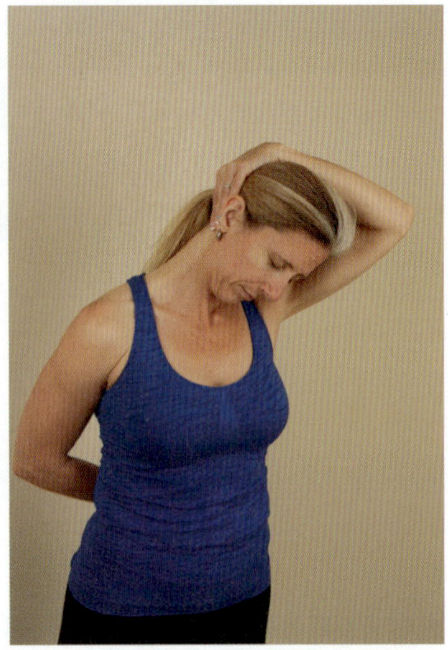

그림 8-19
자가-스트레칭: 어깨 내리기 (같은 쪽 손을 등 뒤에 대서 고객의 어깨를 안정시키는 것을 주목하라).

- 작은가슴근

찾아볼 가치가 있는 다른 근육들:

- 목갈비근
- 목빗근
- 앞톱니근
- 머리널판근
- 목널판근

스트레칭(Stretches)

고객이 등 또는 배를 대고 눕게 한 후 어깨뼈 내리기를 (머리를 고정한 채로) 한다. (그림 8-11과 8-18 ■)

자가-스트레칭: 고객이 서서 한 손은 등 뒤에 대고, 다른 손으로 머리를 당겨서 가쪽으로 굽힌다. (그림 8-19 ■)

큰마름근과 작은 마름근 (Rhomboid Major and Rhomboid Minor)

간결한 요약

- 통증유발점들은 가쪽 어깨사이 부위로 연관될 수 있다.
- 편평 압박을 사용해서 비활성화 시킨다.
- 보통 스트레칭은 권장되지 않는다.

개요(Overview)

깊숙이 위치한 근육이지만, 큰마름근과 작은마름근은 등세모근을 통해서 접근 가능하다. 그것의 위치가 깊기 때문에, 큰마름근과 작은마름근은 종종 간과된다. 큰마름근과 작은마름근은 등세모근과 어깨올림근과 협력해서 작용을 한다. 대부분 그것들을 함께 치료하는 것이 추천된다.

등세모근과 위뒤톱니근 통증유발점들은 큰마름근과 작은마름근의 위와 밑에 있기 때문에, 동일한 치료 동안 자주 비활성화된다.

위치와 부착(Location and Attachments)

큰마름근과 작은마름근은 어깨사이 부위의 가로 폭의 대부분을 차지하며, 등세모근 밑에 있다. (그림 8-20 ■)

- 안쪽 부착들 – C7에서 T5 사이의 가시돌기들.
- 가쪽 부착 –어깨가시 뿌리부터 하각까지, 어깨 안쪽 가장자리.

형태와 기능(Form and Function)

큰마름근과 작은마름근의 복부는 총괄해서 짧고, 비교적 넓으며, 편평하다. 작은마름근의 복부는 큰마름근보다 더 좁으며 일반적으로 두껍다.

큰마름근과 작은마름근은 다음을 만든다

- 어깨의 뒤당기기와 들기.
- 어깨 안정.

통증유발점 연관 패턴
(Trigger Point Referral Patterns)

고객이 다음을 알리거나 설명할 때, 큰마름근과 작은마름근의 통증유발점 활동을 조사해 보아야만 한다.

- 어깨사이 부위가쪽의 통증. (그림 8-21 ■)
- 어깨의 능동적 움직임 동안 **염발음**(crepitus).

위뒤톱니근 통증유발점들은 큰마름근과 작은마름근을 촉진할 때 종종 발견되며 어깨 위, 어깨세모근 뒤, 팔꿈치 머리돌기, 그리고 아래팔 자뼈 쪽 및 손 부위들로 통증이 전이될 수 있다.

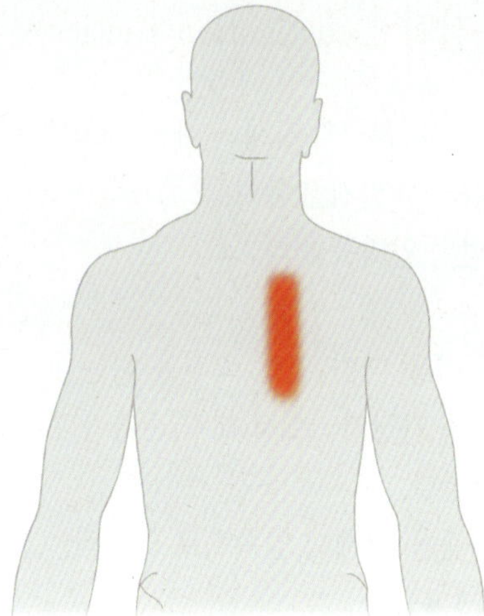

그림 8-21
큰마름근과 작은마름근 통증유발점 연관 패턴.

과부하 요인들(Overloading Factors)

큰마름근과 작은마름근은 다음으로 인해서 과부하를 받을 수 있다:

- 지속된 어깨 내밀기.
- 몇몇 다리 길이 불일치.

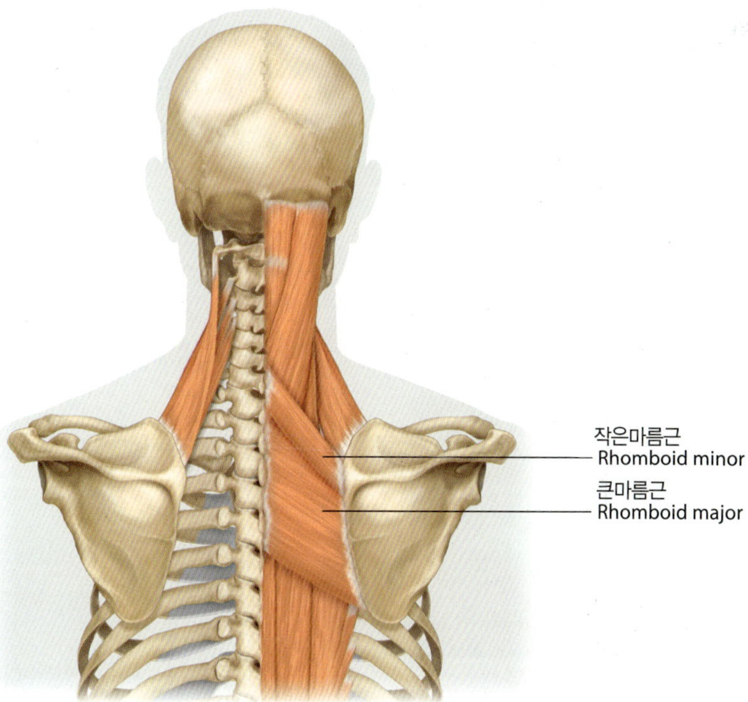

그림 8-20
큰마름근과 작은마름근 해부.

비활성화 전략(Deactivation Tactics)

큰마름근과 작은마름근의 자세 – 배를 대고 누워서, 어깨를 들거나 과도하게 내밀지 않는다.

근복부에 편평 압박을 한다:

- 근복부 선을 따라 편평 촉진을 하는데, 하각 높이의 어깨 안쪽 가장자리에서 대략 손가락 반 개 폭 안쪽에서 시작한다.
- 뒤쪽 가슴을 향해서 앞쪽으로 눌러라. (그림 8–22 ■와 8–23 ■)
- 이 선을 따라 어깨뼈 가시 뿌리 높이까지 찾기를 계속하라.
- 시각적인 선을 따라 3~4개의 핵심 부위들이 있다. (그림 8–24 ■)

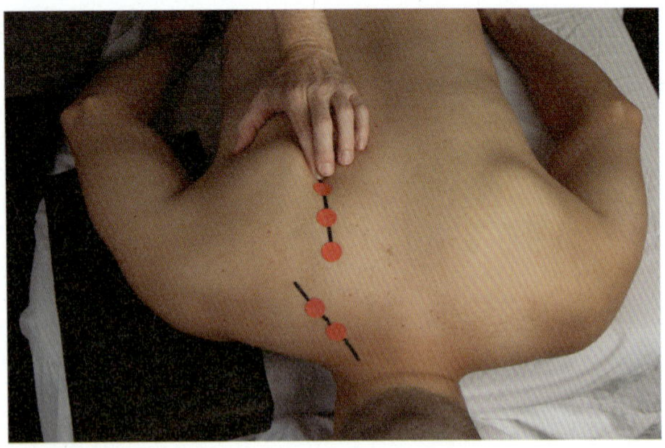

그림 8–22
편평 압박: 큰마름근과 작은마름근을 위해 (등세모근을 통해서) 뒤쪽 가슴을 향해서 앞쪽으로 눌러라.

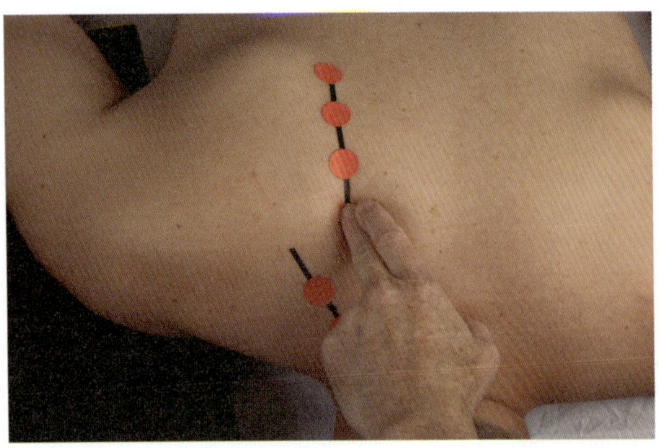

그림 8–23
편평 압박: 큰마름근과 작은마름근을 위해 (등세모근을 통해서) 뒤쪽 가슴을 향해서 앞쪽으로 눌러라.

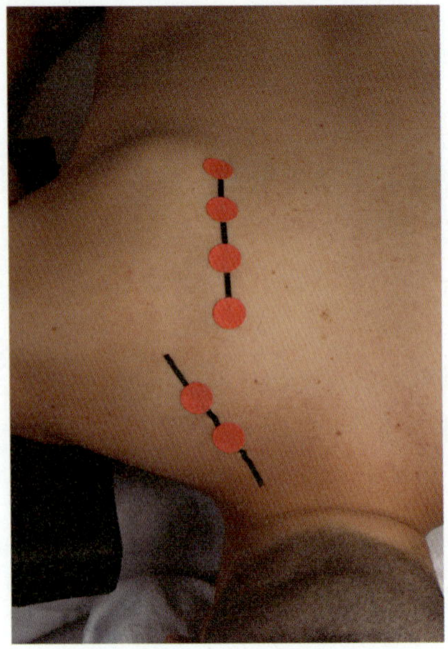

그림 8–24
큰마름근과 작은마름근의 시각적인 선을 따라 3~4개의 핵심 부위 (아래쪽 적색점들).

심화된 직접 압박 : 고객이 다음을 하는 동안 큰마름근과 작은마름근에 편평 압박을 하라.

- 직접 능동적 움직임: 어깨 내밀기/뒤당기기.
- 간접 능동적 움직임: 어깨 들기/내리기.

관련 있는 근육 부위들(Relevant Muscle Areas)

배를 대고 누운 자세에서 다른 중요 부위들이 다뤄질 수 있다. 특히, 추가로 초점을 두어야만 할 곳:

- 등세모근
- 위뒤톱니근
- 척추 기립근
- 어깨올림근

길항근들에게도 주의를 해야 한다:

- 앞톱니근
- 작은가슴근

찾아볼 가치가 있는 다른 근육들:

- 큰가슴근
- 목갈비근
- 가시아래근
- 넓은등근

스트레칭(Stretches)

그것들의 상태를 우선 확인하지 않고서 스트레칭하는 것은 권장되지 않는데 그 이유는 종종 그것은 이미 과도하게 스트레칭 되어있고 약해져 있기 때문이다.

고객이 옆으로 누워서 어깨 내밀기가 (벌림) 행해질 수 있다.

자가-스트레칭: 양 팔을 몸 앞에 교차시키고, 어깨 관절을 수평으로 모으고 맞은 편 손으로 가쪽 위팔뼈를 당긴다.

위뒤톱니근
(상후거근; Serratus Posterior Superior)

간결한 요약

- 통증유발점들은 위쪽 어깨, 후방 어깨세모근, 팔꿈치 머리돌기, 그리고 아래팔 자쪽 및 손 부위로 연관될 수 있다.
- 편평 압박을 사용해서 비활성화 시킨다.
- 일반석으로 스드레칭을 할 수 없다.

개요(Overview)

깊숙이 근육이 있지만, 위뒤톱니근은 등세모근, 큰마름근, 및 작은마름근을 통해서 접근할 수 있다. 그것의 위치가 깊기 때문에, 위뒤톱니근은 종종 간과된다. 위뒤톱니근은 찾기기 힘이 드는데 그 이유는 안쪽 견갑골이 그것을 덮고 있기 때문이다. 이 때문에 촉진을 더 해서 통증유발점들을 더 찾아본다.

등세모근, 큰마름근, 및 작은마름근은 위뒤톱니근을 덮고 있기 때문에, 그것들의 통증유발점들은 동일한 치료 동안 자주 비활성화된다.

위뒤톱니근 통증유발점들은 전반적인 어깨 관절 부위로 통증이 전이될 수 있다. 여러 조건들이 (예, 회전근개 손상, 어깨봉우리밑 충돌 증후군, 또는 동결견) 동일한 인접 부위에서 종종 통증을 보인다. 두 문제가 동시에 있을 수 있다.

위치와 부착(Location and Attachments)

위뒤톱니근 견갑골 사이 부위가로 폭의 상부를 차지하는데, 작은마름근 그리고 큰마름근의 위쪽 부분 깊숙이 있다. (그림 8-25 ■)

- 안쪽 부착들 – C6에서 T2 사이의 가시돌기들.
- 가쪽 부착들 –2번째 갈비뼈에서 5번째 갈비뼈.

형태와 기능(Form and Function)

위뒤톱니근의 복부는 짧고, 비교적 넓으며 편평하다. 거기에는 종종 작은 비율의 수축성 골격근 섬유들이 결합 조직으로 있다.

위뒤톱니근은 다음을 만든다

- 갈비뼈 들어올리기.
- 흉곽의 안정.

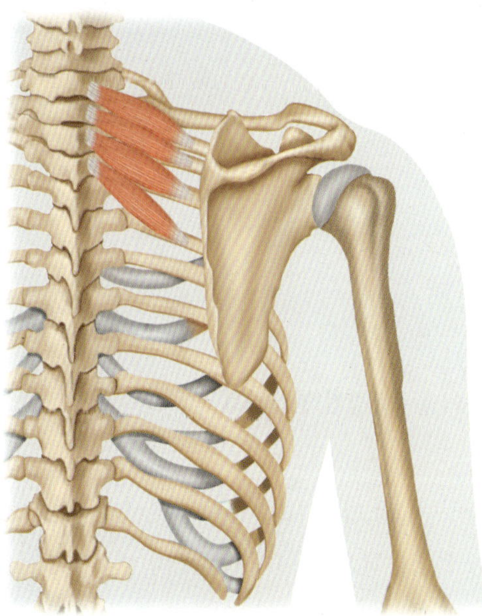

그림 8-25
위뒤톱니근 해부 (벌려진 어깨뼈를 주목하라).

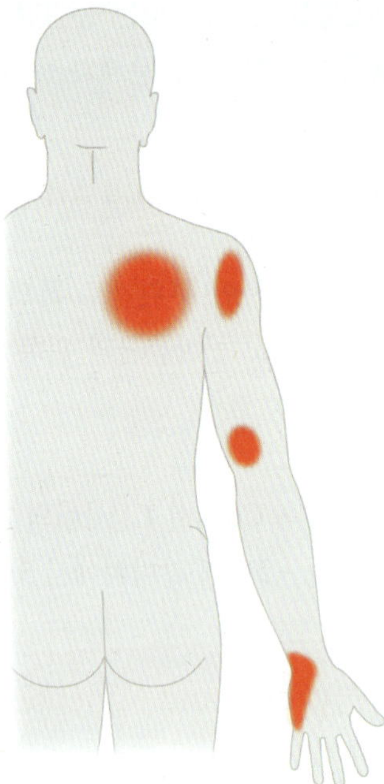

그림 8-26
위뒤톱니근의 통증유발점 연관 패턴.

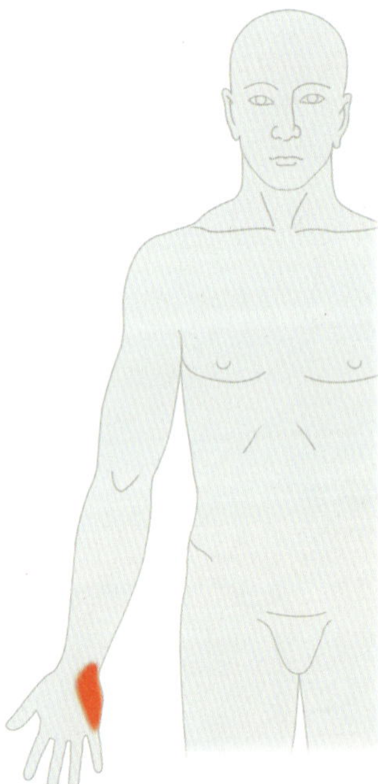

그림 8-27
위뒤톱니근의 통증유발점 연관 패턴.

통증유발점 연관 패턴 (Trigger Point Referral Patterns)

고객이 다음을 알리거나 설명할 때, 위뒤톱니근의 통증유발점 활동을 조사해 보아야만 한다.

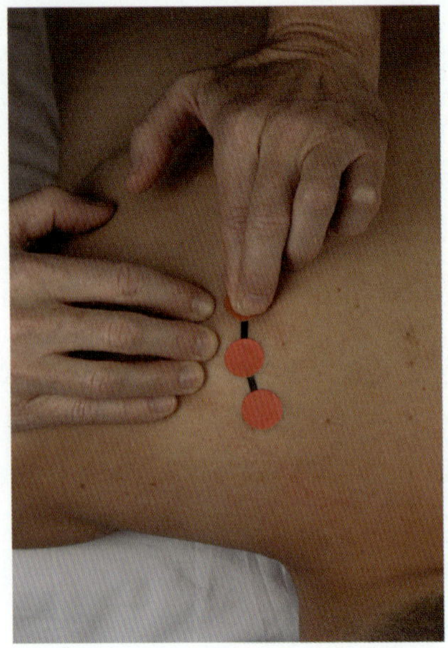

그림 8-28
편평 압박: 우선 어깨뼈를 가쪽으로 당기고, 그 다음 위뒤톱니근을 위해서 뒤쪽 흉곽을 향해서 앞쪽으로 (등세모근과 마름근을 통해서) 그리고 약간 가쪽으로 눌러라.

- 위쪽 어깨뼈, 후방 어깨세모근, 팔꿈치머리 돌기, 또는 뒤쪽 자쪽 손 부위의 통증. (그림 8-26 ■)
- 앞쪽 자쪽 손 부위의 통증. (그림 8-27 ■)
- 자쪽 손 부위의 마비감.

큰마름근과 작은마름근에 위치한 통증유발점들은 위뒤톱니근을 촉진할 때 종종 발견되며 가쪽 어깨사이 부위로 통증이 전이될 수 있다.

과부하 요인들(Overloading Factors)

위뒤톱니근은 다음으로 인해서 과부하를 받을 수 있다:

- 급성 또는 만성 호흡의 긴장.
- 만성 반복성 갈비뼈 들어올리기를 포함한 활동들.
- 기능적 또는 구조적 척추측만.
- 어떤 다리 길이 불일치.

비활성화 전략(Deactivation Tactics)

위뒤톱니근 자세- 배를 대고 누워서, 어깨뼈를 내민다.
근복부에 편평 압박을 한다:

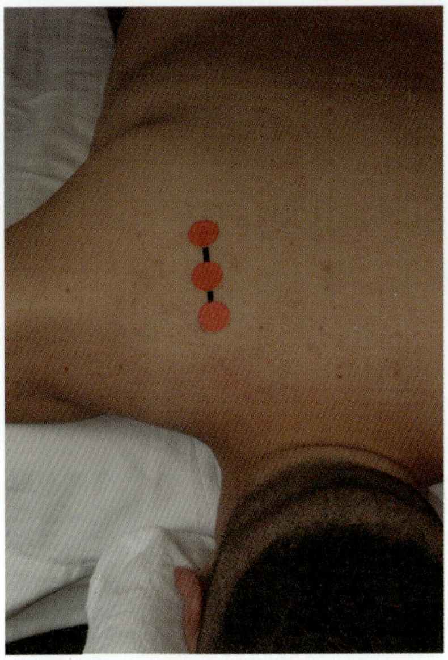

그림 8-29
위뒤톱니근의 시각적인 선을 따라 3개의 핵심 부위들.

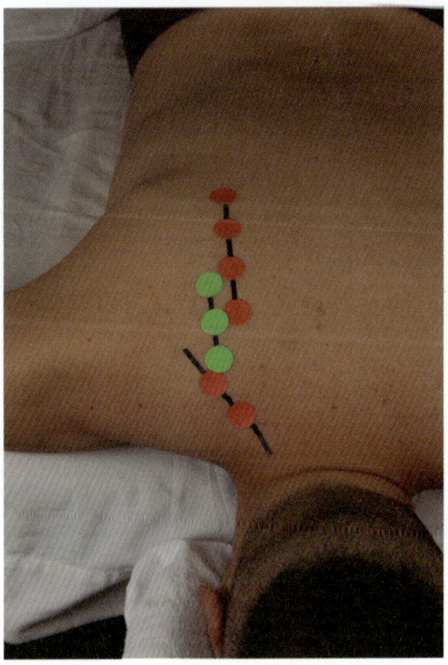

그림 8-30
위뒤톱니근의 시각적인 선을 따라 3개의 핵심 부위 (녹색 점들); 마름근 (아래쪽 적색점들)과 어깨올림근 (위쪽 적색점들)을 주목하라.

- 근복부 선을 따라 편평 촉진을 하는데, 어깨뼈 안쪽 가장자리에서 대략 손가락 반 개 폭 가쪽, 하각 높이에서 손가락 3개 폭 위쪽에서 시작하라.
- 우선 어깨뼈를 가쪽으로 당기고 위뒤톱니근을 찾아라.
- 뒤쪽 흉곽을 향해서 앞쪽으로 (등세모근과 마름근을 통해서) 눌러라. (그림 8-28 ■)
- 어깨뼈 가시 뿌리 높이에서 대략 엄지 하나 폭 위쪽으로 이 선의 탐색을 계속하라.

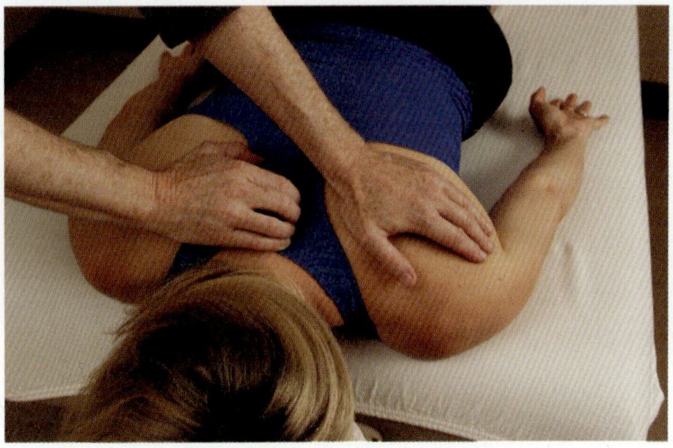

그림 8-31
스트레칭: 갈비뼈 내리기 (치료사의 오른 손이 가시돌기들을 고정하는 것을 주목하라).

- 시각적인 선을 따라 3개의 핵심 부위들이 있다. (그림 8-29 ■ 와 8-30 ■ 을 보라)

심화된 직접 압박 : 고객이 다음을 하는 동안 위뒤톱니근에 편평 압박을 하라

- 직접 능동적 움직임: 갈비뼈 올리기/내리기.
- 간접 능동적 움직임: 어깨뼈 올리기/내리기.

관련 있는 근육 부위들 (Relevant Muscle Areas)

배를 대고 누운 자세에서 다른 중요 부위들이 다뤄질 수 있다. 특히, 추가로 초점을 두어야만 할 곳:

- 등세모근
- 큰마름근
- 작은마름근
- 척추기립근
- 어깨올림근

찾아볼 가치가 있는 다른 근육들:

- 목갈비근
- 앞톱니근
- 작은가슴근

스트레칭(Stretches)

이 근육을 효과적으로 스트레칭 하는 것은 일반적으로 불가능한데 그 이유는 지레로 사용할 접근 가능한 구조들이 거의 없기 때문이다.

고객이 엎드린 자세으로 갈비뼈 내리기가 행해질 수 있다. (그림 8-31 ■).

가시아래근(극하근; Infraspinatus)과 작은원근(소원근; Teres Minor) (Infraspinatus and Teres Minor)

간결한 요약

- 가시아래근 통증유발점들은 어깨관절, 어깨세모근, 팔 앞쪽, 및 가쪽 어깨사이 부위로 통증이 전이될 수 있다.
- 작은원근 통증유발점들은 후방 어깨세모근 부위로 통증이 전이될 수 있다.
- 편평 압박을 사용해서 비활성화 시킨다.
- 어깨관절을 안쪽 회전시켜 스트레칭을 한다.

개요(Overview)

가시아래근과 작은원근은 쉽게 접근될 수 있는 근육들로서 가시위근과 어깨밑근과 함께 작용을 한다. 대부분 그것들을 함께 치료하는 것이 추천된다. 또한 그것들은 다른 어깨관절 근육들을 (주로 넓은등근 및 큰원근) 보조하므로, 이들 역시 조사해 보는 것이 좋다.

가시아래근과 작은원근 통증유발점들은 전반적인 어깨관절 부위로 통증이 전이될 수 있다. 여러 조건들이 (예, 회전근개 손상, 어깨봉우리밑 충돌 증후군, 또는 동결견) 동일한 인접 부위에서 종종 통증을 보인다. 두 문제가 동시에 있을 수 있다. 가시아래근과 작은원근 통증유발점들로 인한 단단한 띠들은 위팔뼈 건성 부착을 통한 비정상적인 긴장으로 이 조건들에 원인이 될 수 있다.

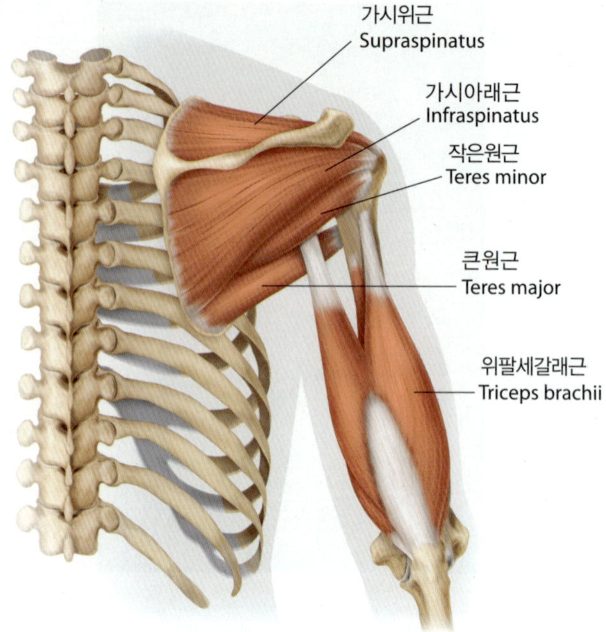

그림 8-32
가시아래근과 작은원근 해부.

위치와 부착(Location and Attachments)

가시아래근과 작은원근 둘 다 어깨관절낭의 섬유성 부분과 합쳐져서, 회전근개의 한 구성 요소를 형성한다.

가시아래근은 주로 얕게 있고 뒤쪽 어깨 부위의 가로 폭 거의 전부를 차지한다. (그림 8-32 ■)

- 안쪽 부착 - 어깨뼈 가시 아래 대부분의 어깨뼈 뒷면.
- 가쪽 부착 -위팔뼈 큰결절의 뒷면.

작은원근은 주로 얕게 있고 뒤쪽 가쪽 어깨 부위의 거의 모든 사선을 차지한다. (그림 8-32)

- 안쪽 부착 - 어깨뼈 가쪽 가장자리의 뒤 위 대부분.
- 가쪽 부착 -위팔뼈 큰결절의 먼쪽 뒷면.

형태와 기능(Form and Function)

가시아래근의 복부는 비교적 짧고, 나팔 모양으로 벌어져 있고, 약간 두껍다.

작은원근의 복부는 짧고, 원통형이며, 가늘다.

가시아래근과 작은원근은 다음을 만든다

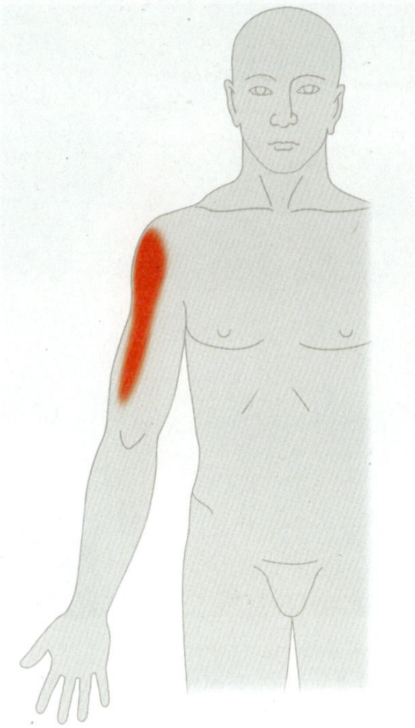

그림 8-33
가시아래근 통증유발점 연관 패턴.

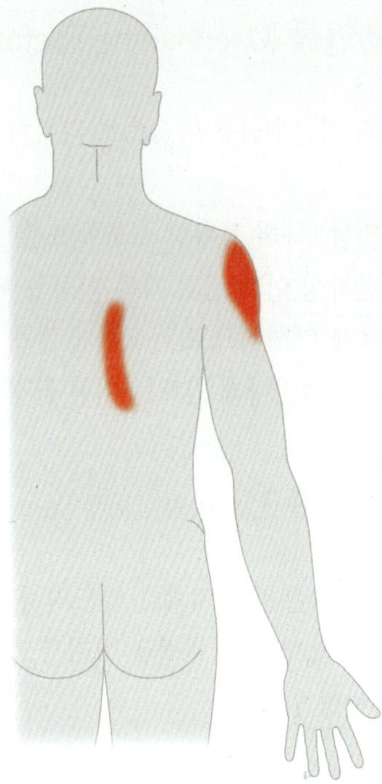

그림 8-34
가시아래근 통증유발점 연관 패턴.

- 어깨관절의 가쪽 회전.
- 어깨 관절의 안정.

통증유발점 연관 패턴
(Trigger Point Referral Patterns)

고객이 다음을 알리거나 설명할 때, 가시아래근의 통증유발점 활동을 조사해 보아야만 한다.

- 어깨 관절, 전방 어깨세모근, 또는 팔 앞쪽 부위의 통증. (그림 8-33 ■)
- 앞에 말한 부위의 통증인데, 특히 옆으로 누워서 자는 동안 같은 쪽의 근육 눌림으로 인한 통증.
- 가쪽 어깨사이 또는 어깨세모근 부위들의 통증. (그림 8-34 ■)
- 매우 아프고 제한된 어깨관절의 안쪽 회전과 모음.

고객이 다음을 알리거나 설명할 때, 작은원근의 통증유발점 활동을 조사해 보아야만 한다

- 가쪽 후방 어깨세모근 부위의 통증. (그림 8-35 ■)

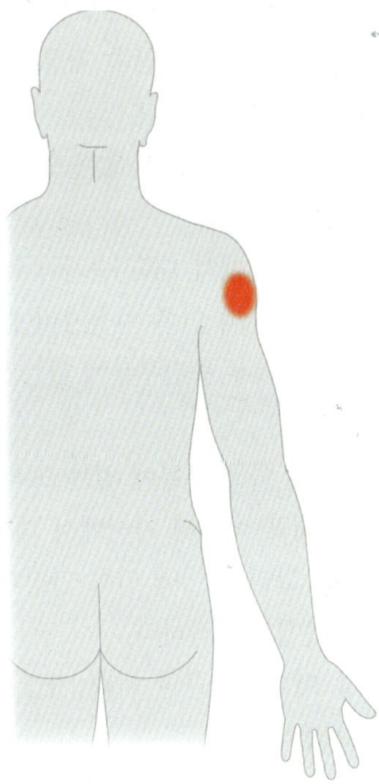

그림 8-35
작은원근 통증유발점 연관 패턴.

큰원근에 있는 통증유발점들은 가시아래근과 작은원근을 촉진하는 동안 종종 발견되며 후방 어깨세모근과 위팔세갈래근 긴 머리 부위로 통증이 전이될 수 있다.

과부하 요인들(Overloading Factors)

가시아래근과 작은원근은 다음으로 과부하 되기가 쉽다:

- 급성 외상 (특히 접촉성 스포츠 또는 낙상)
- 만성 반복성 어깨 관절 가쪽 회전을 포함한 활동.
- 이 근육을 만성적으로 과도하게 짧게 만들거나 과도하게 늘어나게 만드는 어떤 환경.

비활성화 전략(Deactivation Tactics)

가시아래근과 작은원근 자세 −엎드려서, 안쪽 또는 가쪽으로 회전되지 않게 어깨 관절을 벌려서 엎드린다.

근복부에 편평 압박:

- *가시아래근*
  - 근복부의 상부에 있는 선을 따라 편평 촉진을 하는데, 어깨뼈 가시에서 대략 한 손가락 폭 아래쪽에서, 그리고 어깨 안쪽 가장자리에서 한 손가락 폭 가쪽에서 시작한다.
  - 뒤쪽 어깨뼈를 향해서 앞쪽으로 누른다. (그림 8−36 ■)
  - 어깨뼈 가시에서 대략 손가락 2개 반 폭 아래쪽, 그리고 어깨뼈 안쪽 가장자리에서 한 손가락−폭 가쪽의 근복부 중간부분에 있는 또 다른 선을 계속 찾아라.
  - 근복부의 아래 부분에 있는 또 다른 선을 계속 찾는데, 대략 어깨뼈 가시에서 대략 손가락 4개 폭 아래쪽 그리고 어깨 안쪽 가장자리 손가락 한 개 폭 가쪽에서 시작하라.
  - 후방 어깨세모근의 아래 가장자리까지 각 선을 계속 찾아라.
  - 시각적인 선을 따라 9개의 핵심 부위들이 있다. (그림 8−37 ■)
- *작은원근*
  - 근복부 정중선 상에 편평 촉진을 하는데, 어깨뼈 아래각에서 대략 엄지−길이 하나 위쪽에서 시작하라.

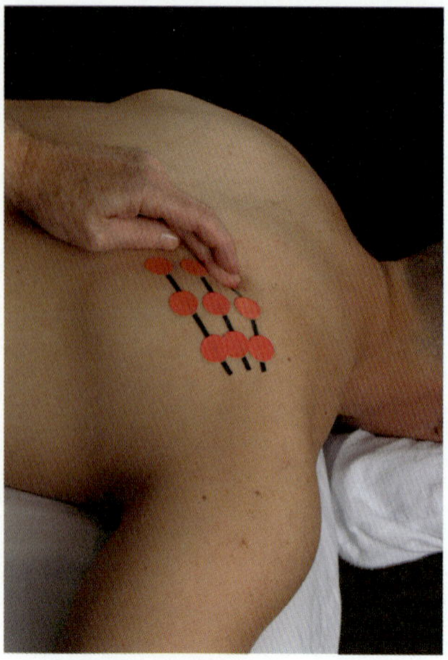

그림 8−36
편평 압박: 가시아래근은 뒤쪽 어깨 쪽으로 앞으로 누른다.

  - 어깨뼈 가쪽 가장자리를 향해서 안쪽으로 눌러라. (그림 8−38 ■)
  - 후방 어깨세모근의 아래 가장자리 쪽으로 이 선의 찾기를 계속하라.
  - 시각적인 선을 따라 2개의 핵심 부위들이 있다. (그림 8−39 ■ 와 8−40 ■)

심화된 직접 압박 : 고객에게 가시아래근과 작은원근에 편평압박을 하라.

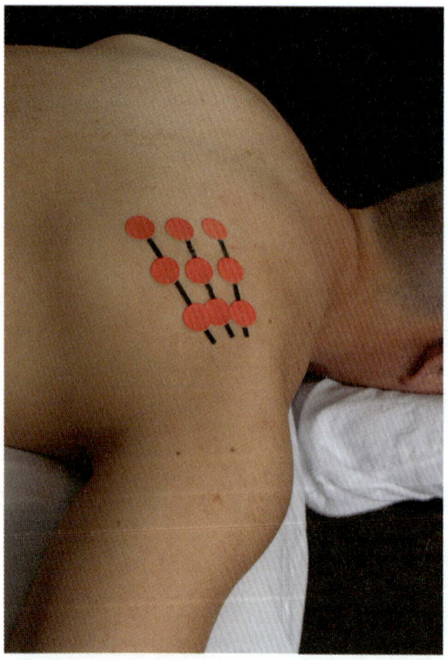

그림 8−37
가시아래근의 시각적인 선을 따라 9개의 핵심 부위들.

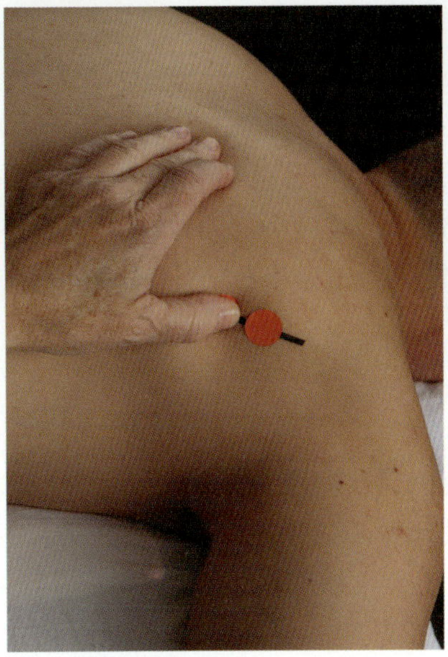

그림 8-38
편평 압박: 작은원근은 어깨뼈 가쪽 가장자리를 향해서 안쪽으로 눌러라.

- 직접 능동적 움직임들, 어깨 관절의 안쪽/가쪽 회전을 포함한다.
- 간접 능동적 움직임들, 어깨 관절의 벌림/모음을 포함한다.

관련 있는 근육 부위들(Relevant Muscle Areas)

다른 중요한 부위들이 ***엎드린*** 자세에서 다뤄질 수 있다. 특히, 추가적인 초점이 다음에 두어져야만 한다:

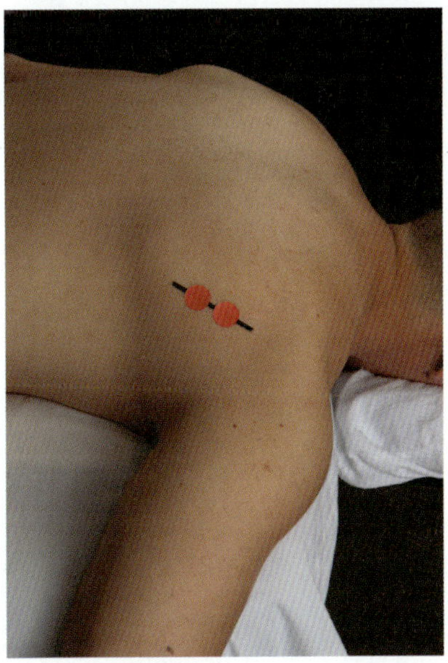

그림 8-39
작은원근의 시각적인 선을 따라 2개의 핵심 부위.

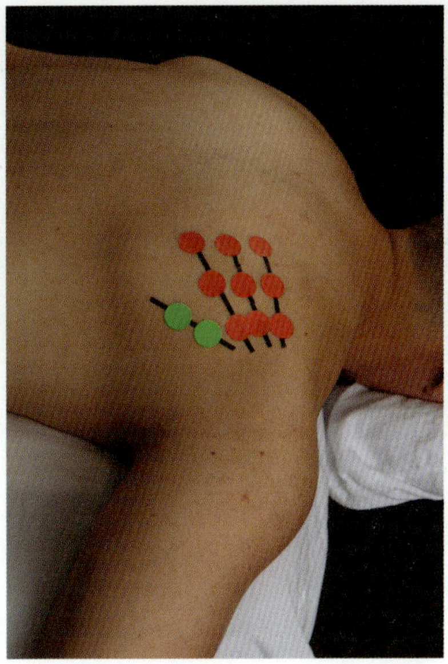

그림 8-40
작은원근의 시각적인 선을 따라 2개의 핵심 부위 (녹색점들); 가시아래근을 주목하라 (적색점들).

- 후방 어깨세모근

또한 ***길항***근들에게도 관심이 주어져야만 한다:

- 어깨밑근
- 넓은등근
- 큰원근
- 큰가슴근

찾아 볼 가치가 있는 다른 근육들:

- 중간 어깨세모근
- 전방 어깨세모근
- 등세모근
- 어깨올림근
- 마름근
- 위팔두갈래근
- 위팔세갈래근
- 가시위근

스트레칭(Stretches)

우선적으로 그것들의 상태를 확인함이 없이 이 근육들을 스트레칭하는 것은 일반적으로 권장되지 않는데 그 이유는

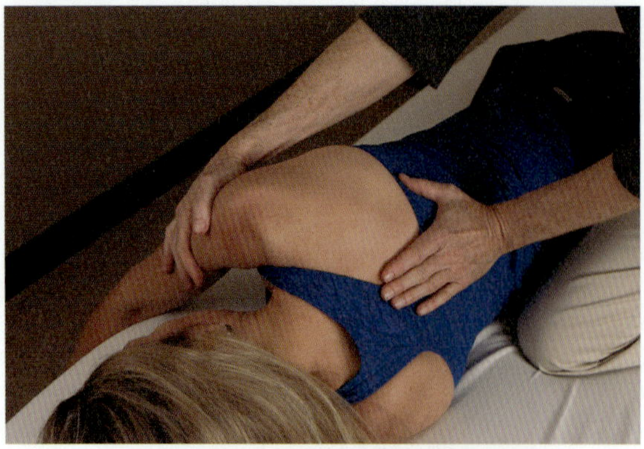

그림 8-41
스트레칭: (옆으로 누워서) 어깨 관절 벌림, 수평 모음, 및 안쪽 회전 (치료사의 손이 고객의 뒤쪽 몸통을 고정하고 있는 것을 주목하라).

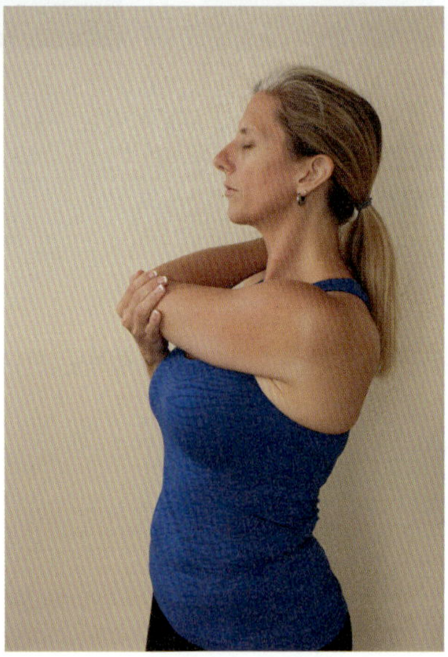

그림 8-42
자가-스트레칭: 어깨 관절 수평 벌림 및 안쪽 회전.

그것들이 종종 이미 과도 스트레칭 되어 있거나 약해져 있기 때문이다.

고객이 옆으로 누운 자세에서 어깨 관절 벌림, 수평 모음, 및 안쪽 회전이 실행될 수 있다. (그림 8-41 ■)

자가-스트레칭: 앉아서 우선 수평으로 모으고 난 다음, 가쪽 위팔뼈를 손으로 잡고 있으면서 어깨 관절을 안쪽으로 회전시킨다. (그림 8-42 ■)

넓은등근과 큰원근
(Latissimus Dorsi and Teres Major)

간결한 요약

- 넓은등근 통증유발점들은 가쪽 중간 가슴 부위로 통증이 전이될 수 있다.
- 큰원근 통증유발점들은 후방 어깨세모근과 위팔 세갈래근 긴 머리 부위들로 통증이 전이될 수 있다.
- 집게 압박을 사용해서 비활성화 시킨다.
- 어깨관절을 벌림과 가쪽 회전시켜서 스트레칭을 한다.

개요(Overview)

넓은등근과 큰원근은 가시위근과 함께 일을 하는 쉽게 접근될 수 있는 근육들이다. 대부분의 경우에서 그것들을 함께 치료하는 것이 추천된다. 또한 그것들은 다른 어깨 관절 근육들을 (주로 큰가슴근) 보조하므로, 이들 역시 조사해 보는 것이 좋다.

넓은등근과 큰원근 통증유발점들은 전반적인 어깨 관절 부위로 통증이 전이될 수 있다. 여러 조건들이 (예, 회전근개 손상, 어깨봉우리밑 충돌 증후군, 또는 동결견) 동일한 인접 부위에 종종 통증을 보인다. 두 문제가 동시에 있을 수 있다. 넓은등근과 큰원근 통증유발점들로 인한 단단한 띠들은 위팔뼈 건성 부착을 통한 비정상적인 긴장으로 이 조건들에 원인이 될 수 있다.

위치와 부착(Location and Attachments)

넓은등근은 얕게 있으며 아래 뒤쪽 몸통의 대부분과 뒤쪽 겨드랑이 부위들을 차지한다. (그림 8-43 ■)

- 아래쪽 부착들- T7의 가시돌기에서 L5까지, 엉치뼈(**등허리 근막**을 통해서), 뒤쪽 엉덩뼈 능선, 및 9번째 또는 10번째 갈비뼈에서 12번째 갈비뼈까지.
- 위쪽 부착- 위팔뼈 결절사이 고랑의 안쪽면, 큰원근보다 약간 더 몸 쪽이다.

큰원근은 얕게 있으며 뒤쪽 가쪽 어깨 부위의 대각선 길이 대부분을 차지한다. (그림 8-43)

- 아래쪽 부착 – 어깨뼈 뒤쪽 아래각의 대부분.
- 위쪽 부착 – 위팔뼈 결절사이 고랑의 안쪽 면, 넓은등근보다 약간 더 먼 쪽이다.

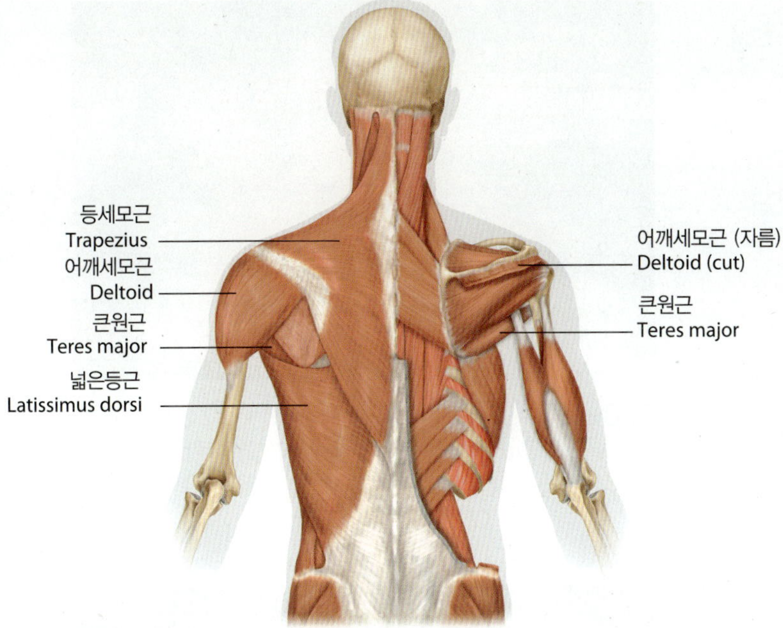

그림 8-43
넓은등근과 큰원근 해부.

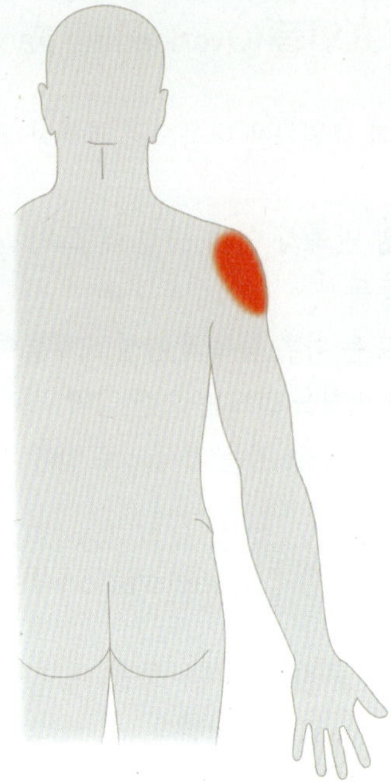

그림 8-45
큰원근 통증유발점 연관 패턴.

형태와 기능(Form and Function)

넓은등근의 복부는 길고 벌어지는데, 아래쪽과 몸쪽으로 넓고, 위쪽 그리고 가쪽으로 좁아진다. 근육 복부는 위쪽 가쪽 부분이 눈에 띄게 두껍다.

큰원근의 복부는 짧고, 원통형, 그리고 두껍다.

넓은등근과 큰원근은 다음을 만든다:

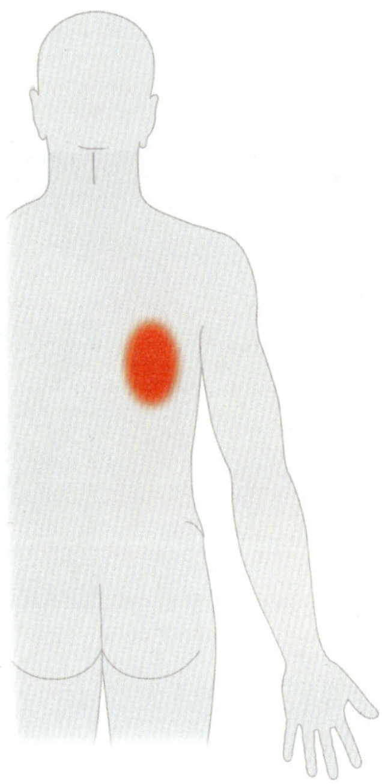

그림 8-44
넓은등근 통증유발점 연관 패턴.

- 어깨 관절의 폄과 모음.
- 어깨 관절의 안쪽 회전 (보조).
- 어깨 관절의 안정.

통증유발점 연관 패턴 (Trigger Point Referral Patterns)

고객이 다음을 알리거나 설명할 때, 넓은등근의 통증유발점 활동을 조사해 보아야만 한다

- 중간 몸통 부위통증. (그림 8-44 ■)
- 앞에 말한 부위의 통증인데, 특히 크고 무거운 물건을 앞으로 들 때.

고객이 다음을 알리거나 설명할 때, 큰원근의 통증유발점 활동을 조사해 보아야만 한다

- 후방 어깨세모근 또는 위팔세갈래근 긴 머리 부위들의 통증. (그림 8-45 ■)

위팔세갈래근 긴 머리에 위치한 통증유발점들은 넓은등근과 큰원근을 촉진할 때 종종 발견되며 후방 어깨세모근과 몸쪽 뒤쪽 아래팔 부위들로 통증이 전이될 수 있다.

과부하 요인들(Overloading Factors)

넓은등근과 큰원근은 다음으로 과부하 되기가 쉽다:

- 만성 반복성 어깨 관절 폄 또는 모음을 포함하는 활동들.
- 옷 또는 다른 품목의 탄성 고무줄이 근복부에 국소빈혈을 만드는 오랜 압박.
- 옆으로 누워 자는 자세으로 인한 지속된 압박.

비활성화 전략(Deactivation Tactics)

넓은등근과 큰원근 자세- 등을 대고 누워서, 어깨 관절은 벌리고 가쪽으로 회전시킨다.

- ***넓은등근***
  - 근복부 선을 따라 집게 촉진하는데, 대략 어깨뼈 아래각 높이에서 시작하라. (그림 8-46 ■)
  - 이 선을 따라 계속 찾는데 근복부의 위팔뼈 끝까지 가라.

- ***큰원근***
  - 근복부 선을 따라 집게 촉진하는데 대략 어깨뼈 아래각 높이에서 엄지 하나 폭 위쪽 그리고 넓은등근 근복부 안쪽에서 시작하라. (그림 8-47 ■)
  - 이 선을 따라 계속 찾는데 근복부의 위팔뼈 끝까지 가라.
  - 시각적인 선을 따라 6개의 핵심 부위들이 있다. (그림 8-48 ■)

심화된 직접 압박 : 고객에게 넓은등근과 큰원근에 집게 압박을 하라

- 직접 능동적 움직임들, 어깨 관절의 모음/벌림 그리고 /또는 굴곡/폄을 포함한다.
- 간접 능동적 움직임들, 어깨 관절의 안쪽/가쪽 회전을 포함한다.

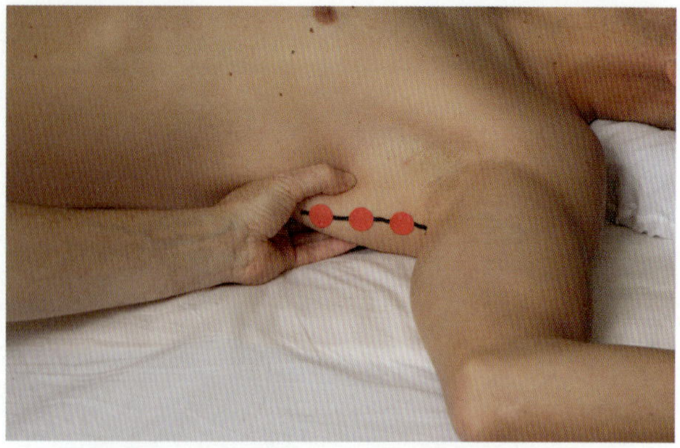

그림 8-46
집게 압박: 넓은등근 근복부의 시각적인 선을 따라.

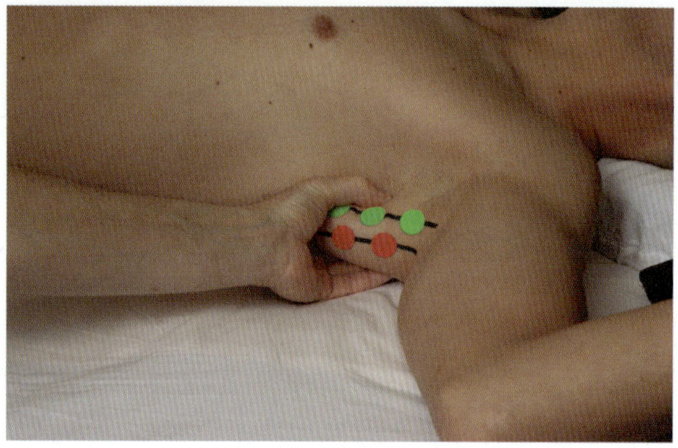

그림 8-47
집게 압박: 큰원근 근복부의 시각적인 선을 (녹색점들) 따라; 넓은등근을 주목하라 (적색점들).

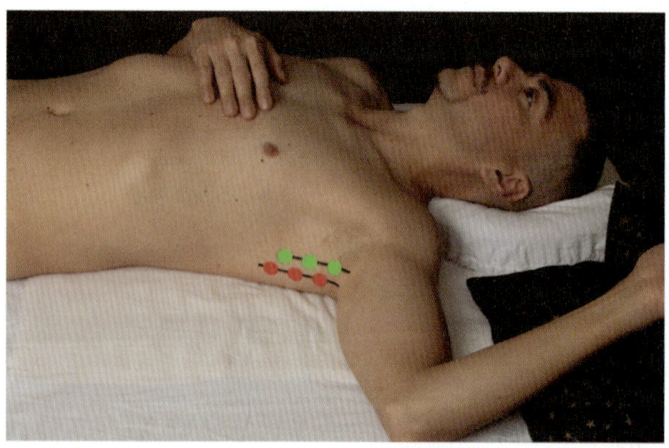

그림 8-48
넓은등근 (적색점들)과 큰원근 (녹색점들)의 시각적인 선을 따라 6개의 핵심 부위.

관련 있는 근육 부위들(Relevant Muscle Areas)

다른 중요한 부위들이 ***등을 댄*** 자세에서 다뤄질 수 있다. 특히, 추가적인 초점이 다음에 두어져야만 한다:

- 어깨밑근
- 큰가슴근

또한 ***길항***근들에게도 관심이 주어져야만 한다:

- 어깨세모근
- 가시위근

찾아 볼 가치가 있는 다른 근육들:

- 위팔세갈래근 (긴 머리)
- 목갈비근
- 배곧은근
- 척추기립근
- 위뒤톱니근
- 아래뒤톱니근
- 마름근

스트레칭(Stretches)

어깨 관절 벌림과 가쪽 회전이 고객을 옆으로 누인 후 시행될 수 있다. (그림 8-49 ■)

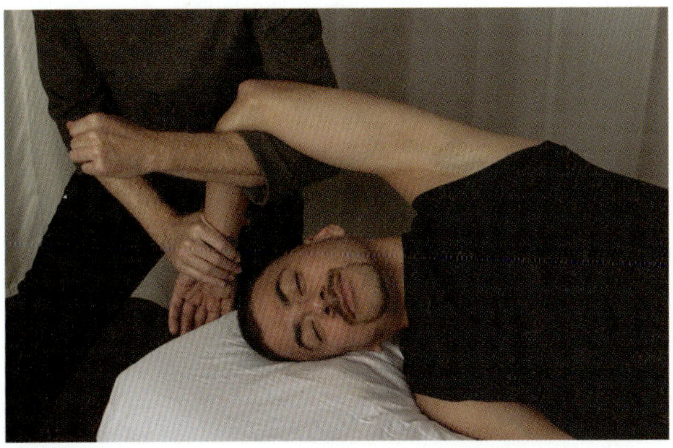

그림 8-49
스트레칭: (옆으로 누워) 어깨 관절의 벌림과 가쪽 회전 (치료사의 오른 손이 고객의 먼쪽 아래팔을 고정하고 있는 것을 주목하라).

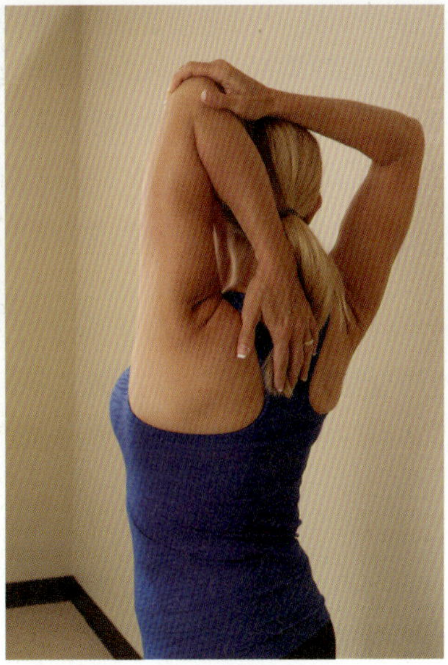

그림 8-50
자가-스트레칭: 어깨 관절 벌림과 가쪽 회전.

먼쪽 위팔뼈를 당기고 서 있으면서 어깨 관절을 벌리고 가쪽으로 회전시키는 동안 자가-스트레칭을 하라. (그림 8-50 ■)

어깨밑근(Subscapularis)

간결한 요약

- 어깨밑근 통증유발점들은 후방 어깨세모근, 위팔세갈래근 긴 머리, 및 뒤쪽 손목 부위들로 통증이 전이될 수 있다.
- 편평 압박을 사용해서 비활성화 시킨다.
- 어깨관절을 가쪽 회전과 벌림을 만들어 스트레칭을 한다.

개요(Overview)

어깨밑근의 가쪽 부분은 그 근육에서 접근될 수 있는 부분들이다. 어깨밑근은 가시위근, 가시아래근, 및 작은원근과 함께 작용을 한다. 대부분 그것들을 함께 치료하는 것이 추천된다. 또한 어깨밑근 다른 어깨 관절 근육들을 (특히 큰가슴근) 보조하므로, 이들 역시 조사해 보는 것이 좋다.

어깨밑근 통증유발점들은 전반적인 어깨 관절 부위로

통증이 전이될 수 있다. 여러 조건들이 (예, 회전근개 손상, 어깨봉우리밑 충돌 증후군, 또는 동결견) 동일한 인접 부위에 종종 통증을 보인다. 두 문제가 동시에 있을 수 있다. 어깨밑근 통증유발점들로 인한 단단한 띠들은 위팔뼈 건성 부착을 통한 비정상적인 긴장으로 이 조건들에 원인이 될 수 있다.

어깨밑근 주위의 통증유발점들을 비활성화 시킬 때, 그 근육 위쪽에서 발견되는 신경혈관 다발에 신경을 써야 하는 것을 잊지 말아라. 이 근처에서 깊은 압력을 피하라.

위치와 부착(Location and Attachments)

어깨밑근은 어깨관절낭의 섬유성 부분과 합쳐져서, 회전근개의 한 구성 요소를 형성한다.

어깨밑근은 앞쪽 어깨뼈 부위의 가로 폭의 거의 모두를 차지하는데, 부분적으로 앞톱니근과 어깨세모근의 깊숙이 있다. (그림 8-51 ■)

- 안쪽 부착 – 어깨뼈의 앞면 거의 모두.
- 가쪽 부착 –위팔뼈의 작은 결절의 앞면.

형태와 기능(Form and Function)

어깨밑근의 복부는 비교적 짧고, 벌어져 있고, 약간 두껍다.

어깨밑근은 다음을 만든다

- 어깨관절의 안쪽 회전과 모음.
- 어깨 관절의 안정.

통증유발점 연관 패턴 (Trigger Point Referral Patterns)

고객이 다음을 알리거나 설명할 때, 어깨밑근의 통증유발점 활동을 조사해 보아야만 한다

- 후방 어깨세모근, 위팔세갈래근 긴 머리, 또는 뒤쪽 손목 관절 부위들의 통증. (그림 8-52 ■)
- 어깨관절의 아프도록 제한된 가쪽 회전과 벌림.
- 동결견 증상.

큰원근에 있는 통증유발점들은 어깨밑근을 촉진하는 동안 종종 발견되며 후방 어깨세모근과 위팔세갈래근 긴 머리 부위들로 통증이 전이될 수 있다.

과부하 요인들(Overloading Factors)

어깨밑근은 다음으로 과부하 되기가 쉽다:

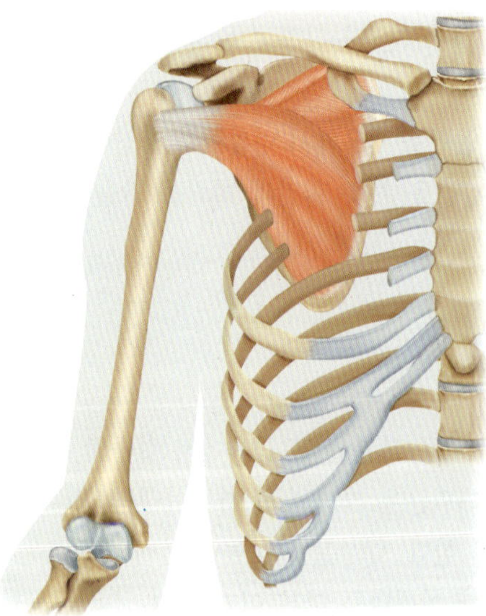

그림 8-51
어깨밑근 해부.

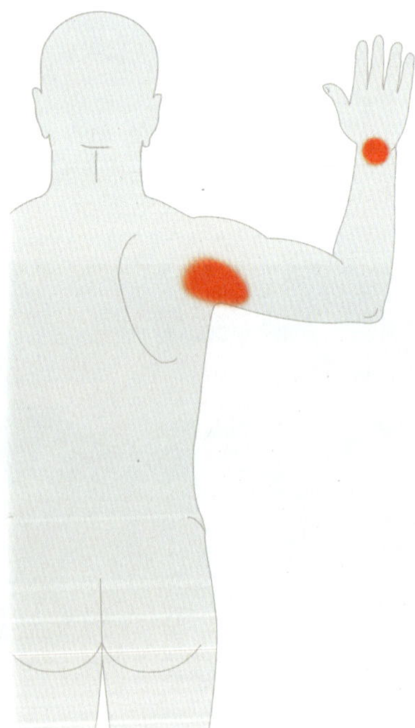

그림 8-52
어깨밑근 통증유발점 연관 패턴.

- 급성 외상 (특히 **어깨 관절 탈구**, 회전근개 찢김, 또는 위팔뼈 골절).
- 만성 반복성 어깨 관절 안쪽 회전 그리고/또는 모음을 포함한 활동.
- 어깨관절의 오랜 고정 (특히 안쪽 회전 및 모아진 자세로).
- 지속된 어깨 내밈.

비활성화 전략(Deactivation Tactics)

어깨밑근 자세 잡기 –엎드려서, 어깨관절을 벌리고, 안쪽으로 회전시켜 잡고 있는다.

근복부에 편평 압박:

- 근복부의 가쪽 부분 상의 선을 따라 편평 촉진을 하는데, 어깨뼈 아래각에서 대략 손가락 한 개 폭 위쪽, 그리고 어깨뼈 가쪽 가장자리에서 손가락 한 개 폭 안쪽에서 시작한다.
- 우선 어깨뼈를 가쪽으로 당겨서 어깨밑근을 찾고, 그 다음 앞쪽 어깨뼈와 뒤쪽 몸통 사이에서 안쪽 그리고 위쪽으로 눌러라.
- 앞쪽 어깨뼈를 향해서 뒤로 그리고 약간 안쪽으로 눌러라. (그림 8–53 ■과 8–54 ■)
- 위쪽으로 손가락 4개 폭으로 이 선을 계속 찾아라.
- 시각적인 선을 따라 3개의 핵심 부위들이 있다. (그림 8–55 ■)

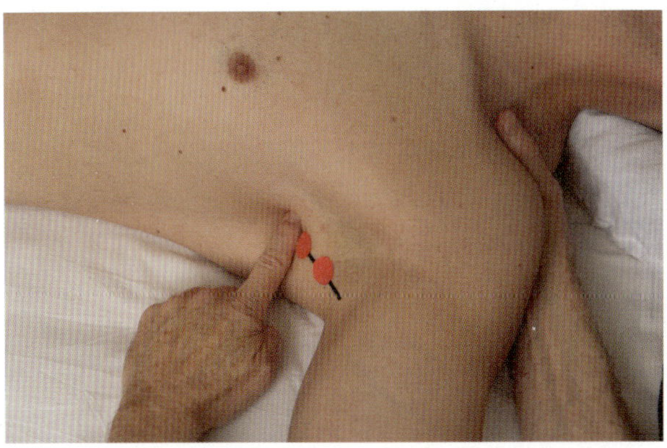

그림 8–53
어깨밑근 편평 압박: (아래 부분) 먼저 어깨뼈를 가쪽으로 당기고, 어깨뼈와 가슴 사이로 밀어 넣고, 그 다음 앞쪽 어깨뼈를 향해서 뒤쪽 그리고 약간 안쪽으로 눌러라.

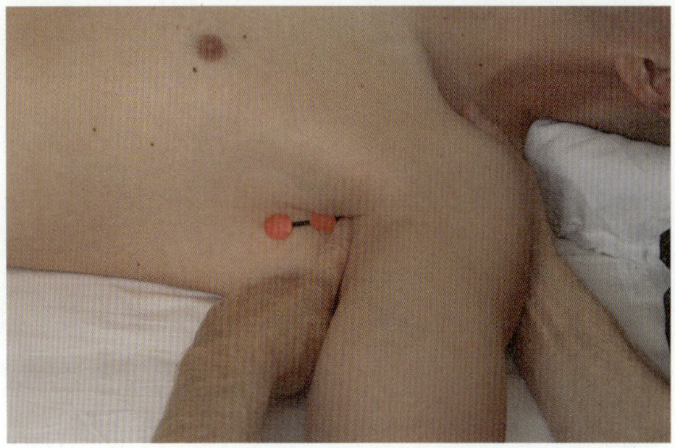

그림 8–54
어깨밑근 편평 압박: (위쪽 부분) 먼저 어깨뼈를 가쪽으로 당기고, 어깨뼈와 가슴 사이로 밀어 넣어라, 그 다음 앞쪽 어깨뼈를 향해서 뒤쪽 그리고 약간 안쪽으로 눌러라.

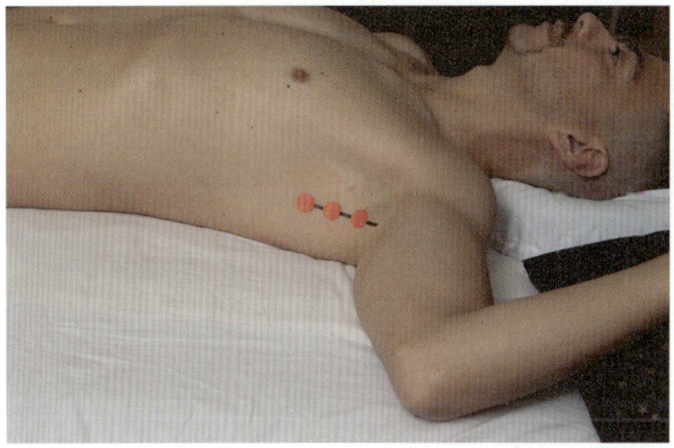

그림 8–55
어깨밑근의 시각적인 선을 따라 3개의 핵심 부위.

심화된 직접 압박 : 고객에게 어깨밑근에 편평압박을 하라.

- 직접 능동적 움직임들, 어깨 관절의 안쪽/가쪽 회전을 포함한다.
- 간접 능동적 움직임들, 어깨 관절의 벌림/모음을 포함한다.

관련 있는 근육 부위들(Relevant Muscle Areas)

다른 중요한 부위들이 ***등을 바닥에 내고*** 누운 자세에서 다뤄질 수 있다. 특히, 추가적인 초점이 다음에 두어져야만 한다:

- 넓은등근
- 큰원근
- 큰가슴근

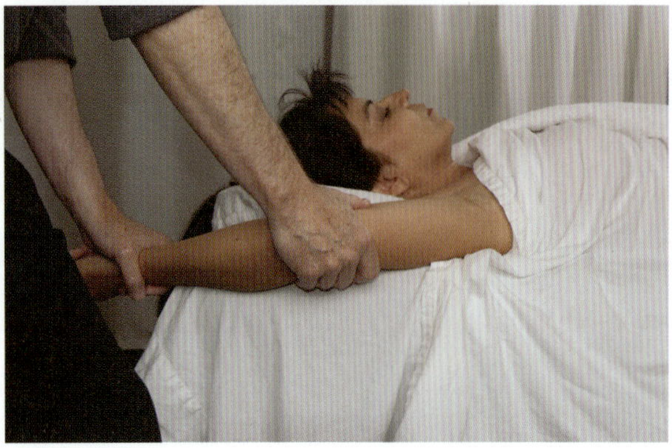

그림 8-56
스트레칭: (등 대고 누워서) 어깨 관절 벌림과 가쪽 회전.

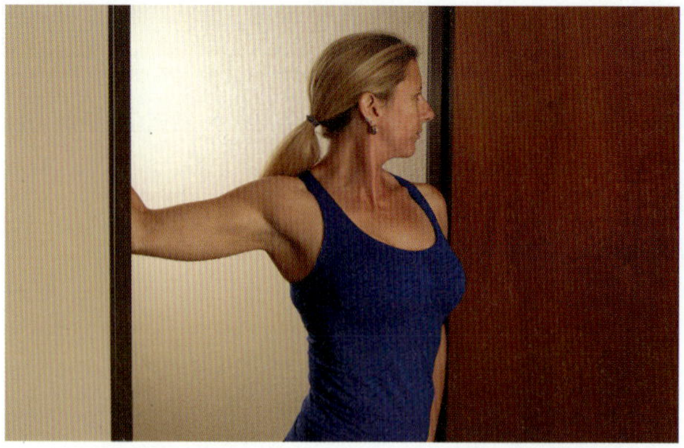

그림 8-57
자가-스트레칭: 어깨관절 벌림과 가쪽 회전 (여러 각도로 어깨관절을 벌려서).

또한 ***길항***근들에게도 관심이 주어져야만 한다:

- 어깨세모근
- 가시아래근
- 작은원근

찾아 볼 가치가 있는 다른 근육들:

- 위팔세갈래근 긴 머리
- 등세모근
- 마름근

스트레칭(Stretches)

고객이 등을 바닥에 대고 누운 자세에서 어깨관절 벌림과 가쪽 회전이 행해질 수 수 있다. (그림 8-56 ■).

자가-스트레칭: 한쪽 또는 양쪽의 앞쪽 아래팔을 수직면에 다양한 각도로 대고 서서 몸을 앞으로 기울여라. (그림 8-57 ■)

복습 문제

연관 잇기

____ 1. 등세모근은 가쪽으로 ( ) 에 부착한다
____ 2. 등세모근은 ( ) 근육이다
____ 3. 어깨올림근은 위쪽으로 ( ) 에 부착한다
____ 4. 어깨올림근은 ( ) 움직임을 만든다
____ 5. 큰마름근과 작은마름근은 가쪽으로 ( ) 에 부착한다
____ 6. 큰마름근과 작은마름근은 ( ) 근육 깊숙이 있다
____ 7. 위뒤톱니근 통증유발점들은 통증을 이 부위로 전이할 수 있다
____ 8. 가시아래근은 안쪽으로 ( ) 에 붙는다
____ 9. 넓은등근 통증유발점들은 통증을 ( ) 부위로 연관한다
____ 10. 어깨밑근은 가쪽으로 ( ) 에 붙는다

A. 어깨봉우리 돌기
B. 등세모근
C. 가쪽 중간몸통 부위
D. C1에서 C4까지 가로돌기
E. 어깨뼈 가시 뿌리부터 아래각까지, 어깨뼈의
F. 위쪽 어깨뼈 부위
G. 어깨가시 아래쪽의 뒤쪽 어깨뼈
H. 위팔뼈 작은결절의 앞면
I. 얕게
J. 어깨뼈 들기

사지선다형

1. 고객이 양측 또는 편측 어깨뼈 ( )를 나타낼 때 위쪽 등세모근 통증유발점들을 조사하라.
   a. 들기
   b. 내리기
   c. 내밀기
   d. 뒤당기기

2. 고객의 등세모근 상부에 있는 통증유발점들을 비활성화 한 후에 어깨뼈를 ( )하는 스트레칭이 항상 추천된다.
   a. 들기
   b. 내리기
   c. 내밀기
   d. 뒤당기기

3. 고객이 ( )부위 특히, 척추사이 관절 회전을 하는 동안 뻣뻣함을 보인다면 어깨올림근 통증유발점들을 조사하라.
   a. 허리
   b. 흉곽
   c. 목
   d. 두개

4. 어깨올림근은 ( )을 안정시킬 수 있다.
   a. 복장뼈
   b. 두개
   c. 흉곽
   d. 어깨뼈

5. 큰마름근과 작은마름근은 어깨뼈 ( )을 만들 수 있다.
   a. 벌림
   b. 내밀기
   c. 들기
   d. 내리기

6. 고객이 어깨뼈 능동적 움직임을 만드는 동안 ( )을 나타낼 때, 큰마름근과 작은마름근 통증유발점들을 조사하라.
   a. 황달
   b. 꾸르륵 소리
   c. 과가동
   d. 염발음

7. 고객이 ( ) 손 부위에서 마비감을 보고할 때 위뒤톱니근 통증유발점들을 조사하라.
   a. 자쪽
   b. 노쪽
   c. 손바닥쪽
   d. 손등쪽

8. 작은원근 통증유발점들은 ( ) 부위의 통증에 원인이 될 수 있다.
   a. 뒤쪽 팔꿈치
   b. 후방 어깨세모근
   c. 앞쪽 팔꿈치
   d. 전방 어깨세모근

9. 고객의 큰원근에 있는 통증유발점들을 비활성화 한 후에 어깨 관절을 ( )하는 스트레칭이 항상 추천된다.
   a. 벌림
   b. 모음
   c. 들기
   d. 내리기

10. 어깨밑근 통증유발점들은 ( ) 부위에 있는 통증에 원인이 될 수 있다.
    a. 위팔두갈래근 긴머리
    b. 위팔두갈래근 짧은머리
    c. 위팔세갈래근 안쪽 머리
    d. 위팔세갈래근 긴머리

제 9 장 팔, 아래팔, 및 손 근육들

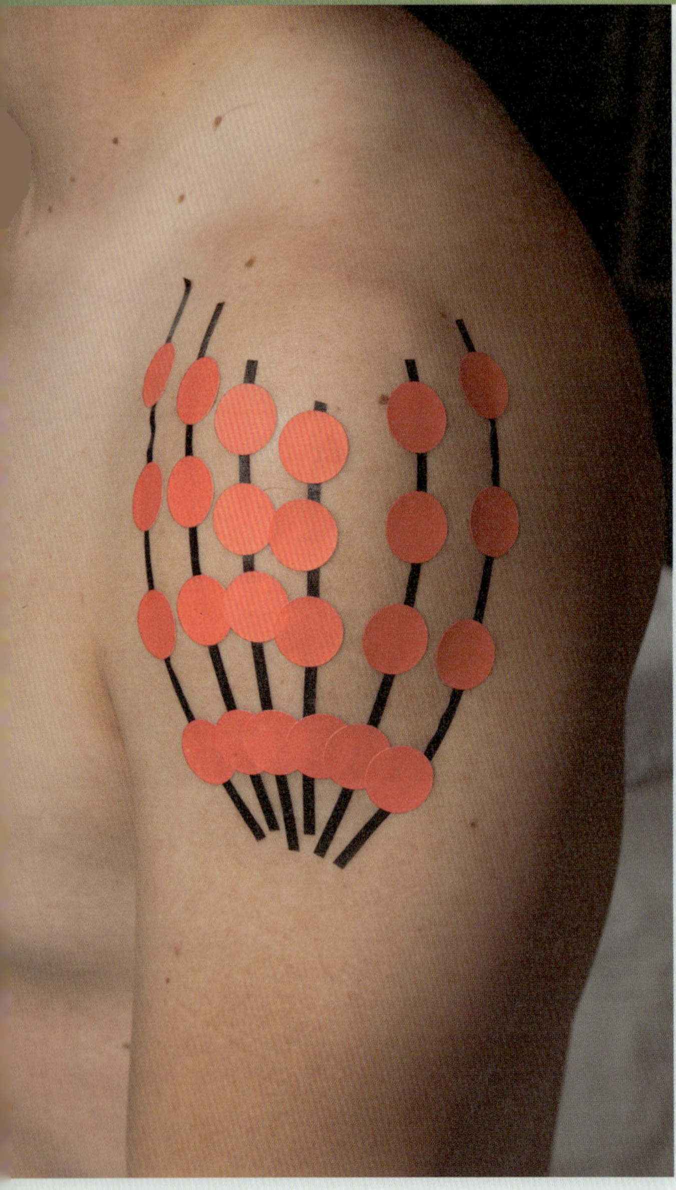

이 장의 개요

서문 – 팔, 아래팔, 및 손 근육들
어깨세모근
위팔두갈래근과 부리위팔근
위팔근
위팔세갈래근
위팔노근
아래팔 폄근들과 손뒤침근
아래팔굽힘근과 원엎침근
엄지두덩 융기 근육들, 엄지모음근, 및 첫째 손등 골간근

학습 목적

이 장에 있는 정보를 배운 후, 치료사는 다음을 할 수 있어야만 한다:

- 팔, 아래팔, 및 손 근육들의 주요한 신체운동학적 기능들을 설명하시오
- 팔, 아래팔, 및 손 근육들 내 통증유발점 활동을 일으키는 두드러진 과부하 요인들을 설명하시오
- 팔, 아래팔, 및 손 근육들을 만져서 구분하시오
- 팔, 아래팔, 및 손 근육들 내 통증유발점들을 촉진하라
- 팔, 아래팔, 및 손 근육들의 통증유발점 비활성화를 만들기 위한 능동적 움직임들을 설명하시오
- 팔, 아래팔, 및 손 근육들에 맞는 스트레칭을 실행하시오
- 팔, 아래팔, 및 손 근육들에 있는 통증유발점으로 인한 통증 연관 부위들을 찾아내시오

다음 근육들에 대해서 다룬다: 어깨세모근, 위팔두갈래근, 부리위팔근, 위팔근, 위팔세갈래근, 위팔노근, 아래팔 폄근들, 손뒤침근, 아래팔굽힘근, 원엎침근, 엄지두덩 융기 근육들, 엄지모음근, 및 첫째 손등 뼈사이근

주요 용어

손바닥 근막 196
두갈래근 건염 196
가쪽 위관절융기염
(Lateral epicondylitis) 196
안쪽 위관절융기염
(Medial epicondylitis) 196
힘줄윤활막염(Tenosynovitis) 196
굽힘근 지지띠
(Flexor retinaculum) 219

서문 – 팔, 아래팔, 및 손 근육들 (Introduction – Arm, Forearm, and Hand Muscles)

근육 구성(Muscle Organization)

이 장은 팔, 아래팔, 및 손 부위들에서 발견되는 근육들을 다룬다. 거의 모든 팔 및 아래팔 근육들이 포함되고 (팔꿈치근 및 집게폄근 제외) 몇몇 손 근육들이 포함된다 (새끼두덩 융기 근육들, 대부분의 손뼈사이근 및 벌레근들 제외).

손을 덮고 있는 근육들의 양으로 인해서, 손뼈사이근과 벌레근들에서의 몇몇 통증유발점 활동은 치료될 가능성이 있다.

국소적 영향(Regional Influences)

팔, 아래팔, 및 손 근육들은 손 재주를 위해서 주로 그 부위들의 가동을 만든다. 과사용 환경을 만드는 움직임은 이들 부위에 있는 구조들에 바람직하지 않은 변화를 만들고, 다음에 부정적인 영향을 줄 수 있다:

- 위팔 근막
- 팔꿈치 관절들
- 팔꿈치 인대들
- 노뼈자뼈 관절들
- 아래팔 근막
- 손목 관절들
- 여러 손, 손가락, 및 엄지 관절
- **손바닥 근막**

이 결합 조직 구조들 및 다른 성분들은 조사되고 적절한 도수기법을 적용해야 한다.

비활성화에 관해서(Deactivation Concerns)

대부분의 팔과 아래팔 근육들은 –그리고 손의 모든 근육들– 작고, 짧고, 그리고/또는 좁은 경향이 있다. 이것이 일반적으로 뜻하는 것은 더 작은 접촉이 (예, 엄지 또는 손가락) 통증유발점 장소들을 비활성화 시키는데 사용된다는 것이다. 치료사가 상당한 양의 통증유발점 활동과 맞닥뜨리게 된다면, 그 접촉에 과부하를 주지 않는 단계를 밟아야 한다. 한 치료 세션 동안 직접 압박과 다른 테크닉들을 번갈아 사용하는 것이 좋다.

일반적인 상태(Common Conditions)

팔, 아래팔, 및 손 근육들은 커다란 가동을 제공하고 허락해 주어야 하기 때문에 –직업 및 여가 활동을 위해서– 여러 문제들이 생길 수 있다. 이러한 반복적인 움직임 상해들과 과사용 문제들은 다음을 포함한다:

- **두갈래근 건염**
- **가쪽 위관절융기염**(테니스 엘보)
- **안쪽 위관절융기염**(골프 엘보)
- 신경 조임

다른 덜 흔한 문제들은 골관절염, **힘줄윤활막염**, 및 낭염을 포함하는 어떤 통증유발점 활동 요소들을 나타낸다.

이러한 상황들과 함께 연부조직 병리의 이해는 –그리고 적절한 치료 반응에 대한 훈련– 치료사가 효율적으로 해당 통증과 불편함을 손 볼 수 있게 해 줄 것이다.

어깨세모근(Deltoid)

간결한 요약

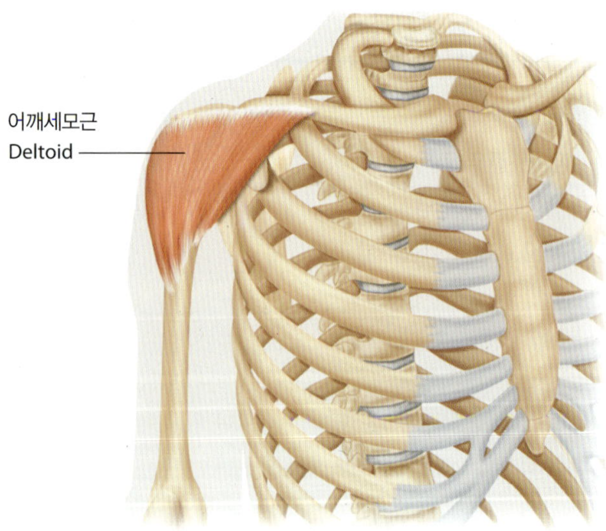

그림 9-1
어깨세모근 해부.

- 통증유발점들은 앞쪽, 가쪽, 및 후방 어깨세모근 부위들로 연관될 수 있다.
- 편평 압박을 사용해서 비활성화 시킨다.
- 어깨 관절 모음, 수평 벌림, 및 수평 모음으로 스트레칭을 한다.

개요(Overview)

어깨세모근은 쉽게 접근이 가능한 근육으로 가시위근과 함께 작용을 한다. 대부분 그것들을 함께 치료하는 것이 추천된다. 또한 어깨세모근은 다른 어깨 관절 근육들을 보조하므로 (주로 큰가슴근), 이들 역시 조사하는 것이 추천된다.

어깨세모근 통증유발점들은 전반적인 어깨 관절 부위로 통증이 전이될 수 있다. 여러 조건들이 (예, 회전근개 손상, 어깨봉우리밑 충돌 증후군, 또는 동결견) 동일한 주변에 종종 통증을 보인다. 두 문제가 동시에 있을 수 있다. 어깨세모근 통증유발점들로 인한 단단한 띠들은 이러한 조건들에 원인이 될 수 있는데 위팔뼈 건성 부착을 통해서 비정상적 장력을 주기 때문이다.

위치와 부착(Location and Attachments)

어깨세모근은 얕게 있으며, 어깨 관절 부위의 뒤쪽, 앞쪽, 및 가쪽 세로 길이를 차지한다. (그림 9–1 ■)

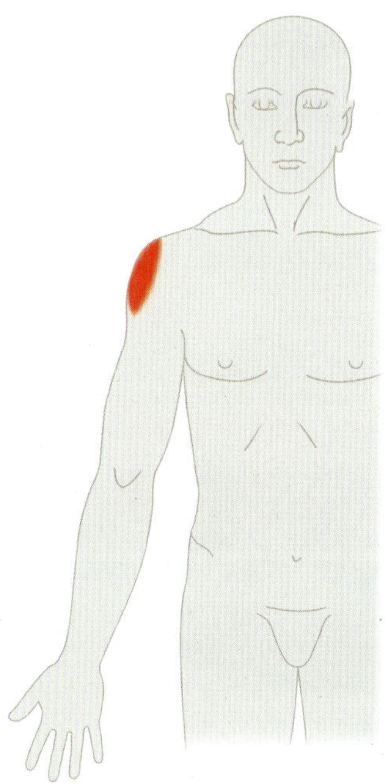

그림 9–2
어깨세모근 통증유발점 연관 패턴.

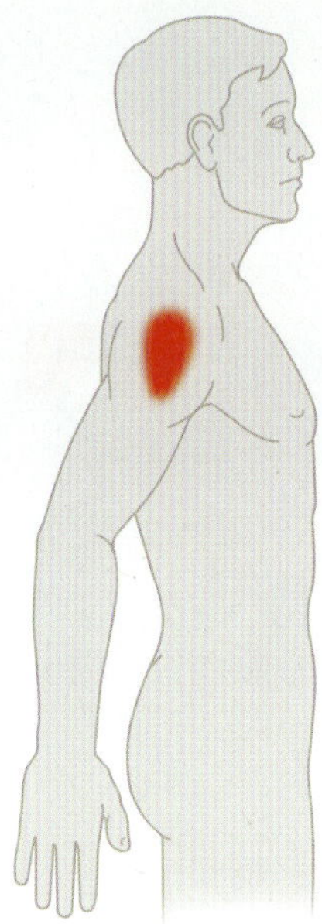

그림 9–3
어깨세모근 통증유발점 연관 패턴.

- 몸쪽 부착들 – 빗장뼈의 가쪽 1/3, 어깨봉우리 돌기의 가쪽면.
- 먼쪽 부착 – 위팔뼈의 어깨세모근 결절.

형태와 기능(Form and Function)

어깨세모근복부는 약간 길고, 넓고, 두껍고, 벌어져 있다. 중간부 섬유들은 앞쪽과 뒤쪽 부분보다 약간 짧아서, 중간 어깨세모근 기능에 더 좋은 지레 효과를 준다.

어깨세모근은 다음을 만든다

- 어깨 관절의 벌림 (주로 중간 부분).
- 어깨 관절의 굴곡 (주로 앞쪽 부분).
- 어깨 관절의 수평 모음 (앞쪽 부분).
- 어깨 관절의 폄, 과다 폄, 및 수평 벌림 (뒤쪽 부분).
- 어깨 관절의 안정 (주로 앞쪽과 뒤쪽 부분).

통증유발점 연관 패턴 (Trigger Point Referral Patterns)

고객이 다음을 말하거나 보일 때 어깨세모근의 통증유발점 활동을 조사해 보아야만 한다

- 전방 어깨세모근 부위의 통증. (그림 9–2 ■)
- 가쪽 어깨세모근 부위의 통증. (그림 9–3 ■)

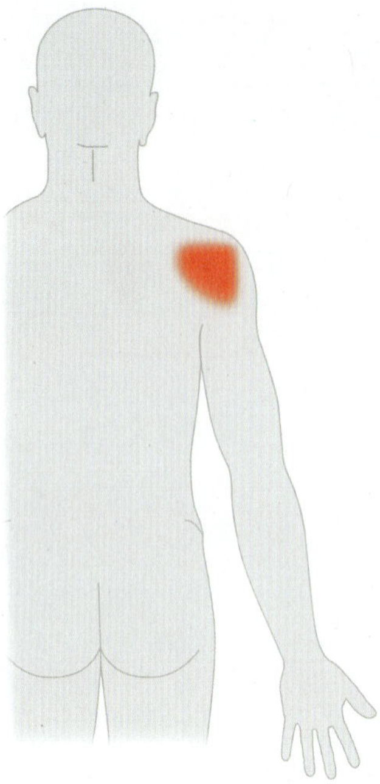

그림 9-4
어깨세모근 통증유발점 연관 패턴.

- 후방 어깨세모근 부위의 통증 (그림 9-4 ■)
- 앞에서 말한 부위들의 통증, 특히 어깨 관절 움직임과 함께.

과부하 요인들(Overloading Factors)

어깨세모근은 다음으로 인해서 과부하를 받을 수 있다:

- 근복부에 직접 손상 (모든 부분들).
- 낙상을 막기 위한 버티기 (앞쪽 부분).
- 만성 반복적 어깨 관절 굴곡 그리고/또는 수평 모음을 포함하는 활동들 (앞쪽 부분).
- 만성 반복적 어깨 관절 벌림을 포함하는 활동들 (중간 부분).
- 만성 반복적 어깨 관절 폄/과다 폄을 포함하는 활동들 (뒤쪽 부분).
- 근육 내 주사 (뒤쪽 부분).

비활성화 전략(Deactivation Tactics)

어깨세모근 자세 – 등을 대고 눕거나 배를 대고 누워서, 어깨 관절을 약간 벌린다.

근복부에 편평 압박을 한다:

- ***전방 근복부***
  - 근복부의 안쪽 앞쪽부에 있는 선을 따라 편평 촉진을 하는데, 빗장뼈에서 대략 손가락 한 개 폭 먼쪽에서 시작하라.
  - 앞쪽 위팔뼈를 향해서 뒤쪽으로 눌러라. (그림 9-5 ■)
  - 어깨봉우리 돌기에서 대략 한 손가락 폭 먼쪽에 있는, 근복부의 가쪽 앞쪽부에 있는 선을 따라 계속 탐색하라.

- ***중간 근복부***
  - 근복부의 안쪽 가쪽부에 있는 선을 따라 편평 촉진을 하는데, 어깨봉우리 돌기에서 대략 한 손가락 폭 가쪽에 있다.
  - 가쪽 위팔뼈를 향해서 안쪽으로 눌러라.
  - 어깨봉우리 돌기에서 대략 한 손가락 폭 먼쪽에 있는, 근복부의 뒤쪽 가쪽부에 있는 또 다른 선을 따라 계속 탐색하라.

- ***후방 근복부***
  - 어깨뼈 가시에서 대략 손가락 한 개 폭 먼쪽에 있는, 근복부의 가쪽 뒤쪽부에 있는 선을 따라 편평 촉진을 하라.
  - 뒤쪽 위팔뼈를 향해서 앞쪽으로 눌러라. (그림 9-6 ■)
  - 어깨뼈 가시에서 대략 한 손가락 폭 먼쪽에 있는, 근복부의 안쪽 뒤쪽부에 있는 또 다른 선을 따라 계속 탐색하라.

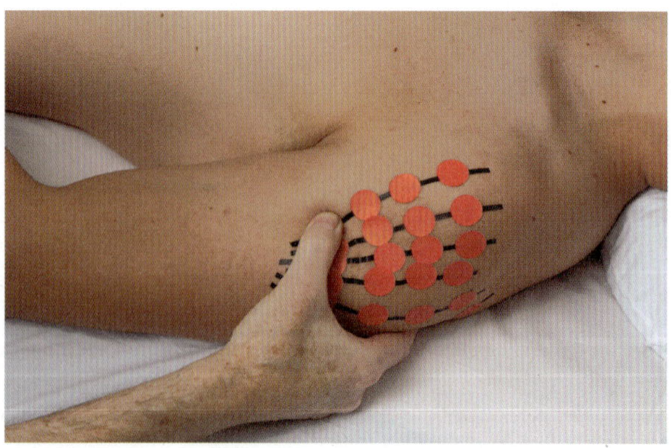

그림 9-5
편평 압박: 전방 어깨세모근 근복부에 대해 앞쪽 위팔뼈를 향해서 뒤쪽으로 눌러라.

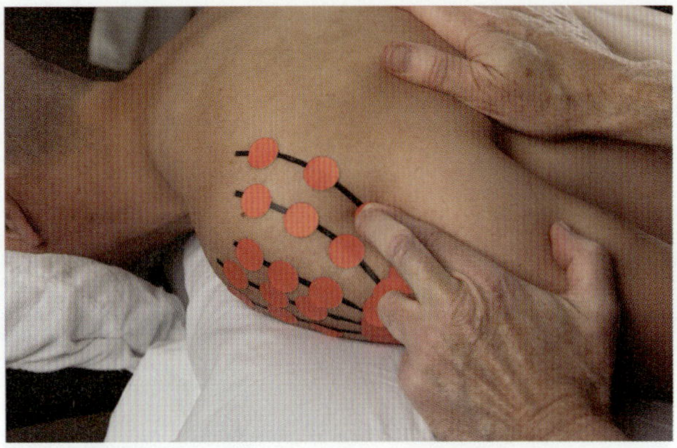

그림 9-6
편평 압박: 후방 어깨세모근 근복부에 대해 뒤쪽 위팔뼈를 향해서 앞쪽으로 눌러라.

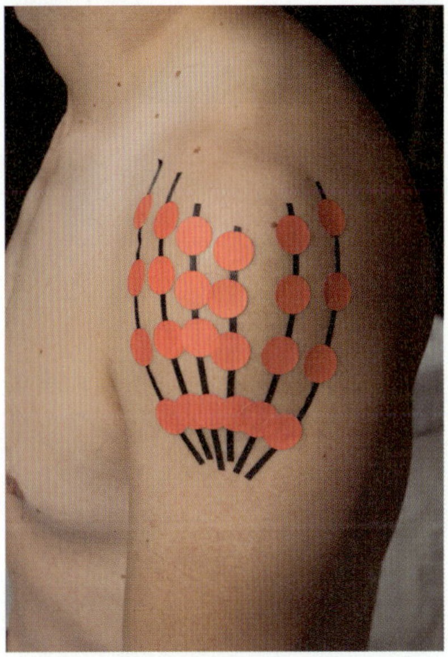

그림 9-7
어깨세모근의 시각적인 선을 따라 18~24개의 핵심 부위들이 있다.

○ 근복부의 가쪽 끝까지 각각의 선을 계속 탐색하라.

시각적인 선을 따라 18~24개의 핵심 부위들이 있다. (그림 9-7 ■)

심화된 직접 압박 : 고객이 다음을 하는 동안 어깨세모근에 편평 압박을 하라

- 직접 능동적 움직임: 어깨 관절 벌림/모음 그리고/또는 굴곡/폄을 포함.
- 간접 능동적 움직임: 어깨 관절 안쪽/가쪽 회전을 포함.

관련 있는 근육 부위들(Relevant Muscle Areas)

등을 대고 바닥에 눕거나 엎드린 자세에서 다른 중요 부위들이 다뤄질 수 있다. 특히, 추가로 초점을 두어야만 할 곳:

- 큰가슴근 (빗장부)
- 위팔두갈래근
- 위팔세갈래근 긴머리
- 넓은등근
- 큰원근
- 가시아래근
- 가시위근
- 목갈비근

길항근들에게도 주의를 해야 한다:

- 어깨밑근
- 큰가슴근 (복장부 및 갈비부)

찾아볼 가치가 있는 다른 근육들:

- 작은원근
- 등세모근

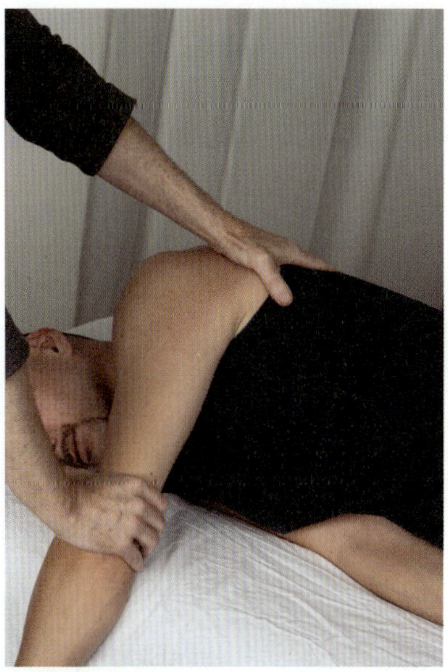

그림 9-8
스트레칭: (옆으로 누워서) 어깨 관절 모음
(치료사의 손이 고객의 어깨뼈를 고정하는 것을 주목하라).

스트레칭(Stretches)

고객이 등을 대고 눕거나, 옆으로 눕거나, 앉은 자세에서 어깨 관절 수평 모음, 수평 벌림, 및 과다 폄이 행해질 수 있다. (그림 9-8 ■, 9-9 ■, 9-10 ■ 및 9-11 ■)

서서 어깨 관절을 수평으로 모으고 다른 손으로 당기고, 문 고리를 잡아서 어깨 관절을 수평으로 벌리거나 과다 폄을 해서 자가-스트레칭을 한다. (그림 9-12 ■와 9-13 ■)

위팔두갈래근과 부리위팔근 (Biceps Brachii and Coracobrachialis)

간결한 요약

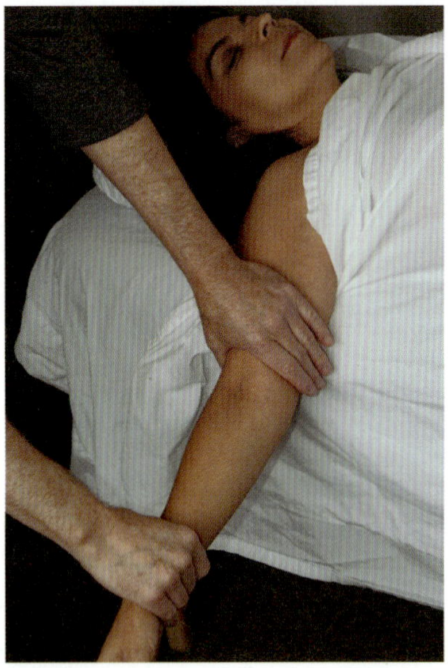

그림 9-9
스트레칭: (등을 대고 누워서) 어깨 관절 수평 벌림.

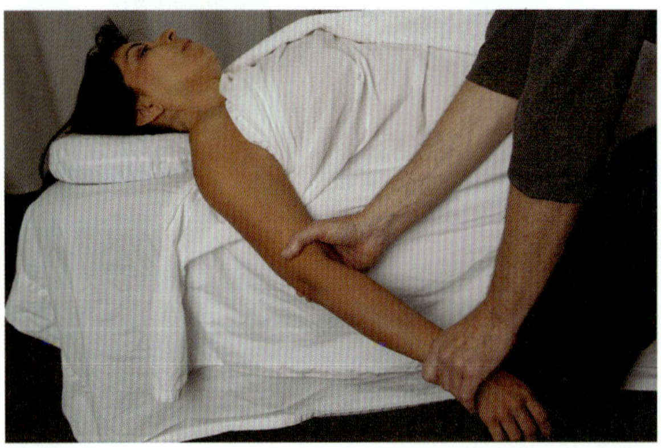

그림 9-10
스트레칭: (등을 대고 누워서) 어깨 관절 과다 폄.

- 통증유발점들은 전방 어깨세모근, 뒤쪽 팔, 뒤쪽 아래팔, 및 손등 부위들로 연관될 수 있다.
- 편평과 집게 압박을 사용해서 비활성화 시킨다.
- 팔꿈치 관절 폄, 아래팔 엎침, 및 어깨 관절 과다 폄으로 스트레칭을 한다.

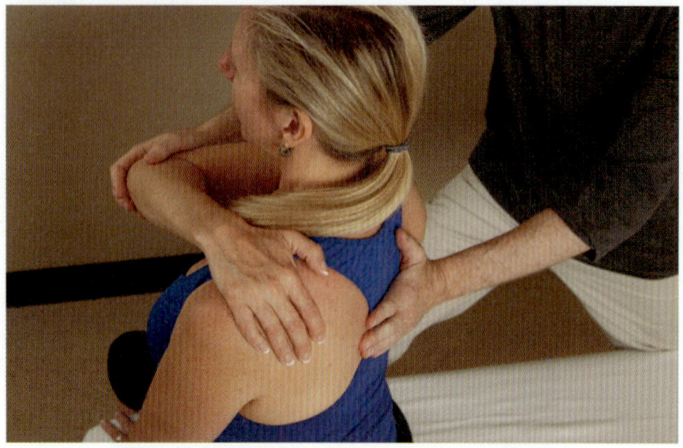

그림 9-11
스트레칭: (앉아서) 어깨 관절 수평 모음.

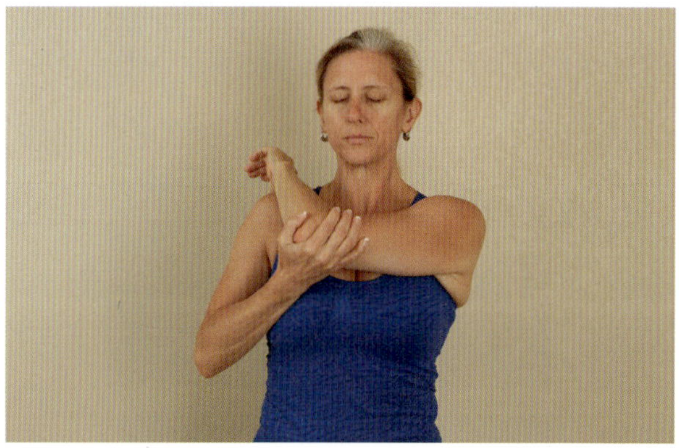

그림 9-12
자가-스트레칭: 어깨 관절 수평 모음.

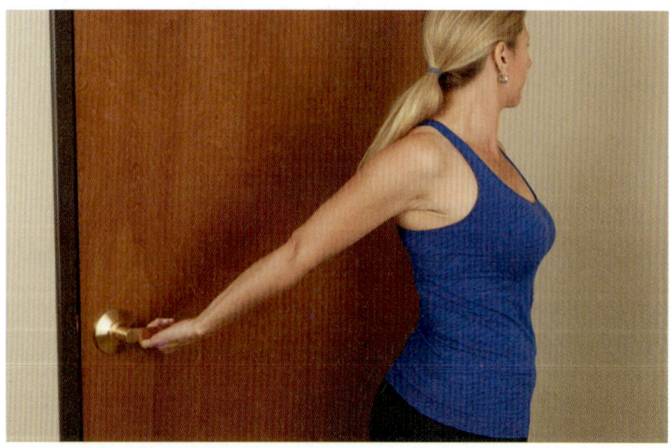

그림 9-13
자가-스트레칭: 어깨 관절 수평 벌림 또는 과다 폄.

개요(Overview)

위팔두갈래근은 쉽게 접근이 가능한 근육으로 위팔근과 함께 작용을 한다. 대부분 그것들을 함께 치료하는 것이 추천된다. 또한 위팔두갈래근은 다른 어깨 관절 근육들과 (주로 어깨세모근) 팔꿈치 관절 근육들을 (주로 위팔노근) 보조하므로 이들 역시 조사하는 것이 추천된다.

위팔두갈래근과 부리위팔근 통증유발점들은 전반적인 어깨 관절 부위로 통증이 전이될 수 있다. 여러 조건들이 (예, 두갈래근 건염, 회전근개 손상, 어깨봉우리밑 충돌 증후군, 또는 동결견) 동일한 주변에 종종 통증을 보인다. 두 문제가 동시에 있을 수 있다. 위팔두갈래근 또는 부리위팔근 통증유발점들로 인한 단단한 띠들은 이러한 조건들에 원인이 될 수 있는데 어깨뼈 건성 부착을 통해서 비정상적 장력을 주기 때문이다.

부리위팔근은 큰가슴근과 위팔두갈래근이 그것의 위를 덮고 있기 때문에 찾기가 힘들다. 이 때문에 거기에 있는 어떤 통증유발점들은 촉진하기가 힘들다. 비록 깊숙한 근육이지만, 부리위팔근은 그것의 안쪽 공간을 따라 직접 접근이 가능하다. 그것이 깊이 있기 때문에, 부리위팔근은 종종 간과된다.

부리위팔근 장력에 의한 근육피부 신경의 조임은 가쪽 아래팔의 마비와 팔꿈치 굽힘근 운동 허약을 만들 수 있다. 부리위팔근 주위의 통증유발점들을 비활성화 시킬 때, 그 근육의 뒤쪽에서 발견되는 신경혈관 다발에 신경을 써야 함을 잊지 말아라. 이 부근에서 깊은 압력을 피하라.

위치와 부착(Location and Attachments)

위팔두갈래근은 대부분 얕게 있으며, 팔 부위의 앞쪽 세로 길이를 차지한다. 짧은 머리는 안쪽 부분에 있고, 긴 머리는 가쪽 부분에 있다. (그림 9-14 ■)

- 몸쪽 부착들 – 어깨뼈 부리 돌기 (짧은 머리) 그리고 관절와상 결절 (위팔뼈의 결절 사이 고랑을 경유해서 긴 머리).
- 먼쪽 부착들 – 노뼈 결절 그리고 두갈래근 **건막**의 도움으로 아래팔 근막.

부리위팔근은 팔의 몸쪽 안쪽면의 세로 길이 반을 차지하며, 두갈래근 짧은 머리, 큰가슴근, 및 전방 어깨세모근 깊숙이 있다. (그림 9-14)

- 몸쪽 부착들 – 어깨뼈 부리 돌기.
- 먼쪽 부착 – 안쪽 위팔뼈 중간대의 몸쪽.

형태와 기능(Form and Function)

위팔두갈래근의 복부는 길고, 약간 넓고, 약간 벌어지고, 두껍다. 짧고 긴 머리는 합쳐진 공통 복부에서 몸쪽으로 뻗어나간다. 몸쪽 긴 머리 건은 위팔뼈에 있는 (크고 작은 거친 면들 사이에서) 거친 면 사이 고랑을 통해 지나간다.

부리위팔근복부는 비교적 길고, 약간 원통이며, 약간 납작하다.

위팔두갈래근과 부리위팔근은 다음을 만든다

- 팔꿈치 관절의 굴곡 (위팔두갈래근).
- 몸쪽 노뼈자뼈 관절에서 아래팔의 뒤침 (위팔두갈래근).
- 어깨 관절의 수평 모음 (위팔두갈래근 짧은 머리 보조).
- 팔꿈치 관절의 안정 (위팔두갈래근).
- 어깨 관절의 안정 (둘 다).
- 어깨 관절의 굴곡 (부리위팔근).
- 어깨 관절의 모음 (부리위팔근).

통증유발점 연관 패턴 (Trigger Point Referral Patterns)

고객이 다음을 알리거나 설명할 때, 위팔두갈래근의 통증유발점 활동을 조사해 보아야만 한다

- 전방 어깨세모근 또는 앞쪽 팔꿈치 부위들의 통증. (그림 9-15 ■)
- 앞서 말한 부위들의 통증 특히, 어깨 높이 위로 어깨 관절 굴곡을 할 때.
- 어깨 관절 벌림 동안 **염발음**.

고객이 다음을 알리거나 설명할 때, 부리위팔근의 통증유발점 활동을 조사해 보아야만 한다

- 뒤쪽 팔, 아래팔, 또는 손 부위들의 통증. (그림 9-16 ■)

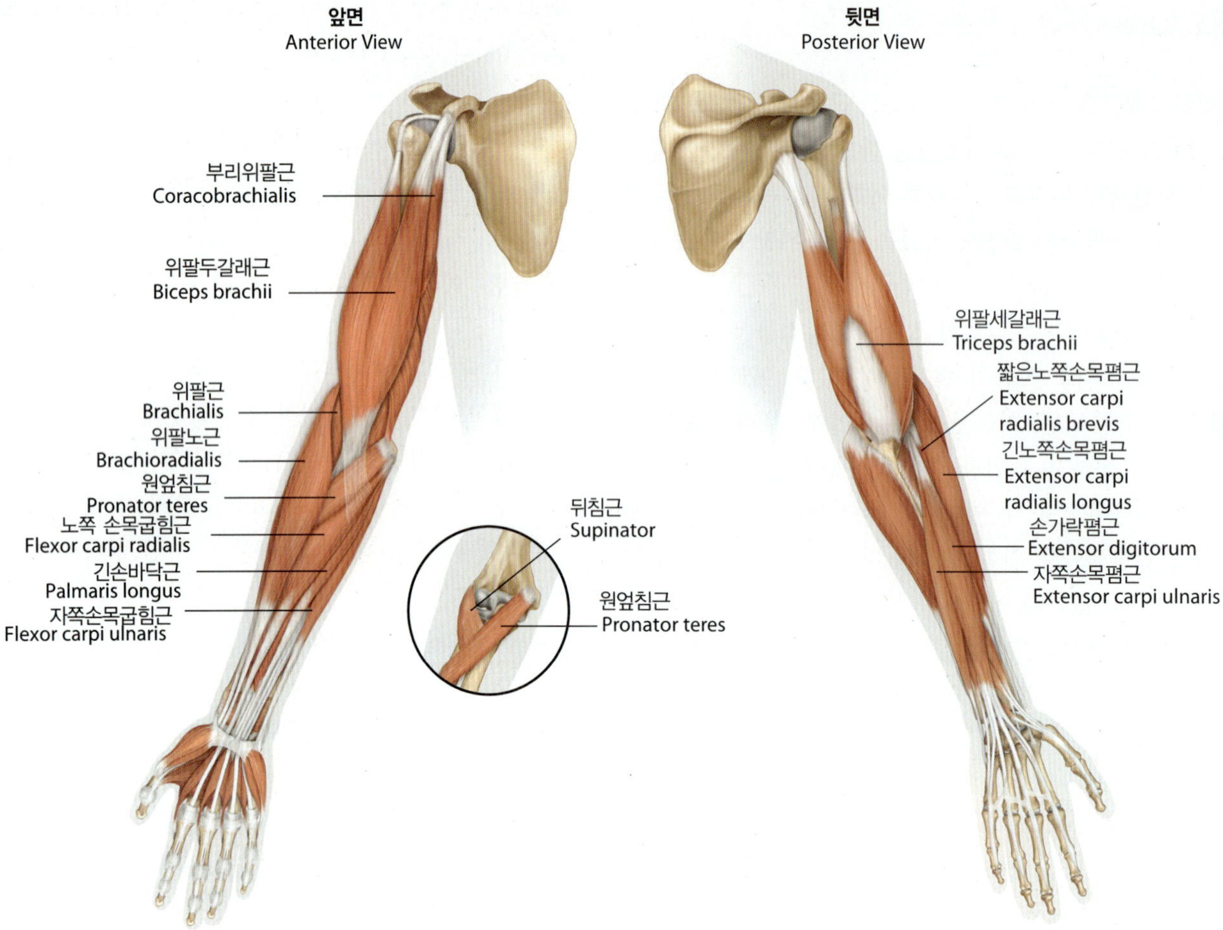

그림 9-14
팔과 아래팔 근육의 해부.

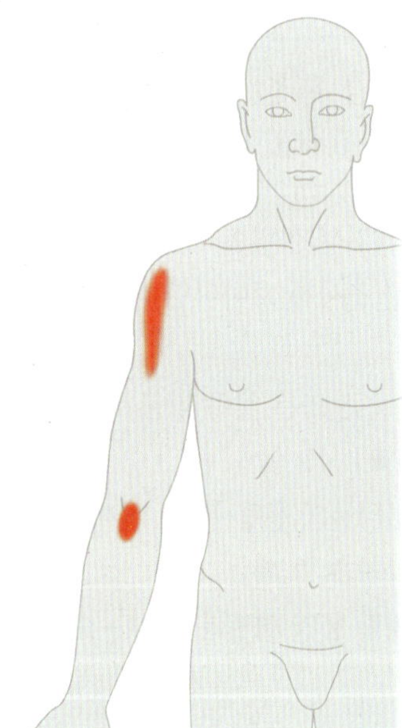

그림 9-15
위팔두갈래근 통증유발점 연관 패턴.

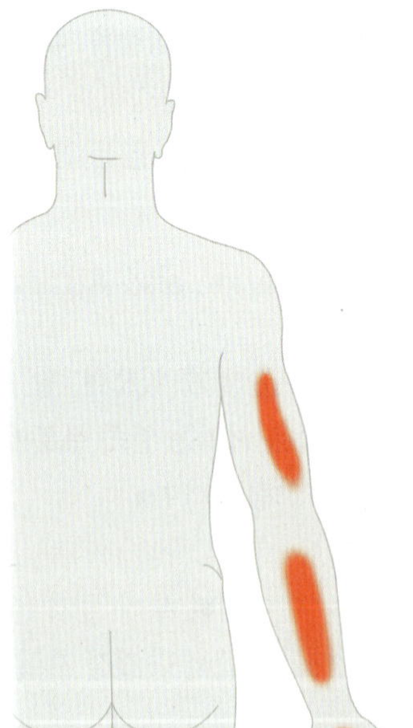

그림 9-16
부리위팔근 통증유발점 연관 패턴.

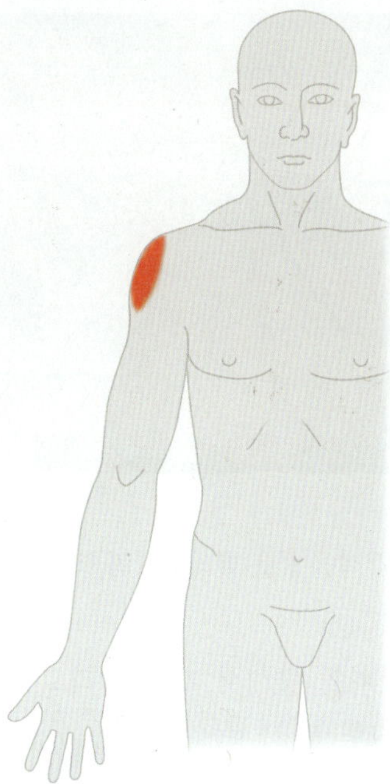

그림 9-17
부리위팔근 통증유발점 연관 패턴.

- 전방 어깨세모근 부위의 통증 (그림 9-17 ■)

위팔근에 위치한 통증유발점들은 위팔두갈래근을 촉진하는 동안 종종 발견되며 몸쪽 엄지 부위로 통증이 전이될 수 있다.

과부하 요인들 (Overloading Factors)

위팔두갈래근은 다음으로 인해서 과부하를 받을 수 있다:

- 만성 반복적 팔꿈치 관절 굴곡 그리고/또는 아래팔 뒤침을 포함하는 활동들.
- 낙상을 막기 위한 버팀대 (앞쪽 부분).
- 근복부에 직접 손상.

부리위팔근은 다음으로 인해서 과부하를 받을 수 있다:

- 전방 어깨세모근, 위팔두갈래근 짧은머리, 및 큰가슴근의 통증유발점 활동.

비활성화 전략 (Deactivation Tactics)

위팔두갈래근 자세 – 등을 대고 누워서, 팔꿈치 관절을

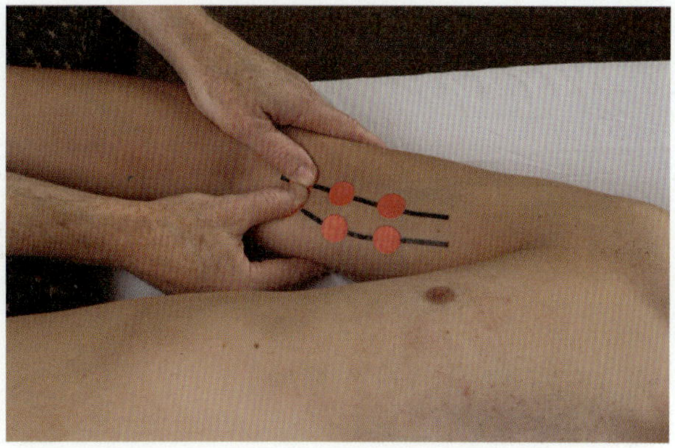

그림 9-18
편평 압박: 위팔두갈래근은 앞쪽 위팔뼈를 향해서 뒤쪽으로 눌러라.

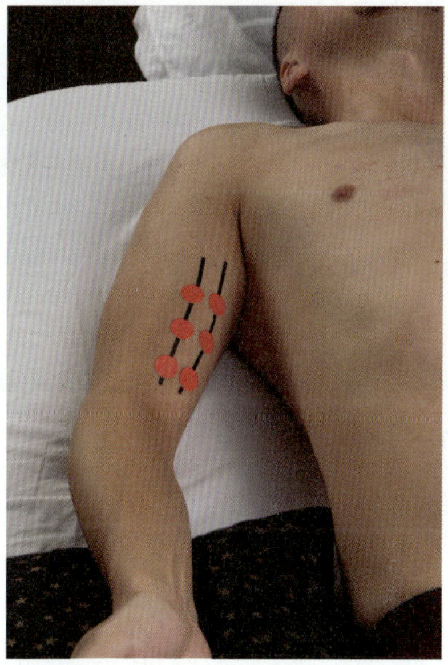

그림 9-19
위팔두갈래근의 시각적인 선을 따라 6개의 핵심 부위들이 있다.

적당히 굴곡시키고 팔은 엎치거나 뒤치게 만들지 않는다.
근복부에 편평 압박을 한다:

- 근복부의 중간 가쪽부에 있는 선을 따라 편평 촉진을 하는데, 앞쪽 팔꿈치 주름에서 대략 손가락 2개 폭 몸쪽에서 시작하라.
- 앞쪽 위팔뼈를 향해서 뒤쪽으로 눌러라. (그림 9-18 ■)
- 근복부의 중간 안쪽부에 있는 또 다른 선을 따라 계속 탐색하는데, 앞쪽 팔꿈치 주름에서 대략 손가락 2개 폭 몸쪽에서 시작하라.
- 근복부의 몸쪽 끝까지 각각의 선을 계속 탐색하라.

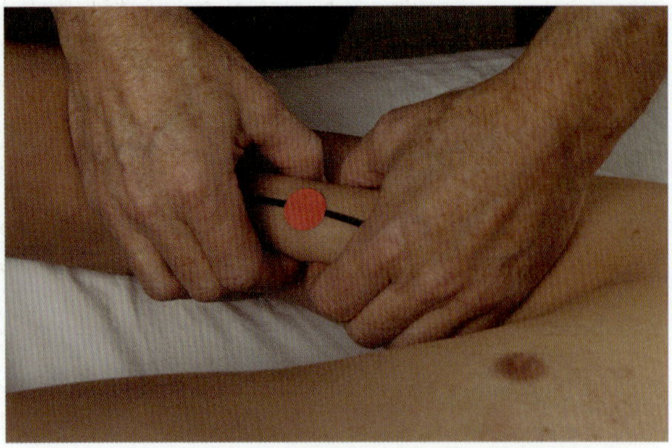

그림 9-20
집게 압박: 위팔두갈래근 근복부의 시각적인 선을 따라.

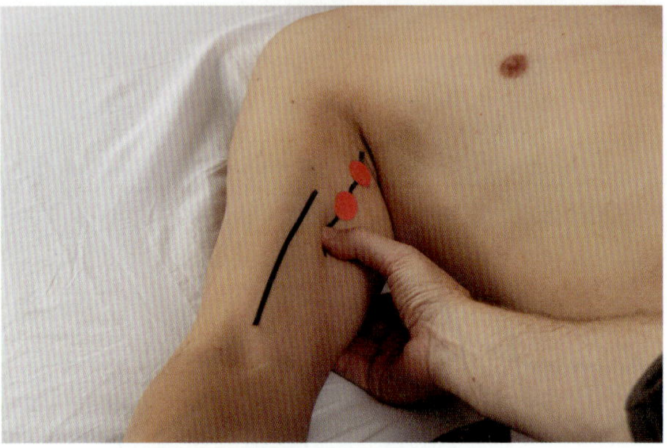

그림 9-21
편평 압박: 부리위팔근은 안쪽 위팔뼈를 향해서 가쪽 그리고 약간 뒤쪽으로 눌러라; 가쪽에 있는 위팔두갈래근을 주목하라(흑색 선).

- 시각적인 선을 따라 6개의 핵심 부위들이 있다. (그림 9-19 ■)

근복부에 집게 압박을 한다:

- 근복부의 정중선을 따라 집게 압박을 하는데, 앞쪽 팔꿈치 주름에서 대략 손가락 2개 폭 몸쪽에서 시작하라. (그림 9-20 ■)
- 근복부의 몸쪽 끝까지 이 선을 계속 탐색하라.
- 시각적인 선을 따라 3개의 핵심 부위들이 있다.

부리위팔근 자세 – 등을 대고 누워서, 어깨 관절을 가쪽으로 돌린다.

근복부에 편평 압박을 한다:

- 근복부의 정중선을 따라 편평 촉진을 하는데, 겨드랑이 주름에서 대략 손가락 4개 폭 먼쪽에서 시작하라.

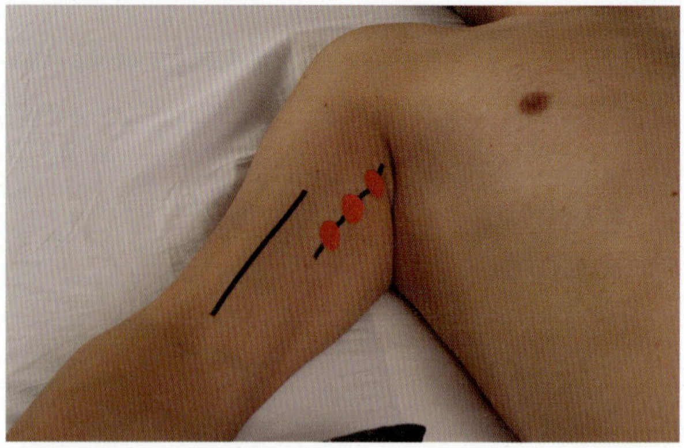

그림 9-22
부리위팔근의 시각적인 선을 따라 3개의 핵심 부위들이 있다.

- 안쪽 위팔뼈를 향해서 가쪽 그리고 약간 뒤쪽으로 눌러라. (그림 9-21 ■)
- 근복부의 몸쪽 끝까지 이 선을 계속 탐색하라.
- 시각적인 선을 따라 3개의 핵심 부위들이 있다. (그림 9-22 ■)

심화된 직접 압박 : 고객이 다음을 만드는 동안 ***위팔두갈래근***에 편평 또는 집게 압박을 하라.

- 직접 능동적 움직임: 팔꿈치 관절 굴곡/폄 그리고/또는 아래팔 뒤침/엎침을 포함.
- 간접 능동적 움직임: 어깨 관절 굴곡/폄을 포함.

심화된 직접 압박 : 고객이 다음을 만드는 동안 ***부리위팔근***에 편평 압박을 하라.

- 직접 능동적 움직임: 어깨 관절 굴곡/폄 그리고/또는 모음/벌림을 포함.
- 간접 능동적 움직임: 어깨 관절 안쪽/가쪽 회전을 포함.

관련 있는 근육 부위들 (Relevant Muscle Areas)

등을 대고 누운 자세에서 다른 중요 부위들이 다뤄질 수 있다. 특히, 추가로 초점을 두어야만 할 곳:

- 위팔근
- 뒤침근
- 위팔노근
- 어깨세모근 (앞쪽부)

- 등세모근 (상부)

*길항*근들에게도 주의를 해야 한다:

- 위팔세갈래근

찾아볼 가치가 있는 다른 근육들:

- 가시아래근
- 가시위근
- 큰가슴근

스트레칭(Stretches)

고객이 등을 바닥에 대고 누운 자세에서 어깨 관절 과다 폄, 팔꿈치 관절 폄, 및 아래팔 엎침이 행해질 수 있다. (그림 9-23 ■)

서서 문틀을 잡고 어깨 관절 과다 폄, 팔꿈치 관절 폄, 및 아래팔 엎침, 그리고 나서 스트레칭 시키려는 팔에서부터 몸통을 멀리 돌려서 자가-스트레칭을 한다. (그림 9-24 ■)

위팔근 (Brachialis)

간결한 요약

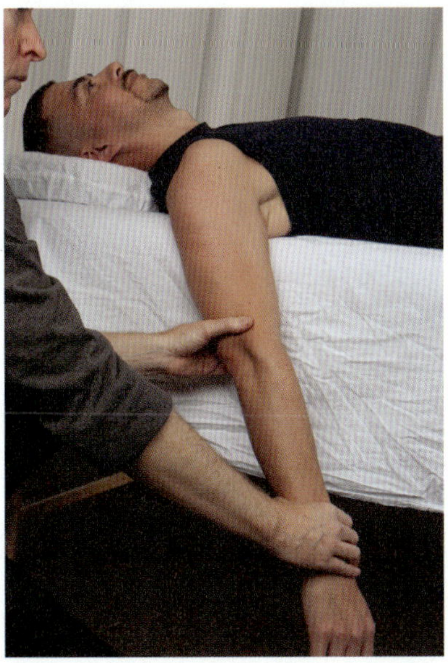

그림 9-23
스트레칭: (등을 대고 누워서) 어깨 관절 과다 폄, 팔꿈치 관절 폄, 및 아래팔 엎침

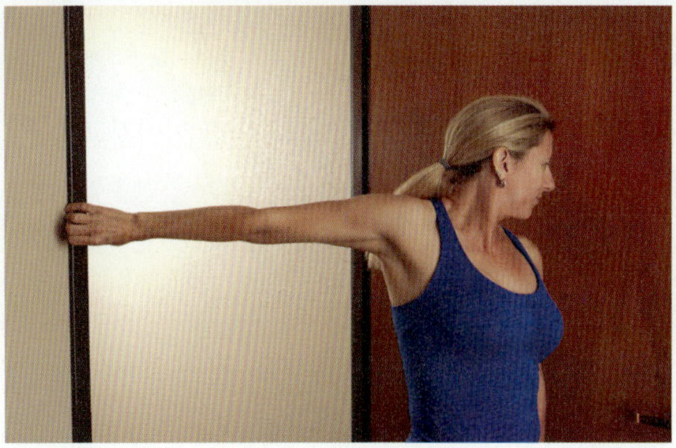

그림 9-24
자가-스트레칭: 어깨 관절 과다 폄, 팔꿈치 관절 폄, 및 아래팔 엎침.

- 통증유발점들은 몸쪽 엄지 부위로 연관될 수 있다.
- 편평 압박을 사용해서 비활성화 시킨다.
- 팔꿈치 관절 폄으로 스트레칭을 한다.

개요(Overview)

위팔근은 위팔두갈래근이 그것의 위를 덮고 있기 때문에 찾기가 힘들다. 이 때문에 이 부위의 통증유발점들을 촉진하는 것을 더 힘들게 만든다. 깊숙한 근육이지만, 위팔근은 그것의 안쪽 및 가쪽 공간을 따라 직접 접근이 상당히 가능하다. 그것이 깊이 있기 때문에, 위팔근은 종종 간과된다.

위팔근은 위팔두갈래근과 함께 작용을 한다. 대부분 그것들을 함께 치료하는 것이 추천된다. 또한 위팔근은 다른 팔꿈치 관절 근육들을 (주로, 위팔노근) 보조하므로 이들 역시 조사하는 것이 추천된다.

위팔근 장력으로 인한 노신경 조임이 뒤쪽 엄지의 마비를 만들 수 있다.

위치와 부착 (Location and Attachments

위팔근은 팔 부위의 앞쪽 세로 길이 먼쪽 반을 차지하는데, 대부분 위팔두갈래근 깊숙이 있다. (그림 9-25 ■)

- 몸쪽 부착 – 앞쪽 위팔뼈대.
- 먼쪽 부착들 – 자뼈 결절과 부리돌기.

형태와 기능 (Form and Function)

위팔근의 복부는 비교적 길고, 넓고, 약간 벌어지고, 납작하다.

위팔근은 다음을 만든다

- 팔꿈치 관절의 굴곡.
- 팔꿈치 관절의 안정.

통증유발점 연관 패턴 (Trigger Point Referral Patterns)

고객이 다음을 알리거나 설명할 때, 위팔근의 통증유발점 활동을 조사해 보아야만 한다

- 뒤쪽 몸쪽 엄지 웹 부위 부위의 통증. (그림 9–26 ■)
- 앞쪽 몸쪽 엄지 부위의 통증. (그림 9–27 ■)

위팔두갈래근에 위치한 통증유발점들은 위팔근을 촉진하는 동안 종종 발견되며 전방 어깨세모근 부위로 통증이 전이될 수 있다.

과부하 요인들 (Overloading Factors)

위팔근은 다음으로 인해서 과부하를 받을 수 있다:

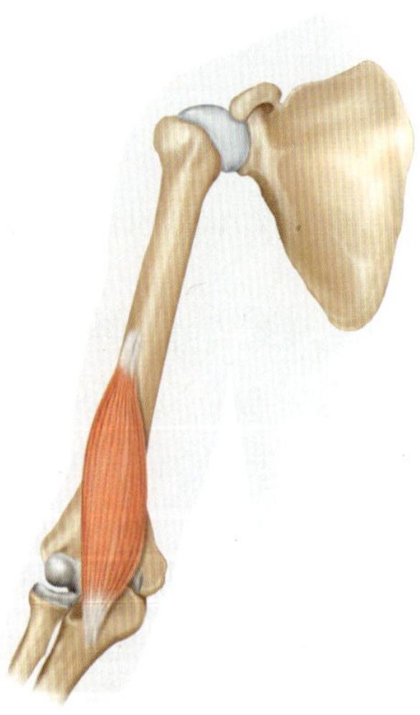

그림 9–25
위팔근의 해부.

- 만성 반복적 팔꿈치 관절 굴곡을 포함하는 활동들, 특히 크고 무거운 물건을 들어 올리는 동안.

비활성화 전략 (Deactivation Tactics)

위팔근 자세 – 등을 대고 누워서, 팔꿈치 관절을 적당히 굴곡시키고 아래팔은 뒤침 시킨다.

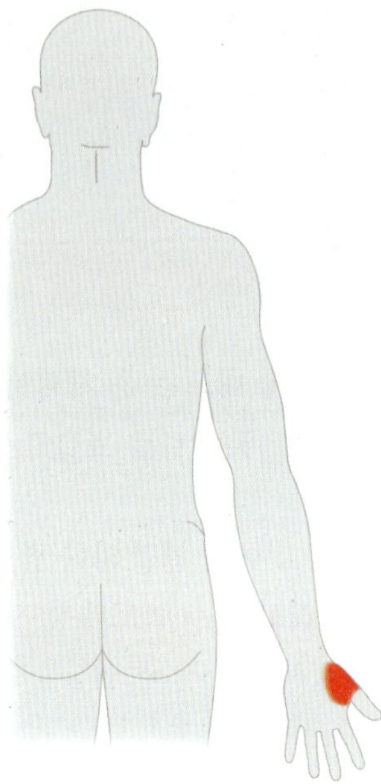

그림 9–26
위팔근 통증유발점 연관 패턴.

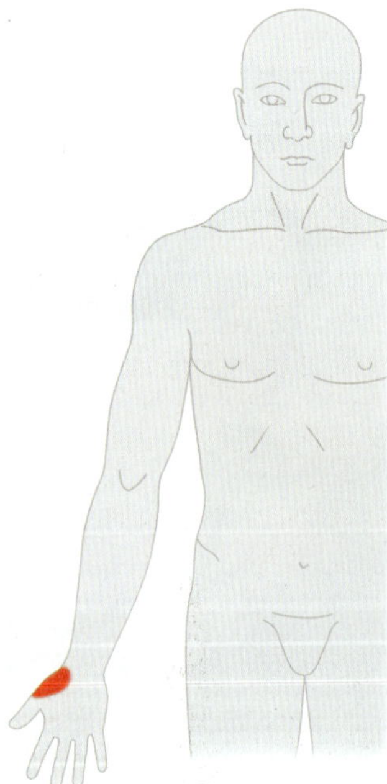

그림 9–27
위팔근 통증유발점 연관 패턴.

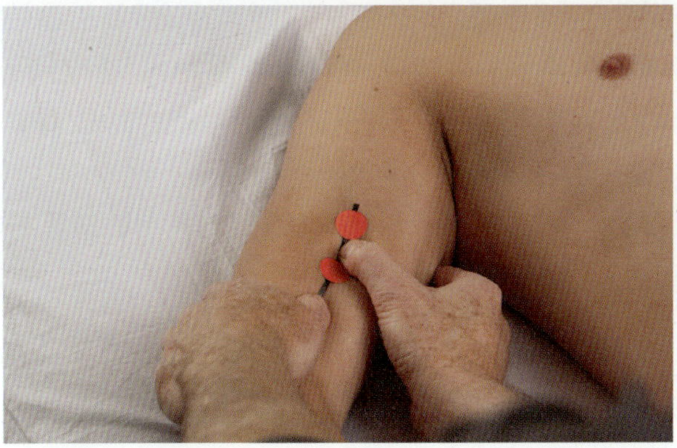

그림 9-28
편평 압박: 위팔근은 우선 위팔두갈래근 덩어리를 가쪽으로 밀고 난 다음, 앞쪽 위팔뼈를 향해서 뒤쪽으로 눌러라.

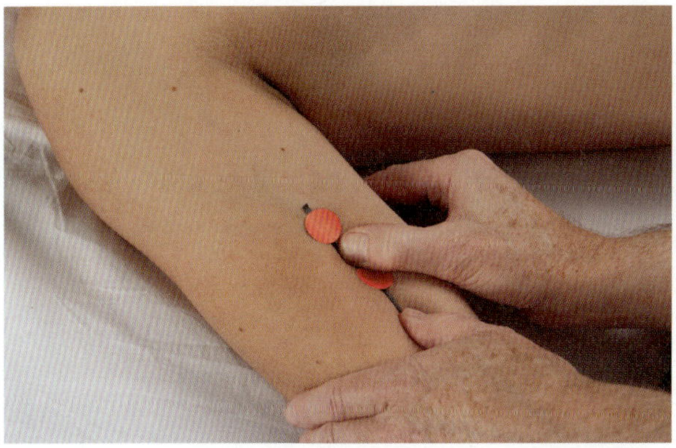

그림 9-29
편평 압박: 위팔근은 우선 위팔두갈래근 근육 복부를 안쪽으로 밀고 난 다음, 앞쪽 위팔뼈를 향해서 뒤쪽으로 눌러라.

근복부에 편평 압박을 한다:

- 근복부의 정중선을 따라 편평 촉진을 하는데, 앞쪽 팔꿈치 주름에서 대략 손가락 한 개 폭 몸쪽에서 시작하라.
- 우선 위팔두갈래근 덩어리를 가쪽으로 밀어서 위팔근을 찾고 난 다음, 앞쪽 위팔뼈를 향해서 뒤쪽으로 눌러라. (그림 9-28 ■)
- 또 다른 선을 따라 탐색을 계속하는데, 우선 위팔두갈래근 덩어리를 안쪽으로 밀고 난 다음, 앞쪽 위팔뼈를 향해서 뒤쪽으로 눌러라. (그림 9-29 ■)
- 근복부의 몸쪽 끝까지 각각의 선을 계속 탐색하라.
- 시각적인 선을 따라 6개의 핵심 부위들이 있다.

심화된 직접 압박 : 고객이 다음을 만드는 동안 위팔근에 편평 압박을 하라.

- 직접 능동적 움직임: 팔꿈치 관절 굴곡/폄을 포함.
- 간접 능동적 움직임: 아래팔 뒤침/엎침을 포함.

관련 있는 근육 부위들(Relevant Muscle Areas)

*등을 바닥에 대고 누운 자세*에서 다른 중요 부위들이 다뤄질 수 있다. 특히, 추가로 초점을 두어야만 할 곳:

- 위팔두갈래근
- 뒤침근
- 위팔노근

*길항*근들에게도 주의를 해야 한다:

- 위팔세갈래근

찾아볼 가치가 있는 다른 근육들:

- 엄지모음근

스트레칭(Stretches)

고객이 앉은 자세에서 팔꿈치 관절 폄이 행해질 수 있다. (그림 9-30 ■)

앉아서 팔꿈치 관절을 쿠션이 있는 팔걸이에 대고, 다른 손으로 팔꿈치 관절을 폄하게 밀어서 자가-스트레칭을 한다. (그림 9-31 ■)

위팔세갈래근(Triceps Brachii)

간결한 요약

- 통증유발점들은 후방 어깨세모근, 팔, 몸쪽 뒤쪽 아래팔, 가쪽 및 몸쪽 위관절융기, 및 팔꿈치머리돌기 부위들로 연관될 수 있다.
- 편평과 집게 압박을 사용해서 비활성화 시킨다.
- 팔꿈치 및 어깨 관절 굴곡으로 스트레칭을 한다.

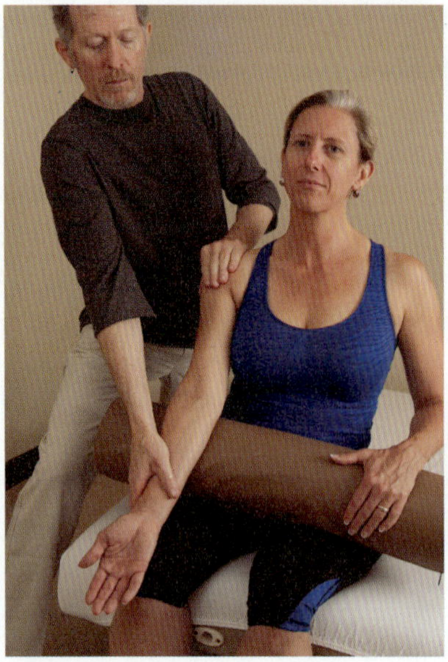

그림 9-30
스트레칭: (앉아서) 팔꿈치 관절 폄
(고객의 아래팔을 받침대가 받히고 있는 것을 주목하라).

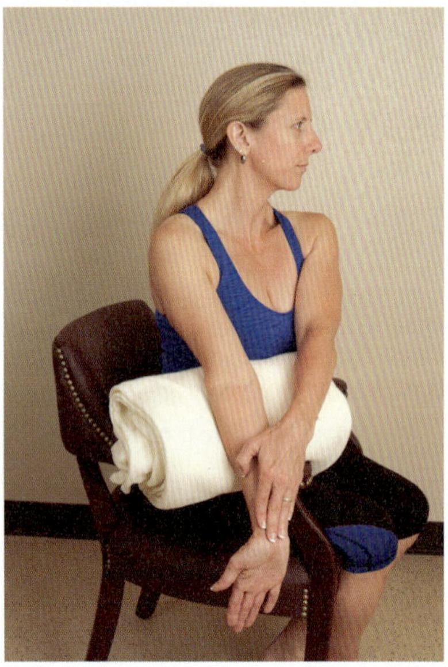

그림 9-31
자가-스트레칭: 팔꿈치 관절 폄
(고객의 아래팔을 받침대가 받히고 있는 것을 주목하라).

개요 (Overview)

위팔세갈래근은 쉽게 접근이 가능한 근육으로 팔꿈치근과 함께 작용을 한다. 대부분 그것들을 함께 치료하는 것이 추천된다.

또한 위팔세갈래근은 다른 어깨 관절 근육들을 (주로 넓은 등근과 큰원근) 보조하므로 이들 역시 조사하는 것이 추천된다.

위팔세갈래근 통증유발점들은 전반적인 팔꿈치 관절 부위로 통증이 전이될 수 있다. 여러 조건들이 (예, 가쪽 위관절융기염 및 안쪽 위관절융기염) 동일한 주변에 종종 통증을 보인다. 두 문제가 동시에 있을 수 있다.

위팔세갈래근 장력에 의한 노신경 조임은 뒤쪽 먼쪽 아래팔, 손목, 및 손의 마비를 만들 수 있다.

위치와 부착 (Location and Attachments)

위팔세갈래근은 얕게 있고, 부분들이 그 자체의 깊숙이 있으며, 팔 부위의 뒤쪽 세로 길이를 차지한다. 긴 머리는 표층 안쪽부에 있고, 가쪽 머리는 안쪽 부분에 있고, 안쪽 머리는 부분적으로 깊숙한 부분이다. (그림 9-14)

- 몸쪽 부착들 – 어깨뼈 관절와하 결절 (긴 머리), 몸쪽 뒤쪽 위팔뼈대 (가쪽 머리), 및 남아있는 뒤쪽 위팔뼈대 (안쪽 머리).
- 먼쪽 부착 – 자뼈의 팔꿈치 돌기.

형태와 기능 (Form and Function)

위팔세갈래근의 복부는 길고, 약간 넓고, 약간 벌어지고, 두껍다. 긴 가쪽 머리들은 합쳐진 표층 공통 복부에서 몸쪽으로 뻗어 나가며, 안쪽 머리의 깊은 부분은 이 표층 머리들에 융합된다.

위팔세갈래근은 다음을 만든다

- 팔꿈치 관절의 폄.
- 어깨 관절의 모음 (긴 머리).
- 어깨 관절과 팔꿈치 관절의 안정.

통증유발점 연관 패턴 (Trigger Point Referral Patterns)

고객이 다음을 알리거나 설명할 때, 위팔세갈래근의 통증유발점 활동을 조사해 보아야만 한다

- 후방 어깨세모근과 아래팔, 몸쪽 뒤쪽 아래팔, 가쪽 위팔뼈 위관절융기, 또는 팔꿈치머리 돌기 부위들의 통증. (그림 9-32 ■)

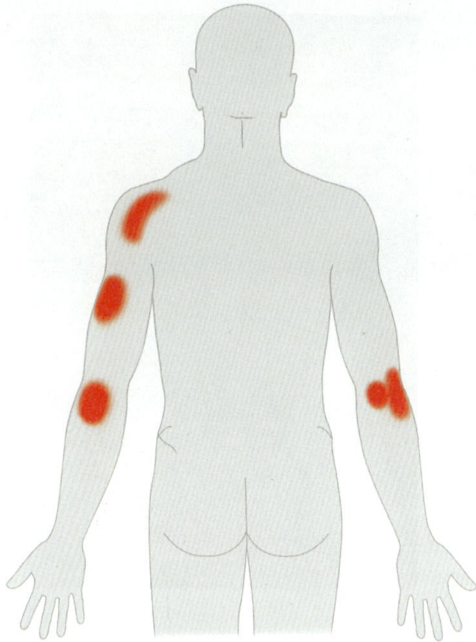

그림 9-32
위팔세갈래근 통증유발점 연관 패턴.

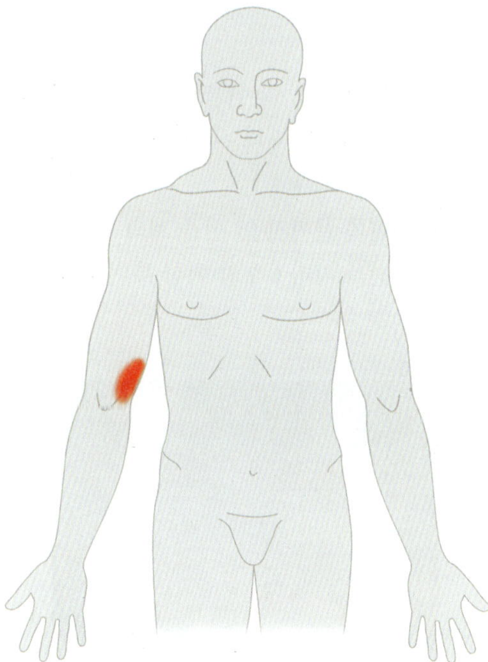

그림 9-33
위팔세갈래근 통증유발점 연관 패턴.

- 안쪽 위팔뼈 위관절융기 돌기 부위의 통증. (그림 9-33 ■)

과부하 요인들(Overloading Factors)

위팔세갈래근은 다음으로 인해서 과부하를 받을 수 있다:

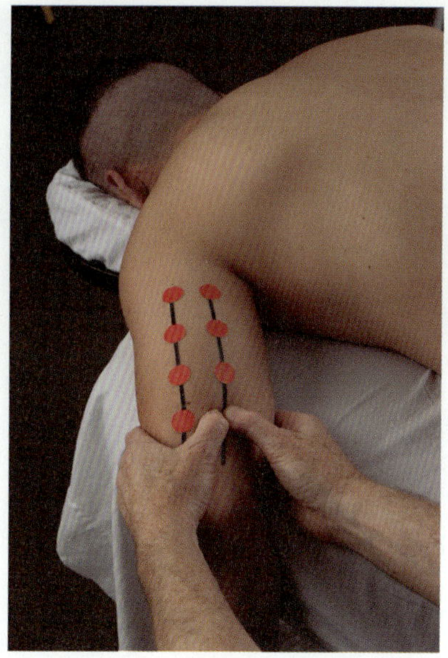

그림 9-34
편평 압박: 위팔세갈래근은 뒤쪽 위팔뼈를 향해서 앞쪽으로 눌러라.

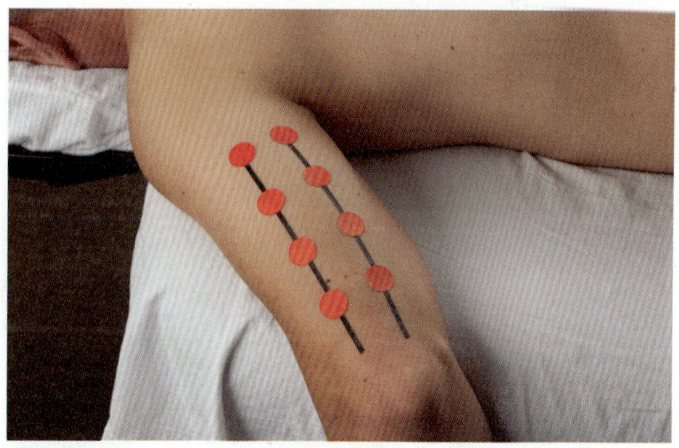

그림 9-35
위팔세갈래근의 시각적인 선을 따라 6~8개의 핵심 부위들이 있다.

- 만성 반복적 팔꿈치 폄을 포함하는 활동들.
- 근복부에 직접 손상.

비활성화 전략(Deactivation Tactics)

위팔세갈래근 자세 – 엎드려 누워서, 팔꿈치 관절을 적당히 굴곡시킨다.

근복부에 편평 압박을 한다:

- 근복부의 중간 가쪽부에 있는 선을 따라 편평 촉진을 하는데, 팔꿈치머리 돌기에서 대략 손가락 3개 폭 몸쪽에서 시작하라.
- 뒤쪽 위팔뼈를 향해서 앞쪽으로 눌러라. (그림 9-34 ■)

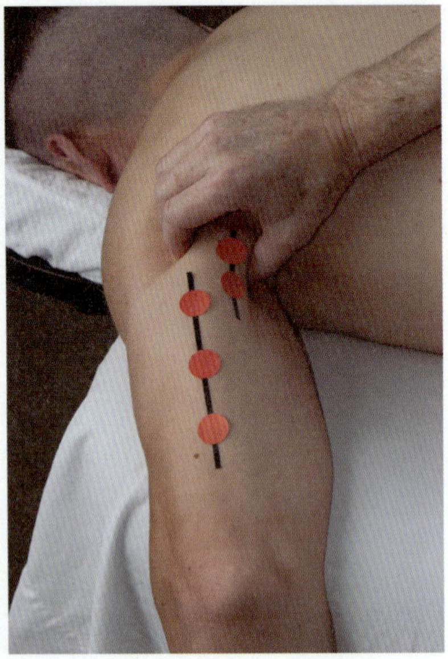

그림 9-36
집게 압박: 위팔세갈래근 긴 머리에 있는 선을 따라 (몸쪽 적색점들).

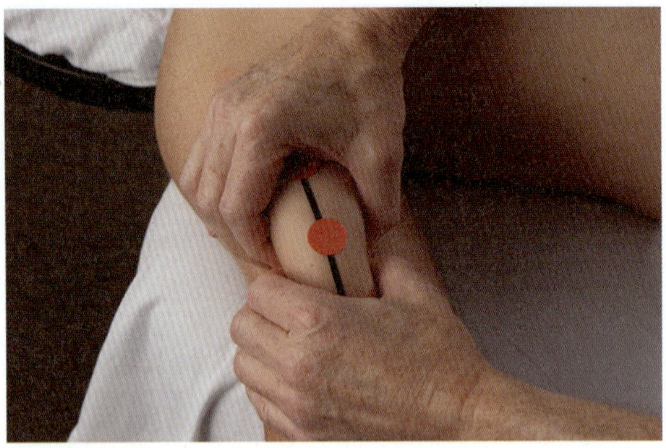

그림 9-37
집게 압박: 위팔세갈래근 근복부 상에 있는 선을 따라 (먼쪽 적색점들).

- 근복부의 중간 안쪽부에 있는 또 다른 선을 따라 계속 탐색하는데, 팔꿈치머리 돌기에서 대략 손가락 3개 폭 몸쪽에서 시작하라.
- 근복부의 몸쪽 끝까지 각각의 선을 계속 탐색하라.
- 시각적인 선을 따라 6~8개의 핵심 부위들이 있다. (그림 9-35 ■)

근복부에 집게 압박을 한다:

- 근복부의 긴머리부를 따라 집게 압박을 하는데, 어깨뼈 관절와하 결절에서 대략 손가락 한 개 폭 먼쪽에서 시작하라. (그림 9-36 ■)

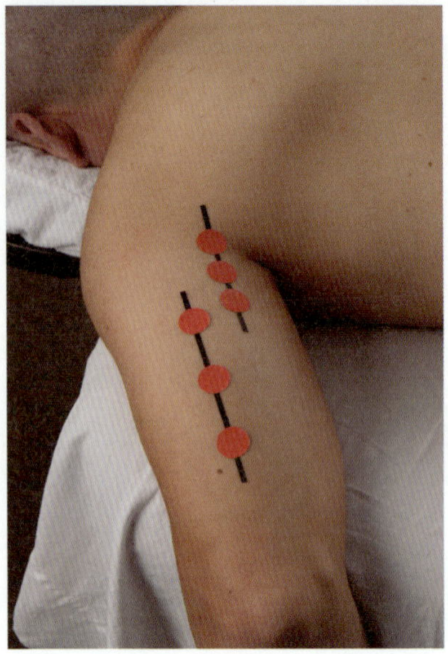

그림 9-38
위팔세갈래근 긴 머리와 (몸쪽 적색점들) 근복부를 (먼쪽 적색점들)의 시각적인 선을 따라 6개의 핵심 부위들이 있다.

- 긴 머리가 주된 근복부와 융합되는 곳까지 이 선을 계속 탐색하라.
- 주된 근복부에 있는 이 선을 따라 탐색을 계속하는데, 겨드랑이 주름에서 대략 세 손가락 폭 먼쪽에서 시작하라. (그림 9-37 ■)
- 근복부의 먼쪽 끝까지 이 선을 계속 탐색하라.
- 시각적인 선을 따라 6개의 핵심 부위들이 있다. (그림 9-38 ■)

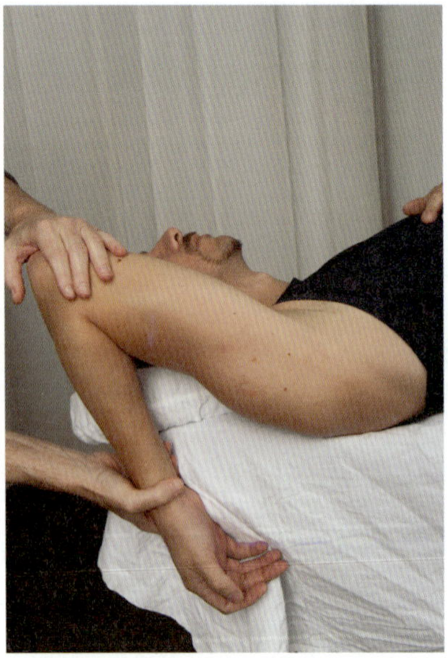

그림 9-39
스트레칭: (등을 대고 누워서) 어깨 관절 굴곡 및 팔꿈치 관절 굴곡.

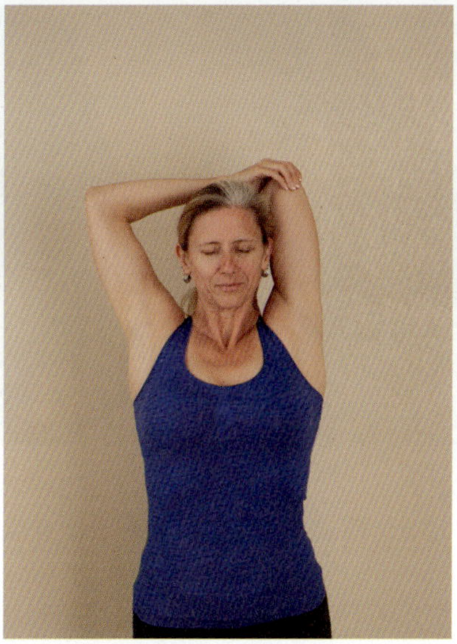

그림 9-40
자가-스트레칭: 어깨 관절 굴곡 및 팔꿈치 관절 굴곡.

심화된 직접 압박 : 고객에게 위팔세갈래근에 편평 또는 집게 압박을 하라.

- 직접 능동적 움직임: 팔꿈치 관절 굴곡/폄을 포함.
- 간접 능동적 움직임: 어깨 관절 모음/벌림을 포함.

관련 있는 근육 부위들(Relevant Muscle Areas)

엎드려 누운 자세에서 다른 중요 부위들이 다뤄질 수 있다. 특히, 추가로 초점을 두어야만 할 곳:

- 작은원근
- 위뒤톱니근

길항근들에게도 주의를 해야 한다:

- 위팔두갈래근
- 위팔근
- 위팔노근

찾아볼 가치가 있는 다른 근육들:

- 넓은등근
- 큰원근
- 뒤침근
- 긴노쪽손목폄근

스트레칭(Stretches)

고객이 등을 바닥에 대고 누운 자세에서 어깨 관절 굴곡 및 팔꿈치 관절 굴곡이 행해질 수 있다. (그림 9-39 ■)

서서 팔꿈치 굴곡과 함께 어깨 관절 굴곡을 한 다음, 다른 손으로 먼쪽 위팔뼈를 밀어서 자가-스트레칭을 한다. (그림 9-40 ■)

위팔노근(Brachioradialis)

간결한 요약

- 통증유발점들은 엄지-검지 웹과 위팔뼈 가쪽 위관절융기 부위들로 연관될 수 있다.
- 편평 및 집게 압박을 사용해서 비활성화 시킨다.
- 팔꿈치 관절 폄으로 스트레칭을 한다.

개요(Overview)

위팔노근은 쉽게 접근이 가능한 근육으로 위팔두갈래근 및 위팔근과 함께 작용을 한다. 대부분 그것들을 함께 치료하는 것이 추천된다.

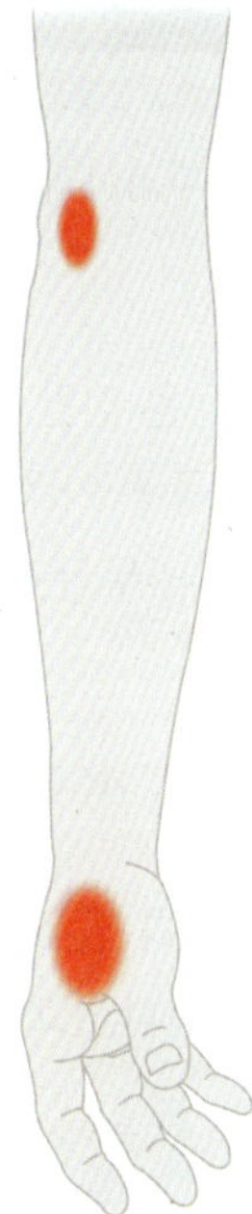

그림 9-41
위팔노근 통증유발점 연관 패턴.

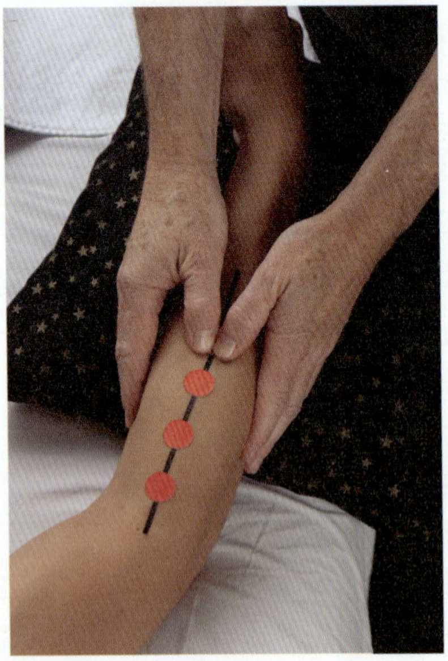

그림 9-42
편평 압박: 위팔노근은 노뼈를 향해서 눌러라.

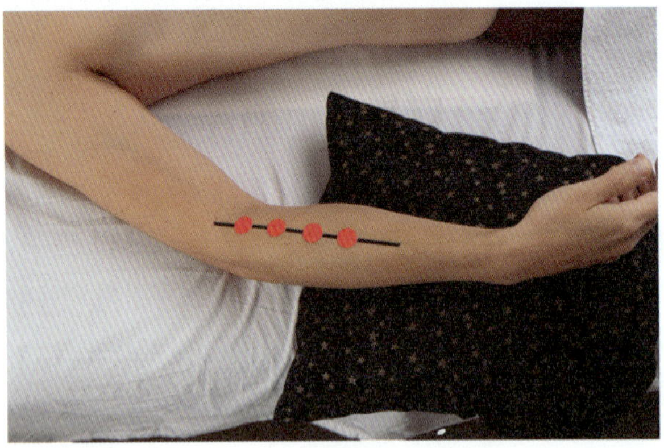

그림 9-43
위팔노근의 시각적인 선을 따라 4개의 핵심 부위들이 있다.

위팔노근 통증유발점들은 전반적인 팔꿈치 관절 부위로 통증이 전이될 수 있다. 종종 가쪽 위관절융기염이 동일한 주변에 종종 통증을 보인다. 두 문제가 동시에 있을 수 있다.

위치와 부착(Location and Attachments)

위팔노근은 얕게 있고, 가쪽 팔의 먼쪽 1/4과 아래팔 부위 세로 길이의 노쪽을 차지한다. (그림 9-14)

- 몸쪽 부착 - 위팔뼈 가쪽 과두상 능선.
- 먼쪽 부착 - 노뼈 붓돌기.

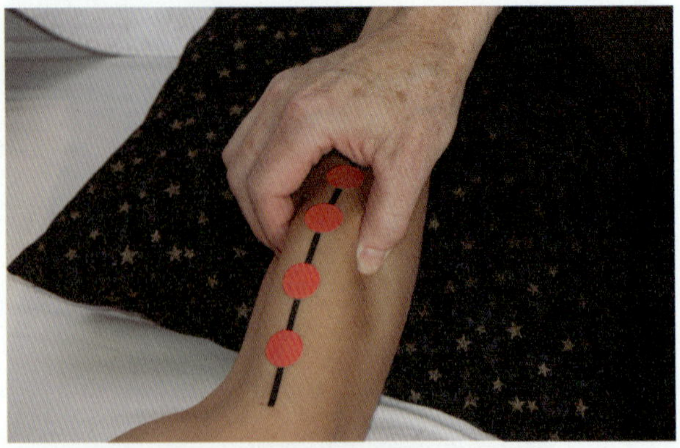

그림 9-44
집게 압박: 위팔노근 근복부의 시각적인 선을 따라.

형태와 기능(Form and Function)

위팔노근의 복부는 길고, 원통이며 납작하다.
위팔노근은 다음을 만든다

- 팔꿈치 관절의 굴곡.
- 팔꿈치 관절의 안정.

통증유발점 연관 패턴 (Trigger Point Referral Patterns)

고객이 다음을 알리거나 설명할 때, 위팔노근의 통증유발점 활동을 조사해 보아야만 한다

- 엄지 웹 또는 위팔뼈 가쪽 위관절융기 부위들의 통증. (그림 9-41 ■)

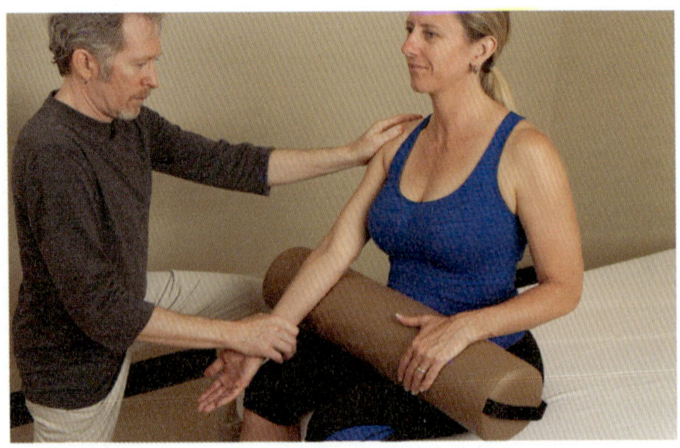

그림 9-45
스트레칭: (앉아서) 아래팔의 엎침 그리고/또는 뒤침과 함께 팔꿈치 관절 폄 (치료사가 고객의 몸쪽 위팔뼈를 고정하고 받침대를 고객의 아래팔에 댄 것을 주목하라).

- 가쪽 위관절융기염 (테니스 엘보) 증상들.

긴노쪽손목폄근에 위치한 통증유발점들은 위팔노근을 촉진하는 동안 종종 발견되며 위팔뼈 가쪽 위관절융기 부위로 통증이 전이될 수 있다.

과부하 요인들(Overloading Factors)

위팔노근은 다음으로 인해서 과부하를 받을 수 있다:

- 만성 반복적 강한 손 쥐기 특히, 크고 무거운 물건을 쥐는 것을 포함하는 활동들.

비활성화 전략(Deactivation Tactics)

위팔노근 자세 – 등을 대고 누워서, 팔꿈치 관절을 적당히 굴곡시키고 그리고 아래팔은 뒤침 시키거나 엎침 시키지 않는다.

근복부에 편평 압박을 한다:

- 근복부의 정중선을 따라 편평 촉진을 하는데, 노뼈 붓돌기에서 대략 손 한 개 폭 몸쪽에서 시작하라.
- 노뼈를 향해서 눌러라. (그림 9–42 ■)
- 근복부의 몸쪽 끝까지 이 선을 계속 탐색하라.
- 시각적인 선을 따라 4개의 핵심 부위들이 있다. (그림 9–43 ■)

근복부에 집게 압박을 한다:

- 근복부의 정중선을 따라 집게 압박을 하는데, 노뼈 붓돌기에서 대략 손 한 개 폭 몸쪽에서 시작하라. (그림 9–44 ■)
- 근복부의 먼쪽 끝까지 이 선을 계속 탐색하라.
- 시각석인 선을 따라 4개의 핵심 부위들이 있다.

심화된 직접 압박 : 고객이 다음을 만드는 동안 위팔노근에 편평 또는 집게 압박을 하라.

- 직접 능동적 움직임: 팔꿈치 관절 굴곡/폄을 포함.
- 간접 능동적 움직임: 아래팔 뒤침/엎침을 포함.

관련 있는 근육 부위들(Relevant Muscle Areas)

등을 바닥에 대고 누운 자세에서 다른 중요 부위들이 다뤄질 수 있다. 특히, 추가로 초점을 두어야만 할 곳:

- 긴노쪽손목폄근
- 짧은노쪽손목폄근
- 뒤침근
- 위팔두갈래근
- 위팔근

길항근들에게도 주의를 해야 한다:

- 위팔세갈래근

찾아볼 가치가 있는 다른 근육들:

- 원엎침근
- 손가락폄근
- 자쪽손목폄근

스트레칭(Stretches)

고객이 앉은 자세에서 아래팔의 엎침 그리고/또는 뒤침과 함께 팔꿈치 관절 폄이 행해질 수 있다. (그림 9–45 ■)

앉아서 팔꿈치 관절을 쿠션 있는 팔걸이에 대고, 아래팔 엎침 그리고/또는 뒤침과 함께 팔꿈치 관절을 폄으로 밀어라. (그림 9–31)

아래팔 폄근들과 손뒤침근 (Forearm Extensors and Supinator)

간결한 요약

- 통증유발점들은 위팔뼈 가쪽 위관절융기, 뒤쪽 손 및 손목 관절, 뒤쪽 자쪽 손목 관절, 몸쪽 중지와 약지, 및 뒤쪽 엄지 웹 부위들로 연관될 수 있다.
- 편평 압박을 사용해서 비활성화 시킨다.
- 손목 관절 굴곡, 손가락 굴곡, 및 아래팔 엎침과 함께 한 팔꿈치 관절 폄으로 스트레칭을 한다.

개요(Overview)

아래팔 폄근들의 대부분은 쉽게 접근이 가능한 근육으로 함께 작용을 한다. 대부분 그것들을 함께 치료하는 것이 추천된다.

뒤침근은 아래팔 폄근들이 그것을 덮고 있기 때문에 찾기가 힘들 수 있다. 이 때문에 이 부위의 통증유발점들을 찾는데 힘이 든다. 그것의 위치가 깊기 때문에 뒤침근은 종종 간과 된다. 이 근육에 있는 통증유발점들에 접근하기 전에 위를 덮고 있는 아래팔 폄근들을 처음에는 따듯하게 해서 풀어주는 것이 추천된다.

아래팔 폄근들과 뒤침근 통증유발점들은 전반적인 팔꿈치 관절 및 손목 관절 부위들로 통증이 전이될 수 있다. 여러 조건들이 (예, 가쪽 위관절융기염, 윤활막염, 또는 관절염) 동일한 인접부위에서 통증과 함께 존재한다. 그 두 문제들은 함께 있을 수 있다. 아래팔 폄근 통증유발점들로 인한 단단한 띠들은 이 조건들에 원인이 될 수 있는데 위팔뼈, 손허리뼈, 그리고/또는 손가락뼈 건성 부착을 통해서 비정상적 장력을 주기 때문이다.

짧은노쪽손목폄근 및 뒤침근 긴장으로 인한 노신경 조임이 뒤쪽 엄지와 손에 마비를 만들 수 있다.

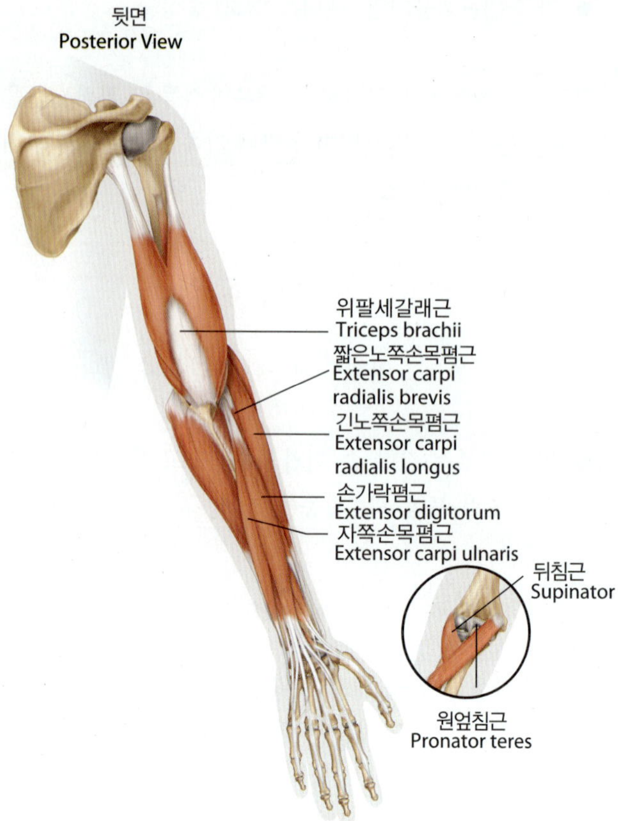

그림 9-46
아래팔 폄근들 및 뒤침근 해부.

위치와 부착(Location and Attachments)

긴노쪽손목폄근은 주로 얕게 있고, 가쪽 팔의 먼쪽 1/4 및 아래팔 세로 길이의 노쪽 뒤쪽면을 차지한다. (그림 9-46 ■)

- 몸쪽 부착 – 위팔뼈 가쪽 과두상 능선.
- 먼쪽 부착 – 긴 건에 의한 두 번째 손목허리뼈의 기저.

짧은노쪽손목폄근은 긴노쪽손목폄근의 노쪽면의 깊숙이, 아래팔 노쪽 뒷면의 세로 길이를 차지한다. (그림 9-46)

- 몸쪽 부착들 – 위팔뼈 가쪽 위관절융기 및 노뼈 공통 인대.
- 먼쪽 부착 – 비교적 긴 건에 의한 세 번째 손허리뼈의 기저.

손가락폄근은 얕게 있고, 아래팔 뒷면의 세로 길이를 차지한다. (그림 9-46)

- 몸쪽 부착 – 위팔뼈 가쪽 위관절융기.
- 먼쪽 부착들 – 4개의 긴 건들에 의한 네 손가락들의 중간 및 먼쪽 손가락뼈들.

자쪽손목폄근은 얕게 있고, 아래팔 자쪽 뒷면의 세로 길이를 차지한다. (그림 9-46)

- 몸쪽 부착 – 위팔뼈 가쪽 위관절융기.
- 먼쪽 부착 – 짧은 건에 의한 다섯 번째 손허리뼈의 기저.

뒤침근은 위팔노근, 길고 짧은 노쪽손목폄근, 및 손가락폄근 깊숙이, 몸쪽 뒤쪽 아래팔의 1/3을 차지한다. (그림 9-14)

- 몸쪽 부착 – 위팔뼈 가쪽 위관절융기 및 뒤쪽 자뼈.
- 먼쪽 부착 – 앞쪽 몸쪽 노뼈대.

형태와 기능(Form and Function)

노쪽손목폄근복부는 길고, 약간 원통이며, 대부분 납작하다. 이에 더해서, 그 복부는 종종 짧은노쪽손목폄근과 몸쪽에서 융합된다.

나머지 3개 아래팔 폄근들 각각은 공통 폄근 건에 의해서 위팔뼈 가쪽 위관절융기에서 뻗어 나간다.

짧은노쪽손목폄근복부는 길고, 대부분 납작하며, 긴노쪽손목폄근보다 더 먼쪽으로 계속된다.

손가락폄근의 복부는 길고, 약간 넓으며, 약간 둥글다.

자쪽손목폄근의 복부는 길고, 주로 원통이며 약간 납작하다.

뒤침근복부는 비교적 길고, 약간 넓고, 납작하다.

아래팔 폄근들은 다음을 만든다

- 손목 관절의 폄 (뒤침근을 제외한 모두).
- 손목 관절의 노쪽 굴곡 (길고 짧은 노쪽손목폄근).
- 손목 관절의 자쪽 굴곡 (자쪽손목폄근).
- 네 손가락들의 폄 (손가락폄근).
- 팔꿈치 관절의 안정. (모두).
- 손목 관절의 안정 (뒤침근을 제외한 모두).
- 손가락 관절들의 안정 (손가락폄근).

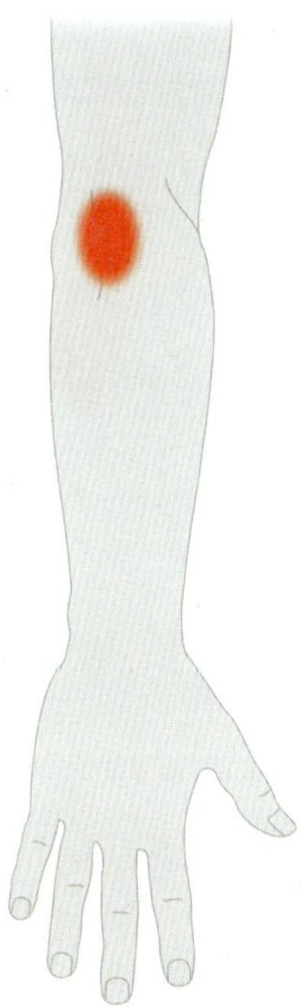

그림 9-47
긴노쪽손목폄근 통증유발점 연관 패턴.

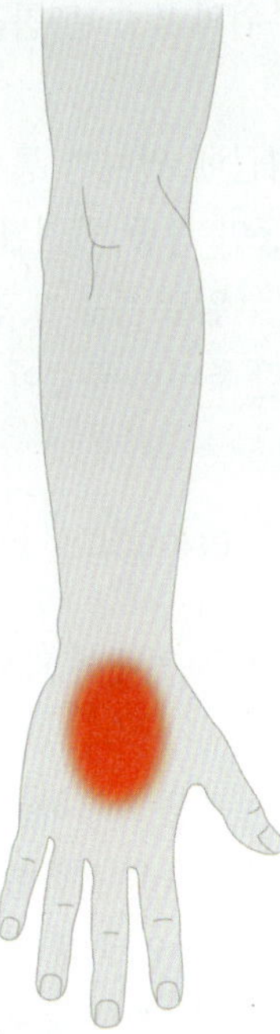

그림 9-48
짧은노쪽손목폄근 통증유발점 연관 패턴.

- 팔꿈치 굴곡이 없거나, 팔꿈치 굴곡과 함께한 아래팔의 뒤침과 엎침과 뒤침 사이에서 중립 자세에 있는 아래팔 (뒤침근).

통증유발점 연관 패턴 (Trigger Point Referral Patterns)

고객이 다음을 알리거나 설명할 때, 아래팔 폄근들과 뒤침근의 통증유발점 활동을 조사해 보아야만 한다

- 위팔뼈 가쪽 위관절융기 부위의 통증 (긴노쪽손목폄근, 손가락폄근, 및 뒤침근). (그림 9-47 ■)
- 뒤쪽 손 또는 손목 관절 부위들의 통증 (짧은노쪽손목폄근). (그림 9-48 ■)
- 뒤쪽 자쪽 손목 관절 부위의 통증 (자쪽손목폄근). (그림 9-49 ■)
- 놈쏙 중간 또는 약지 부위들의 통증 (손가락폄근). (그림 9-50 ■)
- 손 악력의 허약, 특히 손목 관절 자쪽 굴곡 그리고/또는 커다란 물건을 잡는 동안, 근육 방해로 인해서 (손가락폄근).
- 제한된 손가락 굴곡 그리고/또는 손가락 관절 뻣뻣함 (손가락폄근).

● 뒤쪽 엄지 웹 부위의 통증 (뒤침근). (그림 9-51 ■)

팔꿈치근과 검지폄근에 위치한 통증유발점들은 아래팔 폄근들을 촉진하는 동안 종종 발견된다. 팔꿈치근은 위팔뼈 가쪽 위관절융기 부위로 통증이 전이될 수 있다. 검지폄근은 뒤쪽 손목 관절 부위로 통증이 전이될 수 있다.

과부하 요인들 (Overloading Factors)

아래팔 폄근들은 다음으로 인해서 과부하를 받을 수 있다:

- 손으로 세게 잡는 것을 요구하는 반복적인 움직임들.
- 골절 또는 아래팔 수술을 포함한 최근의 외상.
- 아래팔, 손목, 또는 손의 오래 계속된 부동.
- 손가락을 강하게 쓰는 것을 요구하는 반복적인 움직임들 (손가락폄근).
- 힘을 준 아래팔 뒤침을 포함하는 반복적이거나 오래 계속된 움직임들 (뒤침근).

비활성화 전략 (Deactivation Tactics)

아래팔 폄근들과 뒤침근 자세 – 등을 대고 누워서, 아래팔을 엎친 다음 받히고 있는다.

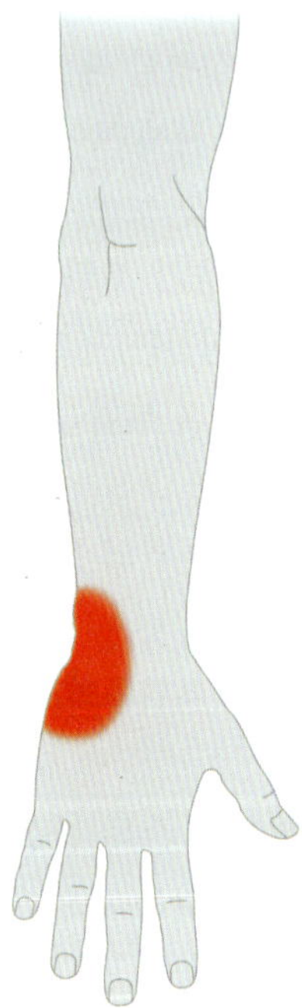

그림 9-49
자쪽손목폄근 통증유발점 연관 패턴.

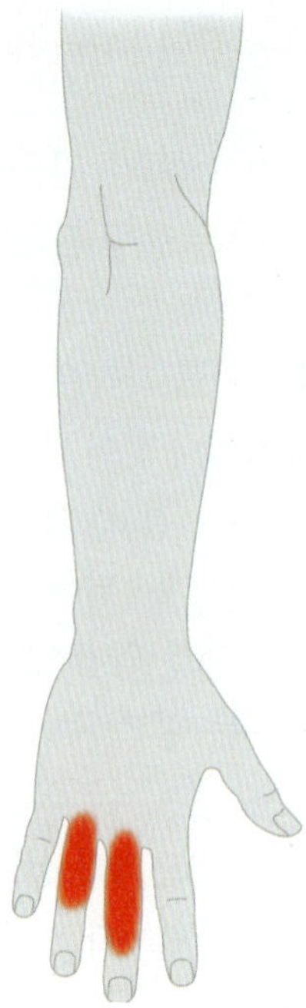

그림 9-50
손가락폄근 통증유발점 연관 패턴.

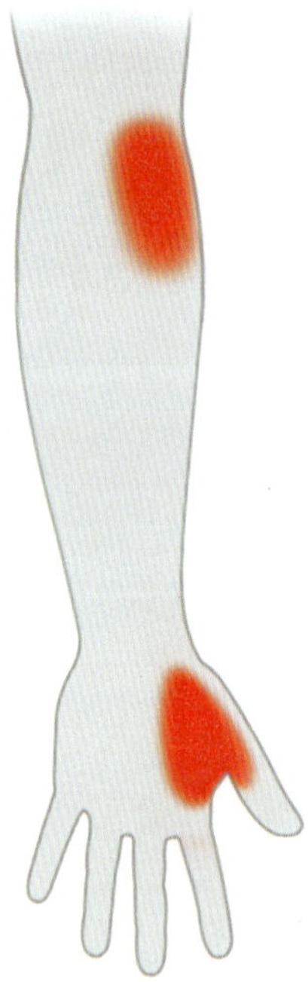

그림 9-51
뒤침근 통증유발점 연관 패턴.

근복부에 편평 압박을 한다:

- 위팔노근 바로 가쪽에 있는 선을 따라 편평 촉진을 하는데, 대략 위팔뼈 가쪽 위관절융기 높이에서 시작하라.

- 밑에 있는 노뼈를 향해서 깊게 눌러라. (그림 9-52 ■)
- 첫 번째 선에서 자쪽으로 인접한 또 다른 선을 따라 탐색을 계속하는데, 위팔뼈 가쪽 위관절융기 높이에서 대략 손가락 반 폭 먼쪽에서 시작하라.
- 밑에 있는 노뼈를 향해서 깊게 눌러라.
- 두 번째 선과 인접한 또 다른 선을 따라 탐색을 계속하는데, 위팔뼈 가쪽 위관절융기 높이에서 대략 손가락 반 폭 먼쪽에서 시작하라.
- 밑에 있는 노뼈 또는 자뼈를 향해서 깊게 눌러라.
- 세 번째 선과 인접한 또 다른 선을 따라 탐색을 계속하는데, 위팔뼈 가쪽 위관절융기 높이에서 대략 손가락 반 폭 먼쪽에서 시작하라.
- 밑에 있는 자뼈를 향해서 깊게 눌러라.
- 근복부의 먼쪽 끝까지 각각의 선을 계속 탐색하라.
- 뒤침근복부에 도달하기 위해서 더 깊은 압력으로 각각의 선의 몸쪽 1/3을 탐색하라.
- 시각적인 선을 따라 12~16개의 핵심 부위들이 있다. (그림 9-53 ■)

심화된 직접 압박 : 고객이 다음을 만드는 동안 아래팔 폄근들과 뒤침근에 편평 압박을 하라.

- 직접 능동적 움직임: 손목 관절과 손가락 관절 굴곡/폄, 또는 아래팔 뒤침/엎침을 포함.
- 간접 능동적 움직임: 손목 관절 노쪽/자쪽 굴곡을 포함.

관련 있는 근육 부위들(Relevant Muscle Areas)

엎드려 누운 자세에서 다른 중요 부위들이 다뤄질 수 있다. 특히, 추가로 초점을 두어야만 할 곳:

- 위팔노근
- 위팔두갈래근
- 위팔근

길항근들에게도 주의를 해야 한다:

- 노쪽손목굽힘근
- 자쪽손목굽힘근
- 얕은손가락굽힘근
- 깊은손가락굽힘근

찾아볼 가치가 있는 다른 근육들:

- 위팔세갈래근
- 목갈비근
- 어깨밑근
- 위뒤톱니근

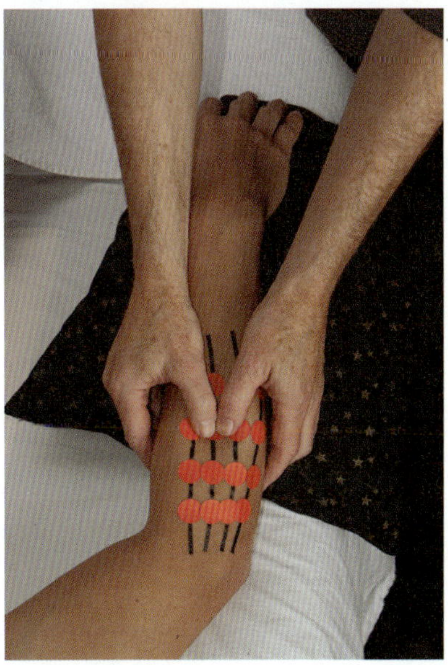

그림 9-52
편평 압박: 아래팔 근육들은 노뼈 또는 자뼈를 향해서 눌러라 (위치에 따라서).

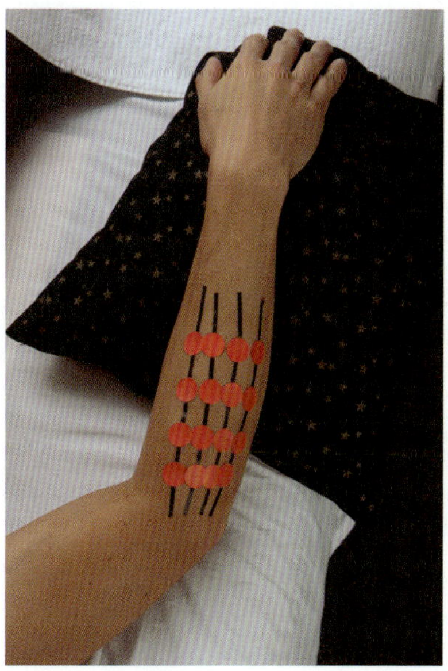

그림 9-53
아래팔 폄근들의 시각적인 선을 따라 12~16개의 핵심 부위들이 있다.

스트레칭(Stretches)

고객이 등을 바닥에 대고 누운 자세에서 손목 관절 굴곡, 손가락 및 엄지 굴곡, 그리고 팔꿈치 관절을 편 채로 아래팔 엎침이 행해질 수 있다. (그림 9-54 ■)

앉아서 손목 관절, 엄지 및 손가락 관절을 굴곡, 아래팔을 엎침 시키고, 팔꿈치 관절을 편 채로 주먹을 밑쪽으로 그리고 뒷다리로 밀어서 자가-스트레칭을 한다. (그림 9-55 ■)

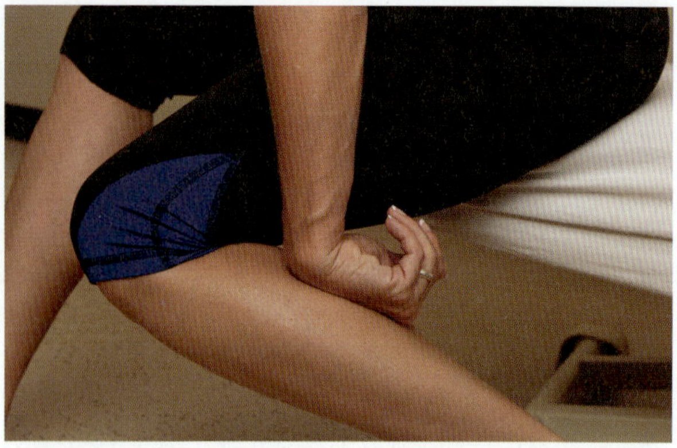

그림 9-55
자가-스트레칭: 팔꿈치 관절을 편 채로 손목 관절 굴곡, 엄지 및 손가락 굴곡, 및 아래팔의 엎침.

아래팔굽힘근과 원엎침근 (Forearm Flexors and Pronator Teres)

간결한 요약

- 통증유발점들은 손바닥, 앞쪽 노쪽 및 자쪽 손목 관절, 손가락, 그리고 엄지 부위들로 연관될 수 있다.
- 편평 압박을 사용해서 비활성화 시킨다.
- 아래팔 뒤침 및 팔꿈치 관절을 편 채로 손목 관절 과다 폄, 손가락 및 엄지 과다 폄으로 스트레칭을 한다.

개요(Overview)

손 굽힘근들 및 원엎침근은 쉽게 접근이 가능한 근육들이다. 손가락과 엄지 굽힘근들은 손 굽힘근들과 원엎침근들이 그것들을 덮고 있기 때문에 찾기가 힘들 수 있다. 이 때문에 이 부위의 통증유발점들을 찾는데 힘이 든다. 그것의 위치가 깊기 때문에, 손가락 및 엄지 굽힘근들은 종종 간과된다. 이 근육에 있는 통증유발점들에 접근하기 전에 위를 덮고 있는 손 굽힘근들과 원엎침근을 처음에는 따듯하게 해서 풀어주는 것이 추천된다. 이 모든 근육들은 함께 작용을 한다. 대부분 그것들을 함께 치료하는 것이 추천된다.

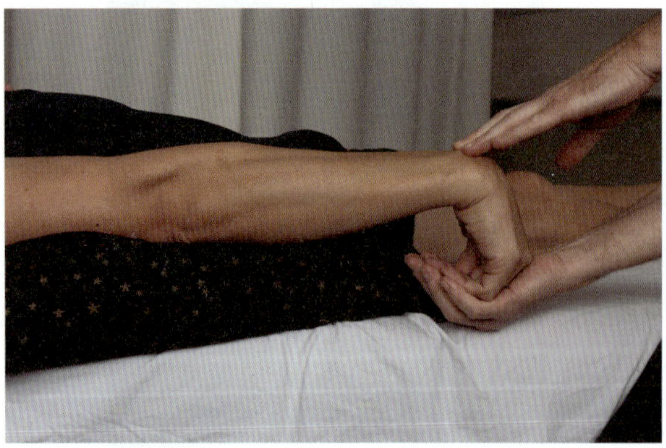

그림 9-54
스트레칭: (등을 대고 누워서) 팔꿈치 관절을 편 채로 손목 관절 굴곡, 손가락 및 엄지 굴곡, 그리고 아래팔 엎침 (받침대가 고객의 아래팔을 지지하는 것을 주목하라).

아래팔굽힘근과 원엎침근 통증유발점들은 전반적인 손목, 손가락, 및 엄지 관절 부위들로 통증이 전이될 수 있다. 여러 조건들이 (예, 윤활막염 및 관절염) 동일한 인접부위에서 통증과 함께 존재한다. 그 두 문제들은 함께 있을 수 있다. 아래팔굽힘근 통증유발점들로 인한 단단한 띠들은 이 조건들에 원인이 될 수 있는데 손목뼈, 손허리뼈, 그리고/또는 손가락뼈 건성 부착을 통해서 비정상적 장력을 주기 때문이다.

자쪽손목굽힘근 긴장으로 인한 자신경 조임이 자쪽 손, 새끼, 및 약지의 자쪽면에 손 악력 운동 허약 및 마비를 만들 수 있다.

원엎침근 긴장으로 인한 정중신경 조임이 노쪽 손, 중지, 및 약지의 노쪽면에 마비를 만들 수 있다.

위치와 부착(Location and Attachments)

원엎침근은 대부분 얕게 있고, 아래팔의 세로 길이 몸쪽 1/3 앞면을 대각선으로 차지한다. (그림 9-56 ■)

- 몸쪽 부착들 – 위팔뼈 안쪽 위관절융기 및 자뼈 갈고리돌기.
- 먼쪽 부착 – 노뼈의 가쪽 중간뼈대.

노쪽손목굽힘근은 얕게 있고, 아래팔 세로 길이의 노쪽 앞쪽면을 차지한다. (그림 9-56)

- 몸쪽 부착 - 위팔뼈 안쪽 위관절융기.
- 먼쪽 부착들 - 긴 건에 의해서 두 번째와 세 번째 손허리뼈의 기저.

긴손바닥근은 (있을 경우) 얕게 있고, 아래팔 자쪽 앞면의 세로 길이를 차지한다. (그림 9-56)

- 몸쪽 부착 - 위팔뼈 안쪽 위관절융기.
- 먼쪽 부착들 - 비교적 긴 건에 의해서 **굽힘근 지지띠** 및 손바닥근막.

자쪽손목굽힘근은 얕게 있고, 아래팔 자쪽 앞면의 세로 길이를 차지한다. (그림 9-56)

- 몸쪽 부착들 - 위팔뼈 안쪽 위관절융기, 팔꿈치머리 돌기, 및 자뼈 뒤쪽 뼈대의 몸쪽 반.
- 먼쪽 부착 - 비교적 짧고 넓은 건에 의해서 콩모양뼈.

얕은손가락굽힘근은 아래팔 앞면의 세로 길이를 차지하는데, 원엎침근, 손목 굽힘근들, 및 긴손바닥근 깊숙이 있다. (그림 9-56)

- 몸쪽 부착들 - 위팔뼈 안쪽 위관절융기, 자뼈 갈고리돌기, 및 노뼈의 몸쪽 중간뼈대.
- 먼쪽 부착들 - 4개의 긴 건들에 의해서 네 손가락들의 중간 손가락뼈.

깊은손가락굽힘근은 아래팔 자쪽 앞면의 세로 길이를 차지하는데, 얕은손가락굽힘근 깊숙이 있다. (그림 9-57 ■)

- 몸쪽 부착 - 안쪽 앞쪽 자뼈대 대부분.
- 먼쪽 부착들 - 4개의 긴 건에 의해서 네 손가락들의 먼쪽 손가락뼈.

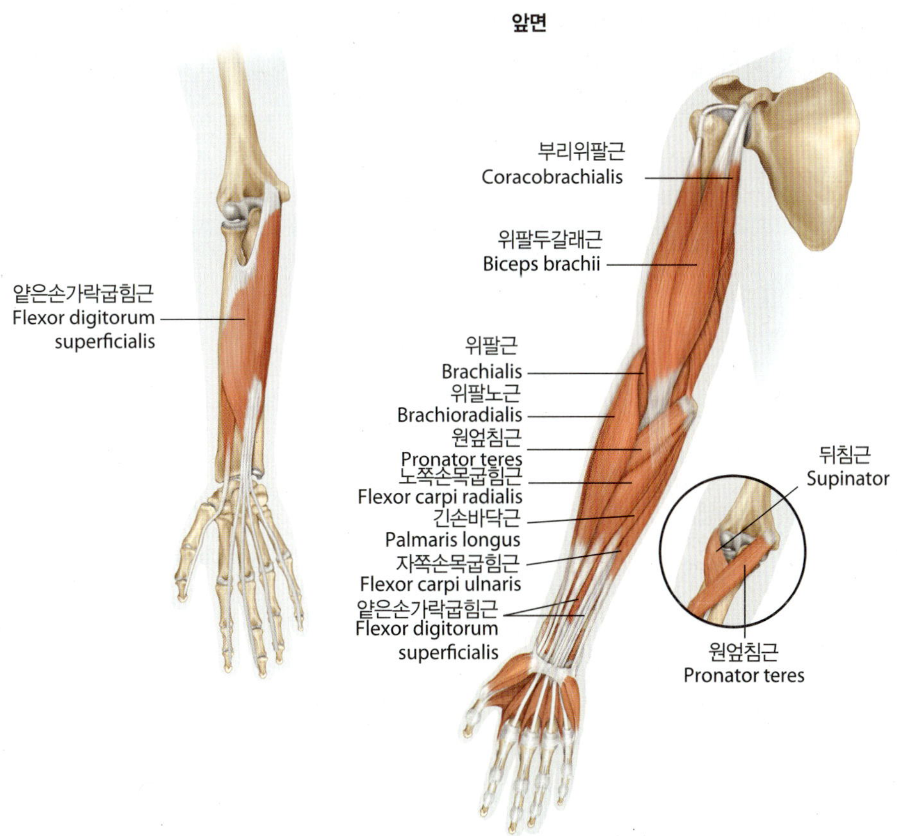

그림 9-56
아래팔굽힘근들과 원엎침근 해부.

긴엄지굽힘근은 아래팔 노쪽 앞면의 세로 길이를 차지하는데, 노쪽손목굽힘근 및 얕은손가락굽힘근 깊숙이 있다. (그림 9-57)

- 몸쪽 부착 – 앞쪽 노뼈대의 중간 1/3, 뼈사이막, 및 먼쪽 위팔뼈.
- 먼쪽 부착 – 비교적 긴 건에 의해서 엄지의 먼쪽 손가락뼈.

형태와 기능 (Form and Function)

원엎침근 먼쪽에서 융합되는 2개의 머리로 구성된다. 그것들은 주로 길고, 약간 원통이며 납작하다.

다음 4개의 아래팔 굽힘근들은 위팔뼈 안쪽 위관절융기에서 공통 굽힘근 건에 의해서 각각 뻗어 나간다.

노쪽손목굽힘근복부는 주로 길고, 좁고, 납작하다.

긴손바닥근의 복부는 주로 길고, 좁고, 납작하다. 그것은 종종 편측 또는 양측에 존재하지 않는다.

자쪽손목굽힘근의 복부는 먼쪽에서 융합되는 2개의 머리로 구성된다. 둘 다 주로 길고, 넓고, 납작하다.

얕은손가락굽힘근복부는 먼쪽에서 즉시 융합되는 3개의 머리로 구성되는데, 길고, 현저히 넓고 납작하다. 그것의 네 건들은 손목 터널을 통해서 손가락들로 간다.

깊은손가락굽힘근의 복부는 주로 길고, 넓고, 납작하다. 그것의 네 건들은 손목 터널을 통해서 손가락들로 간다.

긴엄지굽힘근복부는 주로 길고, 넓고 납작하다. 그것의 건은 손목 터널을 통해서 엄지로 간다.

아래팔 굽힘근들과 원엎침근은 다음을 만든다.

- 손목 관절의 굴곡 (원엎침근을 제외한 모두).
- 손목 관절의 노쪽 굴곡 (노쪽손목굽힘근).
- 손목 관절의 자쪽 굴곡 (자쪽손목굽힘근).
- 네 손가락들의 굴곡 (얕은 및 깊은손가락굽힘근).
- 엄지의 굴곡 (긴엄지굽힘근).
- 아래팔의 엎침 (원엎침근).
- 손바닥 근막의 수축 (긴손바닥근).
- 손목 관절 안정 (모두).
- 손가락 관절들의 안정 (얕고 깊은 손가락굽힘근).
- 엄지 관절들의 안정 (긴엄지굽힘근).

통증유발점 연관 패턴 (Trigger Point Referral Patterns)

고객이 다음을 알리거나 설명할 때, 아래팔굽힘근들과 원엎침근의 통증유발점 활동을 조사해 보아야만 한다.

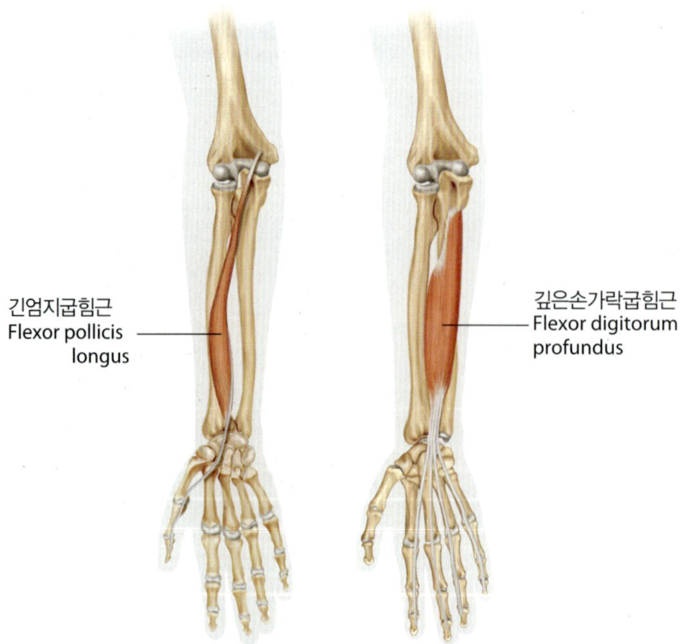

그림 9-57
깊은손가락굽힘근과 엄지굽힘근 해부.

- 앞쪽 노쪽 손목관절의 통증 (원엎침근 및 노쪽손목굽힘근). (그림 9-58 ■)
- 앞쪽 자쪽 손목 관절 부위의 통증 (자쪽손목굽힘근). (그림 9-59 ■)
- 손바닥 부위의 찌르거나 따끔거리는 통증 (긴손바닥근). (그림 9-60 ■)
- 손 도구를 쓰는 동안 손바닥 부위의 불쾌감 (긴손바닥근).
- 손가락 부위의 통증 (얕고 깊은 손가락굽힘근). (그림 9-61 ■)

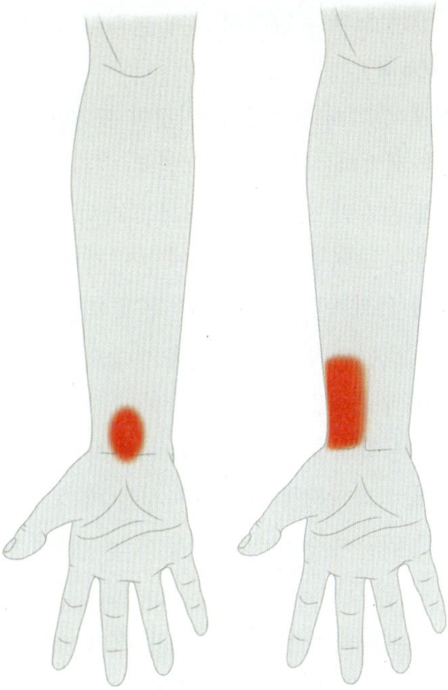

그림 9-58
원엎침근 및 노쪽손목굽힘근 통증유발점 연관 패턴.

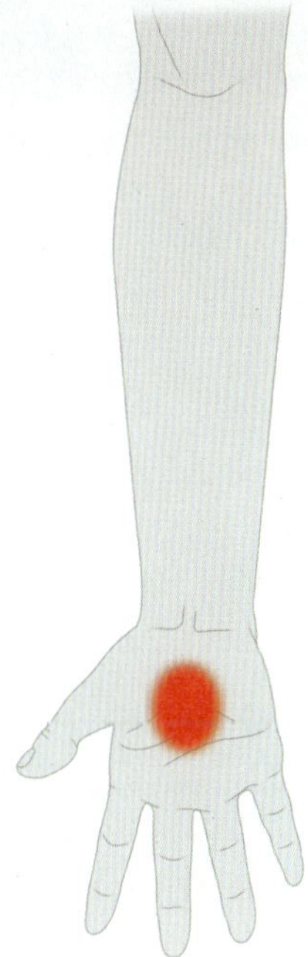

그림 9-60
긴손바닥근 통증유발점 연관 패턴.

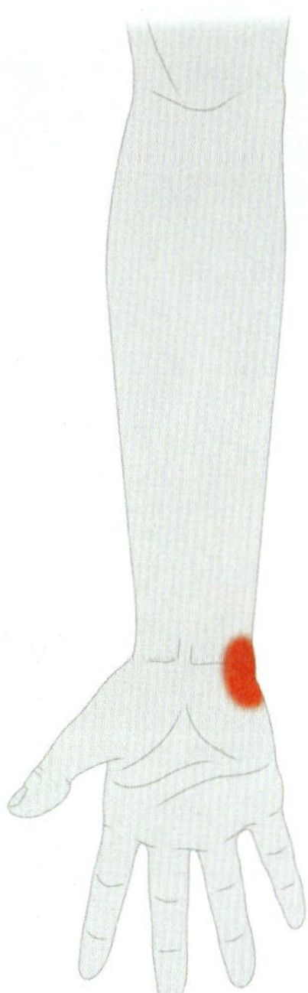

그림 9-59
자쪽손목굽힘근 통증유발점 연관 패턴.

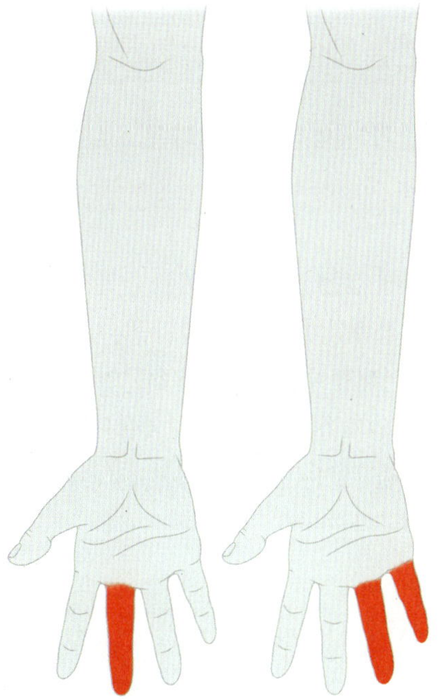

그림 9-61
얕고 깊은 손가락굽힘근 통증유발점 연관 패턴.

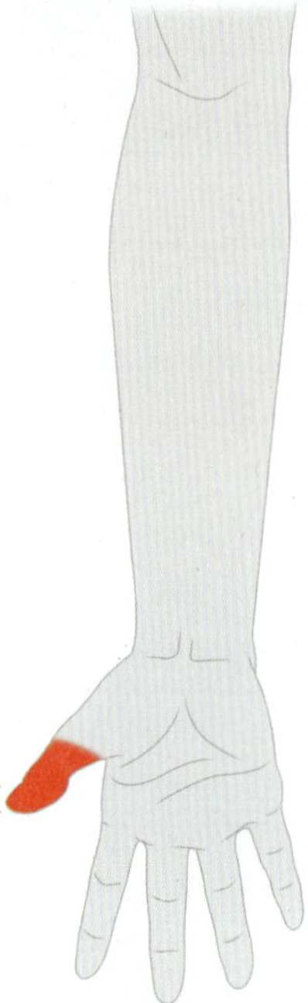

그림 9-62
긴엄지굽힘근 통증유발점 연관 패턴.

- 엄지 부위의 통증 (긴엄지굽힘근). (그림 9-62 ■)

네모엎침근에 위치한 통증유발점들은 아래팔 굽힘근들을 촉진하는 동안 종종 발견되며, 앞쪽 손목 관절 부위로 통증이 전이될 수 있다.

과부하 요인들(Overloading Factors)

아래팔굽힘근들과 원엎침근들은 다음으로 인해서 과부하를 받을 수 있다:

- 손으로 세게 잡는 것을 요구하는 반복적인 움직임들.
- 직접적인 접촉성 손상 (긴손바닥근).
- 골절 또는 아래팔 수술을 포함한 최근의 외상 (원엎침근).
- 손가락 및 엄지를 강하게 쓰는 것을 요구하는 반복적인 움직임들 (얕은손가락굽힘근, 깊은손가락굽힘근, 및 긴엄지굽힘근).

비활성화 전략(Deactivation Tactics)

아래팔굽힘근과 원엎침근 자세 - 등을 대고 누워서, 어깨를 외전되게 가쪽으로 돌린 후에 아래팔을 외전하면서 어깨를 약간 외전되게 한다.

근복부에 편평 압박을 한다:

- 위팔노근 바로 안쪽에 있는 선을 따라 편평 촉진을 하는데, 대략 위팔뼈 안쪽 위관절융기 높이에서 시작하라.
- 밑에 있는 노뼈를 향해서 깊게 눌러라. (그림 9-63 ■과 9-64 ■)
- 첫 번째 선에서 안쪽으로 인접한 또 다른 선을 따라 탐색을 계속하는데, 위팔뼈 안쪽 위관절융기 높이에서 대략 손가락 반 폭 먼쪽에서 시작하라.
- 밑에 있는 노뼈를 향해서 깊게 눌러라.
- 두 번째 선과 인접한 또 다른 선을 따라 탐색을 계속하는데, 위팔뼈 안쪽 위관절융기 높이에서 대략 손가락 반 폭 먼쪽에서 시작하라.
- 밑에 있는 자뼈를 향해서 깊게 눌러라.
- 세 번째 선과 인접한 또 다른 선을 따라 탐색을 계속하는데, 위팔뼈 안쪽 위관절융기 높이에서 대략 손가락 반 폭 먼쪽에서 시작하라.
- 밑에 있는 자뼈를 향해서 깊게 눌러라.
- 근복부의 먼쪽 끝까지 각각의 선을 계속 탐색하라.

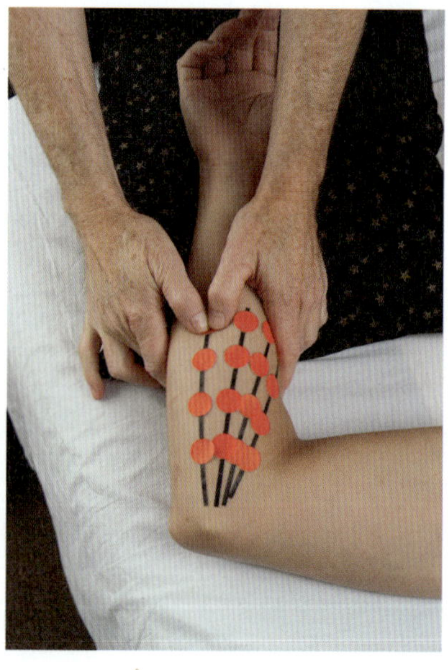

그림 9-63
편평 압박: (등을 대고) 아래팔 굽힘근들과 원엎침근은 노뼈 또는 자뼈를 향해서 눌러라 (위치에 따라); 받침대가 고객의 아래팔을 지지하고 있는 것을 주목하라.

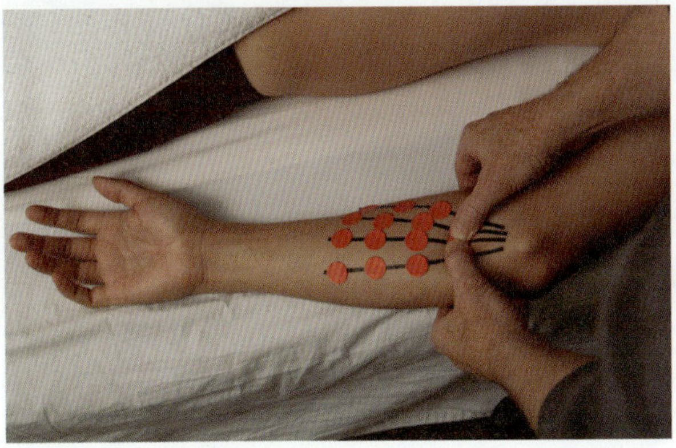

그림 9-64
편평 압박: (엎드려서) 아래팔굽힘근들과 원엎침근은 노뼈 또는 자뼈를 향해서 눌러라 (위치에 따라).

- 얕은손가락굽힘근, 깊은손가락굽힘근, 그리고/또는 긴엄지굽힘근복부에 도달하기 위해서 더 깊은 압력으로 탐색하라.
- 시각적인 선을 따라 12~16개의 핵심 부위들이 있다. (그림 9-65 ■ 와 9-66 ■)

심화된 직접 압박 : 고객이 다음을 만드는 동안 아래팔굽힘근들과 원엎침근에 편평 압박을 하라.

- 직접 능동적 움직임: 손목 관절, 손가락 관절, 엄지 관절 굴곡/폄 및 아래팔 뒤침/엎침을 포함.
- 간접 능동적 움직임: 손목 관절 노쪽/자쪽 굴곡을 포함.

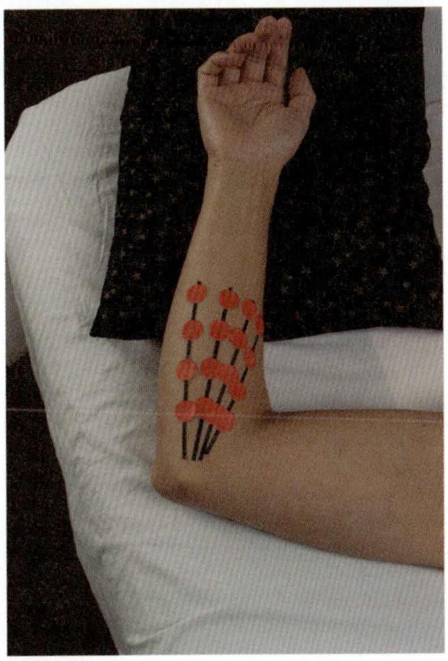

그림 9-65
아래팔굽힘근들과 원엎침근의 시각적인 선을 따라 12~16개의 핵심 부위들이 있다.

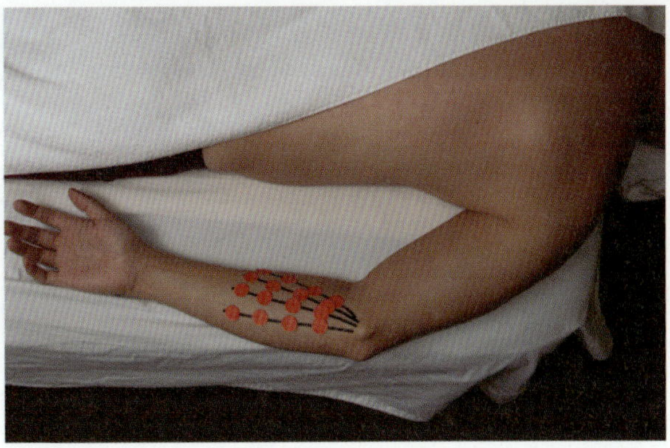

그림 9-66
아래팔굽힘근들과 원엎침근의 시각적인 선을 따라 1~16개의 핵심 부위들이 있다.

관련 있는 근육 부위들(Relevant Muscle Areas)

등을 바닥에 대고 누운 자세에서 다른 중요 부위들이 다뤄질 수 있다. 특히, 추가로 초점을 두어야만 할 곳:

- 위팔노근
- 위팔두갈래근
- 위팔근

길항근들에게도 주의를 해야 한다:

- 긴노쪽손목폄근
- 짧은노쪽손목폄근
- 자쪽손목폄근
- 손가락폄근
- 뒤침근

찾아볼 가치가 있는 다른 근육들:

- 작은가슴근
- 넓은등근
- 위뒤톱니근

스트레칭(Stretches)

고객이 등을 바닥에 대고 누운 자세에서 아래팔 뒤침 및 팔꿈치 관절 폄을 만들고, 손가락 및 엄지 과다 폄이 행해질 수 있다. (그림 9-67 ■)

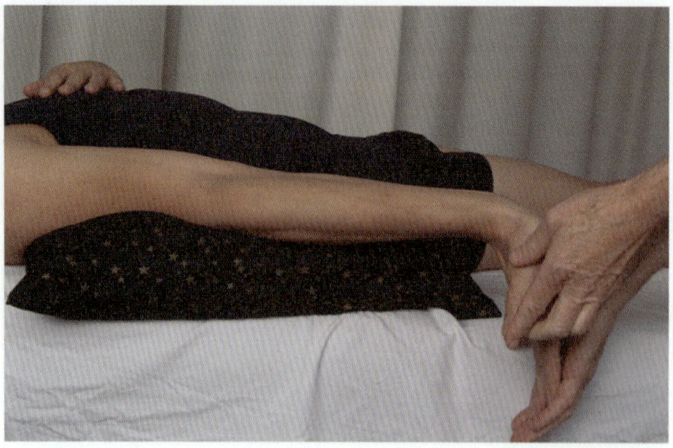

그림 9-67
스트레칭: (등을 대고 누워서) 팔꿈치 관절을 편 채로 손목 관절 과다 폄, 손가락 및 엄지 과다 폄, 그리고 아래팔 뒤침 (받침대가 고객의 아래팔을 지지하는 것을 주목하라).

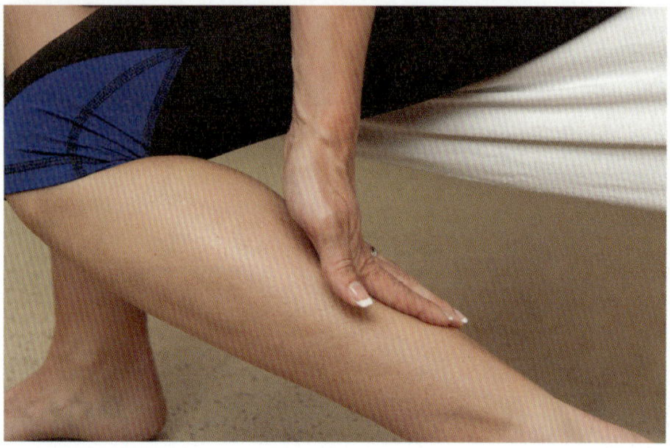

그림 9-68
자가-스트레칭: 팔꿈치 관절을 편 채로 손목 관절 과다 폄, 손가락 및 엄지 과다 폄, 그리고 아래팔 뒤침.

앉아서 손목 관절, 엄지 및 손가락 관절들의 과다 폄, 아래팔의 뒤침, 및 팔꿈치 관절을 편 채로 손을 밑쪽으로 그리고 뒷다리로 밀어서 자가-스트레칭을 한다. (그림 9-68 ■)

엄지두덩 융기 근육들, 엄지모음근, 및 첫째 손등 뼈사이근 (Thenar Eminence Muscles, Adductor Pollicis, and First Dorsal Interosseous)

간결한 요약

- 통증유발점들은 앞쪽 노쪽 손목 관절, 손바닥 및 자쪽 엄지, 및 자쪽 검지 부위들로 연관될 수 있다.
- 편평 및 집게 압박을 사용해서 비활성화 시킨다.
- 엄지 관절 벌림으로 스트레칭을 한다.

개요(Overview)

엄지굽힘근 및 엄지벌림근은 쉽게 접근이 가능한 엄지두덩 융기 근육들이다. 비록 엄지맞섬근은 이들에 대해서 깊숙이 있더라도, 그것은 마찬가지로 접근이 상당히 가능하다. 엄지모음근은 및 첫째 손등 뼈사이근 역시 곧바로 접근이 가능하다.

내재 손 근육들은 함께 작용을 한다. 대부분 그것들을 함께 치료하는 것이 추천된다. 또한 그것들은 다른 내재 손 근육들을 보조하므로 (주로 새끼두덩 융기 근육들 및 손바닥 뼈사이근). 이들 역시 조사하는 것이 추천된다.

위치와 부착(Location and Attachments)

엄지두덩 융기 근육들은 짧은엄지벌림근, 짧은엄지굽힘근, 및 엄지맞섬근을 포함한다.

짧은엄지벌림근은 얕게 있고 첫 번째 손허리뼈 부위의 앞면을 차지한다. (그림 9-69 ■)

- 몸쪽 부착들 – 큰마름뼈, 배모양뼈, 및 굽힘근 지지띠.
- 먼쪽 부착 – 엄지의 몸쪽 손가락뼈의 기저 (자쪽면).

짧은엄지굽힘근은 얕게 있고 첫 번째 손허리뼈 부위의 앞면을 차지한다. (그림 9-69)

- 몸쪽 부착들 – 큰마름뼈 및 굽힘근 지지띠.
- 먼쪽 부착 – 엄지의 몸쪽 손가락뼈의 기저 (자쪽면).

엄지맞섬근은 첫 번째 손허리뼈 부위의 앞면을 차지하는데, 자쪽면을 따라 짧은엄지벌림근과 짧은엄지굽힘근 깊숙이 있다. (그림 9-69)

- 몸쪽 부착들 – 큰마름뼈 및 굽힘근 지지띠.
- 먼쪽 부착 – 첫째 손허리뼈대의 자쪽면.

엄지모음근은 주로 얕게 있고 첫 번째와 세 번째 손허리뼈들 사이에서 손 간격을 차지한다. (그림 9-69)

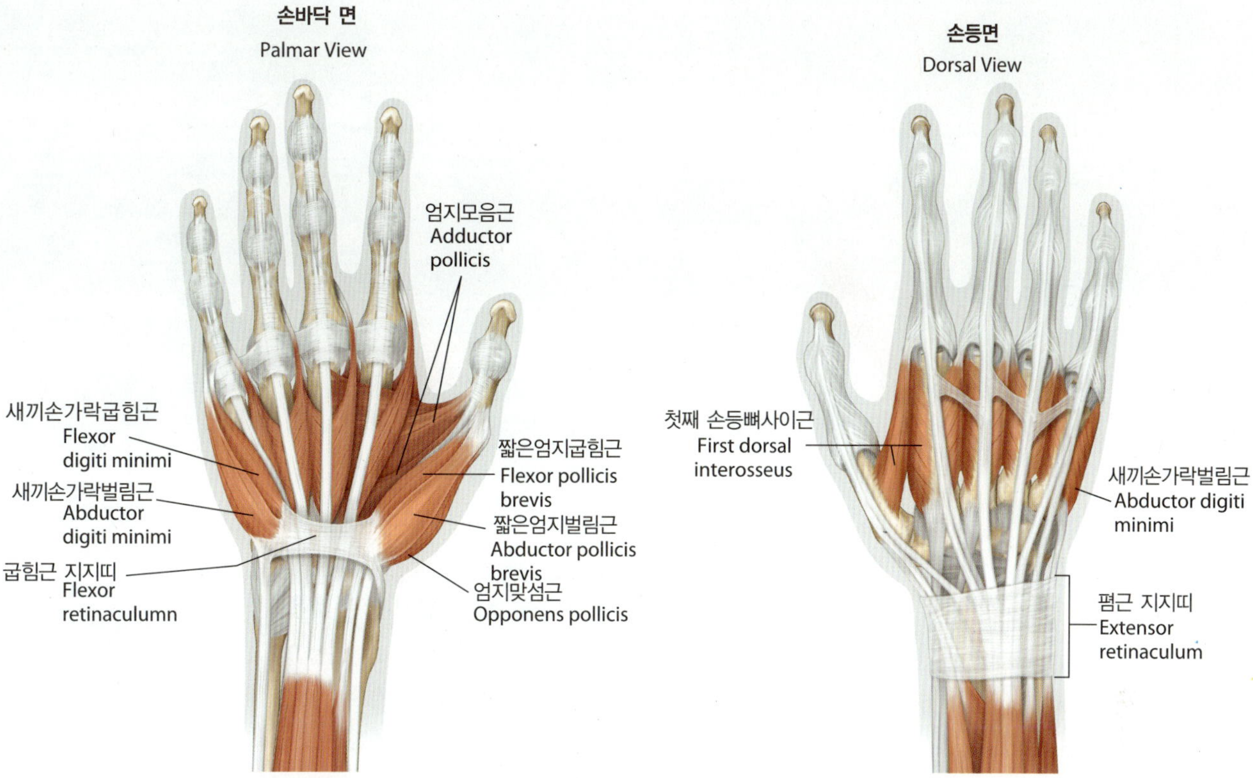

그림 9-69
엄지두덩 융기 근육들, 엄지모음근, 및 첫째 손등 뼈사이근 해부.

- 안쪽 부착들 – 두형뼈 그리고 둘째 및 셋째 손허리뼈대.
- 가쪽 부착 – 엄지의 몸쪽 손가락뼈의 기저 (자쪽면).

첫째 손등뼈사이근은 얕게 있고, 첫째와 둘째 손허리뼈대들 사이에서 뒤쪽 손을 차지한다. (그림 9-69)

- 몸쪽 부착 – 첫째 및 둘째 손허리뼈대들.
- 먼쪽 부착 – 검지의 몸쪽 손가락뼈.

형태와 기능(Form and Function)

짧은엄지벌림근복부는 약간 넓고 납작하다.

짧은엄지굽힘근복부는 '얕거나 깊은'이라고 이름 붙여진 2개의 머리로 구성된다. 각각은 좁고 주로 납작하다.

엄지맞섬근복부는 주로 납작하고 약간 벌어지고 짧은 엄지굽힘근의 얕고 깊은 머리들 사이에 끼워져 있다.

엄지모음근복부는 2개의 머리로 (빗근 및 가로근) 구성되어있다. 빗근 머리는 좁고 약간 납작하다. 가로근 머리는 약간 납작하고 벌어진다.

첫째 손등뼈사이근은 먼쪽에서 융합되는 2개의 머리로 구성된다. 그것들은 비교적 길고 주로 원통이다.

엄지두덩 융기 근육들, 엄지모음근, 및 첫째 손등뼈사이근은 다음을 만든다:

- 엄지의 벌림, 굴곡, 맞섬, 및 모음 (엄지두덩 융기 근육들 및 엄지모음근).
- 검지의 벌림 (첫째 손등뼈사이근).
- 엄지의 안정 (엄지두덩 융기 근육들 및 엄지모음근).
- 검지의 안정 (첫째 손등뼈사이근).

통증유발점 연관 패턴 (Trigger Point Referral Patterns)

고객이 다음을 알리거나 설명할 때, 엄지두덩 융기 근육들, 엄지모음근, 및 첫째 손등 뼈사이근 의 통증유발점 활동을 조사해 보아야만 한다

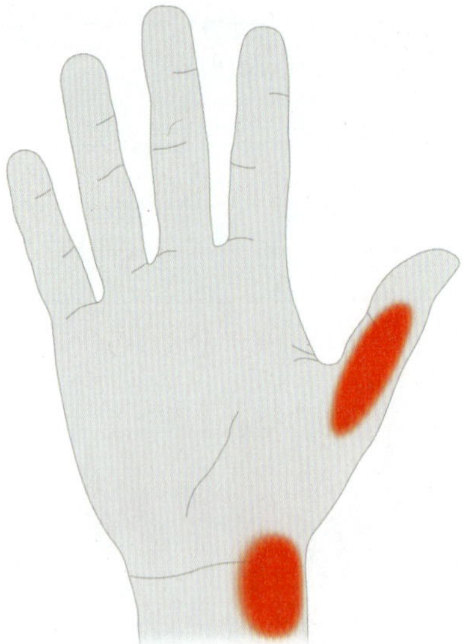

그림 9-70
엄지두덩 융기 근육들 통증유발점 연관 패턴.

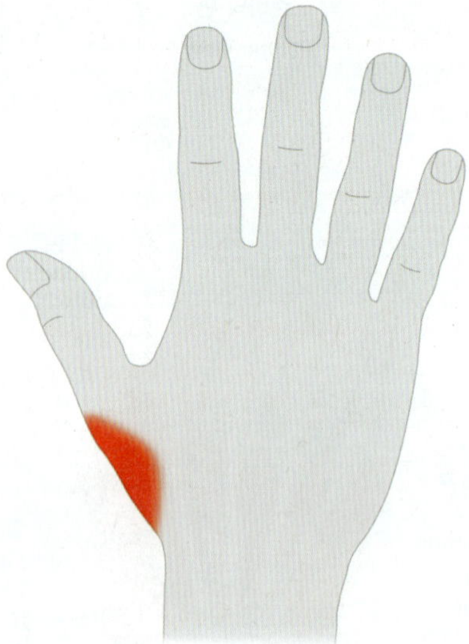

그림 9-72
엄지모음근 통증유발점 연관 패턴.

- 앞쪽 노쪽 손목관절 또는 엄지의 손바닥면 부위들의 통증 (엄지두덩 융기 근육들). (그림 9-70 ■)
- 노쪽면 손바닥 엄지 부위의 통증 (엄지모음근) . (그림 9-71 ■)
- 노쪽면 손등 엄지 부위의 통증 (엄지모음근). (그림 9-72 ■)
- 세밀한 악력 동작을 실행하기 어려움.
- 노쪽면 손등 검지 부위의 통증 (첫째 손등 뼈사이근). (그림 9-73 ■)
- 검지 관절 뻣뻣함 (첫째 손등 뼈사이근).

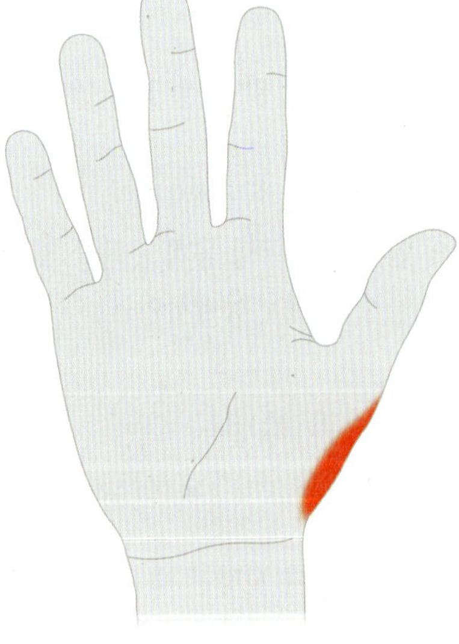

그림 9-71
엄지모음근 통증유발점 연관 패턴.

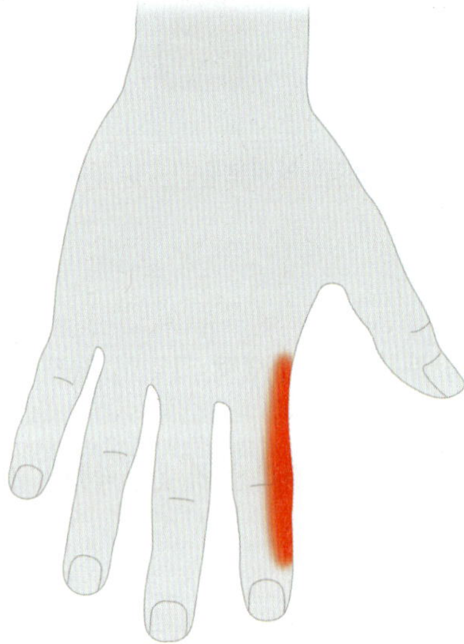

그림 9-73
첫째 손등뼈사이근 통증유발점 연관 패턴.

다른 뼈사이근 및 벌레근들에 위치한 통증유발점들은 엄지모음근을 촉진하는 동안 종종 발견되며, 손가락들 부위로 통증이 전이될 수 있다.

과부하 요인들 (Overloading Factors)

엄지두덩 융기 근육들, 엄지모음근, 및 첫째 손등뼈사이근은 다음으로 인해서 과부하를 받을 수 있다:

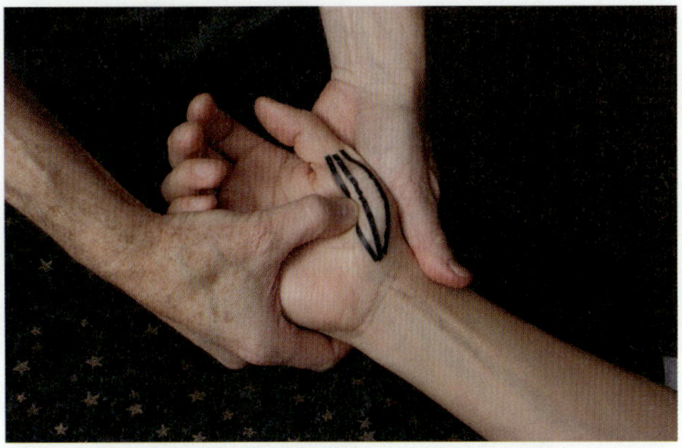

그림 9-74
편평 압박: 엄지두덩 융기 근육들은 첫 번째 손허리뼈를 향해서 (손바닥을) 눌러라.

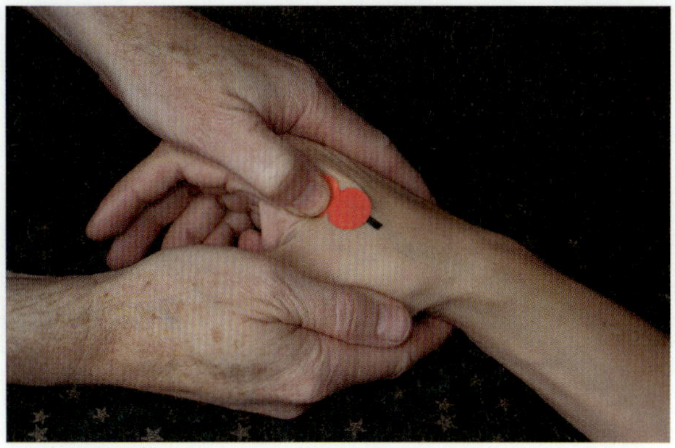

그림 9-76
편평 압박: 첫째 손등사이근은 두 번째 손허리뼈를 향해서 (노쪽을) 눌러라.

- 엄지 및 손가락들로 세게 잡는 것을 요구하는 반복적으로 쥐는 움직임들.
- 최근 또는 오래된 손 부상.
- 손가락들 및 엄지를 사용하는 오래 계속된 반복적인 세밀한 움직임들.

비활성화 전략(Deactivation Tactics)

엄지두덩 융기 근육들, 엄지모음근, 및 첫째 손등뼈사이근
자세 - 등을 대고 누워서, 엄지와 검지를 벌리고 손을 지지된다.

근복부에 편평 압박을 한다:

- ***엄지두덩 융기 근육들***
  - ○ 근복부 선을 따라 편평 촉진을 하는데, 어깨봉우리

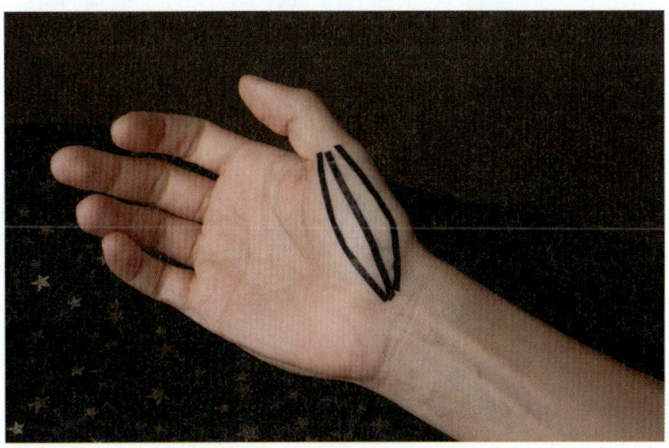

그림 9-75
엄지두덩 융기 근육들의 시각적인 선을 따라 9개의 핵심 부위들이 있다; 공간적인 제한 때문에 점들은 나타내지 못했다.

손목 관절의 바로 먼쪽에 있는 선을 따라 편평 촉진을 하는데, 대략 손 정중선에서 손가락 반 폭 가쪽에서 시작하라.
  - ○ 밑에 있는 첫 번째 손허리뼈를 향해서 (손바닥을) 깊게 눌러라. (그림 9-74 ■)
  - ○ 첫 번째 선에서 먼쪽으로 인접한 또 다른 선을 따라 탐색을 계속하는데, 손 정중선에서 대략 손가락 반 폭 가쪽에서 시작하라.
  - ○ 두 번째 선에서 먼쪽으로 인접한 또 다른 선을 따라 탐색을 계속하는데, 손 정중선에서 대략 손가락 반 폭 가쪽에서 시작하라.
  - ○ 근복부의 먼쪽 끝까지 각각의 선을 계속 탐색하라.
  - ○ 엄지맞섬근복부에 도달하기 위해서 더 깊은 압력으로 탐색하라.
  - ○ 시각적인 선을 따라 9개의 핵심 부위들이 있다. (그림 9-75 ■)

- ***첫째 손등뼈사이근***
  - ○ 두 번째 손허리뼈 몸쪽 끝에서 시작하는 선을 따라 편평 촉진을 하라.
  - ○ 두 번째 손허리뼈를 (노쪽면) 향해서 자쪽으로 눌러라. (그림 9-76 ■)
  - ○ 근복부의 먼쪽 끝까지 각각의 선을 계속 탐색하라.
  - ○ 시각적인 선을 따라 3개의 핵심 부위들이 있다.

근복부에 집게 압박을 한다:

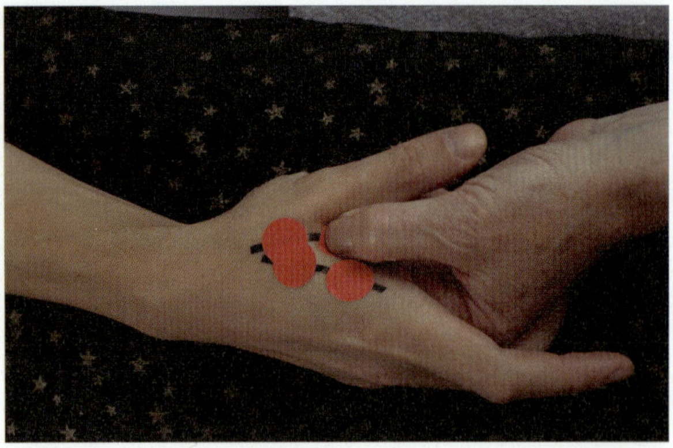

그림 9-77
집게 압박: 엄지모음근복부 상에 (노쪽면) 있는 선을 따라.

- *엄지모음근*
  - 근복부의 자쪽부 상에 있는 선을 따라 집게 압박을 하는데, 대략 첫 번째와 두 번째 손허리뼈들의 몸쪽 끝에서 시작하라. (그림 9-77 ■ 과 9-78 ■)
  - 근복부의 노쪽부 상에 있는 또 다른 선을 따라 탐색을 계속하는데, 대략 첫 번째와 두 번째 손허리뼈들의 몸쪽 끝에서 시작하라.
  - 근복부의 먼쪽 끝까지 각각의 선을 계속 탐색하라.
  - 시각적인 선을 따라 4개의 핵심 부위들이 있다. (그림 9-79 ■ 와 9-80 ■)

심화된 직접 압박 : 고객이 다음을 만드는 동안 엄지두덩융기 근육들과 첫째 손등 뼈사이근에 편평 압박을 하던지 아니면, 엄지모음근에 집게 압박을 하라.

- 직접 능동적 움직임: 엄지 굴곡/폄 및 검지 벌림/모음을 포함.
- 간접 능동적 움직임: 엄지 벌림/모음 및 손가락 굴곡/폄을 포함.

관련 있는 근육 부위들(Relevant Muscle Areas)

등을 바닥에 대고 누운 자세에서 다른 중요 부위들이 다뤄질 수 있다:

- 긴노쪽손목폄근
- 짧은노쪽손목폄근

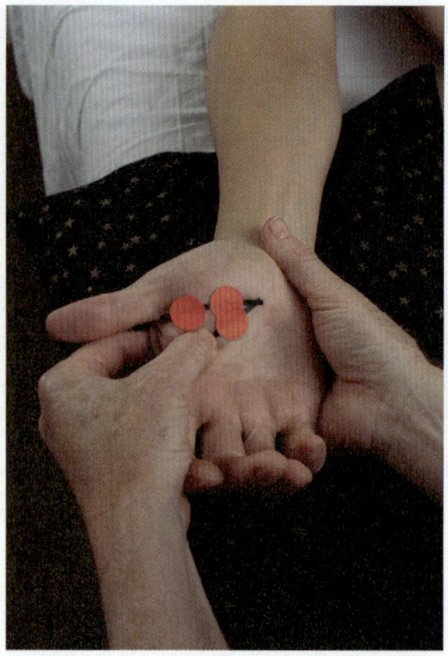

그림 9-78
집게 압박: 엄지모음근복부에 (손바닥면) 대한 선을 따라.

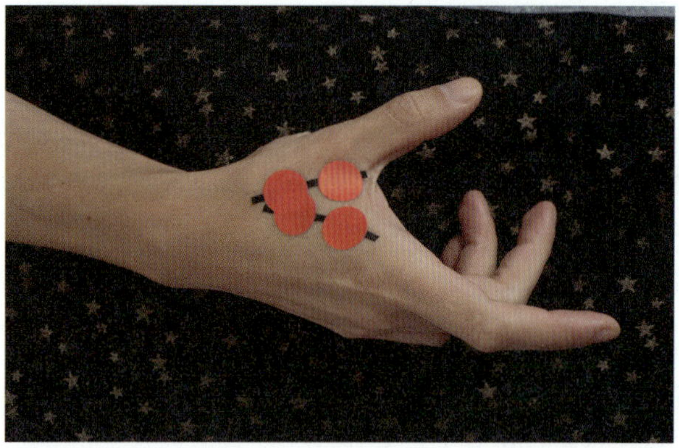

그림 9-79
엄지모음근복부의 시각적인 선을 따라 4개의 핵심 부위들이 있다 (손등면).

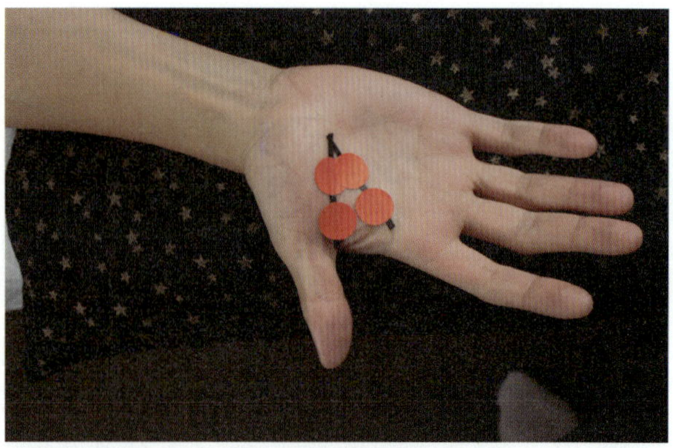

그림 9-80
엄지모음근복부의 시각적인 선을 따라 4개의 핵심 부위들이 있다 (손바닥면).

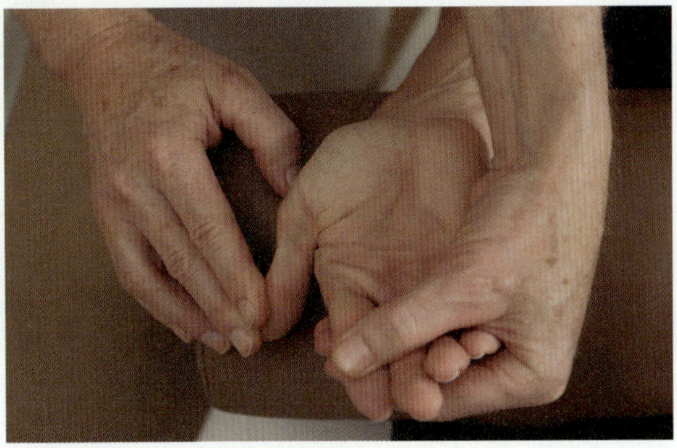

그림 9-81
스트레칭: 엄지 과다 폄 및 모음.

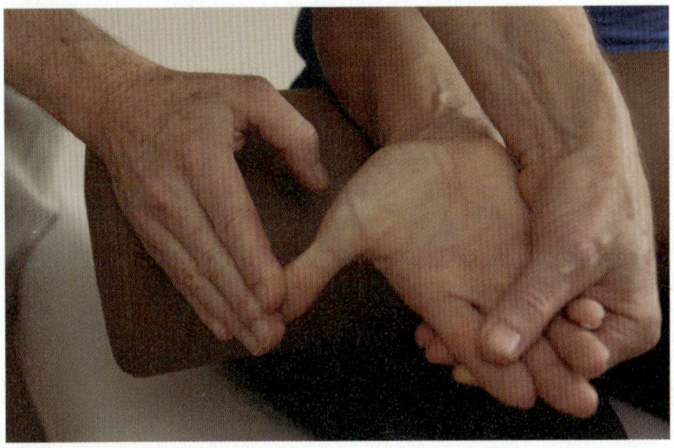

그림 9-82
스트레칭: 엄지 과다 폄 및 벌림.

- 자쪽손목폄근
- 손가락폄근
- 노쪽손목굽힘근
- 자쪽손목굽힘근
- 얕은손가락굽힘근
- 깊은손가락굽힘근
- 긴엄지굽힘근

스트레칭(Stretches)

고객이 등을 바닥에 대고 누운 자세에서 검지를 벌린 채로, 엄지 과다 폄 그리고 모음 또는 벌림, 벌림이 행해질 수 있다. (그림 9-81 ■과 9-82 ■)

앉아서 엄지와 검지를 다른 배열로 벌린 채로, 그것들을 서로를 향해 밀어서 자가-스트레칭을 한다. (그림 9-83 ■과 9-84 ■)

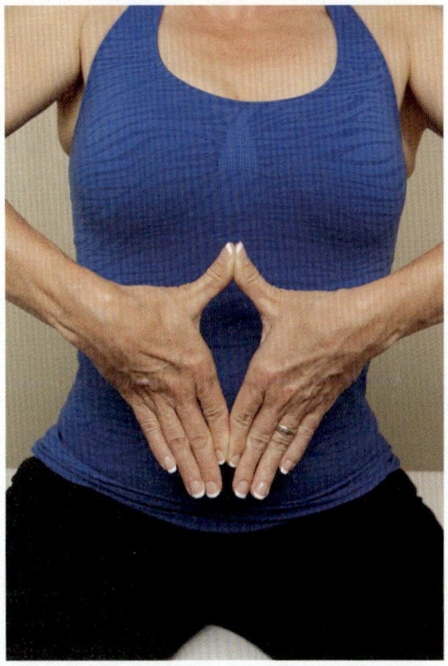

그림 9-83
자가-스트레칭: 엄지 벌림 및 손가락 모음.

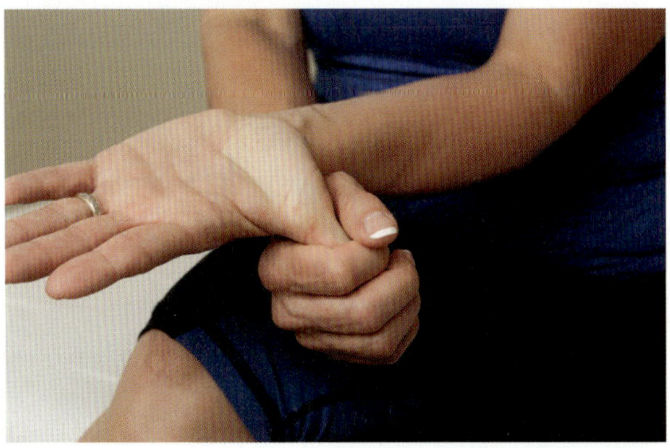

그림 9-84
자가-스트레칭: 엄지 과다 폄.

복습 문제

연관 잇기

_____ 1. 어깨세모근은 ( ) 관절 부위을 차지한다
_____ 2. 위팔두갈래근은 먼쪽에서 ( ) 에 부착한다
_____ 3. 위팔두갈래근과 부리위팔근 통증유발점들은 ( ) 부위로 통증이 전이될 수 있다
_____ 4. 위팔근은 몸쪽에서 ( ) 에 부착한다
_____ 5. 위팔근은 ( ) 움직임을 만든다
_____ 6. 위팔세갈래근은 몸쪽에서 ( ) 에 부착한다
_____ 7. 위팔노근은 모양이다
_____ 8. 짧은노쪽손목폄근은 ( ) 부위로 통증을 전이될 수 있다
_____ 9. 뒤침근 통증유발점들은 ( ) 부위로 통증이 전이될 수 있다
_____ 10. 자쪽손목굽힘근은 먼쪽에서 ( ) 에 부착한다

A. 뒤쪽 위팔뼈대
B. 노뼈 결절
C. 어깨
D. 콩모양뼈
E. 앞쪽 위팔뼈대
F. 팔꿈치 관절을 굴곡시킨다
G. 길고, 원통이며 납작하다
H. 전방 어깨세모근 부위
I. 뒤쪽 엄지 웹 부위
J. 세 번째 손허리뼈 기저

사지선다형

1. 어깨세모근을 촉진할 때, 고객은 ( ) 또는 ( ) 자세를 잡는다.
   a. 등을 대고 누운; 엎드려 누운
   b. 옆으로 누운; 엎드려 누운
   c. 앉아서; 서서
   d. 앉아서; 옆으로 누운

2. 어깨 관절을 벌리는 동안 ( )이 있을 때 위팔두갈래근 통증유발점들을 조사하라.
   a. 염증
   b. 마비
   c. 꾸르륵 소리
   d. 염발음

3. 위팔두갈래근의 통증유발점들을 비활성화 시킨 후에 팔꿈치를 ( ) 하는 스트레칭이 항상 추천된다.
   a. 굴곡
   b. 폄
   c. 과다 폄
   d. 회전

4. 위팔근은 ( ) 관절을 안정시킨다.
   a. 손목
   b. 팔꿈치
   c. 어깨봉우리빗장
   d. 복장빗장

5. 위팔근을 촉진할 때. 고객은 ( ) 자세를 잡는다.
   a. 등을 대고 누운
   b. 엎드려 누운
   c. 선
   d. 옆으로 누운

6. 위팔세갈래근 통증유발점들은 ( ) 부위 통증에 원인이 될 수 있다.
   a. 손바닥
   b. 위팔뼈 가쪽 위관절융기
   c. 먼쪽 노뼈
   d. 먼쪽 자뼈

7. 고객이 (   ) 증상들을 나타낼 때, 위팔노근 통증유발점들을 조사하라.
   a. 손목 터널 증후군
   b. 골프 엘보
   c. 테니스 엘보
   d. 흉곽 출구 증후군

8. 긴노쪽손목폄근 통증유발점들은 (   ) 부위 통증에 원인이 될 수 있다.
   a. 가쪽 위관절융기
   b. 안쪽 위관절융기
   c. 몸쪽 앞쪽
   d. 몸쪽 뒤쪽

9. 짧은노쪽손목폄근에 있는 통증유발점들을 비활성화 시킨 후에, 손목 관절을 (   ) 시키는 스트레칭이 항상 추천된다.
   a. 굴곡
   b. 폄
   c. 과다 폄
   d. 회전

10. 첫째 손등 뼈사이근은 (   )의 벌림을 만들 수 있다.
   a. 엄지
   b. 검지
   c. 중지
   d. 약지

제 10 장 목 근육들

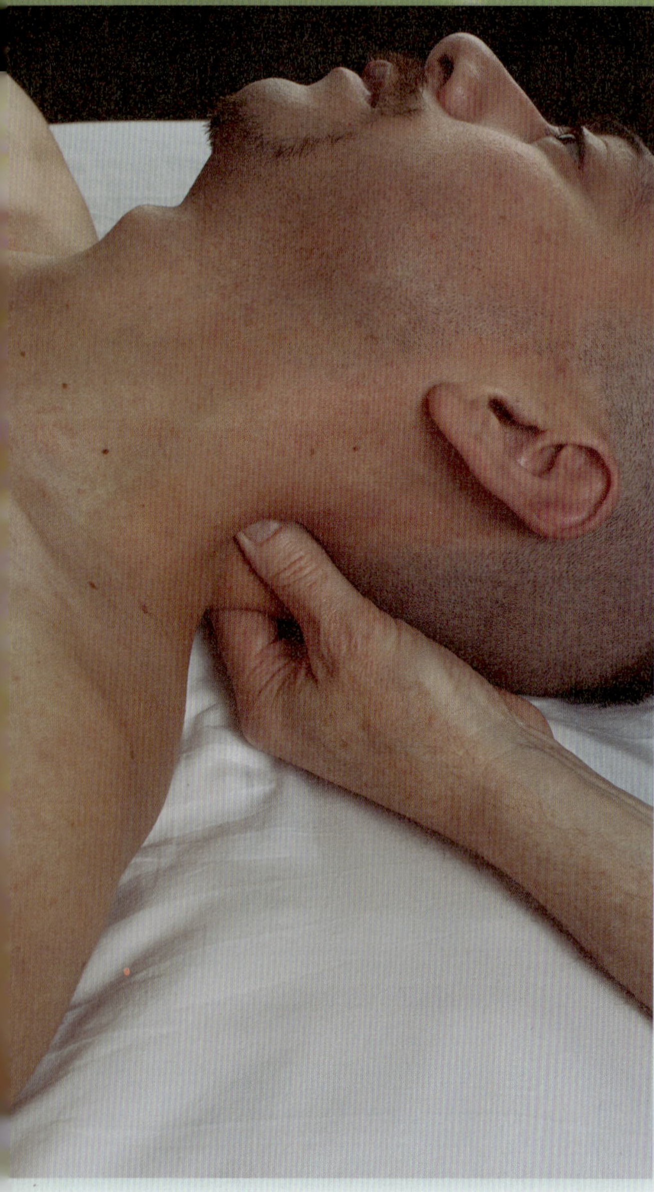

이 장의 개요

학습 목적

이 장에 있는 정보를 배운 후, 치료사는 다음을 할 수 있어야만 한다:

- 목 근육들의 주요한 신체운동학적 기능들을 설명하시오
- 목 근육들 내 통증유발점 활동을 일으키는 두드러진 과부하 요인들을 설명하시오
- 목 근육들을 만져서 구분하시오
- 목 근육들 내의 통증유발점 위치들을 촉진하시오
- 목 근육들의 통증유발점 비활성화를 만들기 위한 능동적 움직임들을 설명하시오
- 목 근육들에 맞는 스트레칭을 실행하시오
- 목 근육들에 있는 통증유발점으로 인한 통증 연관 부위들을 찾아내시오

다음 근육들에 대해서 다룬다: 목빗근, 목갈비근, 뒷목 근육, 뒤통수밑근

주요 용어

흉곽 출구 증후군 234
앞으로 내민-머리 234
목 과도전만 (hyperlordosis) 245
상부 등 과도후만 (hyperkyphosis) 245

서문 – 목 근육들 (Introduction – Cervical Muscles)

근육 구성(Muscle Organization)

이 장은 목 부위에서 발견되는 몇 개의 근육들을 다룬다. 대부분의 목 근육들이 포함되어 있다 (다루지 않은 근육들; 목앞 근육들, 목뿔위근, 목뿔아래근, 작은목갈비근, 및 목가로가시근).

목뿔위근, 목뿔아래근, 및 작은목갈비근은 거기에서 발견되는 통증유발점들을 찾고, 촉진하고 비활성화 시키는데 일반적으로 보다 큰 노력을 요한다. 뒷목 부위을 덮고 있는 많은 근육들 때문에, 목 가로가시근에 있는 몇몇 통증유발점들은 찾아지고 치료될 것이다.

국소적 영향(Regional Influences)

목 근육들은 그 부위의 안정과 가동 모두를 만든다. 또한 그것들은 머리를 몸의 나머지와 자기수용적 연계를 만드는 것을 돕는데, 특히 목빗근이다. 특정한 목 근육이 관여됨에 따라서, 과사용 및 불균형이 이 부위에서 발견되는 구조들에 악 영향을 만들고 부정적인 영향을 줄 수 있다:

- 척추사이 관절들
- 고리-뒤통수 관절
- 척추사이 인대들

이러한 결합 조직 구조들과 다른 성분들을 찾아서 적절한 도수치료가 되어야 한다.

비활성화에 관해서(Deactivation Concerns)

대부분의 목 근육들은 작고, 짧고, 그리고/또는 좁다. 이것이 일반적으로 뜻하는 것은 통증유발점 위치들을 비활성화 시키기 위해서 더 작은 접촉이 사용되는 것이다. 치료사가 상당한 양의 통증유발점 활동들을 마주한다면, 그 접촉들에 과부하를 피하기 위한 단계가 고려되어야만 한다. 한 치료 세션 동안 직접 압박과 다른 테크닉들을 번갈아 사용하는 것이 좋다.

편평 압박이 목동맥팽대에 부정적인 영향을 주기 때문에, 목빗근에 위치한 통증유발점들은 집게 압박을 사용해서 비활성화 시켜야만 한다. 이것은 치료사의 그립 압력에 큰 부담을 준다.

목갈비근에 있는 통증유발점 위치들의 비활성화는, 목빗근 깊숙이 접근되는, 신경혈관이 인접해 있기 때문에 복잡하다. 치료사는 목갈비근에 위치한 통증유발점 위치들의 비활성화를 시도하기 전에 보다 세련된 기법 수준을 우선 개발해야만 한다.

일반적인 상태(Common Conditions)

목 근육들은 머리의 안정과 가동 둘 다를 제공해야만 하기 때문에, 여러 문제들을 만들 수 있다. 반복적인 움직임 및 자세 과사용 상태들이 다음을 포함한 문제들을 만든다:

- **흉곽 출구 증후군**
- **앞으로 내민-머리**
- 두통

통증유발점 활동을 만드는 다른 덜 흔한 문제는 척추분리증 및 신경근증을 포함한다.

이러한 상황들과 함께 연부조직 병태생리학에 대한 이해는 –그리고 적절한 치료 반응에 대한 약간의 트레이닝– 치료사가 관련된 통증과 불쾌감을 효과적으로 손 볼 수 있게 해 준다.

목빗근(Sternocleidomastoid)

간결한 요약

- 통증유발점들은 두개 및 얼굴 부위들로 연관될 수 있다.
- 집게 압박을 사용해서 비활성화 시킨다.
- 척추사이 관절 과다 폄, 회전, 및 가쪽 굴곡으로 스트레칭을 한다.

개요(Overview)

명목상으로 깊은 근육이지만, 목빗근은 넓은목근을 통해서

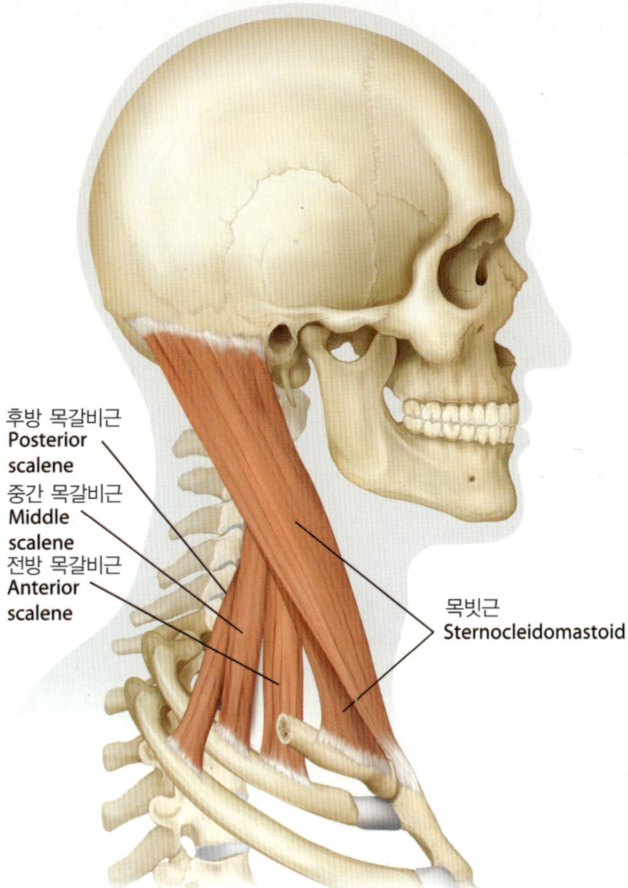

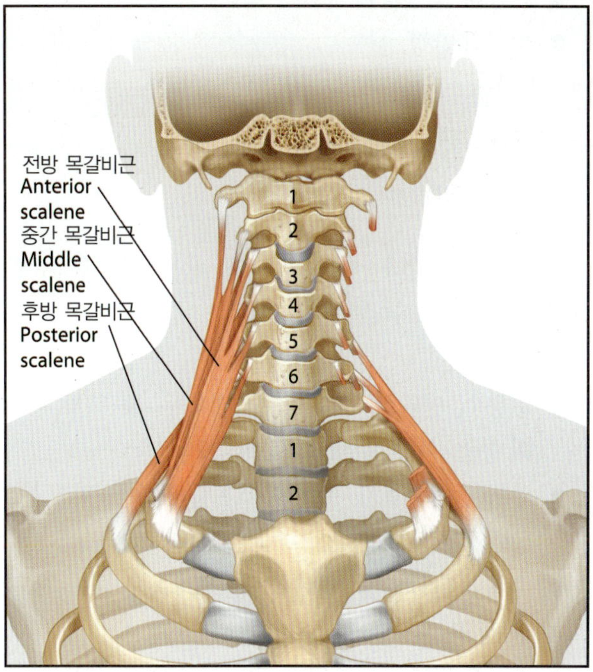

그림 10-1
목빗근과 목갈비근 해부.

쉽게 접근이 가능하며 심지어 그것의 위쪽 공간을 따라 보다 직접적으로 접근이 가능하다. 목빗근은 뒷목 근육과 함께 작용을 한다. 대부분 그것들을 함께 치료하는 것이 추천된다. 또한 큰볼기근은 다른 목 척추사이 관절 근육들을 보조하므로 (주로 목갈비근 및 어깨올림근) 이들 역시 조사하는 것이 추천된다.

목빗근 통증유발점들은 두개안면 부위로 통증이 전이될 수 있다. 다른 근육들은 (주로 등세모근, 뒷목 근육, 및 뒤통수밑근) 두통에 원인이 될 수 있으므로 조사되어야만 한다. 목빗근 통증유발점들은 다른 병리학적 상태들과 비슷한 방식으로 자율 신경적인 현상을 전이될 수 있다. 다른 기능이상 문제가 있는 지를 확인하기 위해서 고객은 적절한 의료인에게 의뢰되어야만 한다.

위치와 부착(Location and Attachments)

목빗근은 넓은목근 깊숙이, 목 부위 세로 길이 앞쪽에서 가쪽까지를 차지한다. (그림 10-1 ■)

- 아래쪽 부착들 – 복장뼈 자루 및 빗장뼈의 안쪽 1/3.
- 위쪽 부착 – 관자뼈 꼭지돌기.

형태와 기능(Form and Function)

목빗근 복장 복부는 원통이며 두껍다. 목빗근 빗장 복부는 약간 넓고 납작하다. 두 복부들은 모아져서 위쪽에서 융합된다.

목빗근은 다음을 만든다.

- 목 척추사이 관절들의 굴곡.
- 목 척추사이 관절들의 가쪽 굴곡.
- 목 척추사이 관절들의 회전.
- 복장뼈 및 빗장뼈 들기.
- 머리의 안정.

통증유발점 연관 패턴 (Trigger Point Referral Patterns)

고객이 다음을 알리거나 설명할 때, 목빗근의 통증유발점 활동을 조사해 보아야만 한다

- 뒤통수, 안와상, 광대뼈, 관골, 인두, 및 하악 부위들의 통증 (복장 복부). (그림 10–2 ■)
- 앞이마, 꼭지돌기, 또는 귀 부위들의 통증 (빗장 복부). (그림 10–3 ■)
- 주목할 만한 눈물, 시야 흐릿, 또는 목구멍 통증 (복장 복부).
- 주목할 만한 현기증 또는 평형이상 (빗장 복부).

넓은목근에 위치한 통증유발점들은 목빗근을 촉진하는 동안 종종 발견되며, 뺨 위 피부 및 턱 부위들에 따끔거림 또는 콕콕 찌르는 통증이 전이될 수 있다.

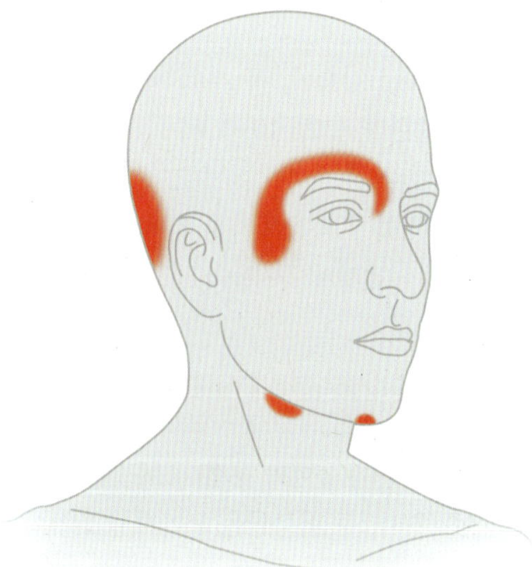

그림 10–2
목빗근 (복장 복부) 통증유발점 연관 패턴.

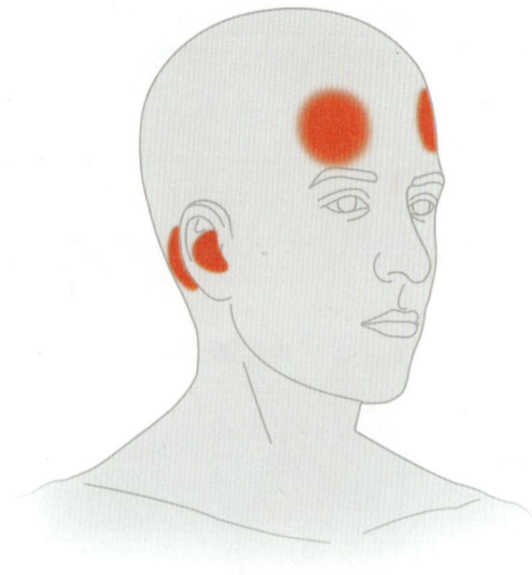

그림 10–3
목빗근 (빗장 복부) 통증유발점 연관 패턴.

과부하 요인들(Overloading Factors)

목빗근은 다음으로 인해서 과부하를 받을 수 있다:

- 자동차 사고 또는 접촉 스포츠로 인한 부상.
- 앞으로 내민–머리 또는 팔이음뼈 축의 기울어짐 같은 자세 변위.
- 만성 목 굴곡, 과다 폄, 또는 회전을 포함한 활동들.
- 급성 또는 만성 호흡 긴장.
- 근복부에 국소빈혈을 만드는 옷 또는 다른 것의 고무줄로 인한 오래 계속되는 압박.

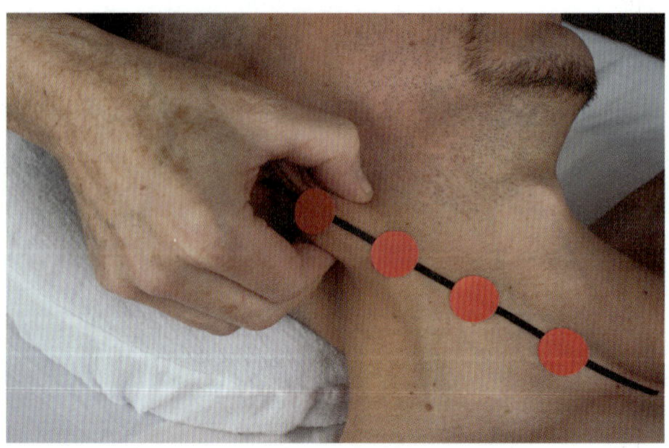

그림 10–4
집게 압박: 목빗근 복장 복부 상의 시각적인 선을 따라; 치료사가 엄지를 앞쪽에 대고 있음을 주목하라.

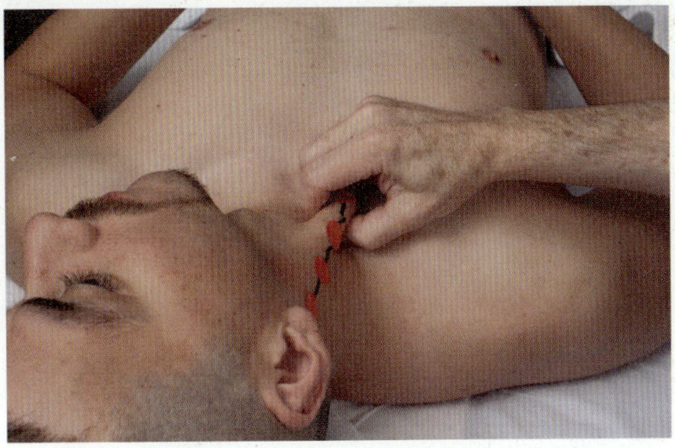

그림 10-5
집게 압박: 목빗근 복장 복부 상의 시각적인 선을 따라; 치료사가 검지와 중지를 앞쪽에 대고 있음을 주목하라.

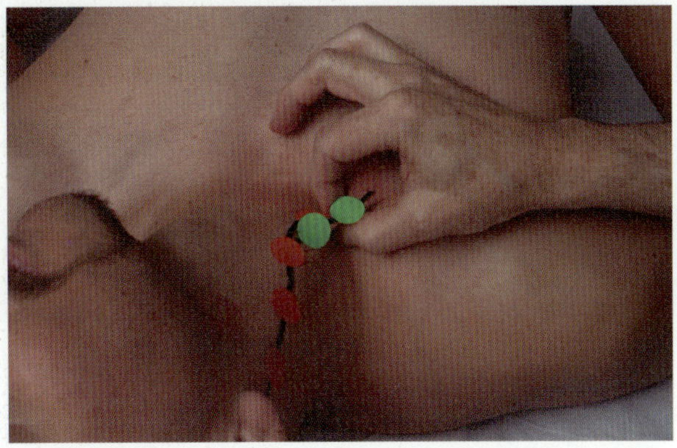

그림 10-7
집게 압박: 목빗근 빗장 복부의 시각적인 선을 따라 (녹색점들).

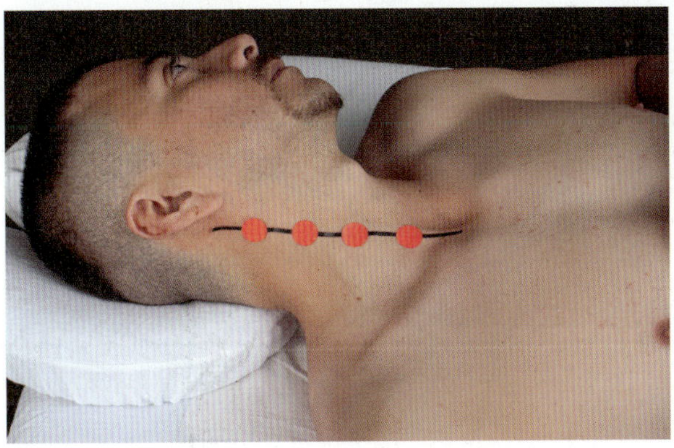

그림 10-6
목빗근 복장 복부의 시각적인 선을 따라 4개의 핵심 부위들이 있다.

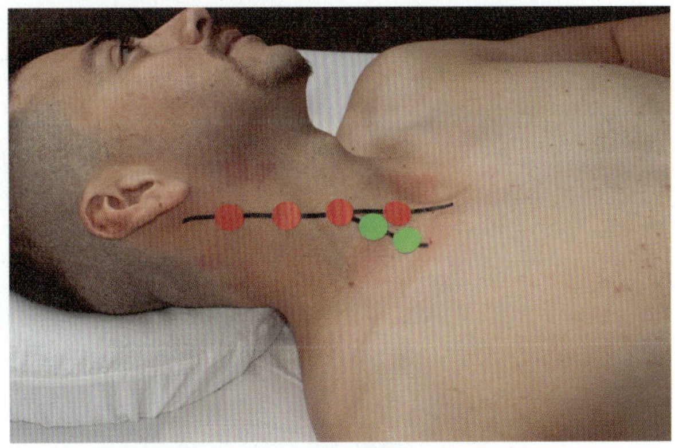

그림 10-8
목빗근 빗장 복부의 시각적인 선을 따라 2~3개의 핵심 부위들이 있다 (녹색점들).

비활성화 전략(Deactivation Tactics)

목빗근 자세 – 등을 대고 누워서, 치료할 쪽에서 머리를 멀리 돌리고 약간 굴곡시킨다.

근복부에 집게 압박을 한다:

- *복장부*
  - 근복부에 있는 선을 따라 집게 압박을 하는데, 복장뼈 자루에서 대략 손가락 반 폭 위쪽에서 시작하라. (그림 10-4 ■ 와 10-5 ■)
  - 근복부 위쪽 끝까지 이 선을 계속 탐색하라.
  - 시각적인 선을 따라 4개의 핵심 부위들이 있다. (그림 10-6 ■)
- *빗장부*
  - 근복부에 있는 선을 따라 집게 압박을 하는데, 빗장뼈에서 대략 손가락 반 폭 위쪽에서 시작하라. (그림 10-7 ■)
  - 근복부 위쪽 끝까지 이 선을 계속 탐색하라.
  - 시각적인 선을 따라 2~3개의 핵심 부위들이 있다. (그림 10-8 ■)

심화된 직접 압박 : 고객에게 목빗근에 집게 압박을 하라.

- 직접 능동적 움직임: 머리 굴곡/폄, 회전, 또는 가쪽 굴곡을 포함.
- 간접 능동적 움직임: 어깨 들기/내리기를 포함.

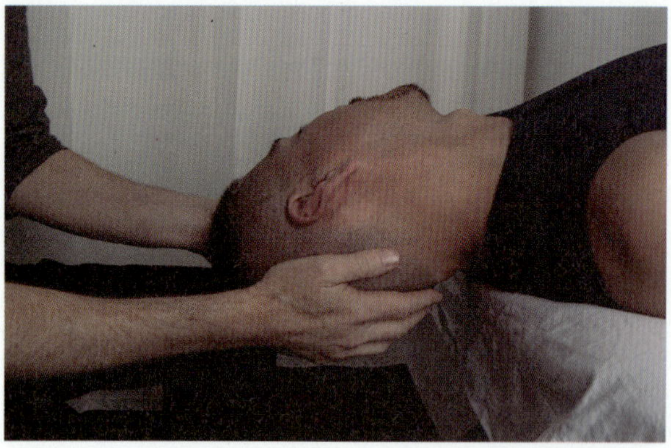

그림 10-9
스트레칭: (등을 대고 누워서) 목 척추사이 관절 과다 폄, 회전, 및 가쪽 굴곡 (치료사가 머리를 잡고 있는 것을 주목).

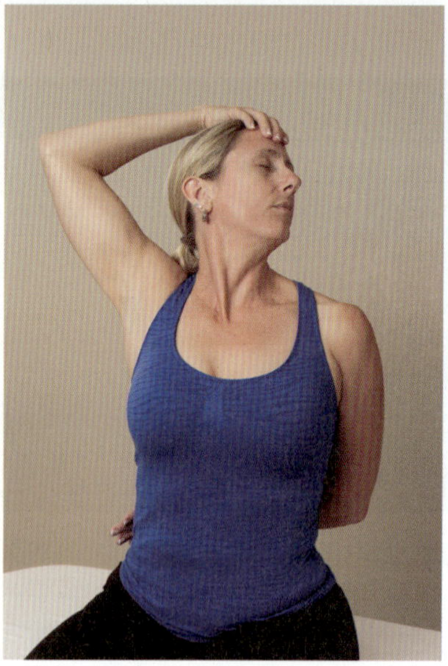

그림 10-10
자가-스트레칭: 목 척추사이 관절 과다 폄, 회전, 및 가쪽 굴곡 (같은 쪽의 손으로 몸통 뒤를 잡아서 빗장뼈를 안정시키는 것을 주목하라).

관련 있는 근육 부위들(Relevant Muscle Areas)

등을 바닥에 대고 누운 자세에서 다른 중요 부위들이 다뤄질 수 있다. 특히, 추가로 초점을 두어야만 할 곳:

- 목갈비근
- 등세모근 (윗부분)
- 큰가슴근
- 작은가슴근
- 깨물근
- 관자근

길항근들에게도 주의를 해야 한다:

- 뒷목 근육
- 뒤통수밑근

찾아볼 가치가 있는 다른 근육들:

- 어깨올림근

스트레칭(Stretches)

고객이 등을 바닥에 대고 누운 자세에서 목 척추사이 관절 과다 폄, 회전, 및 가쪽 굴곡이 행해질 수 있다. (그림 10-9 ■)

앉거나 서서 손으로 머리를 당겨서 가쪽으로 굴곡시키거나 회전시키고 다른 팔은 등 뒤를 잡아서 자가-스트레칭을 한다. (그림 10-10 ■)

목갈비근(Scalenes)

간결한 요약

- 목갈비근 통증유발점들은 안쪽 어깨, 가슴, 앞쪽 및 뒤쪽 팔, 그리고 아래팔 부위들로 연관될 수 있다.
- 편평 압박을 사용해서 비활성화 시킨다.
- 목 척추사이 관절 과다 폄 및 가쪽 굴곡으로 스트레칭을 한다.

개요(Overview)

목갈비근들의 대부분은 곧바로 접근이 가능하고 목빗근과 함께 작용을 한다. 대부분 그것들을 함께 치료하는 것이 추천된다. 또한 목갈비근들은 다른 목 척추사이 관절 근육들을 보조하므로 (주로 머리널판근 및 목널판근) 이들 역시 조사하는 것이 추천된다.

목갈비근들은 찾기가 까다로운데 목빗근이 그것을 덮고 있기 때문이다. 이 때문에 촉진을 더 해서 통증유발점들을 더 찾아본다. 그것의 위치가 대부분 깊숙하기 때문에, 목갈비근들은 종종 간과된다.

전방과 중간 목갈비근 장력은 다른 관들의 압박을 만들 수 있다. 이 근육들에 있는 통증유발점들로 인한 단단한 띠는 그것들 사이에 위치한 위팔얼기 및 빗장아래정맥을 조일 수 있다. 그 대신 또는 덧붙여서, 전방과 중간 목갈비근들에 있는 통증유발점들로 인한 단단한 띠들은 첫 번째 갈비뼈를 빗장뼈 아랫면으로 올려서 위팔얼기, 빗장아래정맥, 및 빗장아래동맥을 간접적으로 압박할 수 있다. 위팔얼기가 포함되면, 손의 자쪽, 새끼 손가락, 및 약지의 자쪽에 마비가 생길 수 있다. 빗장아래동맥이 포함되면, 노동맥으로 가는 혈류의 감소가 차가운 손 및 창백함을 만들 가능성이 있다. 빗장아래정맥이 포함되면, 손과 손가락 부종이 종종 생긴다.

위치와 부착(Location and Attachments)

전방 목갈비근은 부분적으로 목빗근 깊숙이, 목 부위 앞쪽 가쪽 세로 길이의 대부분을 차지한다. (그림 10-1)

- 아래쪽 부착 – 첫째 갈비뼈의 윗면.
- 위쪽 부착들 –C3에서 C6까지 가로돌기.

중간 목갈비근은 부분적으로 목빗근 깊숙이, 목 부위 가쪽 앞쪽 세로 길이의 대부분을 차지한다. (그림 10-1)

- 아래쪽 부착 – 첫째 갈비뼈의 윗면.
- 위쪽 부착들 – C2에서 C7까지 가로돌기.

후방 목갈비근은 부분적으로 등세모근 깊숙이, 목 부위 아래쪽 가쪽 세로 길이의 대부분을 차지한다. (그림 10-1)

- 아래쪽 부착 – 두 번째 갈비뼈의 가쪽면.
- 위쪽 부착들 –C5에서 C7까지 가로돌기.

형태와 기능(Form and Function)

목갈비근들의 복부는 가늘고 원통이다. 중간 목갈비근복부는 약간 더 두껍다.

목갈비근은 다음을 만든다

- 목 척추사이 관절들의 굴곡 (전방 목갈비근).

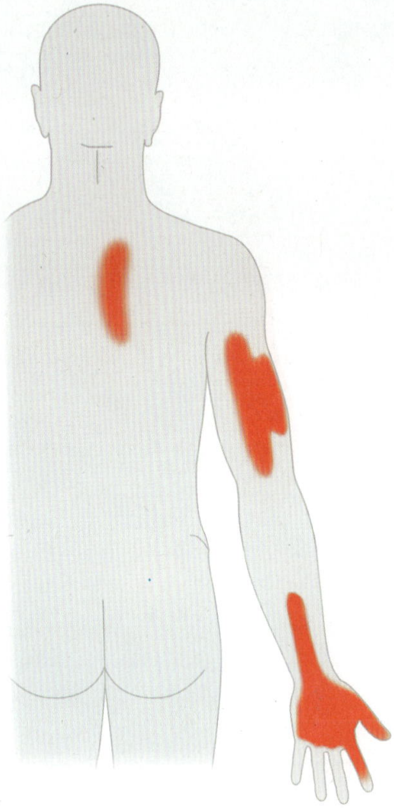

그림 10-11
목갈비근들 통증유발점 연관 패턴.

- 목 척추사이 관절들의 가쪽 굴곡.
- 첫째 및 둘째 빗장뼈 들기.
- 목 척추 기둥의 안정.

통증유발점 연관 패턴 (Trigger Point Referral Patterns)

고객이 다음을 알리거나 설명할 때, 목갈비근들의 통증유발점 활동을 조사해 보아야만 한다

- 안쪽 어깨뼈, 뒤쪽 팔, 또는 아래팔 부위들의 통증. (그림 10-11 ■)
- 가슴 또는 앞쪽 팔 부위들의 통증. (그림 10-12 ■)
- 앞에서 말한 부위들의 통증 특히, 자는 동안.
- 위팔얼기 부분들에 대한 근육 압박으로 인한 손의 자쪽 부의 마비.
- 빗장아래정맥 압박으로 인한 손등 부종.

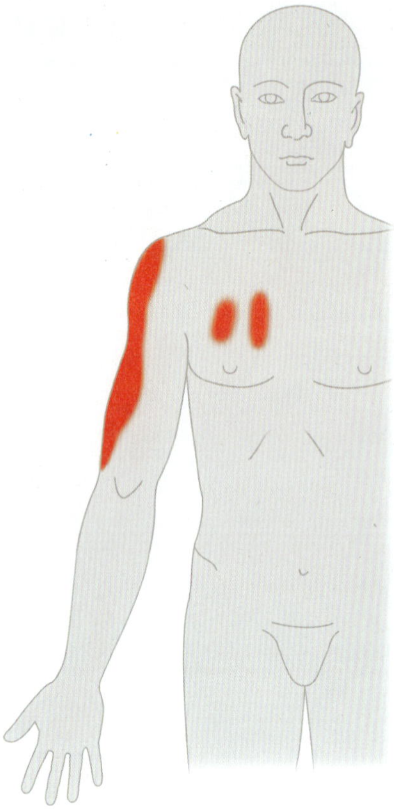

그림 10-12
목갈비근들 통증유발점 연관 패턴.

목빗근 빗장부에 위치한 통증유발점들은 목갈비근들을 촉진하는 동안 종종 발견되며, 앞이마, 꼭지돌기, 및 귀 부위들로 통증이 전이될 수 있다.

과부하 요인들(Overloading Factors)

목갈비근들은 다음으로 인해서 과부하를 받을 수 있다:

- 자동차 사고 또는 접촉 스포츠로 인한 부상.
- 앞으로 내민-머리 또는 팔이음뼈 축의 기울어짐 같은 자세 변위.
- 당기기, 들어 올리기, 또는 무거운 물건을 옮기는 것을 포함한 활동들.
- 급성 또는 만성 호흡 긴장.
- 처음 두 갈비뼈들을 들게 만드는 자는 자세들.

비활성화 전략(Deactivation Tactics)

목갈비근들 자세 – 등을 대고 누워서, 머리를 약간 굴곡시킨다.

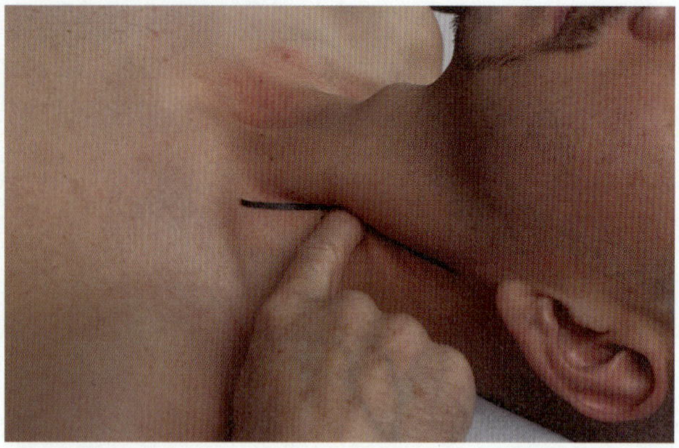

그림 10-13
편평 압박: 전방과 중간 목갈비근복부들을 위해서 우선 목빗근을 안쪽으로 뒤로 밀고 난 다음, 가쪽 앞쪽 목 척추 기둥을 향해서 뒤쪽으로 밀어라; 공간 제한으로 인해서 점들이 표시되지 않았다.

근복부들에 편평 압박을 한다:

- *전방과 중간 목갈비근들*
  - 근복부 각각에 있는 선을 따라 편평 촉진을 하는데, 빗장뼈에서 대략 손가락 반 폭 위쪽에서 시작하라.
  - 목빗근 빗장 복부에서 바로 깊게 안쪽으로 밀어서 전방과 중간 목갈비근들을 찾아라. (그림 10-13 ■)
  - 중간 목갈비근복부에 있는 목 척추 기둥을 향해서 뒤쪽으로 밀어라.
  - 또 다른 선을 계속 탐색하는데, 첫 번째 선에서 대략 손가락 반 폭 더 안쪽에서 시작하라.
  - 전방 목갈비근복부에 있는 앞쪽 가쪽 목 척추 기둥을 향해서 뒤쪽으로 밀어라.
  - 근복부들의 위쪽 끝까지 각각의 선을 계속 탐색하라.
  - 시각적인 선을 따라 6~8개의 핵심 부위들이 있다. (그림 10-14 ■와 10-15 ■)
- *후방 목갈비근*
  - 근복부 각각에 있는 선을 따라 편평 촉진을 하는데, 가쪽 빗장뼈에서 대략 손가락 반 폭 뒤쪽에서 시작하라.
  - 흉곽의 윗면을 향해서 아래쪽으로 밀어라. (그림 10-16 ■)

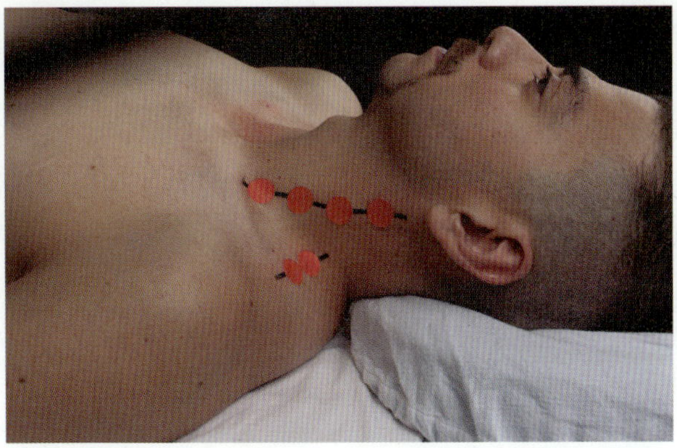

그림 10-14
전방 및 중간 목갈비근복부의 시각적인 선을 따라 6~8개의 핵심 부위들; 공간적 제한 때문에 오직 한 선만 보여졌다 (안쪽 앞쪽 적색점들).

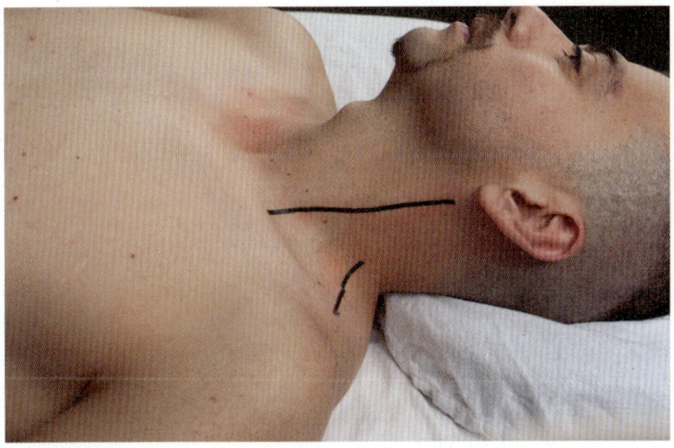

그림 10-15
점들이 없는 전방, 중간, 및 후방 목갈비근 선들.

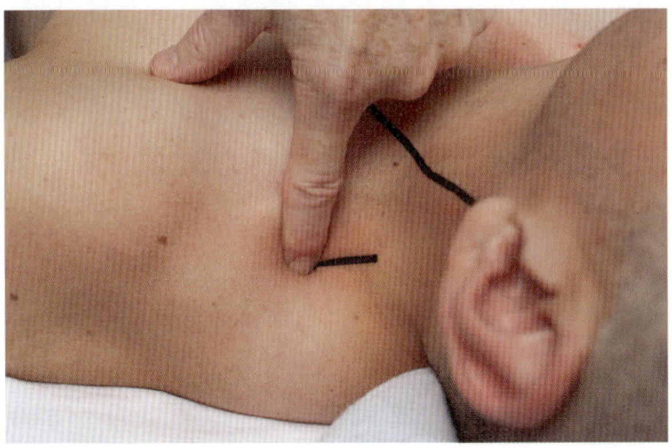

그림 10-16
집게 압박: 후방 목갈비근복부에 대해서 위쪽 흉곽을 향해서 아래쪽으로 눌러라.

- 근복부의 안쪽 끝까지 이 선을 계속 탐색하라.
- 시각적인 선을 따라 2개의 핵심 부위들이 있다. (그림 10-17 ■)

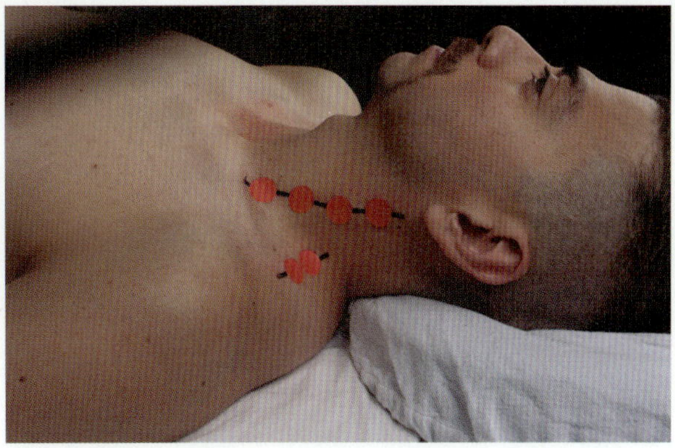

그림 10-17
후방 목갈비근복부의 시각적인 선을 따라 2개의 핵심 부위 (가쪽 뒤쪽 적색점들).

심화된 직접 압박 : 고객에게 목갈비근에 편평 압박을 하라.

- 직접 능동적 움직임: 머리 굴곡/폄 또는 가쪽 굴곡을 포함.
- 간접 능동적 움직임: 어깨 들기/내리기를 포함.

관련 있는 근육 부위들(Relevant Muscle Areas)

등을 바닥에 대고 누운 자세에서 다른 중요 부위들이 다뤄질 수 있다. 특히, 추가로 초점을 두어야만 할 곳:

- 목빗근
- 등세모근 (상부)
- 큰가슴근
- 작은가슴근
- 어깨세모근
- 위팔근

길항근들에게도 주의를 해야 한다:

- 뒷목 근육
- 뒤통수밑근

찾아볼 가치가 있는 다른 근육들:

- 위팔세갈래근 (긴머리)
- 위팔노근
- 아래팔 폄근들

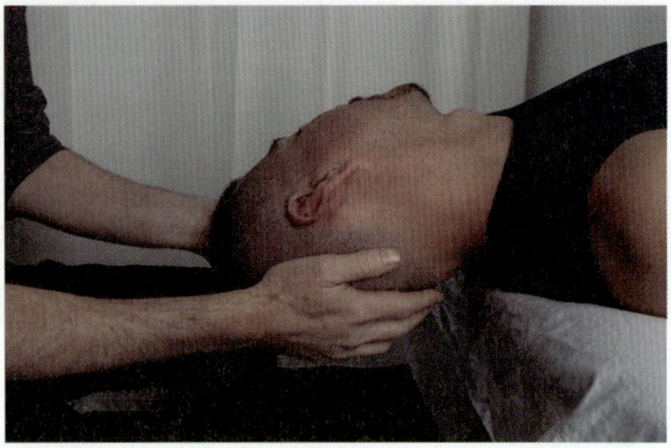

그림 10-18
스트레칭: (등을 대고) 목 척추사이 관절 과다 폄, 회전, 및 가쪽 굴곡(치료사가 머리를 받히고 있음을 주목하라).

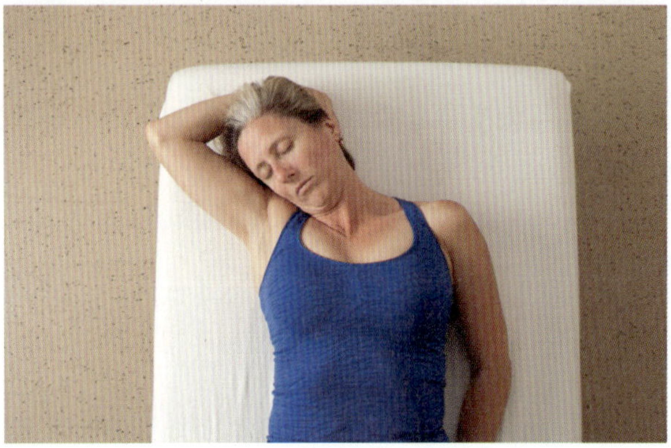

그림 10-19
자가-스트레칭: 목 척추사이 관절 과다 폄, 회전, 및 가쪽 굴곡(같은 쪽의 손을 골반 뒤에 끼워서 몸통을 고정시키는 것을 주목하라.)

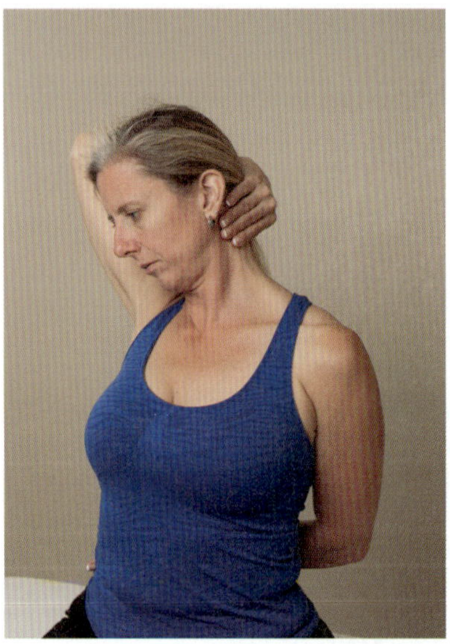

그림 10-20
자가-스트레칭: 목 척추사이 관절 과다 폄, 회전, 및 가쪽 굴곡(같은 쪽의 손을 골반 뒤에 끼워서 몸통을 고정시키는 것을 주목하라.)

스트레칭(Stretches)

목 척추사이 관절 과다 폄, 회전, 및 가쪽 굴곡이 고객이 등을 바닥에 대고 누운 자세에서 행해질 수 있다. (그림 10-18 ■)

등을 대고 눕거나 앉아서 손으로 머리를 당겨서 가쪽으로 굴곡시키거나 회전시키고 다른 팔은 등 뒤를 잡아서 자가-스트레칭을 한다. (그림 10-19 ■와 10-20 ■)

뒷목 근육 (Posterior Cervical Musculature)

간결한 요약

- 뒷목 근육 통증유발점들은 두개, 안와상, 및 목 부위들로 연관될 수 있다.
- 편평 및 집게 압박을 사용해서 비활성화 시킨다.
- 목 척추사이 관절 굴곡, 회전, 및 가쪽 굴곡으로 스트레칭을 한다.

개요(Overview)

비록 깊은 근육이지만, 머리널판근은 등세모근 통해서 접근이 가능하거나 심지어 그것의 중간 공간을 따라 보다 직접적으로 접근이 가능하다. 머리반가시근은 등세모근 또는 머리널판근을 통해서 접근할 수 있다.

뒷목 근육은 목빗근과 함께 작용을 한다. 대부분 그것들을 함께 치료하는 것이 추천된다. 또한 뒷목 근육은 다른 목 척추사이 관절 근육들을 보조하므로 (주로 어깨올림근 및 뒤통수밑근) 이들 역시 조사하는 것이 추천된다.

목반가시근과 머리가장긴근은 다른 뒷목 근육이 그것들을 덮고 있기 때문에 찾기가 힘들 수 있다. 이 때문에 촉진을 더 해서 통증유발점들을 더 찾아본다. 그것의 위치가 깊기 때문에, 손가락 및 엄지 굽힘근들은 종종 간과 된다.

뒷목 근육 통증유발점들은 두개안면 부위로 통증이 전이 될 수 있다. 다른 근육들은 (주로 등세모근, 목빗근, 및 뒤통수밑근) 두통에 원인이 될 수 있으므로 조사되어야만 한다.

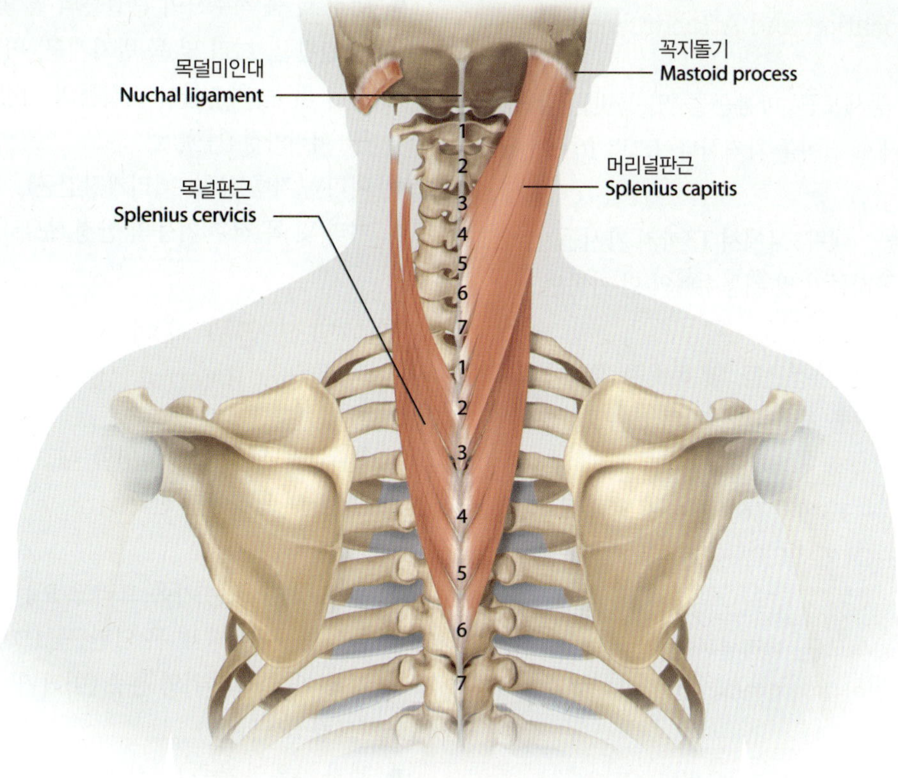

그림 10-21
머리 및 목 널판근 해부.

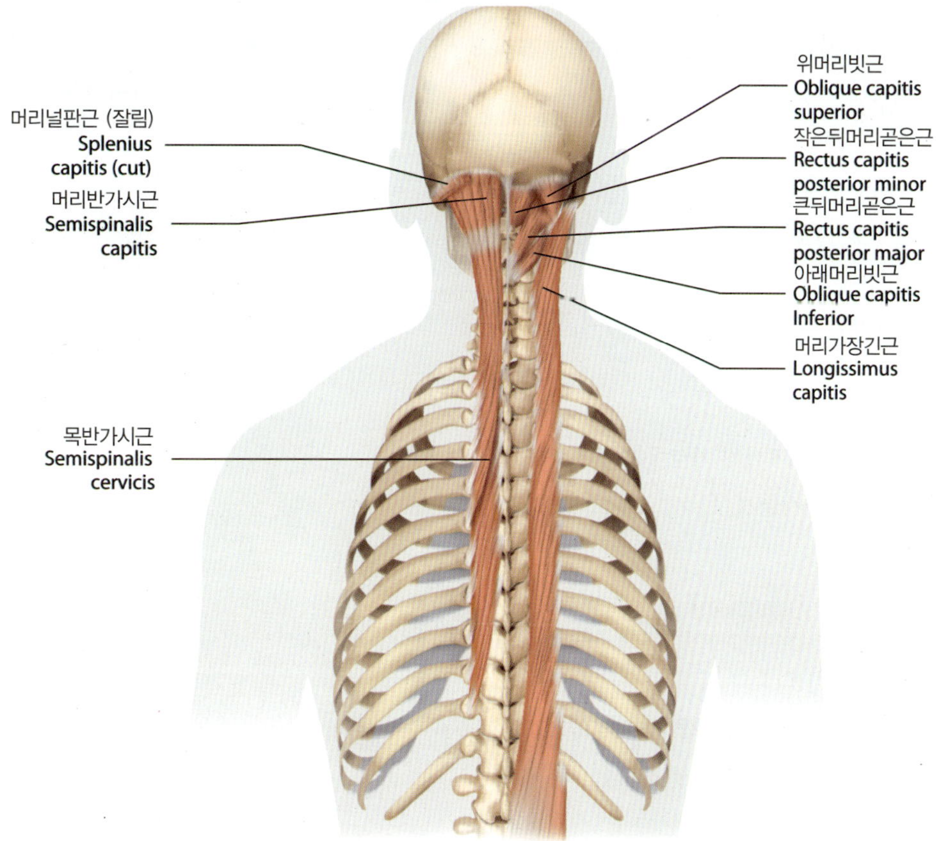

그림 10-22
머리반가시근, 목반가시근, 및 머리가장긴근 해부.

위치와 부착(Location and Attachments)

머리널판근은 주로 등세모근, 마름근들, 및 목빗근 깊숙이, 목의 뒤쪽 및 가쪽 세로 길이를 차지한다. (그림 10-21 ■)

- 아래쪽 부착들 – 대략 C4에서 T3까지 가시돌기.
- 위쪽 부착 – 꼭지돌기 및 뒤통수뼈의 먼 가쪽면.

목널판근은 등세모근, 마름근들, 및 목빗근 깊숙이, 목의 뒤쪽 및 가쪽 세로 길이를 차지한다. (그림 10-21)

- 아래쪽 부착들 – T3에서 T6까지 가시돌기.
- 위쪽 부착들 – C1에서 C3까지 가로돌기.

머리반가시근은 등세모근, 머리널판근 및 목널판근 깊숙이, 목의 뒤쪽 세로 길이를 차지한다. (그림 10-22 ■)

- 아래쪽 부착들 – C4에서 T6까지 가로돌기들.
- 위쪽 부착 – 뒤통수뼈.

목반가시근은 머리반가시근 깊숙이, 목의 거의 모든 뒤쪽 세로 길이를 차지한다. (그림 10-22)

- 아래쪽 부착들 – T1에서 T6까지 가로돌기들.
- 위쪽 부착들 – C2에서 C5까지 가시돌기들.

머리가장긴근은 목널판근 및 머리널판근 깊숙이, 목의 가쪽 세로 길이를 차지한다. (그림 10-22)

- 아래쪽 부착들 – C3에서 T5까지 가로돌기들.
- 위쪽 부착 – 관자뼈의 꼭지돌기.

형태와 기능(Form and Function)

머리 및 목 널판근은 넓고 납작하다.

머리반가시근복부는 약간 납작하고 두껍다. 그것의 모양은 하나 또는 2개의 가로 힘줄에 의해서 늘려진다.

목반가시근복부는 좁고 약간 벌어진다.

머리가장긴근복부는 좁고 납작하다.

뒷목 근육은 다음을 만든다.

- 머리 및 목 척추사이 관절들의 폄 및 과다 폄 (머리 및 목 널판근, 머리 및 목 반가시근, 머리가장긴근).
- 머리 및 목 척추사이 관절들의 회전 (머리 및 목 널판근, 머리가장긴근).
- 머리의 가쪽 굴곡 (머리가장긴근).
- 머리 및 목 척추 기둥의 안정 (모두).

통증유발점 연관 패턴 (Trigger Point Referral Patterns)

고객이 다음을 알리거나 설명할 때, 뒷목근육 통증유발점 활동을 조사해 보아야만 한다

- 두개 윗면, 또는 가쪽 그리고/또는 눈의 깊은 면 부위들의 통증 (머리 및 목 널판근). (그림 10-23 ■)
- 가쪽 아래 목 부위의 통증 (머리 및 목 널판근). (그림 10-24 ■)
- 관자 부위의 통증 (머리 및 목 반가시근). (그림 10-25 ■)
- 뒤통수 부위의 통증 (머리 및 목 반가시근). (그림 10-26 ■)
- 꼭지돌기 부위의 통증. (머리가장긴근). (그림 10-27 ■)

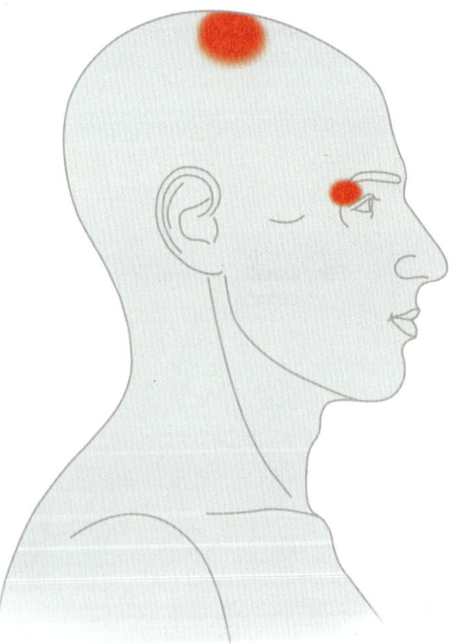

그림 10-23
머리 및 목 널판근 통증유발점 연관 패턴.

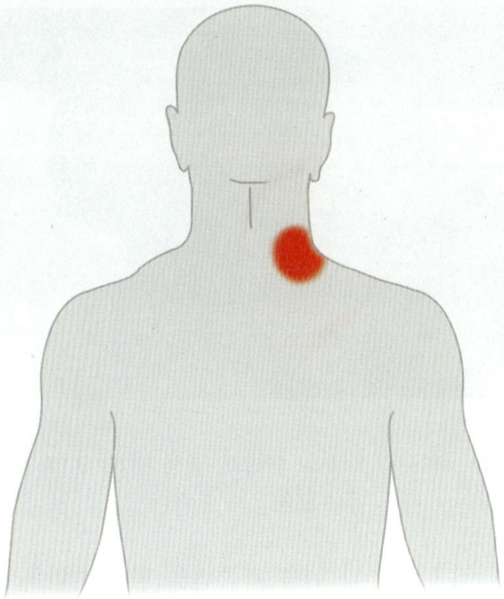

그림 10-24
머리 및 목 널판근 통증유발점 연관 패턴.

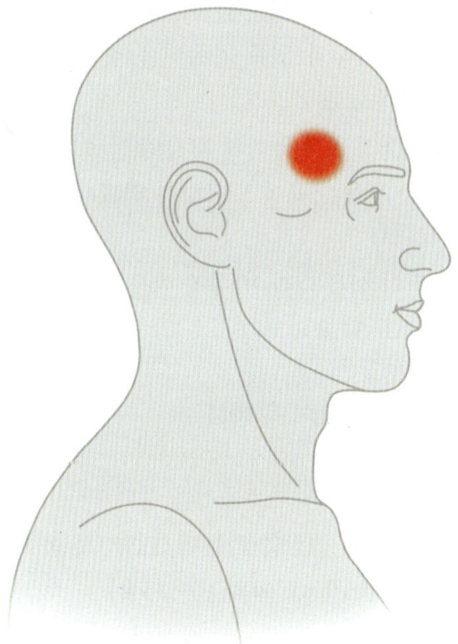

그림 10-25
머리 및 목 반가시근 통증유발점 연관 패턴.

- 한 쪽 또는 두 눈의 흐릿한 시야 (목널판근).

목뭇갈래근 및 회전근들에 위치한 통증유발점들은 뒷목 근육을 촉진하는 동안 종종 발견되며, 뒤통수아래 부위, 가쪽 아래 목 부위, 그리고/또는 그 통증유발점 위치와 바로 인접한 곳으로 통증이 전이될 수 있다.

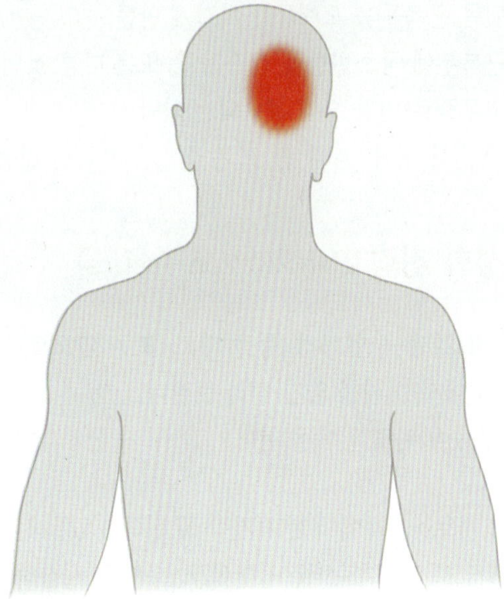

그림 10-26
머리 및 목 반가시근 통증유발점 연관 패턴.

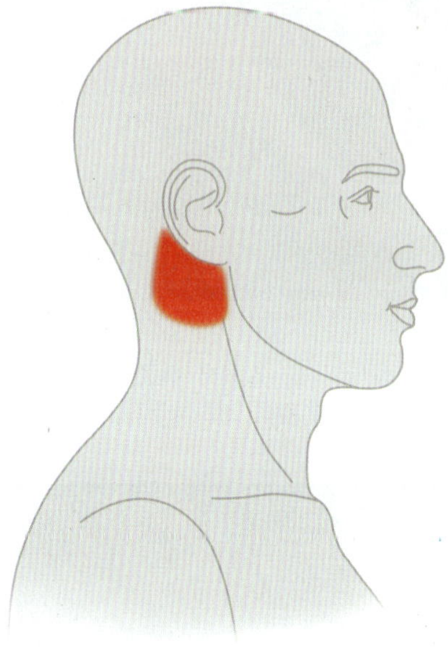

그림 10-27
머리가장긴근 통증유발점 연관 패턴.

과부하 요인들(Overloading Factors)

뒷목근육은 다음으로 인해서 과부하를 받을 수 있다:

- 목 굴곡 그리고/또는 목 회전 유지의 지속된 제한.
- 자동차 사고 또는 접촉 스포츠로 인한 부상.
- 앞으로 내민-머리 또는 **상부 흉곽 과도후만**으로 인한 **목 과도전만** 따위의 자세 변위.

- 뒷목 근육들을 오랫동안 차갑게 만듦.
- 근복부에 국소빈혈을 만드는 옷 또는 다른 것의 고무줄로 인한 오래 계속되는 압박.
- 만성 목 굴곡, 과다 폄, 또는 회전을 포함한 활동들.

비활성화 전략(Deactivation Tactics)

뒷목 근육 자세 – 엎드려, 등을 대고, 또는 옆으로 누워서, 치료할 쪽에서 머리를 약간 멀리 돌린다.

근복부들에 편평 압박을 한다:

- 목 가로돌기들에서 한 손가락 폭 뒤쪽에 있는 선을 따라 편평 촉진을 하는데, 대략 C7 높이에서 시작하라.

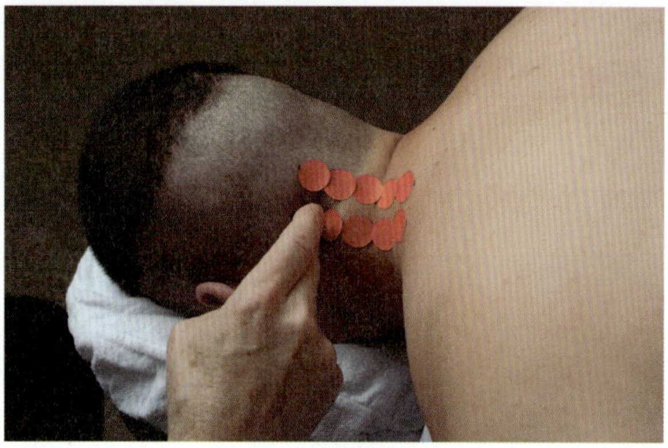

그림 10-28
편평 압박: 뒷목 근육들을 위해서 뒤쪽 가쪽 목 척추 기둥을 향해서 안쪽 그리고 약간 앞쪽으로 눌러라.

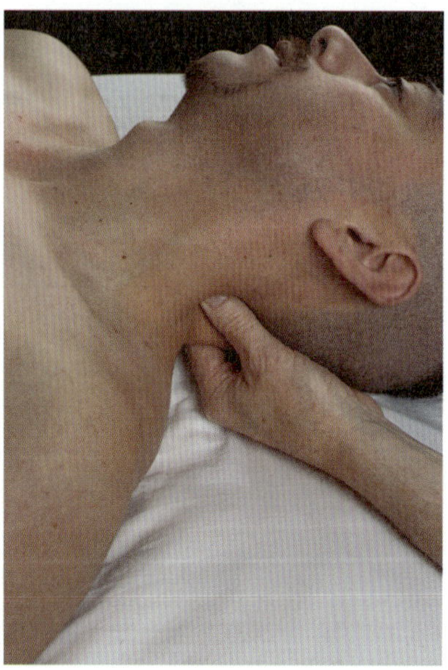

그림 10-29
편평 압박: 뒷목 근육들을 위해서 뒤쪽 가쪽 목 척추 기둥을 향해서 안쪽 그리고 약간 앞쪽으로 눌러라.

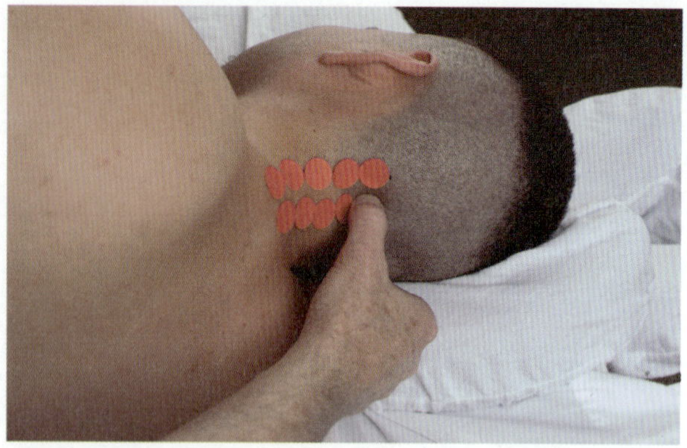

그림 10-30
편평 압박: 뒷목 근육들을 위해서 뒤쪽 가쪽 목 척추 기둥을 향해서 안쪽 그리고 약간 앞쪽으로 눌러라.

- 목 척추 기둥의 뒤쪽 가쪽면을 향해서 안쪽 그리고 약간 앞쪽으로 눌러라. (그림 10-28 ■, 10-29 ■ 및 10-30 ■)
- 목 가시돌기들에서 손가락 한 개 폭 가쪽에 있는 선을 따라 편평 촉진을 하는데, 대략 C7 높이에서 시작하라.
- 목 척추 기둥의 뒤쪽 가쪽면을 향해서 앞쪽 그리고 약간 안쪽으로 눌러라.
- 근복부들의 위쪽 끝까지 각각의 선을 계속 탐색하라.
- 더 깊은 뒷목 근육에 도달하기 위해서 더 큰 압력으로 탐색하라.
- 시각적인 선을 따라 10개의 핵심 부위들이 있다. (그림 10-31 ■)

근복부들에 집게 압박을 한다:

- 목 가시돌기들과 가로돌기들 사이 반 정도에 있는 선을 따라 편평 촉진을 하는데, 대략 C5 높이에서 시작하라. (그림 10-32 ■와 10-33 ■)

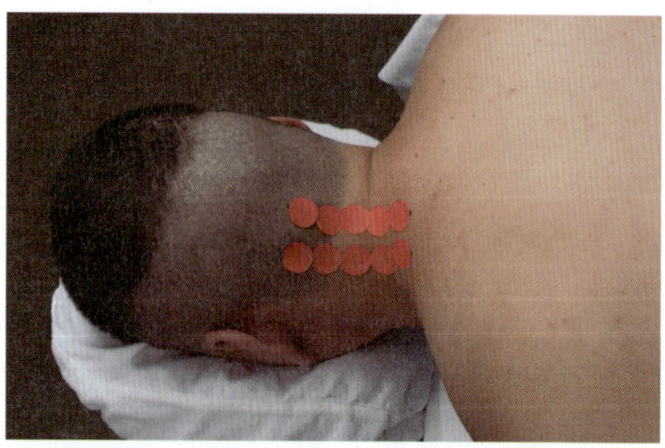

그림 10-31
뒷목 근육들의 시각적인 선을 따라 10개의 핵심 부위들.

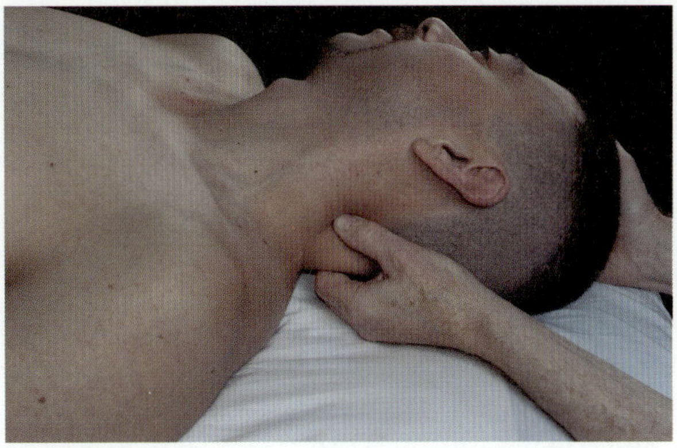

그림 10-32
집게 압박: 가쪽 뒷목 근육 복부의 시각적인 선을 따라.

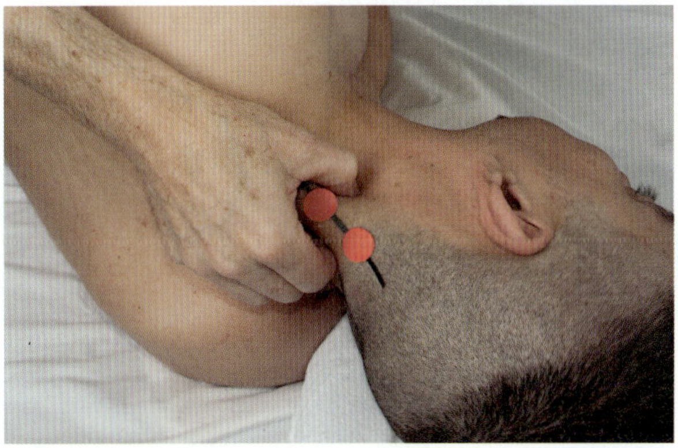

그림 10-33
집게 압박: 가쪽 뒷목 근육 복부의 시각적인 선을 따라.

- 근복부들의 위쪽 끝까지 각각의 선을 계속 탐색하라.
- 시각적인 선을 따라 2개의 핵심 부위들이 있다.

심화된 직접 압박 : 고객에게 뒷목 근육에 편평 압박을 하라.

- 직접 능동적 움직임: 머리 굴곡/폄, 회전, 또는 가쪽 굴곡을 포함.
- 간접 능동적 움직임: 어깨 올리기/내리기를 포함.

관련 있는 근육 부위들 (Relevant Muscle Areas)

등을 바닥에 대고 누운 자세에서 다른 중요 부위들이 다뤄질 수 있다. 특히, 추가로 초점을 두어야만 할 곳:

- 뒤통수밑근
- 등세모근 (상부)
- 깨물근

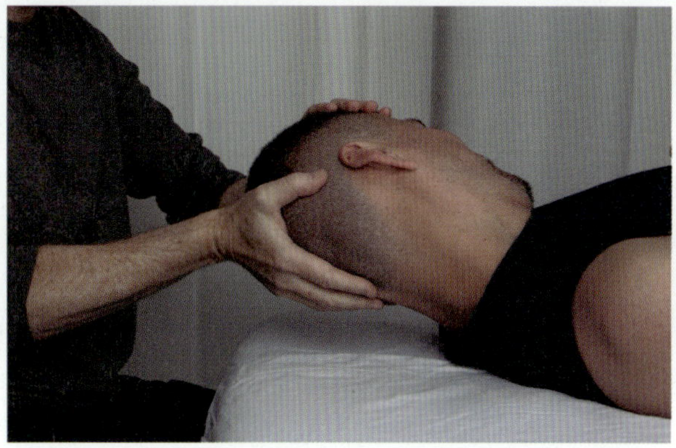

그림 10-34
스트레칭: (등을 대고 누워서) 목 척추사이 관절 굴곡, 회전, 및 가쪽 굴곡 치료사의 손이 머리를 잡고 있는 것을 주목하라).

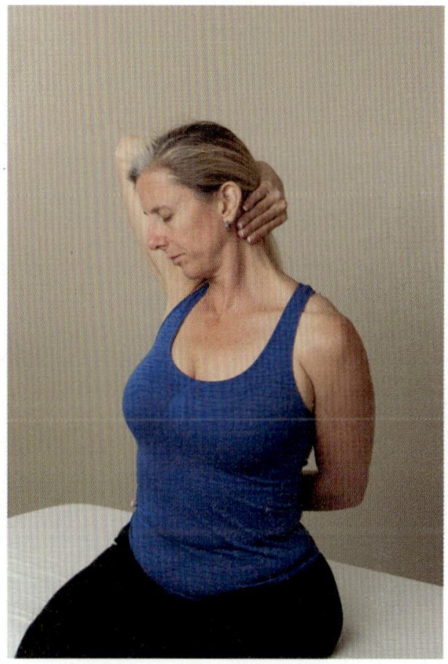

그림 10-35
자가-스트레칭: 목 척추사이 관절 굴곡, 회선, 및 가쪽 굴곡 (같은 쪽의 손으로 몸통 뒤를 잡아서 척추 기둥을 안정시키는 것을 주목하라).

- 관자근

*길항*근들에게도 주의를 해야 한다:

- 목빗근
- 목갈비근

찾아볼 가치가 있는 다른 근육들:

- 어깨올림근
- 척추기립근
- 가시아래근

스트레칭(Stretches)

목 척추사이 관절 굴곡, 회전, 및 가쪽 굴곡이 고객이 등을 바닥에 대고 누운 자세에서 행해질 수 있다. (그림 10-34 ■)

앉거나 서서 손으로 머리를 당겨서 가쪽으로 굴곡시키거나 회전시키고, 다른 팔은 등 뒤를 잡고 있어서 자가-스트레칭을 한다. (그림 10-35 ■)

뒤통수밑근들(Suboccipitals)

간결한 요약

- 뒤통수밑근들 통증유발점들은 두개 부위로 연관될 수 있다.
- 편평 압박을 사용해서 비활성화 시킨다.
- 머리의 굴곡, 회전 및 가쪽 굴곡으로 스트레칭을 한다.

개요(Overview)

뒤통수밑근들은 다른 뒷목 근육들이 그것들을 덮고 있기 때문에 찾기가 힘들 수 있다. 이 때문에 촉진을 더 해서 통증유발점들을 더 찾아본다. 그것의 위치가 깊기 때문에, 그것들은 종종 간과 된다.

뒤통수밑근들은 뒷목 근육과 함께 작용을 한다. 대부분 그것들을 함께 치료하는 것이 추천된다. 또한 뒤통수밑근들은 다른 목 척추사이 관절 근육들을 보조하므로 (주로 머리널판근 및 목널판근) 이들 역시 조사하는 것이 추천된다.

뒤통수밑근들 통증유발점들은 두개안면 부위로 통증이 전이될 수 있다. 다른 근육들은 (주로 목빗근, 및 다른 뒷목 근육들) 두통에 원인이 될 수 있으므로 조사되어야만 한다.

위치와 부착(Location and Attachments)

뒤통수밑근들은 머리반가시근 및 머리널판근 깊숙이, 뒤쪽 위쪽 목 부위의 짧은 수직 길이를 차지한다.

작은뒤머리곧은근은 뒤쪽 정중선 바로 양쪽에 위치한다. (그림 10-22)

- 아래쪽 부착 – C1의 뒤쪽 결절.
- 위쪽 부착 – 큰구멍에서 바로 뒤쪽.

큰뒤머리곧은근은 작은뒤머리곧은근 바로 뒤쪽에 위치한다. (그림 10-22)

- 아래쪽 부착 – C2의 가시돌기.
- 위쪽 부착 – 가쪽 뒤통수뼈.

위머리빗근은 큰뒤머리곧은근에서 가쪽 그리고 약간 얕게 위치한다. (그림 10-22)

- 아래쪽 부착 – C1의 가로돌기.
- 위쪽 부착 – 가쪽 뒤통수뼈.

아래머리빗근은 위머리빗근 및 큰뒤머리곧은근에서 아래쪽에 위치한다. (그림 10-22)

- 아래쪽 부착 – C2의 가시돌기.
- 위쪽 부착 – C1의 가로돌기.

형태와 기능(Form and Function)

뒤통수밑근들의 복부들은 주로 짧고, 가늘고 납작하다.

뒤통수밑근들은 다음을 만든다.

- 머리의 폄 (작고 큰 뒤머리곧은근, 위머리빗근).
- 머리의 가쪽 굴곡 (위머리빗근).
- 머리의 회전 (큰뒤머리곧은근, 아래머리빗근).
- 머리의 안정 (모두).

통증유발점 연관 패턴 (Trigger Point Referral Patterns)

고객이 다음을 알리거나 설명할 때, 뒤통수밑근들 통증유발점 활동을 조사해 보아야만 한다

- 뒤통수 또는 관자 부위들의 통증. (그림 10-36 ■)

뒷목 근육들에 위치한 통증유발점들은 뒤통수밑근들을 촉진하는 동안 종종 발견되며, 두개, 안와상, 및 목 부위들로 통증이 전이될 수 있다.

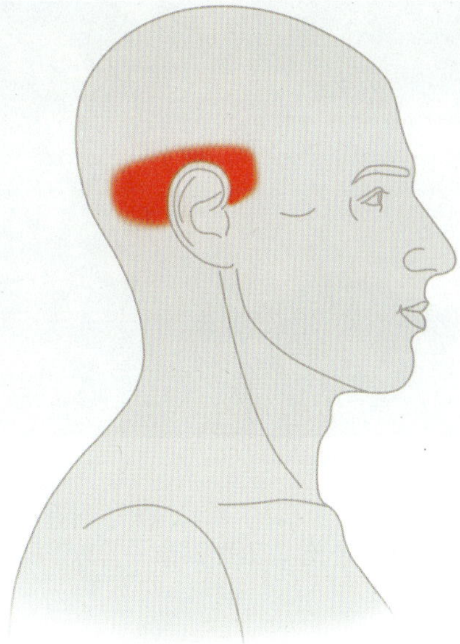

그림 10-36
뒤통수밑근들 통증유발점 연관 패턴.

과부하 요인들(Overloading Factors)

뒤통수밑근들은 다음으로 인해서 과부하를 받을 수 있다:

- 목 굴곡 그리고/또는 목 회전 유지의 지속된 제한.
- 자동차 사고 또는 접촉 스포츠로 인한 부상.
- 앞으로 내민-머리 또는 상부 흉곽 과도후만으로 인한 목 과도전만 따위의 자세 변위.
- 뒷목 근육들이 빨리 차가워짐.
- 만성 목 굴곡, 과다 폄, 또는 회전을 포함한 활동들.

비활성화 전략(Deactivation Tactics)

뒤통수밑근들 자세 – 엎드려, 등을 대고, 또는 옆으로 누워서, 치료할 쪽에서 머리를 약간 멀리 돌린다.

근복부들에 편평 압박을 한다:

- C1과 뒤통수뼈 높이 사이 중간 선을 따라 편평 촉진을 하는데, 대략 꼭지돌기에서 손가락 하나 폭 가쪽에서 시작하라.
- C1과 C2 높이 사이의 선을 따라 편평 촉진을 하는데, 대략 꼭지돌기에서 손가락 하나 폭 가쪽에서 시작하라.
- 가쪽 뒤쪽 뒤통수밑근 부위을 향해서 안쪽 그리고 앞쪽으로, 45° 위쪽으로, 눌러라. (그림 10-37 ■, 10-38 ■, 및 10-39 ■)
- 뒤쪽 정중선까지 각각의 선을 계속 탐색하라.

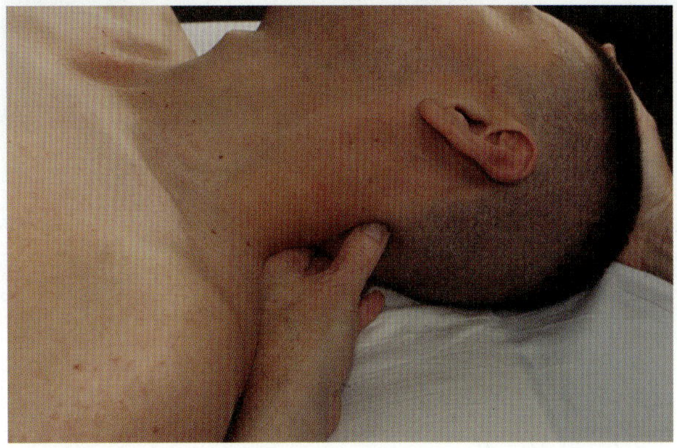

그림 10-37
편평 압박: 뒤통수밑근들을 위해서 가쪽 뒤쪽 뒤통수밑근 부위을 향해서 안쪽 그리고 앞쪽, 45° 위쪽으로, 눌러라.

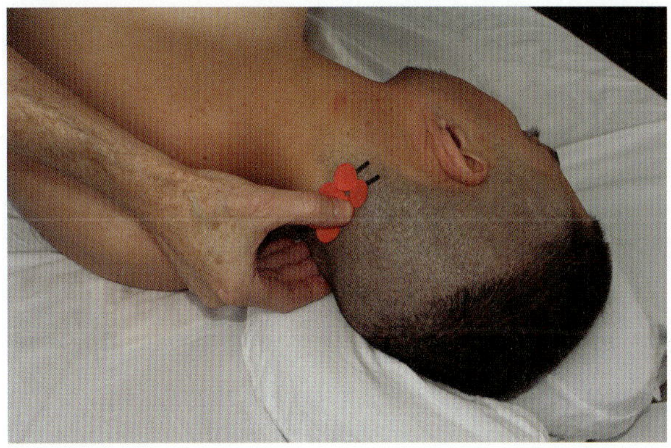

그림 10-38
편평 압박: 뒤통수밑근들을 위해서 가쪽 뒤쪽 뒤통수밑근 부위을 향해서 안쪽 그리고 앞쪽으로, 45° 위쪽으로, 눌러라.

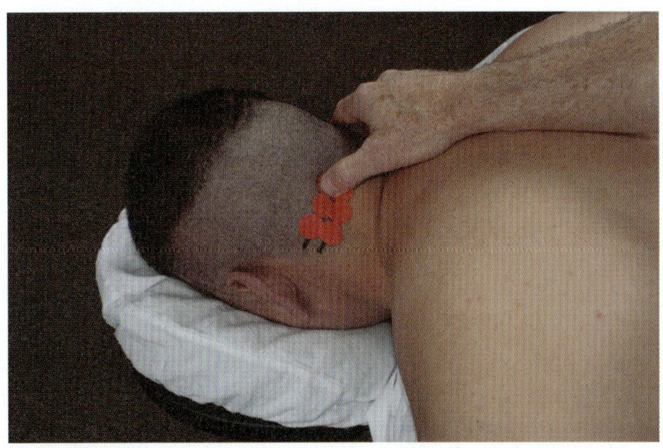

그림 10-39
편평 압박: 뒤통수밑근들을 위해서 가쪽 뒤쪽 뒤통수밑근 부위을 향해서 안쪽 그리고 앞쪽으로, 45° 위쪽으로, 눌러라.

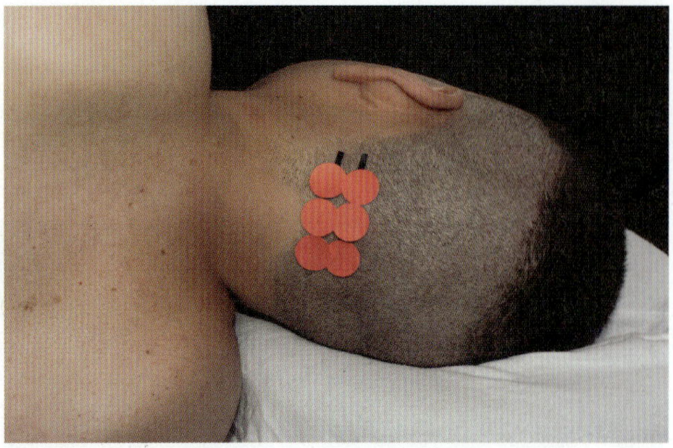

그림 10-40
뒤통수밑근들의 시각적인 선을 따라 6개의 핵심 부위들.

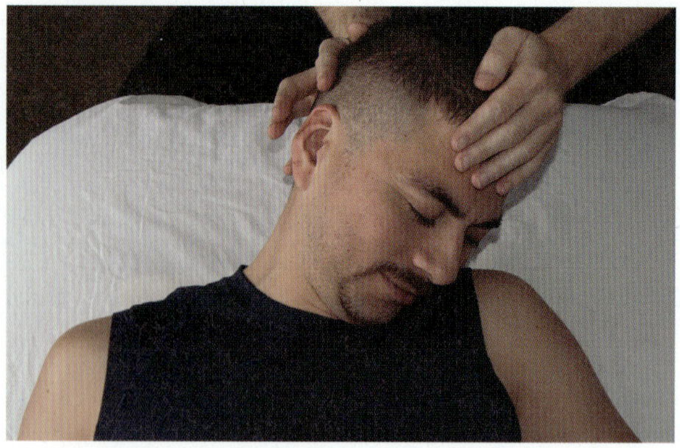

그림 10-41
스트레칭: (등을 대고 누워서) 머리 굴곡, 회전, 및 가쪽 회전 (치료사의 손이 머리를 잡고 있는 것을 주목하라).

- 시각적인 선을 따라 6개의 핵심 부위들이 있다. (그림 10-40 ■)

심화된 직접 압박 : 고객에게 뒤통수밑근들에 편평 압박을 하라.

- 직접 능동적 움직임: 머리 굴곡/폄 또는 회전을 포함.
- 간접 능동적 움직임: 눈 올리기/내리기 또는 벌림/모음을 포함.

관련 있는 근육 부위들(Relevant Muscle Areas)

등을 바닥에 대고 누운 자세에서 다른 중요 부위들이 다뤄질 수 있다. 특히, 추가로 초점을 두어야만 할 곳:

- 등세모근 (상부)
- 뒷목 근육들
- 깨물근
- 관자근

*길항*근들에게도 주의를 해야 한다:

- 목빗근
- 목갈비근

찾아볼 가치가 있는 다른 근육들:

- 어깨올림근

스트레칭(Stretches)

머리의 굴곡, 회전, 및 가쪽 굴곡이 고객이 등을 바닥에 대고 누운 자세에서 행해질 수 있다. (그림 10-41 ■)

앉거나 서서 손으로 머리를 당겨서 굴곡, 회전, 그리고/또는 가쪽 굴곡시키는데 다른 팔은 등 뒤를 잡아서 자가-스트레칭을 한다. (그림 10-35)

복습 문제

연관 잇기

_____ 1. 목빗근은 아래쪽에서 (　　) 에 부착한다
_____ 2. 목빗근은 위쪽에서 (　　) 에 부착한다
_____ 3. 목빗근은 (　　) 근육 깊숙이 있다
_____ 4. 후방 목갈비근은 가쪽에서 (　　) 에 부착한다
_____ 5. 목갈비근은 (　　) 움직임을 만든다
_____ 6. 목반가시근은 (　　) 움직임을 만든다
_____ 7. 머리반가시근 통증유발점들은 (　　) 부위로 통증을 연관 할 수 있다
_____ 8. 큰뒤머리곧은근은 아래쪽에서 (　　) 에 부착한다
_____ 9. 작은뒤머리곧은근은 위쪽에서 (　　) 에 부착한다

A. 관자 부위
B. 관자뼈
C. 두 번째 갈비뼈
D. 빗장뼈
E. 목을 굴곡시킨다
F. 목을 편다
G. C2 가시돌기
H. 큰구멍
I. 넓은목근

사지선다형

1. 목빗근 통증유발점들은 (　　) 부위 통증에 원인이 될 수 있다.
   a. 귀
   b. 가슴
   c. 겨드랑이
   d. 앞쪽 복부

2. 목빗근은 통증유발점들을 비활성화 시키기 위해서 머리를 (　　) 위치시켜야만 한다.
   a. 치료 받는 쪽으로 회전시켜서
   b. 치료 받는 쪽에서 멀리 회전시켜서
   c. 과다 폄 시켜서
   d. 치료 받는 쪽에서 멀리 가쪽으로 굴곡시켜서

3. 목빗근 통증유발점들을 비활성화 시킨 후에 목 척추 사이 관절을 (　　) 하는 스트레칭이 항상 추천된다.
   a. 벌림
   b. 모음
   c. 굴곡
   d. 과다 폄

4. 목갈비근 통증유발점들은 (　　) 부위 통증에 원인이 될 수 있다.
   a. 뒷목
   b. 안와상
   c. 팔꿈치
   d. 아래팔

5. 목갈비근 통증유발점들은 (　　) 부위 통증에 원인이 될 수 있다.
   a. 앞이마
   b. 안쪽 어깨뼈
   c. 가쪽 어깨뼈
   d. 허리

6. 머리널판근 통증유발점들은 (　　) 부위 통증에 원인이 될 수 있다.
   a. 허리
   b. 팔꿈치
   c. 위쪽 두개
   d. 아래팔

7. 뒷목 근육들은 통증유발점들을 비활성화 시키기 위해서 머리를 (　　) 위치시켜야만 한다.
   a. 치료 받는 쪽으로 회전시켜서
   b. 치료 받는 쪽에서 멀리 회전시켜서
   c. 가쪽으로 굴곡시켜서
   d. 약간 굴곡시켜서

8. 뒤통수밑근들 통증유발점들은 (　　) 부위 통증에 원인이 될 수 있다.
   a. 앞쪽 목
   b. 뒤통수
   c. 어깨뼈
   d. 하악

9. 뒤통수밑근들은 머리의 (　　) 움직임을 만들 수 있다.
   a. 가쪽 굴곡
   b. 벌림
   c. 모음
   d. 굴곡

10. 아래머리빗근은 위쪽에서 (　　) 에 부착한다.
   a. C1 가시돌기
   b. C1 가로돌기
   c. C2 가시돌기
   d. 뒤통수뼈

제 11 장

두개하악 근육들

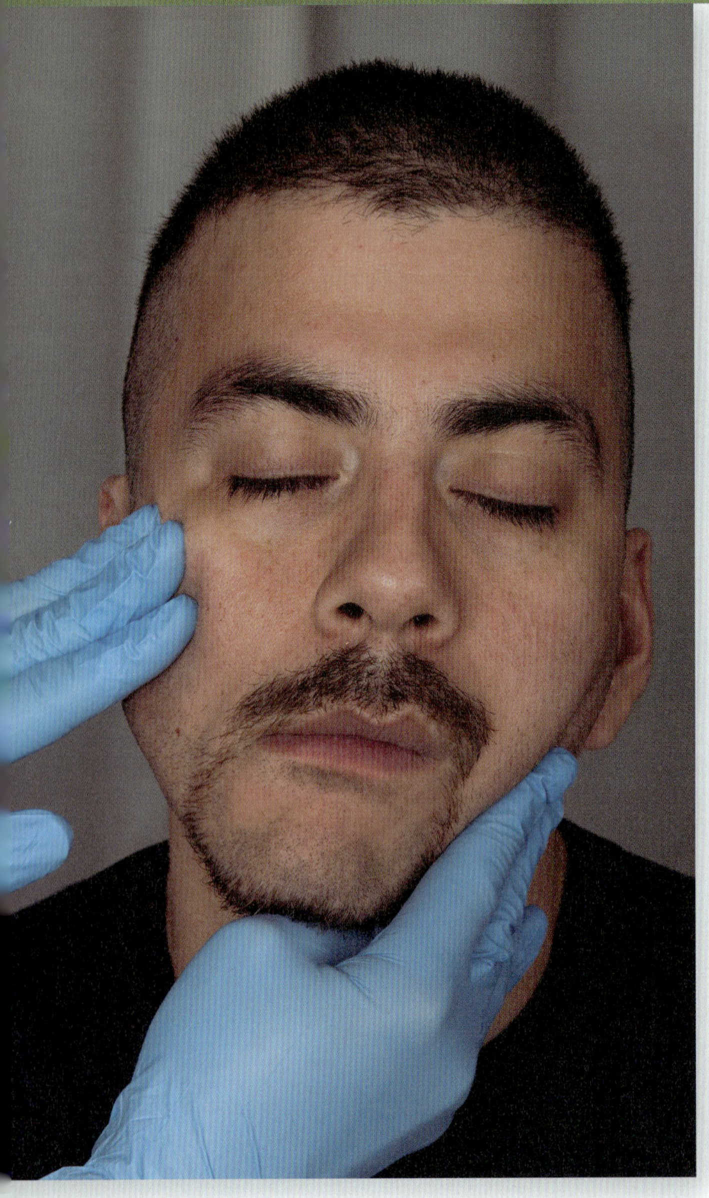

이 장의 개요

학습 목적

이 장에 있는 정보를 배운 후, 치료사는 다음을 할 수 있어야만 한다:

- 두개 하악 근육들의 주요한 신체운동학적 기능들을 설명하시오
- 두개 하악 근육들 내 통증유발점 활동을 일으키는 두드러진 과부하 요인들을 설명하시오
- 두개 하악 근육들을 만져서 구분하시오
- 두개 하악 근육들 내 통증유발점 위치들을 촉진하시오
- 두개 하악 근육들의 통증유발점 비활성화를 만들기 위한 능동적 움직임들을 설명하시오
- 두개 하악 근육들에 맞는 스트레칭을 실행하시오
- 두개 하악 근육들에 있는 통증유발점으로 인한 통증 연관 위치들을 찾아내시오

다음 근육들에 대해서 다룬다: 관자근, 깨물근, 가쪽날개근, 안쪽날개근

주요 용어

측두하악관절장애 254
귀울림(Tinnitus) 254
이갈이 256
교합이상(Malocclusion) 256

서문 – 두개하악 근육들 (Introduction – Craniomandibular Muscles)

근육 구성(Muscle Organization)

이 장은 두개하악 부위에서 발견되는 몇 개의 근육들을 다룬다. 4개의 두개하악 근육들이 포함된다; 그러나 두힘살근 및 모든 안면 근육들은 제외되었다.

국소적 영향(Regional Influences)

두개하악 근육들은 측두하악관절의 가동을 만든다. 과사용 및 불균형이 이 부위에서 발견되는 구조들에 악 영향을 만들고 부정적인 영향을 줄 수 있다:

- 측두하악관절들
- 치아

측두하악관절과 관련된 결합 조직 구조들과 다른 성분들을 찾아서 적절한 도수기법을 적용해야 한다.

비활성화에 관해서(Deactivation Concerns)

두개하악 근육들은 작고, 짧고, 그리고/또는 좁다. 이것이 일반적으로 뜻하는 것은 통증유발점 위치들을 비활성화 시키기 위해서 더 작은 접촉이 (예, 보강된 엄지 또는 손가락) 사용되는 것이다. 치료사가 상당한 양의 통증유발점 활동들을 마주한다면, 그 접촉들에 과부하를 피하기 위한 단계가 고려되어야만 한다. 한 치료 세션 동안 직접 압박과 다른 테크닉들을 번갈아 사용하는 것이 좋다.

두개하악 근육들의 대부분은 입 안에서 접근이 가능하며, 그래서 특정 근육 구조들을 올바르게 찾고 촉진하기가 힘들 수 있다. 또한 이 근육들 안의 통증유발점 활동 부위들에 대한 직접적인 압박을 정확히 묘사하기 어렵기 때문에, 이 장에서 그림들은 생략되었다. 치료사는 두개하악 근육들에 위치한 통증유발점 위치들의 비활성화를 시도하기 전에 보다 세련된 기법 수준을 우선 개발해야만 한다.

일반적인 상태(Common Conditions)

두개하악 근육들은 상당한 힘을 제공해야 하기 때문에, 여러 문제들을 만들 수 있다. 반복적인 움직임 및 자세 과사용 상태들이 다음을 포함한 문제들을 만든다:

- **측두하악관절 기능장애**
- 두통

통증유발점 활동을 만드는 다른 덜 흔한 문제는 귀통증 및 **귀울림**을 포함한다.

이러한 상황들과 함께 연부조직 병태생리학에 대한 이해는 –그리고 적절한 치료 반응에 대한 약간의 트레이닝– 치료사가 관련된 통증과 불쾌감을 효과적으로 손 볼 수 있게 해 준다.

관자근(Temporalis)

간결한 요약

- 통증유발점들은 두개 및 얼굴 부위들로 연관될 수 있다.
- 편평 압박을 사용해서 비활성화 시킨다.
- 하악 내리기로 스트레칭을 한다.

개요(Overview)

관자근은 곧바로 접근할 수 있는 근육으로 깨물근과 함께 작용을 한다. 대부분 그것들을 함께 치료하는 것이 추천된다. 또한 관자근은 다른 측두하악 관절 근육들을 보조하므로 (주로 안쪽날개근 및 가쪽날개근) 이들 역시 조사하는 것이 추천된다.

관자근 통증유발점들은 상악 치아 부위로 통증이 전이될 수 있다. 치과 병리들이 동일한 인접 부위에 통증과 함께 종종 존재한다. 두 문제들은 함께 존재할 수 있다.

관자근 통증유발점들은 두개안면 부위로 통증이 전이될 수 있다. 다른 근육들은 (주로 등세모근, 목빗근, 및 뒷목 근육들) 두통에 원인이 될 수 있으므로 조사되어야만 한다.

관자근 통증유발점들로 인한 단단한 띠들은 측두하악

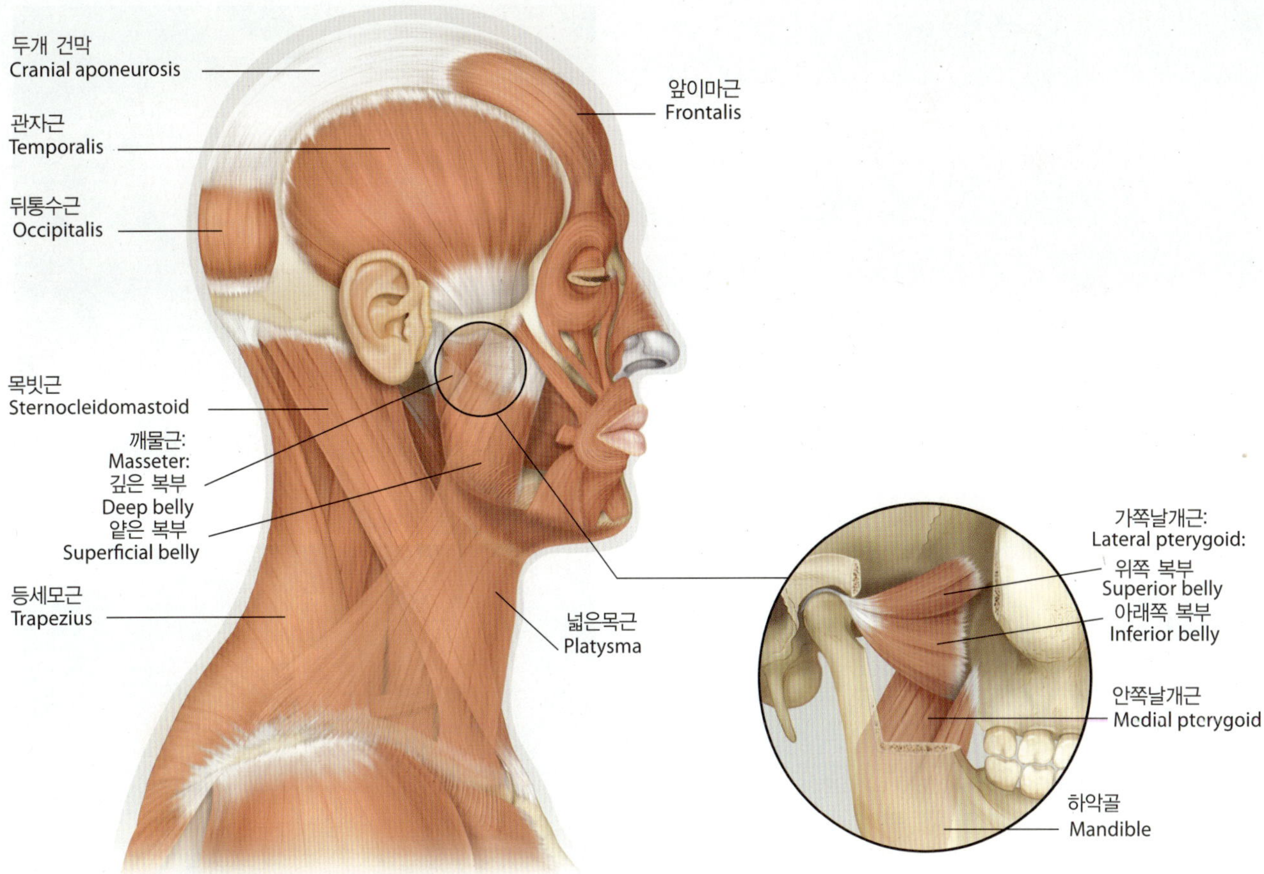

그림 11-1
관자근, 깨물근, 가쪽날개근, 및 안쪽날개근 해부.

관절 기능장애에 원인이 될 수 있는데 하악골 건성 부착을 통해서 측두하악관절 구조들에 비정상적 장력을 주기 때문이다.

위치와 부착 (Location and Attachments)

관자근은 얕게 있고, 머리 부위의 가쪽 세로 길이 대부분을 차지한다. (그림 11-1 ■)

- 위쪽 부착 – 관자뼈, 나비뼈, 마루뼈, 앞이마뼈, 및 광대뼈들의 부분들.
- 아래쪽 부착 – 하악골 갈고리돌기.

형태와 기능 (Form and Function)

관자근 복장 복부는 납작하고, 두껍고, 벌어진다. 섬유들은 거의 수직에서 (전방), 사선 (중간), 그리고 거의 수평 (후방)까지 있다.

관자근은 다음을 만든다

- 하악 들기.
- 하악의 가쪽 편기 (후방 부분).
- 하악의 후퇴 (중간 부분).

통증유발점 연관 패턴 (Trigger Point Referral Patterns)

고객이 다음을 알리거나 설명할 때, 관자근의 통증유발점 활동을 조사해 보아야만 한다

- 마루뼈, 관자뼈, 안와상, 또는 몇몇 상악 치아 부위들의 통증. (그림 11-2 ■)
- 현저히 제한된 측두하악관절 내리기.

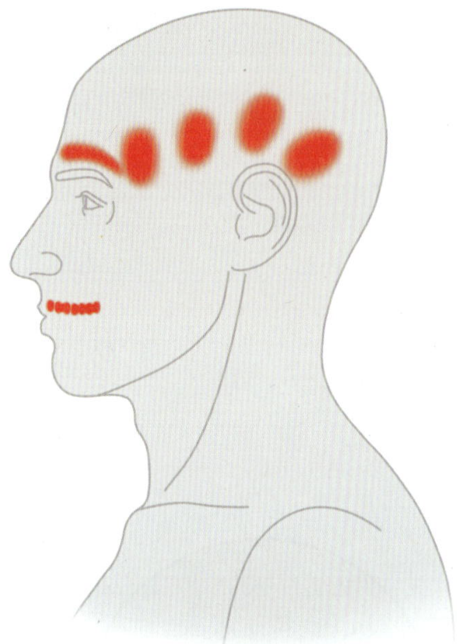

그림 11-2
관자근 통증유발점 연관 패턴.

과부하 요인들 (Overloading Factors)

관자근은 다음으로 인해서 과부하를 받을 수 있다:

- **이갈이**.
- 자동차 사고 또는 접촉 스포츠로 인한 부상.
- 턱의 오래 계속된 부동 (벌리거나 닫은 상태로).
- 앞으로 내민-머리 또는 팔이음뼈 축의 기울어짐 같은 자세 변위.
- 저작 근육들이 빨리 차가워짐.
- 급성, 또는 만성적 두개, 안면, 또는 목 감염 또는 염증.
- **부정교합** (malocclusion).

비활성화 전략 (Deactivation Tactics)

관자근 자세 – 등을 대고 누워서, 턱을 꽉 깨물지 않는다.

구강외 접근법 (Extraoral approach)

근복부에 편평 압박을 한다:

- 가쪽 안와에서 손가락 하나 폭 뒤쪽에 있는 네 선들을 따라 편평 촉진을 하는데, 광대뼈 아치 바로 위에서 시작하라.

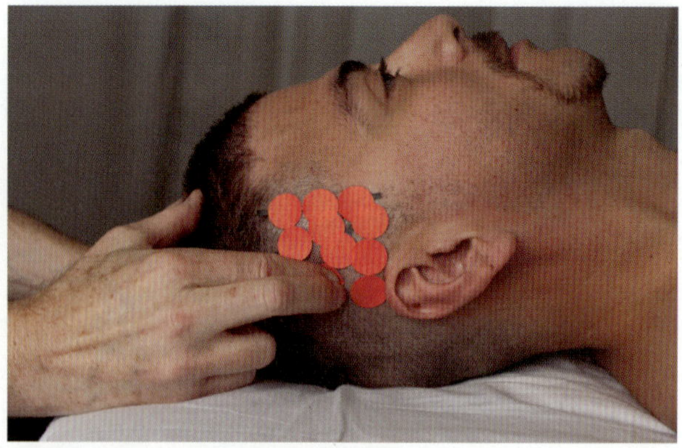

그림 11-3
편평 압박: (구강외) 관자근을 위해 가쪽 두개를 향해서 안쪽으로 눌러라.

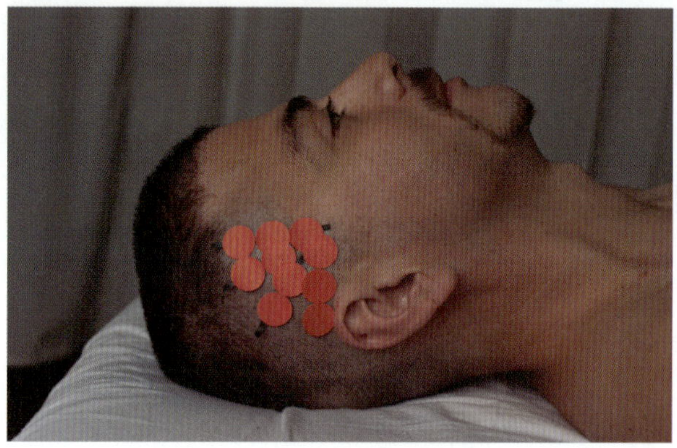

그림 11-4
관자근의 시각적인 선을 따라 10~12개의 핵심 부위들이 있다.

- 두개 가쪽면을 향해서 안쪽으로 눌러라. (그림 11-3 ■)
- 근복부 위쪽 및 뒤쪽 끝까지 각각의 선을 계속 탐색하라.
- 시각적인 선을 따라 10~12개의 핵심 부위들이 있다. (그림 11-4 ■)

구강내 접근법 (Intraoral approach)

아래쪽 근복부에 편평 압박을 하라:

- 치료를 위해서 관자근을 우선 찾아야만 하는데, 상악의 가쪽면에 갈 수 있도록 턱을 벌리고, 그 다음 턱을 다물지만 꽉 깨물지 않는다.
- 장갑을 낀 검지 패드와 끝으로 갈고리돌기 안쪽면에 편평 촉진을 하라.
- 갈고리돌기 안쪽면을 향해서 가쪽으로 눌러라. (그림 11-5 ■)

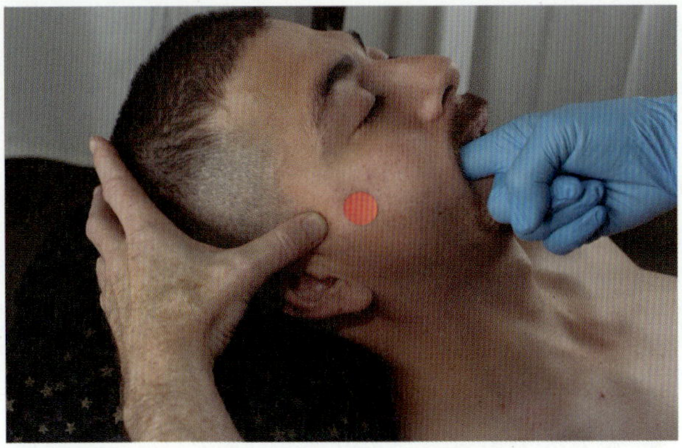

그림 11-5
편평 압박: (구강내) 관자근을 위해서 안쪽 갈고리돌기를 향해서 가쪽으로 눌러라.

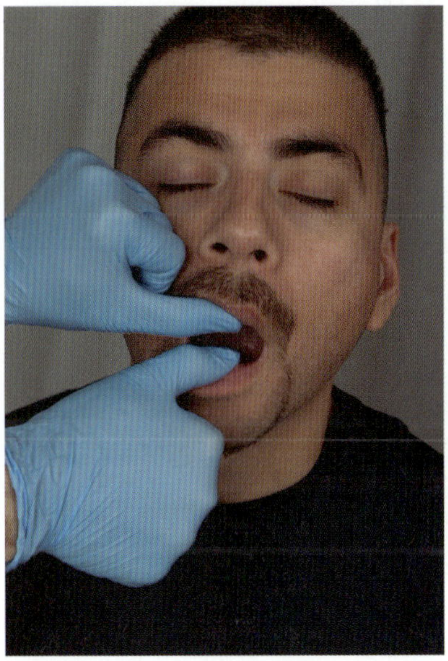

그림 11-6
스트레칭: (앉아서) 측두하악 관절 내리기.

- 아래쪽 근복부 주위를 계속 탐색하라.

심화된 직접 압박 : 고객이 다음을 만드는 동안 관자근에 집게 압박을 하라.

- 직접 능동적 움직임: 측두하악 들기/내리기를 포함.
- 간접 능동적 움직임: 측두하악 뒤당기기/내밀기를 포함.

관련 있는 근육 부위들 (Relevant Muscle Areas)

등을 바닥에 대고 누운 자세에서 다른 중요 부위들이 다뤄질 수 있다. 특히, 추가로 초점을 두어야만 할 곳:

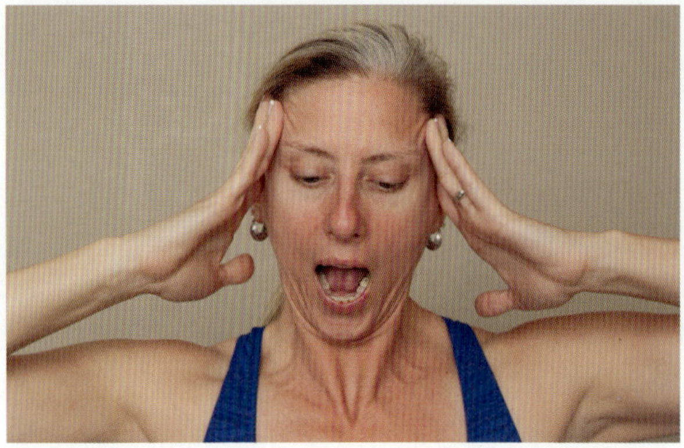

그림 11-7
자가-스트레칭: 측두하악관절 내리기 (마루뼈들을 잡고 있는 것을 주목하라).

- 깨물근
- 안쪽날개근
- 등세모근 (상부)
- 목빗근

*길항*근들에게도 주의를 해야 한다:

- 가쪽날개근

찾아볼 가치가 있는 다른 근육들:

- 뒷목 근육들
- 뒤통수밑근
- 목갈비근

스트레칭(Stretches)

측두하악관절 내리기가 고객이 앉은 자세에서 행해질 수 있다. (그림 11-6 ■)

앉아서 양 마루뼈를 각각 손의 손가락들로 위쪽으로 미는 동안 입을 가능한 크게 불편함이 없이 벌려서 자가-스트레칭을 한다. (그림 11-7 ■)

깨물근(Masseter)

간결한 요약

- 통증유발점들은 안와상, 하악, 상악, 및 귀 부위들로 연관될 수 있다.

- 편평 압박을 사용해서 비활성화 시킨다.
- 하악 내리기로 스트레칭을 한다.

개요(Overview)

깨물근은 곧바로 접근이 가능하고 관자근과 함께 작용을 한다. 대부분 그것들을 함께 치료하는 것이 추천된다. 또한 깨물근은 다른 측두하악관절 근육들을 보조하므로 (주로 안쪽날개근 및 가쪽날개근) 이들 역시 조사하는 것이 추천된다.

깨물근 통증유발점들은 상악 및 하악 어금니 부위로 통증이 전이될 수 있다. 치과 병리들이 동일한 인접 부위에 통증과 함께 종종 존재한다. 두 문제들은 함께 존재할 수 있다.

깨물근 통증유발점들은 측두하악 관절 부위로 통증이 전이될 수 있다. 측두하악관절(TMJ) 기능장애가 종종 동일한 인접 부위에서 통증과 함께 있을 수 있다. 두 문제들은 함께 있을 수 있다. 깨물근 통증유발점들로 인한 단단한 띠들은 측두하악관절 기능장애에 원인이 될 수 있는데 하악골 건성 부착을 통해서 측두하악관절 구조들에 비정상적 장력을 주기 때문이다.

위치와 부착(Location and Attachments)

깨물근은 얕게 있고, 하악골 부위의 가쪽 세로 길이 대부분을 차지한다. (그림 11-1)

- 위쪽 부착 – 광대뼈 아치.
- 아래쪽 부착 – 하악골 각, 가지, 및 갈고리돌기 가쪽면.

형태와 기능(Form and Function)

깨물근 얕은 복부는 넓고, 납작하고, 두껍다. 깨물근 깊은 복부는 납작하고 벌어져 있다. 얕은 복부의 섬유들은 사선으로 배열되어 있는 반면에, 깊은 복부의 섬유들은 주로 수직이다.

깨물근은 다음을 만든다.

- 하악골 들기.
- 하악의 뒤당기기 (깊은 복부).

통증유발점 연관 패턴 (Trigger Point Referral Patterns)

고객이 다음을 알리거나 설명할 때, 깨물근의 통증유발점 활동을 조사해 보아야만 한다

- 하악, 상악, 안와상, 측두하악 관절, 깊은 귀, 또는 어금니 부위들의 통증. (그림 11-8 ■)
- 현저히 제한된 측두하악관절 내리기.
- 귀울림, 특히 편측.

과부하 요인들(Overloading Factors)

깨물근은 다음으로 인해서 과부하를 받을 수 있다:

- 이갈이.
- 자동차 사고 또는 접촉 스포츠로 인한 부상.
- 턱의 오래 계속된 부동 (벌리거나 닫은 상태로).
- 앞으로 내민-머리 또는 팔이음뼈 축의 기울어짐 같은 자세 변위.
- 저작 근육들이 빨리 차가워짐.
- 급성, 또는 만성적 두개, 안면, 또는 목 감염 또는 염증.
- 부정교합.

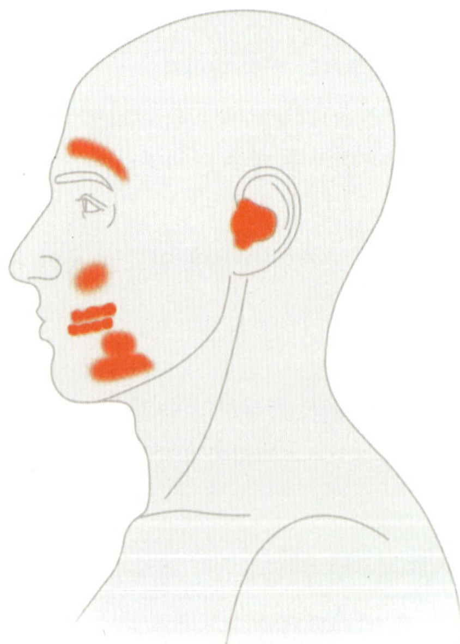

그림 11-8
깨물근 통증유발점 연관 패턴.

- 빠른 수축으로 근육을 긴장시키는 몇몇 환경.
- 정신적 스트레스.

비활성화 전략 (Deactivation Tactics)

깨물근 자세 – 등을 대고 누워서, 턱을 꽉 깨물지 않는다.

구강외 접근법 (Extraoral approach)

근복부들에 편평 압박을 한다:

- 광대뼈 아치에서 바로 아래쪽에 있는 선을 따라 편평 촉진을 하는데, 하악골 가지의 뒤쪽 가장자리에서 손가락 하나 반 폭 앞쪽에서 시작한다.
- 광대뼈 아치에서 바로 아래쪽에 있는 선을 따라 편평 촉진을 하는데, 하악골 가지의 뒤쪽 가장자리에서 손가락 반 폭 앞쪽에서 시작한다.

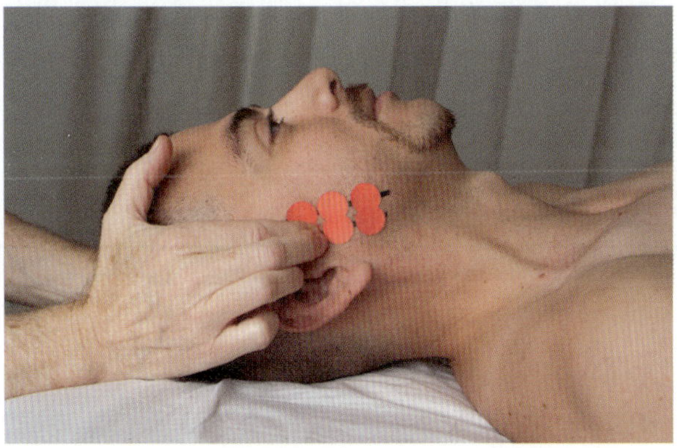

그림 11-9
편평 압박: (구강외) 깨물근을 위해서 가쪽 하악골 가지를 향해서 안쪽으로 눌러라.

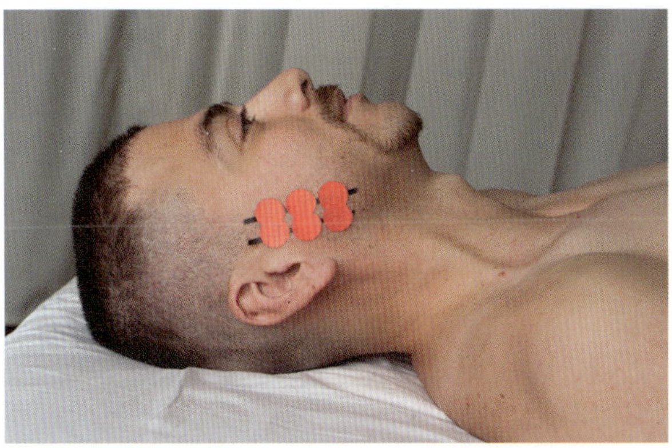

그림 11-10
깨물근의 시각적인 선을 따라 6개의 핵심 부위들.

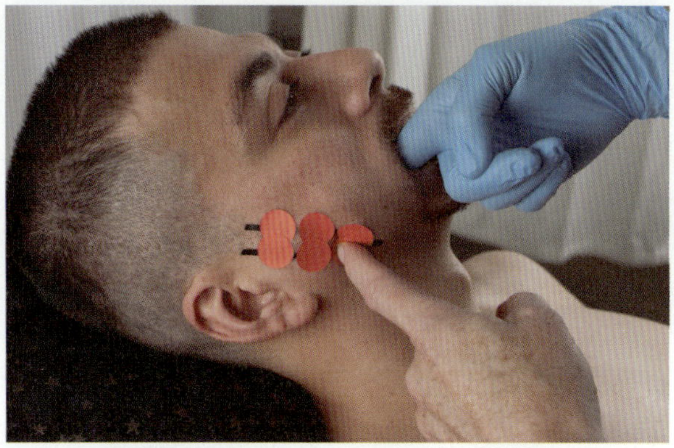

그림 11-11
집게 압박: (구강내) 깨물근복부 상에 있는 선을 따라 안쪽에 있는 손가락과 바깥쪽 접촉을 동시에 눌러라.

- 하악골 가지의 가쪽면을 향해서 안쪽으로 눌러라.

  (그림 11-9 ■)
- 근복부 아래쪽 끝까지 각각의 선을 계속 담색하라.
- 시각적인 선을 따라 6개의 핵심 부위들이 있다. (그림 11-10 ■)

구강내 접근법 (Intraoral approach)

근복부들에 집게 압박을 하라:

- 치료를 위해서 깨물근을 우선 찾아야만 하는데, 깨물근의 안쪽면에 갈 수 있도록 턱을 벌리고, 그 다음 턱을 다물지만 꽉 깨물지 않는다.
- 장갑을 낀 검지 패드와 끝으로 깨물근 안쪽면에 집게 촉진을 하라.
- 깨물근의 안쪽면을 향해서 가쪽으로 누르는 동안 다른 손의 바깥쪽 손가락 또는 엄지로 동시에 안쪽으로 눌러서 깨물근을 집는다. (그림 11-11 ■)
- 구강외 접근법을 위해서 기술된 각각의 선을 탐색하라.
- 시각적인 선을 따라 6개의 핵심 부위들이 있다.

심화된 직접 압박 : 고객에게 깨물근에 편평 압박을 하라.

- 직접 능동적 움직임: 측두하악 들기/내리기를 포함.
- 간접 능동적 움직임: 측두하악 뒤당기기/내밀기를 포함.

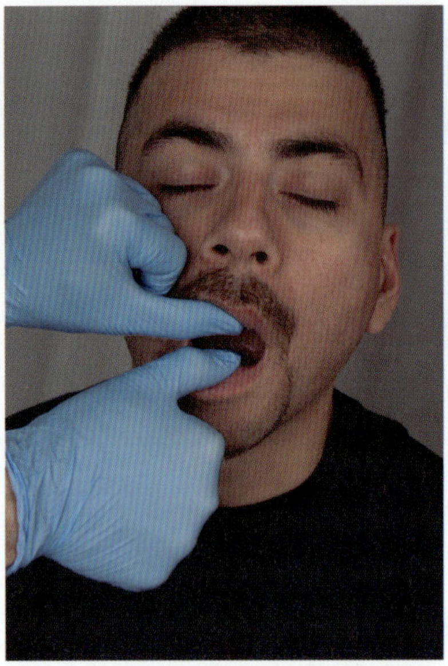

그림 11-12
스트레칭: (앉아서) 측두하악 관절 내리기.

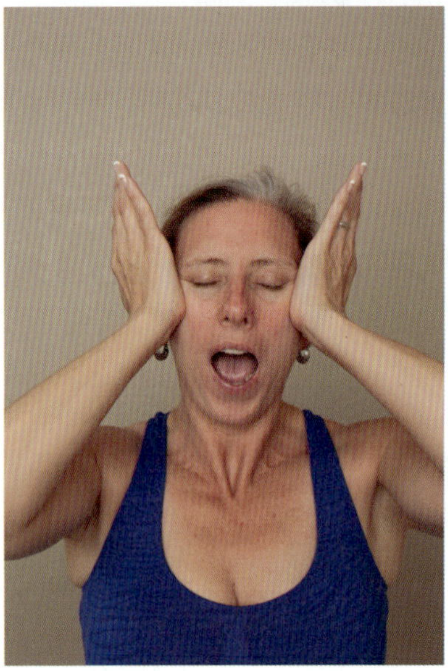

그림 11-13
자가-스트레칭: 측두하악관절 내리기 (광대뼈 아치들을 고정하고 있는 것을 주목하라).

관련 있는 근육 부위들(Relevant Muscle Areas)

등을 바닥에 대고 누운 자세에서 다른 중요 부위들이 다뤄질 수 있다. 특히, 추가로 초점을 두어야만 할 곳:

- 관자근
- 안쪽날개근
- 등세모근 (상부)
- 목빗근

길항근들에게도 주의를 해야 한다:

- 가쪽날개근

찾아볼 가치가 있는 다른 근육들:

- 뒷목 근육들
- 뒤통수밑근
- 목갈비근

스트레칭(Stretches)

측두하악관절 내리기가 고객이 앉은 자세에서 행해질 수 있다. (그림 11-12 ■)

앉아서 양 광대뼈 아치들을 각 손의 손바닥으로 위쪽으로 미는 동안 입을 가능한 크게 불편함이 없이 벌려서 자가-스트레칭을 한다. (그림 11-13 ■)

가쪽날개근(Lateral Pterygoid)

간결한 요약

- 가쪽날개근 통증유발점들은 측두하악 관절 및 상악 부위들로 연관될 수 있다.
- 편평 압박을 사용해서 비활성화 시킨다.
- 하악골 뒤당기기 및 가쪽 편기로 스트레칭을 한다.

개요(Overview)

가쪽날개근은 구강내 접근이 필요하기 때문에 찾기가 어려울 수 있다. 이 때문에 촉진을 더 해서 통증유발점들을 더 찾아본다. 깊숙이 있기 때문에, 가쪽날개근은 종종 간과된다.

가쪽날개근은 다른 측두하악관절 근육들을 보조하므로 (주로 안쪽날개근 및 깨물근), 이들 역시 조사하는 것이 추천된다.

가쪽날개근 통증유발점들은 측두하악관절 부위로 통증

이 전이될 수 있다. 측두하악관절(TMJ) 기능장애가 종종 동일한 인접 부위에서 통증과 함께 있을 수 있다. 두 문제들은 함께 있을 수 있다. 가쪽날개근 통증유발점들로 인한 단단한 띠들은 측두하악관절 기능장애에 원인이 될 수 있는데 하악골 건성 부착을 통해서 측두하악관절 구조들에 비정상적 장력을 주기 때문이다.

위치와 부착 (Location and Attachments)

가쪽날개근은 깨물근 깊숙이, 나비뼈 및 하악골 사이에서 수평 폭을 차지한다. (그림 11-1)

- 앞쪽 부착들 – 나비뼈의 큰날개 및 가쪽 나비판.
- 뒤쪽 부착 – 하악골 목.

형태와 기능 (Form and Function)

가쪽날개근 위쪽 복부는 납작하고, 두껍고 약간 벌어져 있다. 가쪽날개근 아래쪽 복부는 납작하고, 두껍고, 더 넓게 벌어져 있다. 위쪽 복부의 섬유들은 사선으로 배열되어 있는 반면에, 깊은 복부의 섬유들은 주로 수평이다.

가쪽날개근은 다음을 만든다

- 하악골 뒤당기기와 내밀기.

통증유발점 연관 패턴 (Trigger Point Referral Patterns)

고객이 다음을 알리거나 설명할 때, 가쪽날개근 통증유발점 활동을 조사해 보아야만 한다.

- 측두하악 관절 또는 상악 부위들의 통증. (그림 11-14 ■)
- 현저히 제한된 측두하악관절 내리기.
- 두드러진 상악동 점액 분비.
- 귀울림, 특히 편측.

과부하 요인들 (Overloading Factors)

가쪽날개근은 다음으로 인해서 과부하를 받을 수 있다:

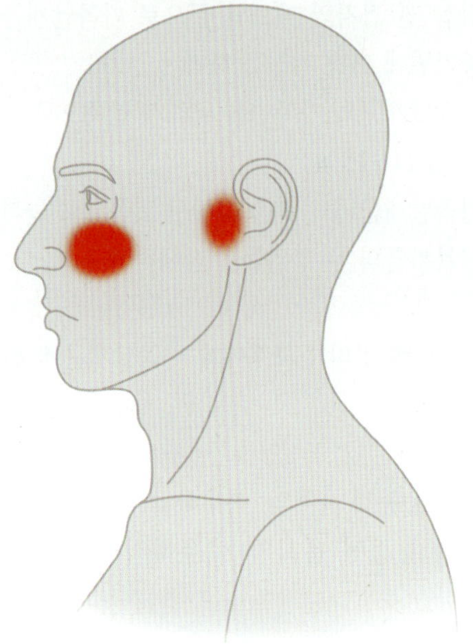

그림 11-14
가쪽날개근 통증유발점 연관 패턴.

- 이갈이.
- 자동차 사고 또는 접촉 스포츠로 인한 부상.
- 턱의 오래 계속된 부동 (벌리거나 닫은 상태로).
- 앞으로 내민-머리 또는 팔이음뼈 축의 기울어짐 같은 자세 변위.
- 급성, 또는 만성적 두개, 안면, 또는 목 감염 또는 염증.
- 부정교합.
- 정신적 스트레스.

비활성화 전략 (Deactivation Tactics)

가쪽날개근 자세 – 등을 대고 누워서, 턱을 꽉 깨물지 않는다.

구강내 접근법 (Intraoral approach)

근복부들에 편평 압박을 한다:

- 치료를 위해서 가쪽날개근을 우선 찾아야만 하는데, 가쪽날개근에 갈 수 있도록 턱을 벌리고, 그 다음 턱을 다물지만 꽉 깨물지 않으며, 필요 시 약간 가쪽으로 하악의 운동 (excursion)을 시킨다.
- 장갑 낀 검지의 패드와 끝을 상악 잇몸과 (치아 위쪽) 하악 갈고리돌기 사이로 미끄러뜨리는데, 광대뼈 아치 바로 밑이며, 가능한 뒤쪽으로 가라. (그러면 조직 저항을 촉진할 것인데 그것이 가쪽날개근이다)

- 장갑 낀 검지의 패드와 끝으로 가쪽날개근의 가쪽과 중간면에 편평 촉진을 하라.
- 가쪽날개근의 가쪽면을 향해서 안쪽으로 눌러라. (그림 11-15 ■)
- 가쪽날개근 중간면을 향해서 뒤쪽으로 눌러라.
- 근복부들의 두 부위들을 탐색하라.

심화된 직접 압박 : 고객에게 가쪽날개근에 편평 압박을 하라.

- 직접 능동적 움직임: 측두하악 들기/내리기를 포함.
- 간접 능동적 움직임: 측두하악 뒤당기기/내밀기를 포함.

관련 있는 근육 부위들 (Relevant Muscle Areas)

등을 바닥에 대고 누운 자세에서 다른 중요 부위들이 다뤄질 수 있다. 특히, 추가로 초점을 두어야만 할 곳:

- 등세모근 (상부)
- 목빗근

길항근들에게도 주의를 해야 한다:

- 관자근
- 깨물근
- 안쪽날개근

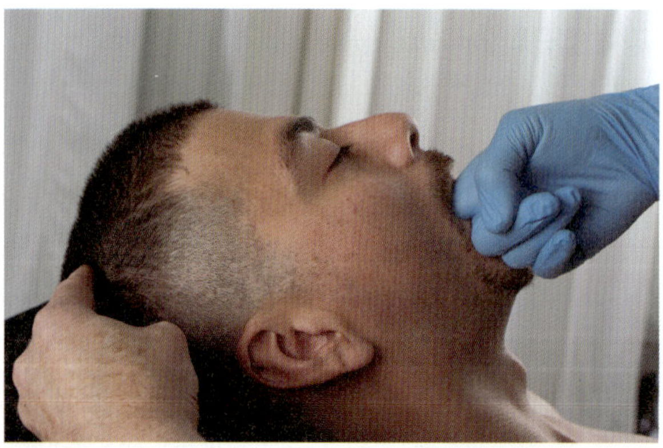

그림 11-15
편평 압박: (구강내) 가쪽날개근복부들의 가쪽과 중간면을 향해서 안쪽 및 뒤쪽으로 눌러라.

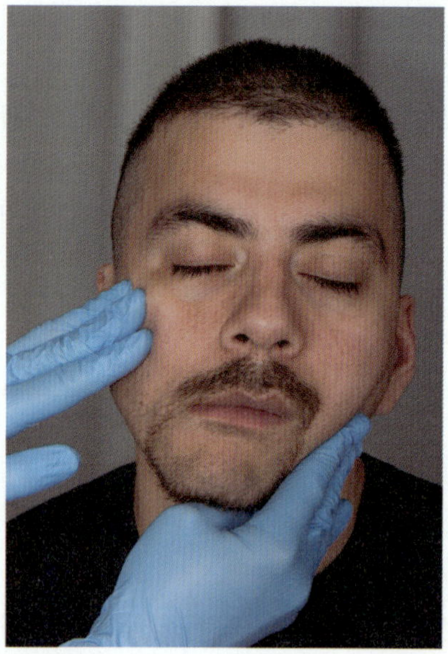

그림 11-16
스트레칭: (앉아서) 측두하악 관절 뒤당기기 및 가쪽 하악의 운동.

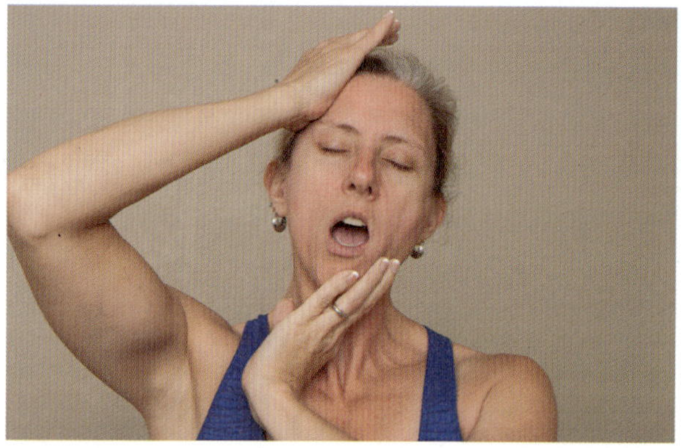

그림 11-17
자가-스트레칭: 측두하악관절 뒤당기기 및 가쪽 하악의 운동.

찾아볼 가치가 있는 다른 근육들:

- 뒷목 근육들
- 뒤통수밑근
- 목갈비근

스트레칭(Stretches)

측두하악관절 뒤당기기 및 편기가 고객이 앉은 자세에서 행해질 수 있다. (그림 11-16 ■)

앉아서 가능한 큰 불편 없이 하악 뒤당기기 및 가쪽 하악의 운동을 만들어서 자가-스트레칭을 한다. (그림 11-17 ■)

안쪽날개근(Medial Pterygoid)

간결한 요약

- 안쪽날개근 통증유발점들은 측두하악 관절 및 인두 부위들로 연관될 수 있다.
- 편평 압박을 사용해서 비활성화 시킨다.
- 하악골 뒤당기기 및 가쪽 편기로 스트레칭을 한다.

개요(Overview)

안쪽날개근 아래쪽 부분은 곧바로 접근이 가능하다. 안쪽날개근 위쪽 부분은 구강내 접근이 필요하기 때문에 찾기가 어려울 수 있다. 이 때문에 촉진을 더 해서 통증유발점들을 더 찾아본다. 깊숙이 있기 때문에, 안쪽날개근은 종종 간과된다.

안쪽날개근은 다른 측두하악관절 근육들을 보조하므로 (주로 가쪽날개근 및 관자근), 이들 역시 조사하는 것이 추천된다.

안쪽날개근 통증유발점들은 측두하악관절 부위로 통증이 전이될 수 있다. 측두하악관절(TMJ) 기능장애가 종종 동일한 인접 부위에서 통증과 함께 있을 수 있다. 두 문제들은 함께 있을 수 있다. 안쪽날개근 통증유발점들로 인한 단단한 띠들은 측두하악관절 기능장애에 원인이 될 수 있는데 하악골 건성 부착을 통해서 측두하악관절 구조들에 비정상적 장력을 주기 때문이다.

위치와 부착(Location and Attachments)

안쪽날개근은 나비뼈 및 입 안쪽 하악골 사이에서 수직 길이를 차지한다. (그림 11-1)

- 위쪽 부착 – 나비뼈의 가쪽 나비판.
- 아래쪽 부착 – 하악골의 가지와 각.

형태와 기능(Form and Function)

안쪽날개근복부는 납작하고, 약간 벌어져 있다. 복부의 섬유들은 주로 수직으로 배열되어 있는데 약간 사선이다.

안쪽날개근은 다음을 만든다

- 하악골 가쪽 편기, 들기, 및 내밀기.

통증유발점 연관 패턴 (Trigger Point Referral Patterns)

고객이 다음을 알리거나 설명할 때, 안쪽날개근 통증유발점 활동을 조사해 보아야만 한다

- 측두하악 관절, 인두, 또는 깊은 귀 부위들의 통증. (그림 11-18 ■)
- 현저히 제한된 측두하악관절 내리기.
- 두드러진 귀 막힘.

과부하 요인들(Overloading Factors)

안쪽날개근은 다음으로 인해서 과부하를 받을 수 있다:

- 이갈이.
- 자동차 사고 또는 접촉 스포츠로 인한 부상.
- 턱의 오래 계속된 부동 (벌리거나 닫은 상태로).
- 앞으로 내민-머리 또는 팔이음뼈 축의 기울어짐 같은 자세 변위.
- 급성, 또는 만성적 두개, 안면, 또는 목 감염 또는 염증.
- 부정교합.
- 정신적 스트레스.

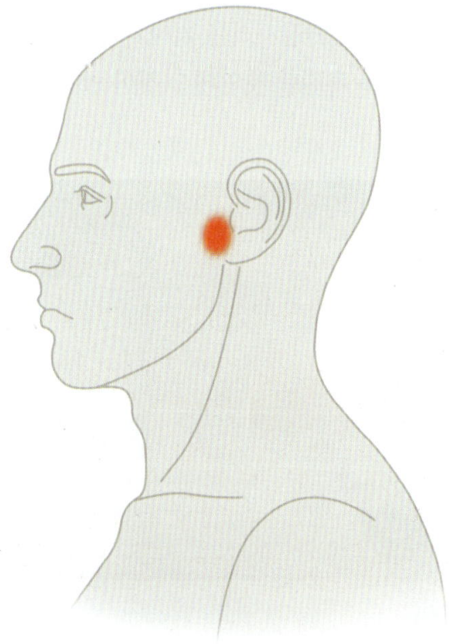

그림 11-18
안쪽날개근 통증유발점 연관 패턴.

비활성화 전략(Deactivation Tactics)

안쪽날개근 자세 – 등을 대고 누워서, 턱을 꽉 깨물지 않는다.

구강외 접근법(Extraoral approach)

근복부들에 편평 압박을 한다:

- 하악 각의 바로 앞쪽에서 시작하는 선을 따라 편평 촉진을 하는데, 하악 몸체의 아래쪽 가장자리를 따라 시작한다.
- 아래쪽 하악 몸체의 안쪽면을 향해서 가쪽으로 눌러라. (그림 11–19 ■)
- 이 선을 대략 손가락 2개 폭으로 계속 탐색하라.
- 시각적인 선을 따라 2개의 핵심 부위들이 있다.

구강내 접근법(Intraoral approach)

근복부에 편평 압박을 한다:

- 치료를 위해서 안쪽날개근을 우선 찾아야만 하는데, 안쪽날개근에 갈 수 있도록 턱을 벌리고, 그 다음 턱을 다물지만 촉진하는 손가락을 깨물지 않도록 꽉 깨물지 않게 시킨다 (필요 시 코르크 또는 블록이 사용될 수도 있다).
- 장갑 낀 검지의 패드와 끝을 상악 잇몸의 안쪽면을 따라 (치아 위쪽) 미끄러뜨리는데, 제일 끝 어금니와 하악 가지 앞쪽 가장자리를 지나가라 (그러면 가쪽으로 연부조직을 촉진할 것인데 그것이 안쪽날개근이다).

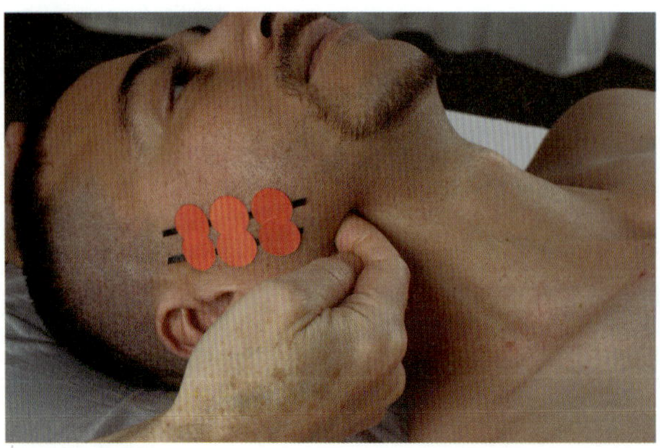

그림 11–19
편평 압박: (구강외) 안쪽날개근을 위해서 안쪽 아래쪽 하악 몸체를 향해서 가쪽으로 눌러라; 깨물근을 주목하라 (적색점들).

- 장갑 낀 검지의 패드와 끝으로 안쪽날개근의 위쪽과 중간면에 편평 촉진을 하라.
- 안쪽날개근의 안쪽면을 향해서 가쪽으로 눌러라.
- 위쪽에서 아래쪽 끝까지 근복부를 탐색하라.
- 시각적인 선을 따라 3개의 핵심 부위들이 있다.

심화된 직접 압박 : 고객에게 안쪽날개근에 편평 압박을 하라.

- 직접 능동적 움직임: 측두하악 들기/내리기를 포함.
- 간접 능동적 움직임: 측두하악 뒤당기기/내밀기를 포함.

관련 있는 근육 부위들(Relevant Muscle Areas)

등을 바닥에 대고 누운 자세에서 다른 중요 부위들이 다뤄질 수 있다. 특히, 추가로 초점을 두어야만 할 곳:

- 관자근
- 깨물근
- 등세모근 (상부)
- 목빗근

*길항*근들에게도 주의를 해야 한다:

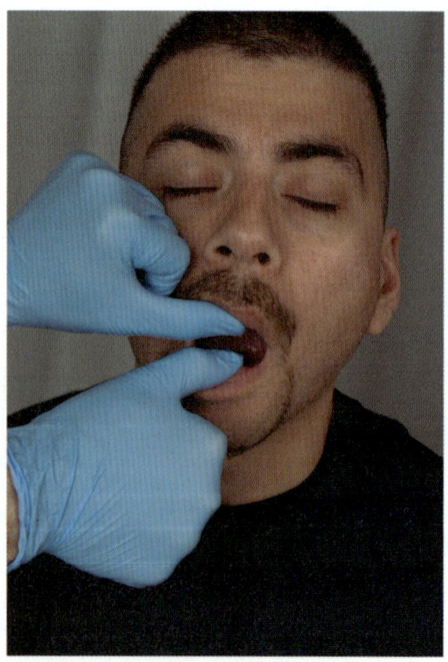

그림 11–20
스트레칭: (앉아서) 측두하악 관절 내리기.

● 가쪽날개근

찾아볼 가치가 있는 다른 근육들:

● 뒷목 근육들
● 뒤통수밑근
● 목갈비근

스트레칭(Stretches)

측두하악관절 내리기가 고객이 앉은 자세에서 행해질 수 있다. (그림 11-20 ■)

앉아서 가능한 불편 없이 입을 크게 벌리고 있는 동안 각각의 손의 손바닥으로 두 광대뼈 아치들을 위로 밀어서 자가-스트레칭을 한다. (그림 11-14)

복습 문제

연관 잇기

_____ 1. 관자근은 아래쪽에서 ( ) 에 부착한다
_____ 2. 관자근은 위쪽에서 ( ) 에 부착한다
_____ 3. 관자근은 ( ) 관절에서 움직임을 만든다
_____ 4. 깨물근은 위쪽에서 ( ) 에 부착한다
_____ 5. 가쪽날개근은 앞쪽에서 ( ) 에 부착한다
_____ 6. 가쪽날개근은 주로 ( ) 방식으로 접근된다
_____ 7. 안쪽날개근은 아래쪽에서 ( ) 에 부착한다
_____ 8. 안쪽날개근은 통증유발점들은 측두하악관절 ( ) 를 제한할 수 있다
_____ 9. 안쪽날개근은 통증유발점들은 ( ) 부위로 통증이 전이될 수 있다

A. 인두 부위
B. 갈고리돌기
C. 측두하악골
D. 하악 각
E. 광대뼈 아치
F. 구강 내
G. 관자뼈 및 마루뼈
H. 내리기
I. 나비뼈

사지선다형

1. 관자근 통증유발점들은 ( ) 부위 통증에 원인이 될 수 있다.
   a. 마루뼈
   b. 뒤쪽 등
   c. 앞쪽 목
   d. 복장뼈

2. 관자근 통증유발점들을 비활성화 시키기 위해서 ( ) 위치시켜야만 한다.
   a. 턱을 깨물게
   b. 턱을 깨물지 않게
   c. 턱을 내밀게
   d. 턱을 뒤당기게

3. 관자근 통증유발점들을 비활성화 시킨 후에 목 측두하악 관절을 ( ) 하는 스트레칭이 항상 추천된다.
   a. 내리기
   b. 들기
   c. 벌림
   d. 모음

4. 깨물근 통증유발점들은 ( ) 통증에 원인이 될 수 있다.
   a. 어금니
   b. 앞니
   c. 혀
   d. 코

5. 깨물근 통증유발점들은 ( ) 부위 통증에 원인이 될 수 있다.
   a. 뒤통수
   b. 뒤쪽 등
   c. 앞쪽 목
   d. 귀

6. 가쪽날개근 통증유발점들은 ( ) 부위 통증에 원인이 될 수 있다.
   a. 뒤쪽 목
   b. 고리-중쇠 관절
   c. 어깨
   d. 측두하악관절

7. 가쪽날개근 통증유발점들은 ( ) 을 만들 수 있다.
   a. 감각이상
   b. 염증
   c. 상악동 분비
   d. 저림

8. 안쪽날개근 통증유발점들은 ( ) 을 만들 수 있다.
   a. 제한된 턱 벌림
   b. 흐릿한 시야
   c. 혀 부종
   d. 삼키기 어려운

9. 가쪽날개근 통증유발점들을 비활성화 시키기 위해서 ( ) 위치시켜야만 한다.
   a. 턱을 깨물게
   b. 턱을 깨물지 않게
   c. 턱을 최대로 닫게
   d. 턱을 최대로 벌리게

10. 안쪽날개근의 통증유발점들을 비활성화 시킨 후에 측두하악관절을 ( ) 하는 스트레칭이 항상 추천된다.
   a. 들기
   b. 내리기
   c. 벌림
   d. 모음

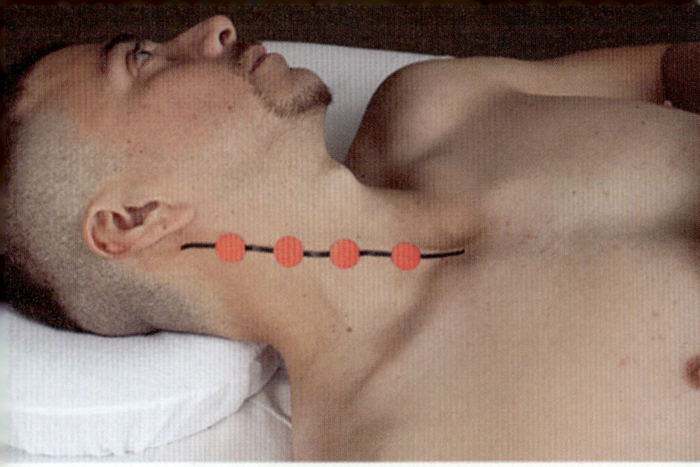

정답(Answer Key)

1장

연관 잇기

1. b
2. a
3. d
4. e
5. g
6. c
7. i
8. f
9. j
10. h

사지선다

1. c
2. c
3. d
4. c
5. d
6. a
7. c
8. d
9. b
10. a

2장

연관 잇기

1. g
2. e
3. a
4. b
5. i
6. c
7. d
8. f
9. j
10. h

사지선다

1. a
2. d
3. b
4. c
5. b
6. d
7. a
8. d
9. d
10. a

3장

연관 잇기

1. e
2. h
3. j
4. b
5. c
6. d
7. f
8. g
9. a
10. i

사지선다

1. d
2. c
3. a
4. c
5. b
6. c
7. a
8. d
9. c
10. d

4장

연관 잇기

1. a
2. e
3. c
4. d
5. f
6. j
7. g
8. h
9. b
10. i

사지선다

1. c
2. c
3. b
4. a
5. b
6. b
7. d
8. b
9. b
10. b

5장

연관 잇기

1. f
2. j
3. b
4. i
5. c
6. d
7. e
8. g
9. a
10. h

사지선다

1. a
2. d
3. b
4. b
5. c
6. a
7. b
8. c
9. c
10. d

6장

연관 잇기

1. c
2. f
3. i
4. b
5. d
6. e
7. a
8. g
9. h

사지선다

1. c
2. a
3. b
4. b
5. c
6. d
7. d
8. d
9. b
10. c

7장

연관 잇기

1. f
2. c
3. j
4. d
5. e
6. g
7. b
8. h
9. a
10. i

사지선다

1. c
2. b
3. c
4. c
5. b
6. c
7. a
8. b
9. d
10. c

8장

연관 잇기

1. a
2. i
3. d
4. j
5. e
6. b
7. f
8. g
9. c
10. h

사지선다

1. a
2. b
3. c
4. d
5. c
6. d
7. a
8. b
9. a
10. d

9장

연관 잇기

1. c
2. b
3. h
4. e
5. f
6. a
7. g
8. j
9. i
10. d

사지선다

1. a
2. d
3. b
4. b
5. a
6. b
7. c
8. a
9. a
10. b

10장

연관 잇기

1. d
2. b
3. i
4. c
5. e
6. f
7. a
8. g
9. h

사지선다

1. a
2. b
3. d
4. d
5. b
6. c
7. b
8. b
9. a
10. b

11장

연관 잇기

1. b
2. g
3. c
4. e
5. i
6. f
7. d
8. h
9. a

사지선다

1. a
2. b
3. a
4. a
5. d
6. d
7. c
8. a
9. b
10. b

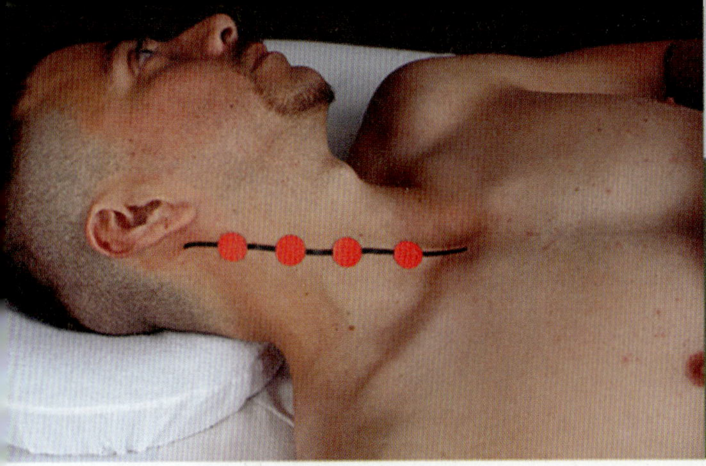

추천 도서 (Suggested Readings)

저자는 그의 출판할 책 내용을 위해서 많은 책들을 기초로 한다. 다음에 있는 책들은 분명히 저에게도 상당한 직관, 지식, 및 영감을 마련해 주어서 *〈통증유발점 치료〉*를 만들게 했다. 나는 당신이 이 참고 서적들을 공부해서 그것 안에 있는 가치를 찾기를 바란다.

이 목록은 관련 있는 해부, 연부조직 통증 경감, 및 통증유발점 접근법들에 관한 주제들을 주로 다루고 있다. 그러나, 연관된 주제를 다룬 여러 많은 책들과 시각적 매체들도 이용할 수 있다: 급성 외상 및 조직 회복, 반복적인 긴장 손상, 자세 변위, 신경 조임, 다양한 조건들 (예, 섬유근육통 및 류마토이드 관절염), 및 교정 평가. 독자는 관심 분야들을 연구하고 부가적인 자각을 위해서 이들을 탐구해 보는 것이 권장된다.

Myofascial Pain and Dysfunction: The Trigger Point Manual

Janet Travell, David Simons, and Lois Simons 2nd Edition (2 volumes), Baltimore, MD: Williams & Wilkins, 1999

통증유발점에 관련된 모든 것들을 위한 기본 서적; 완전하고 포괄적인 필수서적, 전체적인 지혜 집합체.

A Massage Therapist's Guide to Understanding, Locating and Treating Myofascial Trigger Points

Leon Chaitow and Fritz New York: Churchill Livingstone, 2006

이것은 마사지 치료사를 위한 통증유발점 정보의 자세하고 최신 책으로서, 국제적인 전설이자 살아있는 보물인 -Dr. Leon Chaitow가 저술했다.

Trigger Point Therapy for Myofascial Pain

Donna Finando and Steven Finando Rochester, VT: healing Arts Press, 2005

통증유발점, 치료 및 스트레칭을 위한 간단하지만 명쾌한 가이드.

The Manual of Trigger Point and Myofascial Therapy

Dimitrios Kostopoulos and Konstantine Rizopoulos Thorofare, NJ: Slack Incorporated, 2001

이 책은 통증유발점들을 치료하기 위한 물리 치료 접근법을 활용하면서, 몇몇 흥미 있는 관점을 더하고 있다.

Active Isolated Stretching: The Mattes Method

Aaron Mattes Sarasota, FL: Aaron L. Mattes, 2000

재활 및 건강 목적을 위한 특별히 효과적인 -대중적인- 스트레칭 방법

Facilitated Stretching

Robert E. McAtee and Jeff Charland 3rd Edition, Champaign, IL: Human Kinetics, 2007

여러 가지 고유수용 신경근육 테크닉(proprioceptive neuromuscular technique; PNF) 스트레칭 방식을 포함하는 방식에 관한 명백한 설명을 주는, 이 책은 명백히 최고 중의 하나이다.

Job's Body

Deane Juhan 3rd Edition, Barrytown, NY: Station Hill Press, 2003

연부조직 해부에 대한 지식을 정말로 넓히기를 원한다면- 근육조직부터 결합 조직 그리고 신경조직까지- 이 책을 정성 들여서 읽는 것은 최고이다.

Principles of Anatomy and Physiology

Gerard J. Tortora and Bryan H. Derrickson 13th Edition, Hoboken, NJ: John Wiley & Sons, Inc., 2011

이 책은 거의 틀림없이 전반적인 해부 및 생리에 관해서 이용할 수 있는 가장 알기 쉽게 써진 것으로, 문제가 되는 어려운 부위를 난해하지 않게 이해시켜주는 책이다

The Thinking Body

Mabel Elsworth Todd Gouldsboro, ME: The Gestalt Journal Press, 2008

비록 아주 오래 전에 발간된 책이지만, 이 훌륭한 책 속에서 보여주는 통찰력은 인체를 치료목적으로 다루는 누구에게라도 적용할 수 있다.

The Challenge of Pain

Ronald Melzack and Patrick D. Wall

2nd Edition, New York: Penguin Global, 1996

통증 및 그것의 자각에 대한 미스터리 속으로 더 깊게 빠져들기를 원하는 사람들에게, 이 책은 호기심과 학습을 제공할 것이다.

Clinical Massage Therapy

James Waslaski

1st Edition, New Jersey: Pearson, 2012

부상 및 구조적 불균형으로 인한 연부조직 통증의 많은 흔한 제시들을 다루기 위한 훌륭한 가이드로, 다양한 접근법을 통한 평가 및 치료 모두에 중점을 두고 있다.

Soft Tissue Pain and Disability

Rene Cailliet

3rd Edition, Philadelphia: F. A. Davis Company, 1996

연부조직에 관련된 통증에 대한 초점을 두고서, 이 책은 신경계에 의한 통증 자각에 관한 유용한 개요를 제공해 준다.

Ergonomics

Diane Redman and Ardath Lunbeck

1st Edition, New Jersey: Pearson, 2012

치료사가 문제 또는 상태를 치료하기 위해 연부조직 도수기법을 사용할 때 직업적 부상을 최소화하기 위한 적용 원칙들을 배울 수 있다.

용어(Glossary)

가쪽 위관절융기염 (Lateral epicondylitis) 위팔뼈의 가쪽 위관절융기에 부착하는 하나 또는 그 이상 건들을 포함하는 아픈 상태; 염증의 유무는 의문 시 되며 위관절융기증(epicondylosis)이라는 용어가 보다 일반적으로 되고 있다.

가쪽 슬개골 지지띠 (Lateral patellar retinaculum) 무릎 관절 부위의 가쪽 앞면을 차지하는 곳에서 발견되는 두꺼워진 결합 조직 띠로서, 섬유성 낭 그리고 슬개골인대에서 나온 연장과 이음을 형성한다.

감각 뉴론 (Sensory neurons) 인체의 조직들의 메시지를 전달하는 신경 세포들로서, 변화를 중추신경계에 보고한다.

감각이상 (paresthesia) 마비, 따끔거림, 또는 얼얼한 감각; 고조된 감각.

건막 결합 조직의 납작한 섬유성 시트로 다른 구조들 그리고/또는 보호를 위한 부착을 제공한다.

건 기관 (Tendon organ) 건들 및 다른 결합 조직 구조들 안에서 발견되는 감각 뉴론 수용체로서 그것은 장력이 그 구조에 가해졌을 때 중추신경계로 메시지를 전달한다.

고유수용 (Proprioception) 전반적인 인체 포지션에 대한 중추신경계의 인식으로, 정적 자세 및 동적 움직임을 포함한다.

과다엎침 (Hyperpronation) 발의 안쪽 세로 아치가 과도하게 낮아진 것.

구조적 척추측만 (Structural scoliosis) 회전에 기인한 하나 또는 그 이상의 가쪽 만곡들을 나타내는 척추 기둥으로, 일반적으로 알지 못하는 요인들에 기인한다.

굽힘근 지지띠 (Flexor retinaculum) 손목 터널 부위 앞면을 차지하는 곳에서 발견되는 두꺼워진 결합 조직 띠로서, 정중신경 그리고 얕은손가락굽힘근, 깊은손가락굽힘근 및 긴엄지굽힘근의 건들을 싸고 있다.

귀울림 (Tinnitus) 귀속의 울리거나 딸랑거리는 소리를 포함하는 상태로서, 여러 다른 인자들에 기인한다.

근방추 (Muscle spindle) 감각 뉴론 수용기 및 특화된 골격근 섬유의 조합으로, 섬유가 스트레칭 될 때 중추신경계로 메시지를 전달한다.

근원섬유 (Myofibril) 근육미세섬유라고 불리는 수축성 단백질을 포함하고 있는 한 근육섬유를 형성하는 주된 끈 같은 구조들을 위한 용어.

근육건성 연결 (Musculotendinous junction) 근육 및 건 둘 다로 구성된 골격근 부위; 한 근육의 복부 및 그것의 건 사이에 있는 전환 영역.

근막 (Myofascia) 골격근 조직 내에서 발견되는 치밀하고 불규칙인 결합 조직

근육미세섬유 (Myofilament) 근원섬유를 형성하는 각각의 근육원섬유마디 내에서 발견되는 2개의 다른 단백질 분자들의 (액딘과 미오신) 이름.

근육 방해 (Muscular inhibition) 통증, 피로, 및 다른 자극 인자들로 인한 감소된 수축성을 보이는 상태.

근육원섬유마디 (Sarcomere) 근육미세섬유들을 함유하는 근원섬유들의 조각; 근육원섬유마디들은 근육섬유들의 길이에 따라 발견된다.

기능성 척추측만 (Functional scoliosis) 하나 또는 그 이상 가쪽 만곡을 보이는 척추 기둥으로, 일반적으로 척추측만의 아래쪽으로 자세성 비대칭에 기인한다.

가동술 (Mobilization) 내·외적인 저항하는 힘에 대항하여 인체 포지션 안에서 변화 또는 이동을 만들기 위한 근골격계 구조들의 특성.

내번 염좌 (Inversion sprain) 가쪽 발목 관절 인대의 과도스트레칭 또는 찢김으로 그것은 일반적으로 앞쪽 거골비골인대를 포함하지만, 그 대신 종골비골인대가 영향을 받거나 더해질 수 있다.

내장체성 (Viscerosomatic) 내장 선동자의 제한된 인접 부위 내에서 내장 기관에서부터 골격 근육 조직으로 뻗어 가는 영향.

넙다리 삼각형 (Femoral triangle) 넙다리신경, 동맥, 및 정맥들이 보다 얕게 있는 부위; 그것의 경계는 넙다리빗근, 긴모음근 및 샅고랑인대 들이다.

동결견 (Frozen shoulder) 알 수 없거나 다양한 원인으로 (예, 어깨봉우리아래 낭염) 인한 어깨관절의 동작범위 제한을 포함하는 아픈 상태; 일반적으로 주위 근육들의 증가된 과다긴장이 뒤따르고 유착성 낭염이 있을 수 있다.

두갈래근 건염 (Biceps tendonitis) 위팔두갈래근 긴머리 건이 포함된 아픈 상태로, 일반적으로 과사용에 기인한다; 염증의 존재는 의문시되나 "건염"이라는 용어가 보다 관습화되었다.

두통 (Headache pain) 둘러싼 근육조직의 과긴장에 의한 주로 두개와 때때로 안면부에서 아픔을 감지.

등허리 근막 (Thoracolumbar fascia) 엉덩뼈 능선 및 엉치뼈에서부터 아래쪽 늑골들까지 허리 부위의 뒷면을 차지하는 곳에서 발견되는 깊은 근막 층.

모턴 발 구조 (Morton foot structure) 발의 가로 아치가 좁아진 결과로, 두 번째 발허리뼈가 첫 번째보다 더 길게 된 선천적 상태.

목 과도전만 (Cervical hyperlodosis) 목 척추 기둥의 과장된 앞쪽 볼록 곡선으로, 목 척추사이 관절들의 폄을 늘린다; 일반적으로 위쪽 등세모근, 어깨올림근, 목빗근, 목갈비근, 및 뒤통수밑근들의 과다긴장으로 기인한다 (이와 함께 긴목근 및 긴머리근의 방해가 있다).

미토콘드리아 (Mitochondria) 아데노신삼인산(ATP)를 생성하는 능력을 가진 세포 기관을 위한 용어로, 세포 활동을 위해서 에너지를 제공하기 위해서 사용된다.

발바닥 근막 (Plantar fascia) 발꿈치에서부터 발허리뼈 머리들까지 발바닥을 차지하는 곳에서 발견되는 깊은 근막의 층; 발바닥 건막이라고도 불린다.

발바닥 근막염 (Plantar fasciitis) 발바닥 근막의 아픈 상태로서, 일반적으로 발바닥 굽힘근 과다사용에 기인한다; 염증의 유무는 의문 시 되며 근막증(fasciosis)이라는 용어가 보다 관례적으로 되고 있다.

백선 (Linea alba) 칼돌기부터 두덩뼈결합까지 복부 부위의 앞쪽 정중선을 차지하는 곳에서 발견되는 배곧은근 근막의 두꺼워진 강화.

뼈사이막 (Interosseous membrane) 두 뼈들 사이에서 발견되는 근막의 시트로서, 그것들을 함께 묶고 근육을 위한 부착면을 제공한다.

보상 (Compensation) 기능적 또는 구조적 변형에 반응한 근육골격 구조들의 적응.

부정교합 (Malocclusion) 하악과 상악의 치아들이 불완전한 접촉을 만들거나 서로에 대해서 어긋난 자세를 보이는 상태.

부착부병증 (Entheopathy) 만성 통증유발점 활동을 나타내는 근육의 결합 조직 부착 내 국소적인 압통 및 과민성.

부착 통증유발점 (Attachment trigger point) 통증유발점 활동의 분류로 핵심 통증유발점을 가진 한 근육의 건에 위치한다.

사타구니 당김 (Groin pull) 모음근 과다당김 또는 찢김으로 일반적으로 긴모음근을 포함하지만, 다른 힙 관절 모음근들이 그 대신 이환되거나, 긴모음근에 더해질 수 있다.

상부 등 과도후만 (Upper thoracic htperkyphosis) 흉곽 척추 기둥의 과장되게 앞쪽으로 오목한 만곡으로, 흉곽 척추사이 관절들의 굴곡이 증가된다; 일반적으로 큰가슴근, 작은가슴근, 목빗근 및 목갈비근의 과다긴장에 기인한다 (흉곽 척추기립근의 방해와 함께).

샅고랑 인대 (Inguinal ligament) 안쪽 위쪽 엉덩뼈가시(ASIS)에서부터 두덩뼈 결절까지 사타구니 부위의 앞면을 차지하는 곳에서 발견되는 복부 근막의 두꺼워진 강화.

스프린팅 (Splinting) 통증에 대한 반작용으로, 불수의적인 인체 부분의 불수의적 긴장을 나타낸다.

슬개골 건염 (Patellar tendonitis) 슬개골 인대의 아픈 상태로, 일반적으로 넙다리네갈래근 과다사용으로 기인한다; 염증의 유무는 의문 시 되며 건증(tendinosis)이라는 용어가 보다 관례적으로 되고 있다.

슬개골 주행 장애 (Patellar tracking disorder) 일반적으로 넙다리네갈래근들의 수축 동안 슬개골의 가쪽 편위를 보이는 상태로, 일반적으로 안쪽넓은근 허약 그리고/또는 가쪽넓은근 과다긴장에 기인한다; 그 결과 슬개골넙다리 증후군 또는 연골종증이 생길 수 있다.

신경 조임 (Nerve entrapment) 통증유발점 활동으로 인해서 골격근 짧아짐으로 인한 직접 또는 간접 압박.

신경혈관 다발 (Neurovascular bundle) 하나의 (또는 그 이상) 신경들과 혈액 관들의 그룹; 일반적으로 신경, 동맥, 및 정맥을 포함한다.

안정 (Stabilization) 내 · 외적 힘에 저항하기 위해서 고정되거나 항복하지 않는 인체 포지션의 능력을 만들기 위한 근골격 구조들의 성질.

안쪽 곁인대 염좌 (Medial collateral ligament sprain) 안쪽 무릎 관절 인대의 찢김으로 그것은 안쪽 메니스쿠스를 포함할 수 있다.

안쪽 위관절융기염 (Medial epicondylitis) 위팔뼈의 안쪽 위관절융기에 부착하는 하나 또는 그 이상 건들을 포함하는 아픈 상태; 염증의 유무는 의문 시 되며 위관절융기증(epicondylosis)이라는 용어가 보다 관례적으로 되고 있다.

앞으로 내민 머리 (Forward-head) 두개 및 목 척추 기둥의 과장된 포지션; 복장빗장관절을 일 인치 이상 넘어 광대뼈의 앞쪽 돌출로 귀결된다; 일반적으로 목빗근 및 뒤통수밑근의 증가된 과다긴장이 뒤따른다 (이와 함께 긴목근 및 긴머리근의 방해가 있다).

압전기 능력 (Piezoelectric capability) 힘이 가해질 때 콜라겐 섬유들의 전류 발생.

어깨관절 탈구 (Shoulder joint dislocation) 위팔뼈 머리가 어깨뼈 관절와에서 부분 또는 완전히 분리된 것으로서, 일반적으로 외상성 사고에 기인한다.

어깨봉우리아래 조임 증후군 (Subacromial impingement syndrome) 어깨봉우리 돌기 아래쪽에서 다양한 근골격계 구조들에 대한 압박을 포함하는 아픈 상태로서, 일반적으로 주위 근육의 과다긴장에 기인한다.

엉덩정강 띠 (Iliotibial band) 엉덩뼈 능선에서부터 가쪽 정강뼈까지 골반의 가쪽면과 넙다리 부위를 차지하는 곳에서 발견되는 볼기 근막 및 근막장근의 두꺼워진 강화.

엉덩정강 띠 마찰 증후군 (Iliotibial band friction syndrome) 가쪽 넙다리 관절융기의 아픈 상태로서, 일반적으로 같은 부위를 가로지른 엉덩정강 띠 움직임으로 기인하다; (넙다리근막장근 그리고/또는 큰볼기근 과다긴장으로 인한) 내번슬(genu varum) 및 엉덩정강띠 장력이 원인 인자들이다.

엉치엉덩관절 기능이상 (Sacroiliac joint dysfunction) 엉치엉덩 부위의 아픈 상태로서, 일반적으로 인대 이완 그리고/또는 주위 근육의 과다긴장으로 인한 엉치엉덩 관절의 과다가동에 기인한다.

연관 통증유발점 (Associated trigger point) 통증유발점 활동의 분류로 다른 근육 내에 나타난 통증유발점들의 존재와 공존한다.

염발음 (Crepitus) 움직임 동안 근육골격 구조들에서 생긴 우드득 하는 소리.

요변성 (Thixotrophy) 온도, 움직임, 및 기계적 힘들 같은 변수로 이해서 근막이 그것의 물질 상태로 바뀌는 성질.

위성 통증유발점 (Satellite trigger point) 근육에 있는 핵심 통증유발점 활동의 분류로서, 또 다른 근육에 있는 일차 통증유발점에 기인하는데 그것은 기능적으로 연관되거나 또는 그 밖의 이유로 위성 통증유발점 위치가 일차 통증유발점의 통증 연관 부위 내에 위치하기 때문이다.

운동 뉴론들 (Motor neurons) 중추신경계에서부터 근육 또는 선조직까지 메시지를 진달하는 신경 세포들로서, 수축과 분비를 일으킨다.

운동 허약 (Motor weakness) 신경 자극 유도의 상실로 골격 근육 힘의 손실을 만든다.

유착성 낭염 (Adhesive capsulitis) 어깨 관절의 제한된 동작 범위를 포함하는 아픈 상태로, 일반적으로 우선 주위 근육들의 과다긴장에 의하고, 그 다음 섬유성 관절-연관 조직들이 (특히 섬유성 관절낭과 유착) 생성된다.

이갈이 (Bruxism) 치아를 꽉 물거나 가는 상태로, 일반적으로 과사용에 기인한다; 주로 자는 동안 생기기 쉽다.

일차 통증유발점 (Primary trigger point) 핵심 통증유발점 활동의 분류로 원인 인자들로부터 바로 나타낸다.

잠재 통증유발점 (Latent trigger point) 통증유발점 활동의 분류로 한 근육 섬유 중심에 가깝게 위치한다.

전방 골반 기울기 (Anterior pelvic tilt) 골반이 앞쪽으로 회전된 상태를 나타내는 것으로, 허리 척추 기둥의 폄을 늘린다; 일반적으로 허리 척추기립근 및 엉덩허리근의 과다긴장으로 만들어 진다 (이와 함께 배곧은근, 큰볼기근, 중간볼기근 및 작은볼기근의 방해가 있다).

점성가소성 (Viscoplastic) 근막의 지속된 변형으로 그것의 이전 모양을 잃는 것.

점성탄성 (Viscoelastic) 힘에 적응하기 위한 근막의 성질로서 우선 변형되고, 그 다음 이전 모양으로 되돌아가는 것.

지지띠 (Retinaculum) 여러 부위들에서 발견되는 두꺼운 깊은 근막; 근육들이 수축할 때 건들을 제자리에 유지하는 것을 돕기 위해서 사지의 먼쪽 부분에 위치한다.

집게 압박 (Pincer compression) 치료사가 2개의 접촉을 사용해서 (주로 엄지와 검지 패드) 통증유발점 위치에 가해지는 압력으로, 두 접촉 사이에서 그 위치를 효과적으로 포획한다.

집게 촉진 (Pincer Palpation) 단단한 띠들을 찾기 위해서 그 근육 섬유 방향에 가로로 목표 근육 복부 상의 시각적 선을 따라 "집는" 힘으로 잡는 것.

체성내장 (somatovisceral) 체성 선동자의 제한된 인접 부위 내에서 골격근 조직에서부터 하나 또는 그 이상의 내장 기관으로 뻗어가는 영향.

측두하악관절 기능장애 (Temporomandibular joint disorder) 그 부위의 하나 또는 그 이상의 근골격계 구조들을 포함하는 아픈 상태로서, 여러 다른 인자들에 기인한다.

편평 압박 (Flat Compression) 단단한 띠들을 찾기 위해서 그 근육 섬유 방향을 가로지른 목표 근복부 상에 있는 시각적 선을 따라 앞뒤로 퉁기는 것.

평탄 촉진 (Flat palpation) 단단한 띠들을 찾기 위해서 그 근육 섬유 방향을 가로지른 목표 근복부 상에 있는 시각적 선을 따라 앞뒤로 퉁기는 것.

통증유발점 (Trigger Point) 다양한 길이 및 폭을 가진 단단한 띠로서 골격근 안에서 확연한 민감성을 가진 상당히 국한된 위치.

통증 연관 패턴 (Pain referral pattern) 통증유발점 활동으로 만들어진 자극 및 불쾌감이 있는 예견된 위치들.

핵심 통증유발점 (Central trigger point) 통증유발점 활동의 분류로 한 근육 섬유 중심에 가깝게 위치한다.

허리 과도전만 (Lumbar hyperlordosis) 허리 척추 기둥의 과장된 앞쪽 만곡으로, 허리 척추사이 관절들의 폄의 증가를 보인다; 일반적으로 허리 척추기립근 및 엉덩허리근의 (배곧은근, 큰볼기근, 중간볼기근 및 작은볼기근의 방해에 상응해서) 과다긴장에 기인한다.

회전근개 손상 (Rotator cuff injury) 하나 또는 그 이상 회전근개 건들을 포함하는 아픈 상태로서, 일반적으로 과다사용에 기인하고 건염으로 이름 붙여진다.

활동성 통증유발점 (Active trigger point) 통증유발점 활동의 분류로 자발적 통증 및 다른 특징을 나타낸다.

후방 골반 기울기 (Posterior pelvic tilt) 골반이 뒤쪽으로 회전된 상태를 나타내는 것으로, 허리 척추 기둥의 폄을 감소시킨다.

흉곽 출구 증후군 (Thoracic outlet syndrome) 앞쪽 가쪽 목 부위에 있는 여러 신경혈관 구조들에 대한 압박을 포함하는 아픈 상태로서, 일반적으로 주위 근육의 과다긴장에 기인한다.

힘줄윤활막염 (Tenosynovitis) 손목 관절 및 해당 건초들을 지나가는 하나 또는 그 이상의 건들을 포함하는 아픈 상태로서, 일반적으로 과다사용에 기인한다; 그것은 건초들 내에 건들의 유착을 보일 수도 있다.

찾아보기(Index)